临床护理常规与专科护理

LINCHUANG HULICHANGGUI YU ZHUANKEHULI

主编　韩翠华　马俊清　谭钧文　韩建萍

公丕秀　王洪芳　王美莹

黑龙江科学技术出版社

图书在版编目(CIP)数据

临床护理常规与专科护理 / 韩翠华等主编. -- 哈尔滨：黑龙江科学技术出版社，2022.9

ISBN 978-7-5719-1652-7

Ⅰ．①临… Ⅱ．①韩… Ⅲ．①护理学 Ⅳ．①R47

中国版本图书馆CIP数据核字（2022）第180413号

临床护理常规与专科护理
LINCHUANG HULICHANGGUI YU ZHUANKEHULI

主　　编	韩翠华　马俊清　谭钧文　韩建萍　公丕秀　王洪芳　王美莹
责任编辑	包金丹
封面设计	宗　宁
出　　版	黑龙江科学技术出版社
	地址：哈尔滨市南岗区公安街70-2号　邮编：150007
	电话：（0451）53642106　传真：（0451）53642143
	网址：www.lkcbs.cn
发　　行	全国新华书店
印　　刷	山东麦德森文化传媒有限公司
开　　本	787 mm×1092 mm　1/16
印　　张	29.25
字　　数	742千字
版　　次	2022年9月第1版
印　　次	2023年1月第1次印刷
书　　号	ISBN 978-7-5719-1652-7
定　　价	198.00元

目 录
CONTENTS

第一章　临床护理技术 ··· (1)

第一节　皮下注射 ··· (1)

第二节　肌内注射 ··· (3)

第三节　静脉注射 ··· (5)

第四节　静脉输液 ··· (7)

第五节　铺床法 ··· (19)

第六节　休息与睡眠护理 ·· (25)

第七节　清洁护理 ··· (29)

第八节　管饲喂养技术 ·· (34)

第九节　抗痉挛体位摆放技术 ·· (37)

第十节　呼吸机使用技术 ·· (39)

第十一节　约束带应用技术 ··· (40)

第十二节　翻身叩背技术 ·· (42)

第十三节　腰椎穿刺术患者的护理 ·· (44)

第十四节　常规脑电图检测患者的护理 ·· (46)

第十五节　视频脑电监测患者的护理 ·· (48)

第十六节　神经/肌肉活组织检查术患者的护理 ······································ (50)

第十七节　数字减影血管造影术患者的护理 ·· (52)

第二章　静配中心护理 ·· (54)

第一节　药物的相互作用 ·· (54)

第二节　无菌药品 ··· (57)

第三节　静脉药物配置中心生物安全柜操作规范 ······································ (58)

第四节　静脉配置细胞毒性药物的安全操作规范 ······································ (64)

第三章　神经内科护理 ·· (70)

第一节　神经内科常见症状与体征的护理 ·· (70)

第二节　癫痫 ··· (77)

第三节　面神经炎 ··· (83)

第四节　三叉神经痛 ·· (86)

　　第五节　脑梗死 ……………………………………………………………（91）

　　第六节　脊髓压迫症 ………………………………………………………（94）

　　第七节　重症肌无力 ………………………………………………………（99）

第四章　肝胆外科护理……………………………………………………………（105）

　　第一节　原发性肝癌 ………………………………………………………（105）

　　第二节　胆囊结石 …………………………………………………………（111）

　　第三节　胆囊炎 ……………………………………………………………（115）

　　第四节　胆道肿瘤 …………………………………………………………（116）

　　第五节　门静脉高压症 ……………………………………………………（121）

第五章　骨科护理…………………………………………………………………（126）

　　第一节　颈椎病 ……………………………………………………………（126）

　　第二节　肩关节周围炎 ……………………………………………………（131）

　　第三节　肩袖损伤 …………………………………………………………（133）

　　第四节　急性腰扭伤 ………………………………………………………（135）

　　第五节　腰肌劳损 …………………………………………………………（136）

　　第六节　腰椎间盘突出症 …………………………………………………（137）

　　第七节　腰椎椎管狭窄症 …………………………………………………（144）

　　第八节　跟腱断裂 …………………………………………………………（146）

　　第九节　关节脱位 …………………………………………………………（148）

　　第十节　脊髓损伤 …………………………………………………………（159）

　　第十一节　肩胛骨骨折 ……………………………………………………（164）

　　第十二节　锁骨骨折 ………………………………………………………（166）

　　第十三节　肱骨干骨折 ……………………………………………………（167）

　　第十四节　肱骨髁上骨折 …………………………………………………（171）

　　第十五节　尺桡骨干双骨折 ………………………………………………（174）

　　第十六节　桡骨远端骨折 …………………………………………………（177）

　　第十七节　股骨干骨折 ……………………………………………………（180）

　　第十八节　胫腓骨干骨折 …………………………………………………（184）

　　第十九节　脊柱骨折 ………………………………………………………（188）

　　第二十节　髌骨骨折 ………………………………………………………（193）

　　第二十一节　骨盆骨折 ……………………………………………………（199）

第六章　助产室护理………………………………………………………………（206）

　　第一节　助产操作技术 ……………………………………………………（206）

　　第二节　正常分娩期产妇的护理 …………………………………………（225）

　　第三节　催产、引产的观察与护理 ………………………………………（233）

　　第四节　分娩期焦虑及疼痛产妇的护理 …………………………………（238）

前 言
FOREWORD

护理学作为一门综合性应用学科,以基础医学、临床医学、预防医学、康复医学,以及与护理相关的社会、人文科学理论为基础,形成了其独特的理论体系,为人们生老病死这一生命现象的全过程提供着全面的、系统的护理服务。多年来的临床实践证明,患者的康复不仅与医师的诊治水平息息相关,而且与护士的精心护理是分不开的,"三分治疗,七分护理"也突出了护理工作在卫生事业中的重要作用。目前,我国各大医院均存在着护理人员知识缺乏、经验不足的现象。因此,为了提高护理人员的整体素质及技术水平,从而全面提高医院的服务质量,我们特邀请一批护理领域的专家编写了《临床护理常规与专科护理》。

本书内容涵盖护理技术与疾病护理两方面,依次介绍了临床护理技术、静配中心护理、神经内科护理、肝胆外科护理、骨科护理、助产室护理、儿科护理、预防接种、感染性疾病护理及社区护理。本书按照护理评估、护理诊断、护理目标、护理措施、护理评价的顺序展开编写,具有结构分明、层次清晰的特点。本书将护理学基本理论和实践技能相结合,对提高临床护理人员发现问题、分析问题、解决问题的能力大有帮助,适合各基层医院的临床护理人员参考阅读。

目前,护理学科尚处于发展阶段,知识理论也处于不断更新当中,加之编者编写时间仓促,书中难免存在疏漏之处,还请广大读者批评指正,以便将来再版时予以修订。

《临床护理常规与专科护理》编委会

2022 年 3 月

目 录
CONTENTS

第一章 临床护理技术 …………………………………………………………… (1)

  第一节 皮下注射 …………………………………………………………… (1)

  第二节 肌内注射 …………………………………………………………… (3)

  第三节 静脉注射 …………………………………………………………… (5)

  第四节 静脉输液 …………………………………………………………… (7)

  第五节 铺床法 ……………………………………………………………… (19)

  第六节 休息与睡眠护理 …………………………………………………… (25)

  第七节 清洁护理 …………………………………………………………… (29)

  第八节 管饲喂养技术 ……………………………………………………… (34)

  第九节 抗痉挛体位摆放技术 ……………………………………………… (37)

  第十节 呼吸机使用技术 …………………………………………………… (39)

  第十一节 约束带应用技术 ………………………………………………… (40)

  第十二节 翻身叩背技术 …………………………………………………… (42)

  第十三节 腰椎穿刺术患者的护理 ………………………………………… (44)

  第十四节 常规脑电图检测患者的护理 …………………………………… (46)

  第十五节 视频脑电监测患者的护理 ……………………………………… (48)

  第十六节 神经/肌肉活组织检查术患者的护理 ………………………… (50)

  第十七节 数字减影血管造影术患者的护理 ……………………………… (52)

第二章 静配中心护理 …………………………………………………………… (54)

  第一节 药物的相互作用 …………………………………………………… (54)

  第二节 无菌药品 …………………………………………………………… (57)

  第三节 静脉药物配置中心生物安全柜操作规范 ………………………… (58)

  第四节 静脉配置细胞毒性药物的安全操作规范 ………………………… (64)

第三章 神经内科护理 …………………………………………………………… (70)

  第一节 神经内科常见症状与体征的护理 ………………………………… (70)

  第二节 癫痫 ………………………………………………………………… (77)

  第三节 面神经炎 …………………………………………………………… (83)

  第四节 三叉神经痛 ………………………………………………………… (86)

第五节　脑梗死 …………………………………………………………… (91)

第六节　脊髓压迫症 ………………………………………………………… (94)

第七节　重症肌无力 ………………………………………………………… (99)

第四章　肝胆外科护理 ……………………………………………………… (105)

第一节　原发性肝癌 ………………………………………………………… (105)

第二节　胆囊结石 …………………………………………………………… (111)

第三节　胆囊炎 ……………………………………………………………… (115)

第四节　胆道肿瘤 …………………………………………………………… (116)

第五节　门静脉高压症 ……………………………………………………… (121)

第五章　骨科护理 …………………………………………………………… (126)

第一节　颈椎病 ……………………………………………………………… (126)

第二节　肩关节周围炎 ……………………………………………………… (131)

第三节　肩袖损伤 …………………………………………………………… (133)

第四节　急性腰扭伤 ………………………………………………………… (135)

第五节　腰肌劳损 …………………………………………………………… (136)

第六节　腰椎间盘突出症 …………………………………………………… (137)

第七节　腰椎椎管狭窄症 …………………………………………………… (144)

第八节　跟腱断裂 …………………………………………………………… (146)

第九节　关节脱位 …………………………………………………………… (148)

第十节　脊髓损伤 …………………………………………………………… (159)

第十一节　肩胛骨骨折 ……………………………………………………… (164)

第十二节　锁骨骨折 ………………………………………………………… (166)

第十三节　肱骨干骨折 ……………………………………………………… (167)

第十四节　肱骨髁上骨折 …………………………………………………… (171)

第十五节　尺桡骨干双骨折 ………………………………………………… (174)

第十六节　桡骨远端骨折 …………………………………………………… (177)

第十七节　股骨干骨折 ……………………………………………………… (180)

第十八节　胫腓骨干骨折 …………………………………………………… (184)

第十九节　脊柱骨折 ………………………………………………………… (188)

第二十节　骶骨骨折 ………………………………………………………… (193)

第二十一节　骨盆骨折 ……………………………………………………… (199)

第六章　助产室护理 ………………………………………………………… (206)

第一节　助产操作技术 ……………………………………………………… (206)

第二节　正常分娩期产妇的护理 …………………………………………… (225)

第三节　催产、引产的观察与护理 ………………………………………… (233)

第四节　分娩期焦虑及疼痛产妇的护理 …………………………………… (238)

　　第五节　分娩期非药物镇痛的应用及护理·······················(239)

　　第六节　硬膜外麻醉分娩镇痛的观察及护理····················(242)

第七章　儿科护理···(246)

　　第一节　小儿惊厥·······································(246)

　　第二节　小儿病毒性脑炎和脑膜炎·······················(251)

　　第三节　小儿心包炎·····································(254)

　　第四节　小儿病毒性心肌炎·······························(256)

　　第五节　小儿原发性心肌病·······························(261)

　　第六节　小儿高血压·····································(264)

　　第七节　小儿肠套叠·····································(266)

　　第八节　小儿先天性巨结肠·······························(268)

　　第九节　小儿胆道闭锁···································(273)

　　第十节　小儿肾小球肾炎·································(277)

　　第十一节　小儿急性肾衰竭·······························(285)

　　第十二节　小儿贫血·····································(288)

　　第十三节　小儿营养不良·································(292)

第八章　预防接种···(295)

　　第一节　狂犬病···(295)

　　第二节　流行性乙型脑炎·································(300)

　　第三节　流行性腮腺炎···································(305)

　　第四节　流行性感冒·····································(311)

　　第五节　水痘···(315)

　　第六节　风疹···(320)

　　第七节　甲型病毒性肝炎·································(324)

第九章　感染性疾病护理···································(329)

　　第一节　流行性脑脊髓膜炎·······························(329)

　　第二节　脊髓灰质炎·····································(331)

　　第三节　传染性单核细胞增多症·························(336)

　　第四节　甲型 H1N1 流感·································(337)

　　第五节　传染性非典型肺炎·······························(346)

　　第六节　百日咳···(349)

　　第七节　流行性腮腺炎···································(351)

　　第八节　疟疾···(356)

　　第九节　艾滋病···(359)

第十章　社区护理···(362)

　　第一节　社区护理理论···································(362)

第二节　健康教育……………………………………………………………（369）

第三节　居民健康档案…………………………………………………………（378）

第四节　社区护理中的沟通技巧………………………………………………（381）

第五节　社区急救护理…………………………………………………………（387）

第六节　群体性食物中毒的救护………………………………………………（392）

第七节　社区口腔预防保健与护理……………………………………………（403）

第八节　社区儿童与青少年保健与护理………………………………………（412）

第九节　社区妇女保健与护理…………………………………………………（419）

第十节　社区老年人保健与护理………………………………………………（430）

第十一节　社区慢性病患者护理的相关理论与应用…………………………（438）

第十二节　社区慢性病患者的自我管理………………………………………（446）

参考文献………………………………………………………………………（457）

第一章 临床护理技术

第一节 皮 下 注 射

一、目的

(1)注入小剂量药物,用于不宜口服给药而需在一定时间内发生药效时。

(2)预防接种。

(3)局部供药,如局部麻醉用药。

二、评估

(一)评估患者

(1)双人核对医嘱。

(2)核对患者床号、姓名、住院号和腕带(请患者自己说出床号和姓名)。

(3)评估患者病情、意识状态、配合能力、用药史、药物过敏史、不良反应史等。

(4)向患者解释操作目的和过程,取得患者配合。

(5)查看注射部位皮肤情况(皮肤颜色,有无皮疹、感染)。

(6)协助患者取舒适坐位或卧位。

(二)评估环境

安静整洁,宽敞明亮,必要时遮挡。

三、操作前准备

(一)人员准备

仪表整洁,符合要求。洗手,戴口罩。

(二)按医嘱配制药液

(1)操作台上放置注射盘、纸巾、无菌治疗巾、无菌镊子、2 mL 注射器、医嘱用药液、安尔碘、75％乙醇、无菌棉签。

(2)双人核对药液标签、药名、浓度、剂量、有效期、给药途径。

(3)检查瓶口有无松动、瓶身有无破裂、药液有无混浊、沉淀、絮状物和变质。

(4)检查注射器、安尔碘、75%乙醇、无菌棉签等，包装有无破裂，是否在有效期内。

(5)按正规操作抽吸药液，并贴好标识，置于无菌盘内。

(6)再次核对药液，记录时间并签名。

(三)物品准备

治疗车上层放置无菌盘(内置抽吸好的药液)、治疗盘(安尔碘、75%乙醇)、注射单、快速手消毒剂，以上物品符合要求，均在有效期内。治疗车下层放置生活垃圾桶、医疗废物桶、锐器盒。

四、操作程序

(1)携用物推车至患者床旁，核对床号、姓名、住院号和腕带(请患者自己说出床号和姓名)。

(2)根据注射目的选择注射部位(上臂三角肌下缘、两侧腹壁、后背、股前侧和外侧等)。

(3)常规消毒皮肤，待干。

(4)二次核对患者床号、姓名和药名。

(5)排尽空气；取干棉签夹于左手示指与中指之间。

(6)一手绷紧皮肤，另一手持注射器，示指固定针栓，针头斜面向上，与皮肤呈30°~40°(过瘦患者可捏起注射部位皮肤，并减少穿刺角度)快速刺入皮下，深度为针梗的1/2~2/3；松开紧绷皮肤的手，抽动活塞，如无回血，缓慢推注药液。

(7)注射毕用无菌干棉签轻压针刺处，快速拔针后按压片刻。

(8)再次核对患者床号、姓名和药名，注射器按要求放置。

(9)协助患者取舒适体位，整理床单位，并告知患者注意事项。

(10)快速手消毒剂消毒双手，记录时间并签名。

(11)推车回治疗室，按医疗废物处理原则处理用物。

(12)洗手，根据病情书写护理记录单。

五、注意事项

(1)遵医嘱和药品说明书使用药品。

(2)长期注射者应注意更换注射部位。

(3)注射中、注射后观察患者不良反应和用药效果。

(4)注射<1 mL药液时须使用1 mL注射器，以保证注入药液剂量准确无误。

(5)持针时，右手示指固定针栓，但不可接触针梗，以免污染。

(6)针头刺入角度不宜超过45°，以免刺入肌层。

(7)尽量避免应用对皮肤有刺激作用的药物做皮下注射。

(8)若注射胰岛素时，须告知患者进食时间。

(韩翠华)

第二节 肌内注射

一、目的

注入药物,用于不宜或不能口服或静脉注射,且要求比皮下注射更快发生疗效时。

二、评估

(一)评估患者

(1)双人核对医嘱。

(2)核对患者床号、姓名、住院号和腕带(请患者自己说出床号和姓名)。

(3)评估患者病情、治疗情况、意识状态、用药史、药物过敏史、不良反应史、肢体活动能力和合作程度。

(4)向患者解释操作目的和过程,取得患者配合。

(5)查看注射部位皮肤情况(皮肤颜色,有无皮疹、感染和皮肤划痕阳性)。

(6)协助患者取舒适坐位或卧位。

(二)评估环境

安静整洁,宽敞明亮,必要时遮挡。

三、操作前准备

(一)人员准备

仪表整洁,符合要求。洗手,戴口罩。

(二)按医嘱配制药液

(1)操作台:注射盘、无菌盘、2 mL注射器、5 mL注射器、医嘱所用药液、安尔碘、无菌棉签。如注射用药为油剂或混悬液,需备较粗针头。

(2)双人核对药物标签,药名、浓度、剂量、有效期、给药途径。

(3)检查瓶口有无松动;瓶身有无破裂;药液有无混浊、变质。

(4)检查无菌注射器、安尔碘、无菌棉签等,包装有无破裂,是否在有效期内。

(5)按正规操作抽吸药液,并贴好标识,置于无菌盘内。

(6)再次核对药液,记录时间并签名。

(三)物品准备

治疗车上层放置无菌盘(内置抽吸好药液)、安尔碘、注射单、无菌棉签、快速手消毒剂,以上物品符合要求,均在有效期内。治疗车下层放置生活垃圾桶、医疗废物桶、锐器盒。

四、操作程序

(1)携用物推车至患者床旁,核对床号、姓名、住院号和腕带(请患者自己说出床号和姓名)。

(2)协助患者取舒适体位,暴露注射部位,注意保暖,保护患者隐私,必要时可遮挡。

(3)选择注射部位(臀大肌、臀中肌、臀小肌、股外侧和上臂三角肌)。

(4)常规消毒皮肤,待干。

(5)再次核对患者床号、姓名和药名。

(6)拿取药液并排尽空气,取干棉签,夹于左手示指与中指之间,以一手拇指和示指绷紧局部皮肤,另一手持注射器,中指固定针栓,将针头迅速垂直刺入,深度约为针梗的2/3。

(7)松开紧绷皮肤的手,抽动活塞。如无回血,缓慢注入药液,同时观察反应。

(8)注射毕,用无菌干棉签轻按进针处,快速拔针,按压片刻。

(9)再次核对患者床号、姓名和药名。

(10)协助患者取舒适体位,整理床单位,注射后观察用药反应。

(11)快速手消毒剂消毒双手,记录时间并签名。

(12)推车回治疗室,按医疗废物处理原则处理用物。

(13)洗手,根据病情书写护理记录单。

五、常用肌内注射定位方法

(一)臀大肌肌内注射定位法

注射时应避免损伤坐骨神经。

1.十字法

从臀裂顶点向左或右侧画一水平线,然后从髂嵴最高点做一垂线,将一侧臀部被划分为4个象限,其外上象限并避开内角为注射区。

2.连线法

从髂前上棘至尾骨作一连线,其外1/3处为注射部位。

(二)臀中肌、臀小肌肌内注射定位法

(1)以示指尖和中指尖分别置于髂前上棘和髂嵴下缘处,在髂嵴、示指、中指之间构成一个三角形区域,示指与中指构成的内角为注射部位。

(2)髂前上棘外侧三横指处(以患者手指的宽度为标准)。

(三)股外侧肌肌内注射定位法

在股中段外侧,一般成人可取髋关节下10 cm至膝关节的范围。此处大血管、神经干很少通过,且注射范围广,可供多次注射,尤适用于2岁以下的幼儿。

(四)上臂三角肌肌内注射定位法

取上臂外侧,肩峰下2~3横指处。此处肌肉较薄,只可做小剂量注射。

(五)体位准备

1.卧位

臀部肌内注射时,为使局部肌肉放松,减轻疼痛与不适,可采用以下姿势。

(1)侧卧位:上腿伸直,放松,下腿稍弯曲。

(2)俯卧位:足尖相对,足跟分开,头偏向一侧。

(3)仰卧位:常用于危重和不能翻身的患者,采用臀中肌、臀小肌肌内注射法较为方便。

2.坐位

为门诊患者接受注射时常用体位。可供上臂三角肌或臀部肌肉肌内注射时采用。

六、注意事项

(1)遵医嘱和药品说明书使用药品。

(2)药液要现用现配,在有效期内,剂量要准确。选择两种药物同时注射时,应注意配伍禁忌。

(3)注射时应做到"两快一慢"(进针、拔针快,推注药液慢)。

(4)选择合适的注射部位,避免刺伤神经和血管,无回血时方可注射。

(5)注射时切勿将针梗全部刺入,以防针梗从根部衔接处折断。若针头折断,应先稳定患者情绪,并嘱患者保持原位不动,固定局部组织,以防断针移位,同时尽快用无菌血管钳夹住断端取出;如断端全部埋入肌肉,应速请外科医师处理。

(6)对需长期注射者,应交替更换注射部位,并选择细长针头,以避免减少硬结的发生。如因长期多次注射出现局部硬结时,可采用热敷、理疗等方法予以处理。

(7)2岁以下婴幼儿不宜选用臀大肌肌内注射,因其臀大肌尚未发育好,注射时有损伤坐骨神经的危险,最好选择臀中肌和臀小肌肌内注射。

(韩翠华)

第三节 静脉注射

一、目的

(1)所选用药物不宜口服、皮下注射、肌内注射,又需迅速发挥药效时。

(2)注入药物做某些诊断性检查,如对肝、肾、胆囊等造影时需静脉注入造影剂。

二、评估

(一)评估患者

(1)双人核对医嘱。

(2)核对患者床号、姓名、住院号和腕带(请患者自己说出床号和姓名)。

(3)了解患者病情、意识状态、配合能力、药物过敏史、用药史。

(4)评估患者穿刺部位的皮肤状况、肢体活动能力、静脉充盈度和管壁弹性。选择合适静脉注射的部位,评估药物对血管的影响程度。

(5)向患者解释静脉注射的目的和方法,告知所注射药物的名称,取得患者配合。

(二)评估环境

安静整洁,宽敞明亮。

三、操作前准备

(一)人员准备

仪表整洁,符合要求。洗手,戴口罩。

(二)物品准备

1.操作台

治疗单、静脉注射所用药物、注射器。

2.按要求检查所需用物,符合要求方可使用

(1)双人核对药物名称、浓度、剂量、有效期、给药途径。

(2)检查药物的质量、标签,液体有无沉淀和变色,有无渗漏、混浊和破损。

(3)检查注射器和无菌棉签的有效期、包装是否紧密无漏气,安尔碘的使用日期是否在有效期内。

3.配制药液

(1)安尔碘棉签消毒药物瓶口,掰开安瓿,瓶帽弃于锐器盒内。

(2)打开注射器,将外包装袋置于生活垃圾桶内,固定针头,回抽针栓,检查注射器,取下针帽置于生活垃圾桶内,抽取安瓿内药液,排气,置于无菌盘内。在注射器上贴上患者床号、姓名、药物名称、用药方法的标签。

(3)再次核对空安瓿和药物的名称、浓度、剂量、用药方法和时间。

4.备用物品

治疗车上层治疗盘内放置备用注射器一支、安尔碘、无菌棉签,无菌盘内放置配好的药液、垫巾。以上物品符合要求,均在有效期内。治疗车下层放置生活垃圾桶、医疗废物桶、锐器盒,含有效氯250 mg/L消毒液桶。

四、操作程序

(1)携用物推车至患者床旁,核对床号、姓名、住院号和腕带(请患者自己说出床号和姓名)。

(2)向患者说明静脉注射的方法、配合要点、注射药物的作用和不良反应。

(3)协助患者取舒适体位,充分暴露穿刺部位,放垫巾于穿刺部位下方。

(4)在穿刺部位上方5～6 cm处扎压脉带,末端向上,以防污染无菌区。

(5)安尔碘棉签消毒穿刺部位皮肤,以穿刺点为中心向外螺旋式旋转擦拭,直径＞5 cm。

(6)再次核对患者床号、姓名和药名。

(7)嘱患者握拳,使静脉充盈,左手拇指固定静脉下端皮肤,右手持注射器与皮肤呈15°～30°自静脉上方或侧方刺入,见回血后可再沿静脉进针少许。

(8)保留静脉通路者安尔碘棉签消毒静脉注射部位三通接口,以接口处为中心向外螺旋式旋转擦拭。

(9)静脉注射过程中,观察局部组织有无肿胀,严防药液渗漏,如出现渗漏立即拔出针头,按压局部,另行穿刺。

(10)拔针后,指导患者按压穿刺点3分钟,勿揉,凝血功能差的患者适当延长按压时间。

(11)再次核对患者床号、姓名和药名。

(12)将压脉带与输液垫巾对折取出,输液垫巾置于生活垃圾桶内,压脉带放于含有效氯250 mg/L消毒液桶中。整理患者衣物和床单位,观察有无不良反应,并向患者讲明注射后注意事项。快速手消毒剂消毒双手,推车回治疗室,按医疗废物处理原则整理用物。

(13)洗手,在治疗单上签名并记录时间。按护理级别书写护理记录单。

五、注意事项

(1)严格执行查对制度,需两人核对医嘱。

(2)严格遵守无菌操作原则。

(3)了解注射目的、药物对血管的影响程度、给药途径、给药时间和药物过敏史。

(4)选择粗直、弹性好、易固定的静脉,避开关节和静脉瓣。常用的穿刺静脉为肘部浅静脉:贵要静脉、肘正中静脉、头静脉。小儿多采用头皮静脉。

(5)根据患者年龄、病情和药物性质掌握注入药物的速度,并随时听取患者主诉,观察病情变化。必要时使用微量注射泵。

(6)对需要长期注射者,应有计划地由小到大、由远心端到近心端选择静脉。

(7)根据药物特性和患者肝、肾或心脏功能,采用合适的注射速度。随时听取患者主诉,观察体征和其病情变化。

(朱蕊彦)

第四节 静 脉 输 液

静脉输液是利用液体重量所产生的液体静压和大气压的作用,将大量的灭菌溶液、电解质或药物等由静脉输入体内的方法,又称静脉滴注。依据穿刺部位的不同静脉输液可分为外周静脉输液和中心静脉输液。

一、静脉输液的目的与常用溶液

在临床治疗过程中,由医师依据患者的病情和治疗的需要为患者制订输液方案,由护士按照医师的医嘱具体执行输液操作。

(一)静脉输液的目的

(1)补充血容量,维持血压,改善微循环:常用于治疗严重烧伤、各种原因引起的大出血、休克等。

(2)补充水和电解质,以维持或调节酸碱平衡:常用于纠正各种原因引起的水、电解质和酸碱平衡失调。如腹泻、大手术后、禁食、剧烈呕吐的患者。

(3)输入药物,达到控制感染、解毒和治疗疾病的目的:常用于各种感染、中毒等患者。

(4)补充营养和热量,促进组织修复,维持正氮平衡:常用于禁食、胃肠道吸收障碍或不能经口腔进食(如昏迷、口腔疾病)、慢性消耗性疾病的患者。

(5)输入脱水剂,提高血浆的渗透压,以达到降低颅内压,预防或减轻脑水肿,改善中枢神经系统功能的目的,同时借高渗作用,达到利尿消肿的作用。

(二)常用溶液的种类及作用

常用溶液可以分为晶体溶液和胶体溶液两大类。

1.晶体溶液

晶体溶液是指溶液中的溶质分子或离子均<1 nm,当用一束光通过时不出现反射现象。晶

体溶液相对分子质量小,在血管内停留时间短,对维持细胞内外水分的相对平衡有着重要意义。临床常用的晶体溶液按其目的又可分为维持输液剂和补充输液剂(修复输液剂)。维持输液剂用于补充机体的不显性失水,如呼吸与皮肤蒸发、排尿失水等。补充输液剂用于补充机体病理性体液丢失,治疗水、电解质和酸碱失衡。常用晶体溶液如下。

(1)5%～10%葡萄糖溶液:主要用于供给水分和热量。

(2)0.9%氯化钠、5%葡萄糖氯化钠、复方氯化钠等溶液:主要用于供给电解质。

(3)5%碳酸氢钠、11.2%乳酸钠等溶液:主要用于纠正酸中毒,调节酸碱平衡。

(4)20%甘露醇、25%山梨醇、25%～50%葡萄糖注射液等:主要用于利尿脱水。

2.胶体溶液

胶体溶液是指溶液中的溶质分子或离子在1～100 nm,或当一束光通过时出现光反射现象者,称为胶体溶液。胶体溶液相对分子质量大,在毛细血管内存留时间长,可提高血管内胶体渗透压,将组织间液的水分吸入血管内,使血浆量增加,维持有效血容量,消除水肿。当给患者输入大量晶体溶液扩容后,有可能使血浆胶体渗透压显著降低,为了维持血容量,需要适当补充胶体溶液以维持扩容效应。常用胶体溶液如下。

(1)中分子右旋糖苷和低分子右旋糖苷:为水溶性多糖类高分子聚合物,中分子右旋糖苷(平均相对分子质量为7.5万左右)能提高血浆胶体渗透压,扩充血容量;低分子右旋糖苷(平均相对分子质量为4万左右)能降低血液黏滞度,改善微循环,防止血栓形成。

(2)羟乙基淀粉(706代血浆)、氧化聚明胶和聚维酮(PVP):作用与低分子右旋糖苷相似,扩容效果良好,输入后可增加循环血量和心排血量。多用于失血性休克、大面积烧伤等患者。

3.其他

用于特定治疗目的,如浓缩清蛋白注射液,可维持胶体渗透压,减轻组织水肿;水解蛋白注射液,用以补充蛋白质;静脉营养液,能供给患者热量,维持机体正氮平衡,并供给各种维生素、矿物质,多用于不能进食的重症患者。

二、静脉输液的部位及其选择

静脉输液时可依据患者的年龄、病情、治疗的目的、病程长短、所输药物的性质、患者的合作程度等选择合适的静脉穿刺部位。

(一)常用的静脉穿刺部位

1.外周浅静脉

(1)上肢浅静脉:手背静脉网、头静脉、贵要静脉、肘正中静脉等,对多数患者而言这些静脉比较表浅且安全。

(2)下肢浅静脉:足背静脉网、大隐静脉、小隐静脉等。由于下肢静脉活动受限,易形成血栓,且可迅速播散至深部静脉,有造成深静脉栓塞的危险,因而比较少用。

(3)头皮静脉:多用于0～3岁婴幼儿。此年龄段小儿头皮有较多的浅层静脉,易固定且活动限制最少,因此婴幼儿输液多选头皮静脉。常用头皮静脉有颞浅静脉、额静脉、枕静脉和耳后静脉。

2.颈外静脉

颈外静脉是颈部最大的浅静脉,其走行表浅,位置较恒定,需长期持续输液或需要静脉高营养的患者多选此部位。

3.锁骨下静脉

位置较固定,管腔较大,由于管腔较粗、血量较多,输入液体随即被稀释,对血管的刺激性较小。当输入大量高浓度溶液或刺激性较强的药物时,可选择此部位。

(二)选择穿刺部位的原则

选择穿刺部位一般遵循以下原则。

1.根据静脉穿刺的目的和治疗时间选择

休克或大出血患者需要短时间内输入大量液体时,可选用较大静脉;需要长期输液时,则可由远端末梢小静脉开始选择,有计划地使用静脉血管。

2.根据药物的性质选择

刺激性较大、黏度大的药物,一般选用较粗大的血管。

3.根据穿刺局部的皮肤及静脉状况选择

一般多选择平滑、柔软、有弹性的静脉,不可选用硬化、栓塞、局部有炎症的静脉,注意避开感染、瘢痕、血肿、破损及患皮肤病处,已多次穿刺的部位应避免再次穿刺。

4.根据患者活动和舒适的需要选择

静脉穿刺部位尽量选择患者活动限制最少的部位,如应避开关节部位。

三、外周静脉输液的方法

(一)密闭式静脉输液法

利用原装密封瓶或塑料袋,直接插入一次性输液管进行静脉输液的方法。其优点是污染机会少,操作相对简单,是目前临床最常用的输液方法。

1.目的

同静脉输液的目的。

2.评估

(1)身心状况:①患者的年龄、病情、意识状态及心肺功能等作为合理输液的依据。②心理状态及合作程度。

(2)穿刺局部:穿刺部位的皮肤、血管及肢体活动情况。

(3)输注药液:包括药物的作用、不良反应,药物的质量、有效期及有无药物配伍禁忌。

3.操作前准备

(1)用物准备:治疗盘内备以下几种物品。一次性输液器、皮肤消毒剂(2.5%碘酊、75%乙醇或0.5%碘伏、安尔碘)、无菌棉签、输液液体及药物、加药用注射器、启瓶器及砂轮、弯盘、止血带、治疗巾、输液卡、笔、胶布(敷贴)、带秒针的表,根据需要备网套、输液架、夹板及绷带。

(2)患者准备:了解静脉输液的目的和配合方法,输液前排尿或排便,取舒适卧位。

(3)护士准备:着装整洁,修剪指甲,洗手、戴口罩。

(4)环境准备:清洁、宽敞,光线明亮,方便操作。

4.操作步骤

(1)核对检查:①衣帽整洁,洗手,戴口罩,备齐用物。②核对治疗卡和药液瓶签(药名、浓度、时间)。③检查药液质量。

(2)填写、贴输液瓶贴:根据医嘱填写输液卡,并将填好的输液瓶贴倒贴于输液瓶上。

(3)加药:①套瓶套。②用开瓶器启开输液瓶铝盖的中心部分(若塑料输液瓶直接拉掉盖),

常规消毒瓶塞。③按医嘱加入药物。④根据病情需要有计划地安排输液顺序。

(4)插输液器:检查并打开输液器,将输液器针头插入瓶塞内直到针头的根部,关闭调节器。

(5)核对,解释:携用物至患者床旁,核对患者的床号、姓名及药物名称、浓度、剂量、给药时间和方法,向患者解释操作目的和方法。

(6)排气:①挂输液瓶。②将穿刺针的针柄夹于两手指之间,倒置茂菲滴管,打开调节器,使液体流出。当茂菲滴管内液面达 1/2~2/3 满时,迅速转正茂菲滴管,使液体慢慢流下,排尽输液管里的空气后,关紧调节器。

(7)选择穿刺部位:备胶布,在穿刺肢体下放置脉枕、治疗巾、止血带。

(8)消毒皮肤:常规消毒穿刺部位皮肤,消毒范围直径≥5 cm。第一次穿刺部位消毒后,在穿刺点上方约 6 cm 处扎止血带,嘱患者握拳,进行第二次穿刺部位消毒,待干。

(9)再次核对患者的床号、姓名及药物名称、浓度、剂量、给药时间和方法。

(10)再次排气。

(11)静脉穿刺:取下护针帽,针尖斜面向上,与皮肤呈 15°~30°进针,见回血后,将针头与皮肤平行,再推进少许。

(12)三松一固定:松开止血带,嘱患者松拳,放松调节器。待液体滴入通畅、患者无不舒适后,胶布固定穿刺针头。

(13)根据患者年龄、病情和药物性质调节输液速度。

(14)再次核对。

(15)撤去治疗巾、小垫枕、止血带,协助患者取舒适卧位,整理床单位,将呼叫器放于患者易取处。

(16)整理用物,洗手,记录。

(17)更换液体:先仔细查对,再消毒输液瓶的瓶塞和瓶颈,从第一瓶液体内拔出输液管针头插入第二瓶液体内直到针头的根部,调节好输液滴数。再次查对签名。

(18)输液完毕:①输液结束后,关闭调节器,轻揭胶布,迅速拔出针头,按压穿刺点 1~2 分钟至无出血,防止穿刺点出血。②整理床铺,清理用物,洗手,做好记录。

5.注意事项

(1)严格执行"三查七对"制度,防止发生差错。

(2)严格执行无菌操作,预防并发症。输液器及药液应绝对无菌,连续输液超过 24 小时应更换输液器。穿刺部位皮肤消毒若使用 0.5% 碘伏时局部涂擦两遍,无需脱碘。使用安尔碘时,视穿刺局部皮肤用原液涂擦 1~2 遍即可。

(3)注意药物配伍禁忌,药物应现配现用,不可久置。

(4)注意保护血管,选择较粗、直、弹性好的血管,应避开关节和静脉瓣,并选择易于固定的部位。对长期输液者可采取:①四肢静脉从远端小静脉开始。②穿刺时提高穿刺成功率。③输液中加入对血管刺激性大的药物,应先用生理盐水进行穿刺,待穿刺成功后再加药,宜充分稀释,输完药应再输入一定量的等渗溶液,冲尽药液保护静脉。

(5)输液前排尽输液管内的空气,输液过程中及时更换输液瓶及添加药液,防止液体流空,输完后及时拔针,预防空气栓塞。

(6)在输液过程中应加强巡视,注意观察患者输液管是否通畅;针头连接处是否漏水;针头有无脱出、阻塞、移位;滴速是否适宜;患者穿刺部位局部和肢体有无肿胀;有无输液反应等。

（7）移动患者、为患者更衣或执行其他护理活动时，要注意保护穿刺部位，以避免过分牵拉。对婴幼儿、小儿应选用头皮静脉。昏迷或其他不合作的患者，必要时可用绷带或夹板加以固定。

（8）不可自静脉输液的肢体抽取血液化验标本或测量血压。偏瘫患者应避免经患侧肢体输液。

（二）静脉留置针输液法

静脉留置针又称套管针，作为头皮针的换代产品，已成为临床输液的主要工具。其外管柔软无尖，不易刺破或滑出血管，可在血管内保留数天。随着技术的不断完善，静脉留置针输液在临床的应用越来越广泛。

其优点主要包括以下几个方面：①由于静脉留置针的外管使用的材料具有柔韧性，且对血管的刺激性小，因而在血管内可以保留较长时间。②静脉留置针的使用，可以减少由于反复穿刺对患者血管的破坏，减轻患者的痛苦及不适感。③可以完成持续或间断给药、补液。④患者活动方便。⑤通过静脉留置针可以完成部分标本的采集。⑥可以减轻护士的工作量，提高工作效率。⑦随时保持静脉通路的通畅，便于急救和给药。适用于长期静脉输液，年老体弱、血管穿刺困难、小儿及全身衰竭的患者。可用于静脉输液、输血、动脉及静脉抽血。

静脉留置针可以分为外周静脉留置针和中央静脉留置针，一般推荐使用外周静脉留置针的方法。依据静脉留置针的种类、患者的情况等留置针可在血管内保留的时间为3～5天，最长不超过7天。

常用的静脉留置针是由针头部与肝素帽两部分组成。①针头部：内有不锈钢丝导针，导针尖部突出于软硅胶导管针头部。②肝素部：前端有硬塑活塞，后端橡胶帽封闭。肝素帽内腔有一中空管道，可容肝素。

1.目的

同密闭式静脉输液法。

2.评估

（1）患者病情、血液循环状况及自理能力，当前诊断及治疗情况。

（2）患者的心理状态及配合程度。

（3）穿刺部位皮肤、血管状况及肢体活动度。

3.操作前准备

（1）用物准备：同密闭式静脉输液。另备无菌手套一副、静脉留置针一套、敷贴一个、5 mL注射器、输液盘内另备封管液、肝素帽（如果留置针肝素帽是非一次性使用者，可以反复穿刺，可不备肝素帽，只需要常规消毒原来的肝素帽后就可以封管）。

（2）患者准备：同密闭式静脉输液法。

（3）护士准备：着装整洁，修剪指甲，洗手，戴口罩。

（4）环境准备：清洁、宽敞，光线明亮，方便操作。

4.操作步骤

（1）同密闭式静脉输液法（1）～（6）。

（2）连接留置针与输液器：①打开静脉留置针及肝素帽或可来福接头外包装。②手持外包装将肝素帽（或可来福接头）对接在留置针的侧管上。③将输液器连接于肝素帽或可来福接头上。

（3）打开调节器，将套管针内的气体排于弯盘中，关闭调节器。

（4）选择穿刺部位，铺治疗巾，将小垫枕置于穿刺肢体下，在穿刺点上方10 cm处扎止血带。

(5)消毒皮肤,消毒范围直径要≥8 cm。待干,备胶布及透明敷贴。

(6)再次核对,旋转松动套管,调整针头斜面。

(7)再次排气,拔去针头保护套。

(8)穿刺:左手绷紧皮肤,右手持针翼在血管上方以 15°～30°进针,见回血,放平针翼再进针少许,左手持 Y 接口,右手后撤针芯约 0.5 cm,再持针座将外套管与针芯一同送入静脉,左手固定 Y 接口,右手撤出针芯。

(9)三松:松开止血带,打开调节器,嘱患者松拳。

(10)固定:待液体流入通畅后,用无菌透明敷贴对留置针管做密闭式固定,用胶布固定三叉接口和插入肝素帽的输液器针头及输液管,在胶布上注明日期和时间。

(11)同静脉输液(14)～(15)。

(12)封管:当输液完毕,要正确进行封管。拔出输液器针头,常规消毒肝素帽的胶塞,用注射器向肝素帽内注入封管液。

(13)再次输液:常规消毒肝素帽,将输液器上的针头插入肝素帽内,用胶布固定好,调节输液滴数。

(14)输液完毕后处理:不再需要继续输液时,要进行拔管。先撕下小胶布,再撕下无菌敷贴,把无菌棉签放于穿刺点前方,迅速拔出套管针,纵向按压穿刺点 3～5 分钟。

(15)协助患者适当活动穿刺肢体,取舒适卧位,整理床单位,清理用物。

(16)洗手,记录。

5.注意事项

(1)严格执行无菌原则和查对制度。皮肤消毒的面积应大于敷料覆盖的面积;穿刺过程中避免污染外套管。

(2)静脉的选择应尽量选择相对较粗、直、有弹性、无静脉瓣等利于固定的静脉,避开关节,减轻对血管的机械刺激。成人多选用上肢静脉,以头静脉、贵要静脉、肘正中静脉为宜。由于人体下肢静脉瓣多,血流缓慢,易发生静脉炎,故常不为首选。3 岁以下患儿宜选用头皮静脉。

(3)注意药物配伍禁忌,根据医嘱、用药原则、患者的病情及药物的性质,有计划、合理地安排药物输入的顺序,以达最佳治疗效果。

(4)输液前要注意检查是否排尽输液管及针头内的空气,输液过程中要及时更换输液瓶,输液完毕要及时拔针,防止发生空气栓塞。

(5)在输液过程中应加强巡视,密切观察患者全身及置管局部,每次输液前要仔细检查套管是否在血管内,确认在血管内方可输入药物,防止渗漏到皮下造成组织损伤。如果发现导管堵塞,可以换管重新穿刺或采用尿激酶溶栓,禁忌加压将小血栓冲入血管内,防止造成血栓。每次输液前后,均应检查穿刺部位及静脉走行方向有无红肿,并询问患者有无疼痛与不适。如局部红、肿或疼痛反应时,及时拔管,对局部进行理疗处理。对仍需输液者应更换肢体另行穿刺。

(6)留置针保留时间参照产品说明书,要注明置管时间。一般可保留 3～5 天,不超过 7 天。连续输液 24 小时以上者,须每天更换输液器。

(7)封管时要注意边退针边注药,确保正压封管。

(8)向患者做好健康教育,说明药物的作用、可能出现的反应、处理办法及自我监测的内容等,对使用静脉留置针的肢体应妥善固定,注意保护,避免肢体下垂姿势。尽量减少肢体的活动,保持置管局部的清洁,在日常活动中避免污染或被水沾湿。如需要洗脸或洗澡时应用塑料纸将局部包裹好。

四、中心静脉穿刺置管输液

对于长期持续输液、输入高浓度或有刺激性的药物、静脉高营养、抢救危重患者及外周静脉穿刺困难的患者,可采用中心静脉穿刺置管输液,以使患者能得到及时的治疗,挽救患者的生命。临床中常选用的中心静脉有颈内静脉、颈外静脉、锁骨下静脉。虽然中心静脉输液在临床有广泛的应用,但由于穿刺置管技术要求较高,一般由麻醉师或有经验的医师、护师在严格无菌的条件下完成。

(一)颈外静脉穿刺置管输液

颈外静脉是颈部最大的浅静脉,在下颌角后方垂直下降,越过胸锁乳突肌后缘,于锁骨上方穿过深筋膜,最后汇入锁骨下静脉,其走行表浅,位置较恒定,穿刺置入硅胶管后保留时间长。

1.目的

同密闭式静脉输液法。适用于:①需长期输液而外周静脉穿刺困难的患者。②长期静脉内滴注高浓度或刺激性药物或行静脉内高营养的患者。③外周循环衰竭而需测中心静脉压的患者。

2.评估

(1)患者病情、意识状况、活动能力;询问普鲁卡因过敏史。

(2)患者的心理状态及配合程度。

(3)穿刺部位皮肤、血管状况。

3.操作前准备

(1)用物准备。①治疗盘内盛:一次性输液器、皮肤消毒剂(2.5%碘酊、75%乙醇或0.5%碘伏、安尔碘)、无菌棉签、输液液体、弯盘、输液卡、胶布、根据需要备网套、输液架、夹板及绷带。②无菌穿刺包:带内芯穿刺针两枚(长约6.5 cm,内径2 mm,外径2.6 mm),硅胶管两根(长25~30 cm,内径1.2 mm,外径1.6 mm),平头针两枚,洞巾一块,小纱布一块,纱布数块,镊子一把,无菌手套两副,5 mL、10 mL注射器各一副,尖头刀片一个,弯盘一个。③其他:1%普鲁卡因注射液10 mL,无菌生理盐水,无菌敷贴,0.4%枸橼酸钠生理盐水或0.5%肝素盐水。

(2)患者准备:了解颈外静脉输液的目的和配合方法;穿刺前做普鲁卡因过敏试验;输液前排尿或排便;取舒适卧位。

(3)护士准备:着装整洁,修剪指甲,洗手、戴口罩。

(4)环境准备:清洁、宽敞、光线明亮,方便操作。

4.操作步骤

(1)洗手,戴口罩。

(2)核对,检查药液,备齐用物,按医嘱备药。核对药液瓶签(药名、浓度、剂量和有效期),检查药液质量。

(3)填写、贴输液瓶贴:根据医嘱填写输液卡,并将填好的输液瓶贴倒贴于输液瓶上。

(4)加药:①套瓶套。②用开瓶器启开输液瓶铝盖的中心部分(若塑料输液瓶直接拉掉瓶盖),常规消毒瓶塞。③按医嘱加入药物。④根据病情需要有计划地安排输液顺序。

(5)插输液器:检查并打开输液器,将输液器针头插入瓶塞内直到针头的根部,关闭调节器。

(6)核对,解释:携用物至患者床旁,核对患者的床号、姓名及药物名称、浓度、剂量、给药时间和方法,向患者解释操作目的和方法。

(7)排气:①挂输液瓶。②排出空气。将穿刺针的针柄夹于两手指之间,倒置茂菲滴管,打开调节器,使液体流出。当茂菲滴管内液面达 1/2～2/3 满时,迅速转正茂菲滴管,使液体慢慢流下,排尽输液管里的空气后,关紧调节器。

(8)取体位:协助患者去枕平卧,头偏向对侧后仰,必要时肩下垫一软枕。

(9)选择、确定穿刺点:操作者站在穿刺部位对侧或头侧。

(10)常规消毒局部皮肤,打开穿刺包,戴无菌手套,铺洞巾。

(11)局部麻醉:助手协助,操作者用细针头连接 5 mL 注射器抽吸利多卡因注射液,在皮肤穿刺点处做皮丘,并做皮下浸润麻醉。

(12)穿刺:操作者左手绷紧穿刺点上方皮肤,右手持粗针头注射器与皮肤呈 45°进针,入皮后改为 25°沿颈外静脉方向穿刺。

(13)放置导丝:穿刺成功后,用左手固定穿刺针管,右手将导丝自穿刺孔插入,导丝插入长度约 40 cm 时拔出穿刺针。

(14)扩皮:沿着导丝插入扩张器,接触皮肤后按同一方向旋转,随导丝进入血管后撤出扩张器,并以左手用无菌纱布压迫穿刺点,防止出血。

(15)放置中心静脉导管:右手将中心静脉导管沿着导丝插入颈外静脉内,一边推进一边撤离导丝,当导管进入 14 cm 时,即可完全抽出导丝。

(16)再次抽回血:用装有肝素生理盐水溶液的注射器与导管尾端相连接,反复抽吸 2～3 次均可见回血,向导管内注入 2～3 mL 肝素生理盐水溶液,同时用固定夹夹住导管,撤下注射器,接好输液管接头。

(17)固定导管:将导管固定夹在近穿制点处缝合固定,用 75％乙醇棉球擦除局部血迹,待干后用无菌透明敷贴覆温穿刺点,并固定硅胶管。

(18)接输液器:撤出洞巾,将输液接头与输液器控接,进行输液,调节滴速。

(19)输液完毕,将输液器与输液接头分离,将肝素理盐水溶液注入导管内进行封管。

(20)再次输液:消毒输液接头,连接输液器,调好滴速即可。

(21)停止置管:管前局部常规消毒,拆线后拔管,局部按压 5 分钟至不出血,消毒穿刺处皮肤,覆盖无菌敷料。

5.注意事项

(1)严格无菌技术操作,每天更换输液管及穿刺点敷料,常规消毒穿刺点与外周皮肤,用 0.9％过氧乙酸溶液擦拭消毒硅胶管,防止感染,但不可用乙醇擦拭硅胶管。注意观察局部有无红肿。一般导管保留4～7 天。

(2)若颈外静脉插管插入过深,则较难通过锁骨下静脉与颈外静脉汇合角处,此时可牵拉颈外静脉使汇合角变直;若仍不能通过则应停止送入导管,并轻轻退出少许,在此固定输液,防止盲目插入,导管在血管内打折。如导管质硬,可能会刺破血管发生意外。

(3)根据病情密切观察输液速度,不可随意打开调节器,使液体输入失控。

(4)当暂停输液时可用 0.5％肝素盐水 2 mL 封管,防止凝血堵塞管腔。若已经发生凝血,应先用注射器抽出凝血块,再注入药液,若血块抽不出时,应边抽边拔管,切忌将凝血块推入血管内。

(5)局部出现肿胀或漏液,可能硅胶管已脱出静脉,应立即拔管。如出现不明原因发热时应考虑拔管,并剪下一段硅管送培养及做药敏试验。

(6)气管切开处严重感染者,不应做此插管。

(二)锁骨下静脉穿刺置管术

锁骨下静脉是腋静脉的延续,成人长 3～4 cm。在锁骨与第一肋骨之间,向内走行于胸锁关节后方与颈内静脉汇合为无名静脉,再向内与对侧无名静脉汇合成上腔静脉。位置较固定,管腔较大,多作为中心静脉穿刺置管部位,由于右侧无名静脉与上腔静脉几乎在同一直线,且距上腔静脉距离最近,加之右侧胸膜顶较左侧低,穿刺时不易损伤胸膜,故首选右侧穿刺。硅胶管插入后可保留较长时间。当输入大量高浓度溶液或刺激性较强的药物时,由于管腔较粗,血量较多,输入液体随即被稀释,对血管的刺激性较小。

1.目的

(1)全胃肠外营养(TPN)治疗者。

(2)需输入刺激性较强药物者(如化疗)。

(3)需长期输液而外周静脉穿刺困难者。

(4)经静脉放置心脏起搏器者。

(5)各种原因所致大出血,需迅速输入大量液体以纠正血容量不足,提高血压者。

(6)测定中心静脉压。

2.评估

(1)患者病情、意识状况、活动能力;询问普鲁卡因过敏史。

(2)患者的心理状态及配合程度。

(3)穿刺部位皮肤、血管状况。

3.操作前准备

(1)用物准备:治疗盘内盛外周静脉输液用物。无菌穿刺包含治疗巾一块、洞巾一块,小纱布一块,纱布数块,缝合针、持针器、结扎线、弯盘一个,镊子、尖头刀片一个。另备中心静脉穿刺导管及穿刺针,无菌敷布,皮肤常规消毒用棉球,5 mL、20 mL 注射器各一具,肝素帽,1%普鲁卡因注射液 10 mL,0.9%氯化钠溶液,无菌敷贴,0.4%枸橼酸钠生理盐水或 0.5%～1.0%肝素盐水适量,1%甲紫溶液。

(2)患者准备:了解锁骨下静脉穿刺置管输液的目的和配合方法;穿刺前做普鲁卡因过敏试验;穿刺前排尿或排便;取适当卧位。

(3)护士准备:着装整洁,修剪指甲,洗手、戴口罩。

(4)环境准备:清洁、宽敞,光线明亮,方便操作。

4.操作方法

(1)洗手,戴口罩。

(2)核对,解释:携用物到患者处,核对患者床号、姓名,向患者解释操作目的、过程及配合要点。

(3)体位:协助患者取仰卧位,头后仰 15°并偏向对侧,穿刺侧肩部垫一软枕使其略上提外展。

(4)选择穿刺点:用 1%甲紫溶液标记进针点及锁骨关节。

(5)消毒,麻醉:常规皮肤消毒,打开无菌穿刺包,戴无菌手套,铺洞巾,局部用 2%利多卡因注射液浸润麻醉。

(6)试穿刺:将针尖指向胸镜关节,自穿刺点进针,深度通常为 2.5～4.0 cm,边进针边抽吸,见回血后再进针少许即可。

(7)穿刺针穿刺:试穿成功后,沿着试穿针的角度、方向及深度用穿刺针穿制。当回抽到静脉血时,表明针尖已经进入锁骨下静脉,减小进针角度,当回抽血液通畅时,置入导引钢丝至 30 cm 刻度平齐针尾时,撤出穿刺针,压迫穿刺点。

(8)置入扩张器:沿导引钢丝尾端置入扩张器,扩张穿刺处皮肤及皮下组织,将扩张器旋入血管后,用无菌纱布按压穿刺点并撤出扩张器。

(9)置入导管:沿导钢丝送入静脉置导管,待导管进入锁骨下静脉后,边退导引钢丝边插导管,回抽血液通畅,撤出导引钢丝桶入长度 15 cm 左右,退出导引钢丝,接上输液导管。

(10)检测:将装有生理盐水的注射器分别连接每个导管尾端,回抽血液后向管内注入 2～3 mL生理盐水,锁定卡板,去下注射器,接上肝素帽。

(11)固定,连接:将导管固定于穿刺点处,透明敷粘固定,必要时缝合固定导管,连接输液器或接上 CVP 测压装置。

(12)输液完毕,将输液器与导管针栓孔分离,将肝素生理盐水溶液注入导管内进行封管,用无菌静脉帽塞住针栓孔,再用安全别针固定在敷料上。

(13)再次输液:消毒导管针栓孔,连接输液器,调好滴速即可。

(14)停止置管:硅胶管尾端接上注射器,边抽吸边拔管,局部加压数分钟,消毒穿刺处皮肤,覆盖无菌敷料。

五、静脉输液速度的调节

在输液过程中,每毫升溶液的滴数称该输液器的滴系数。目前,常用输液器的滴系数有 10、15、20 等,以生产厂家输液器包装袋上标明的滴系数为准。

静脉输液的速度调节依据患者的年龄、身体状况、病情、药物的性质、治疗要求调节,一般成人 40～60 滴/分,儿童 20～40 滴/分。对年老、体弱、婴幼儿及心肺疾病患者,输入速度宜慢;滴注高渗溶液、含钾药物、升压药物等宜慢;严重脱水、心肺功能良好者,速度可适当加快。

(1)已知每分钟滴数与液体总量,计算输液所需的时间:输液时间(小时)=液体总量(mL)×滴系数/每分钟滴数×60(分钟)。

(2)已知液体总量与计划需用的时间,计算每分钟滴数:每分钟滴数=液体总量(mL)×滴系数/输液时间(分钟)。

(3)已知每分钟滴数,计算每小时输入量:每小时输入量(mL)=每分钟滴数×60(分钟)/滴系数。

六、静脉输液时常见故障及排除方法

(一)溶液点滴不畅或不滴

(1)针头滑出血管外:液体进入皮下,局部肿胀、疼痛。处理方法为拔出针头,另选血管重新穿刺。

(2)针头斜面紧贴血管壁,造成不滴:调整针头位置或适当变换肢体位置或在头皮针尾部垫棉签等,直至点滴通畅。

(3)针头阻塞:检测方法为挤压输液管,感觉有阻力,松手后无回血,表示针头已阻塞,应更换针头和部位,重新穿刺。

（4）压力过低:适当调高输液瓶的位置。

（5）静脉痉挛:输入的液体温度过低,或环境温度过低可造成静脉痉挛。表现为局部无隆起,但点滴不畅可采用局部热敷以缓解静脉痉挛。

(二)茂菲滴壶内液面过高

（1）侧壁有调节孔的茂菲滴壶:夹住滴壶上端的输液管,打开调节孔,等液体降至露出液面时再关闭调节孔,松开上端即可。

（2）侧壁无调节孔的茂菲滴壶:取下输液瓶倾斜,使插入瓶中的针头露出液面,但须保持输液管通畅,待滴壶内露出液面时,再挂回到输液架上。

(三)茂菲滴壶内液面过低

（1）侧壁有调节孔的茂菲滴壶:先夹住滴壶下端的输液管,打开调节孔,待液面升高至 1/2 或 2/3 水平高度时再关闭调节孔,打开滴壶下端输液管即可。

（2）侧壁无调节孔的茂菲滴壶:可夹住滴壶下端的输液管,用手挤压滴壶,待液面升至适当水平高度时,松开滴壶下端输液管即可。

(四)滴壶内液面自行下降

在输液过程中,如果滴壶内液面自行下降,则应检查输液器上端是否有漏气或裂隙,必要时更换输液管。

七、常见输液反应与处理

由于输入的液体不纯、输液管不洁或长时间大量输入刺激性药液、多次反复穿刺等原因常常会出现一些并发症。由于输液引起的这些反应,称之为输液反应。常见的输液反应有以下内容。

(一)发热反应

由于输液过程中输入致热物质,如致热源、游离菌体蛋白、死菌、药物成分不纯等引起的发热。这些致热物质多来源于输液器具消毒灭菌不完全或在操作过程中未严格执行无菌操作造成污染;或输入的药液制剂不纯、保存不当被污染等。

1.主要临床表现

患者在输液过程中突然出现发热,症状较轻者发热常在 38 ℃左右,于停止输液后数小时内体温可恢复正常;严重者,初起有寒战,继而高热达 40～41 ℃,并伴有恶心、呕吐、头痛、周身不适,甚至有神经、精神症状。

2.发热反应的预防

首先输液用具必须严格灭菌;输液时严格执行无菌操作,防止输液器具、药液及穿刺部位被污染;认真检查输液用液体及输液管的质量及有效期;输液用具的保管应注意避免污染。

3.发热反应的处理

对于发热较轻的患者,可减慢或更换药液、输液器,注意保暖;严重者,须立即停止输液,并按高热护理方法对患者进行处理。同时应配合医师共同合作处理,必要时按医嘱给地塞米松 5 mg 或盐酸异丙嗪25 mg 等治疗。剩余液体和输液管送检查找反应原因。

(二)静脉炎及血栓性静脉炎

静脉炎是由于输入刺激性较强的溶液或静脉内放置刺激性较强的塑料管时间过长,引起局部静脉壁化脓性炎症或机械性损伤;或由于输液过程中未严格执行无菌操作,导致局部静脉感染。如果血管内膜严重受损,致使血小板黏附其上而形成血栓,则称为血栓性静脉炎。

1.主要临床表现

沿静脉走向出现条索状红线,局部组织红、肿、热、痛,有时伴有全身发热症状。

2.静脉炎的预防

避免感染,减少对血管壁的刺激。在输液过程中,严格执行无菌技术操作,对刺激性强的药物要充分稀释,并防止药液溢出血管外。同时注意保护静脉,需长期输液者应有计划地更换注射部位。静脉置管者做好留置导管的护理。

3.静脉炎的处理

对已经出现静脉炎的部位,可抬高患肢,局部用95%乙醇或50%硫酸镁行湿热敷或用中药如意金黄散外敷,可达到消炎、止痛、收敛、增加舒适的作用;局部还可用超短波理疗。如已合并感染,应根据医嘱给予抗生素治疗。

(三)循环负荷过重反应

由于输液速度过快,或患者原有心肺功能不良者,在短时间内输入过多液体,使循环血容量急剧增加,致心脏负担过重而引起心力衰竭、肺水肿。

1.主要表现

急性左心衰竭的症状,患者突感胸闷、呼吸急促、咳嗽、咳粉红色泡沫痰、面色苍白、出冷汗,心前区疼痛或有压迫感,严重者可自口鼻涌出大量的泡沫样血性液体;肺部布满湿啰音;脉搏快且弱;还可有尿量减少、水肿、腹水、颈静脉怒张等症状。

2.循环负荷过重反应的预防

为防止患者出现循环负荷过重反应,输液时要控制输液速度不宜过快,对老年人、小儿及心肺功能不良者尤应注意。

3.循环负荷过重反应的处理

(1)输液过程中加强巡视注意观察,一旦发现,应立即停止输液,并通知医师。

(2)病情允许的患者可取端坐位,两腿下垂,以减少下肢静脉回流,减轻心脏负担。

(3)按医嘱给予血管扩张药,扩张外周血管,减轻循环负荷,缓解肺水肿;给予利尿剂,有助于缓解肺水肿。

(4)高流量吸氧,湿化瓶内注入20%~30%乙醇,以降低肺泡内泡沫表面的张力,使泡沫破裂、消散,从而改善肺泡内的气体交换,减轻缺氧症状。

(5)根据医嘱给予氨茶碱和毛花苷C等药物。

(6)必要时可进行四肢轮扎,有效地减少静脉回心血量。但注意掌握轮扎时间、部位及观察肢体情况,每5~6分钟轮流放松一个肢体的止血带。另外,还可采用静脉放血的方法,每次放血量为200~300 mL,以缓解循环负荷过重状况。

(四)空气栓塞

空气经静脉进入循环,可导致严重后果,甚至导致死亡。原因是空气进入静脉,随血液循环进入右心房,再到右心室,如空气量少则随血液被压入肺动脉,再分散到肺小动脉,最后到肺毛细血管后被打散、吸收,损害较小;当大量的空气进入右心室可阻塞肺动脉入口,使血液无法进入肺内,从而导致气体交换障碍,机体严重缺氧,可致患者立即死亡。

造成空气栓塞的原因是输液导管内空气未排净、导管连接不紧、有缝隙;或在加压输液、输血时无人看守导致液体走空等;更换药液不及时,更换药液后未检查输液管内是否进气,当输液管走空范围较大或滴壶以下部分进气未采取措施,则在更换药液后由于液体的压力,将气体压入静脉。

1.主要症状和体征

患者突然出现胸部感觉异常不适或有胸骨后疼痛,随即出现呼吸困难,严重发绀,濒死感、心前区可听到响亮持续的水泡音,心电图检查表现为心肌缺血和急性肺心病的改变。严重者意识丧失、死亡。

2.空气栓塞的预防

由于空气栓塞可造成严重后果,甚至导致患者死亡,因而在输液时必须排净空气,及时更换药液,每次更换药液都要认真检查输液管内是否有空气,滴壶液面是否过低,发现异常及时予以调整。如需加压输液、输血,护士应严密监测,不得随意离开患者。

3.空气栓塞的处理

一旦发生空气进入静脉,嘱患者立即取左侧卧位,病情允许最好取头低足高位,该体位有利于气体浮向右心室尖部,避免阻塞肺动脉口,从而防止发生肺阻塞;再者由于心脏不断跳动,可将空气混成泡沫,分次小量进入肺动脉内,以免发生肺栓塞。如果可能,也可通过中心静脉导管抽出空气。

(王 冰)

第五节 铺 床 法

病床是病室的主要设备,是患者睡眠与休息的必须用具。患者,尤其是卧床患者与病床朝夕相伴,因此,床铺的清洁、平整和舒适,可使患者心情舒畅,增强治愈疾病的自信心,并可预防并发症的发生。

铺床总的要求为舒适、平整、安全、实用、节时、节力。常用的病床:①钢丝床。有的可通过支起床头、床尾(二截或三截摇床)而调节体位,有的床脚下装有小轮,便于移动。②木板床。为骨科患者所用。③电动控制多功能床。患者可自己控制升降或改变体位。

病床及被服类规格要求:①一般病床。高 60 cm,长 200 cm,宽 90 cm。②床垫。长宽与床规格同,厚 9 cm。以棕丝制作垫芯为好,也可用橡胶泡沫,塑料泡沫作垫芯,垫面选帆布制作。③床褥。长宽同床垫,一般以棉花作褥芯,棉布作褥面。④棉胎。长 210 cm,宽 160 cm。⑤大单。长 250 cm,宽 180 cm。⑥被套。长 230 cm,宽 170 cm,尾端开口缝四对带。⑦枕芯。长60 cm,宽40 cm,内装木棉或高弹棉、锦纶丝棉,以棉布作枕面。⑧枕套。长 65 cm,宽 45 cm。⑨橡胶单。长 85 cm,宽 65 cm,两端各加白布40 cm。⑩中单。长 85 cm,宽 170 cm。以上各类被服均以棉布制作。

一、备用床

(一)目的
铺备用床为准备接受新患者和保持病室整洁美观。

（二）用物准备

床、床垫、床褥、枕芯、棉胎或毛毯、大单、被套或衬单及罩单、枕套。

（三）操作方法

1.被套法

（1）将上述物品置于护理车上，推至床前。

（2）移开床旁桌，距床20 cm，并移开床旁椅置床尾正中，距床15 cm。

（3）将用物按铺床操作的顺序放于椅上。

（4）翻床垫，自床尾翻向床头或反之，上缘紧靠床头。床褥铺于床垫上。

（5）铺大单，取折叠好的大单放于床褥上，使中线与床的中线对齐，并展开拉平，先铺床头后铺床尾。①铺床头：一手托起床头的床垫，一手伸过床的中线将大单塞于床垫下，将大单边缘向上提起呈等边三角形，下半三角平整塞于床垫下，再将上半三角翻下塞于床垫下。②铺床尾：至床尾拉紧大单，一手托起床垫，一手握住大单，同法铺好床角。③铺中段：沿床沿边拉紧大单中部边沿，然后，双手掌心向上，将大单塞于床垫下。④至对侧：同法铺大单。

（6）套被套：①S形式套被套法（图1-1）。被套正面向外使被套中线与床中线对齐，平铺于床上，开口端的被套上层倒转向上约1/3。棉胎或毛毯竖向三折，再按S形横向三折。将折好的棉胎置于被套开口处，底边与被套开口边平齐。拉棉胎上边至被套封口处，并将竖折的棉胎两边展开与被套平齐（先近侧后对侧）。盖被上缘距床头15 cm，至床尾逐层拉平盖被，系好带子。边缘向内折叠与床沿平齐，尾端掖于床垫下。同上法将另一侧盖被理好。②卷筒式套被套法（图1-2）。被套正面向内平铺于床上，开口端向床尾，棉胎或毛毯平铺在被套上，上缘与被套封口边齐，将棉胎与被套上层一并由床尾卷至床头（也可由床头卷向床尾），自开口处翻转，拉平各层，系带，余同S形式。

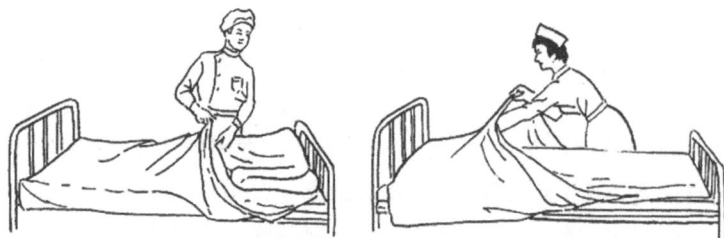

图1-1　S形式套被套法

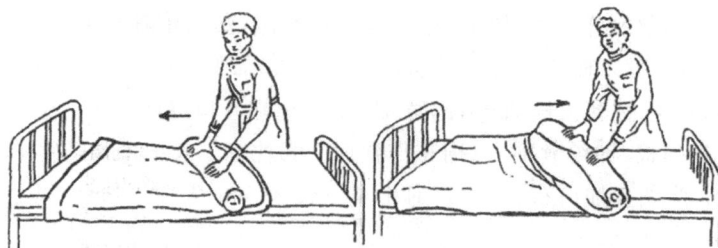

图1-2　卷筒式套被套法

（7）套枕套，于椅上套枕套，使四角充实，系带子，平放于床头，开口背门。

（8）移回桌椅，检查床单，保持整洁。

2.被单法

(1)移开床旁桌、椅,翻转床垫、铺大单,同被套法。

(2)将反折的大单(衬单)铺于床上,上端反折 10 cm,与床头齐,床尾按铺大单法铺好床尾。

(3)棉胎或毛毯平铺于衬单上,上端距床头 15 cm,将床头衬单反折于棉胎或毛毯上,床尾同大单铺法。

(4)铺罩单,正面向上对准床中线,上端与床头齐,床尾处则折成斜 45°,沿床边垂下。转至对侧,先后将衬单、棉胎及罩单同上法铺好。

(5)余同被套法。

(四)注意事项

(1)铺床前先了解病室情况,若患者进餐或做无菌治疗时暂不铺床。

(2)铺床前要检查床各部分有无损坏,若有则修理后再用。

(3)操作中要使身体靠近床边,上身保持直立,两腿前后分开稍屈膝以扩大支持面增加身体稳定性,既省力又能适应不同方向操作。同时手和臂的动作要协调配合,尽量用连续动作,以节省体力消耗,并缩短铺床时间。

(4)铺床后应整理床单及周围环境,以保持病室整齐。

二、暂空床

(一)目的

铺暂空床供新入院的患者或暂离床活动的患者使用,保持病室整洁美观。

(二)用物准备

同备用床,必要时备橡胶中单、中单。

(三)操作方法

(1)将备用床的盖被四折叠于床尾。若被单式,在床头将罩单向下包过棉胎上端,再翻上衬单作25 cm的反折,包在棉胎及罩单外面。然后将罩单、棉胎、衬单一并四折,叠于床尾。

(2)根据病情需要铺橡胶中单、中单。中单上缘距床头 50 cm,中线与床中线对齐,床缘的下垂部分一并塞床垫下。按上法将对侧铺好。

三、麻醉床

(一)目的

(1)铺麻醉床便于接受和护理手术后患者。

(2)使患者安全、舒适和预防并发症。

(3)防止被褥被污染,并便于更换。

(二)用物准备

1.被服类

同备用床,另加橡胶中单、中单两条。弯盘、纱布数块、血压计、听诊器、护理记录单、笔。根据手术情况备麻醉护理盘或急救车上备麻醉护理用物。

2.麻醉护理盘用物

治疗巾内置张口器、压舌板、舌钳、牙垫、通气导管、治疗碗、镊子、输氧导管、吸痰导管及纱布数块。治疗巾外放电筒、胶布等。必要时备输液架、吸痰器、氧气筒及胃肠减压器等。天冷时无空调设备应备热水袋及布套各 2 只、毯子。

(三)操作方法

(1)拆去原有枕套、被套、大单等。

(2)按使用顺序备齐用物至床边,放于床尾。

(3)移开床旁桌椅等同备用床。

(4)同暂空床铺好一侧大单、中段橡胶中单、中单及上段橡胶中单、中单,上段中单与床头齐。转至对侧,按上法铺大单、橡胶中单、中单。

(5)铺盖被。①被套式:盖被头端两侧同备用床,尾端系带后向内或向上折叠与床尾齐,将向门口一侧的盖被三折叠于对侧床边。②被单式:头端铺法同暂空床,下端向上反折和床尾齐,两侧边缘向上反折同床沿齐,然后将盖被折叠于一侧床边。

(6)套枕套后将枕头横立于床头,以防患者躁动时头部碰撞床栏而受伤(图 1-3)。

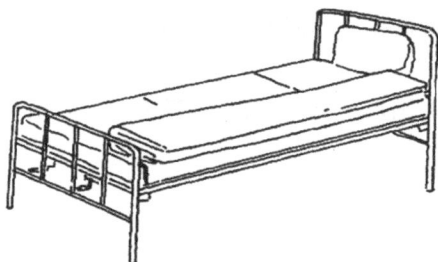

图 1-3　麻醉床

(7)移回床旁桌,椅子放于接受患者对侧床尾。

(8)麻醉护理盘置于床旁桌上,其他用物放于妥善处。

(四)注意事项

(1)铺麻醉床时,必须更换各类清洁被服。

(2)床头一块橡胶中单、中单可根据病情和手术部位需要铺于床头或床尾。若下肢手术者将单铺于床尾,头胸部手术者铺于床头。全麻手术者为防止呕吐物污染床单则铺于床头。而一般手术者,可只铺床中部中单即可。

(3)患者的盖被根据医院条件增减。冬季必要时可置热水袋两只加布套,分别放于床中部及床尾的盖被内。

(4)输液架、胃肠减压器等物放于妥善处。

四、卧有患者床

(一)扫床法

1.目的

(1)使病床平整无皱褶,患者睡卧舒适,保持病室整洁美观。

(2)随扫床操作协助患者变换卧位,又可预防压疮及坠积性肺炎。

2.用物准备

护理车上置浸有消毒液的半湿扫床巾的盆,扫床巾每床一块。

3.操作方法

(1)备齐用物,推护理车至患者床旁,向患者解释,以取得合作。

(2)移开床旁桌椅,半卧位患者,若病情许可,暂将床头、床尾支架放平,以便操作。若床垫已下滑,须上移与床头齐。

(3)松开床尾盖被,助患者翻身侧卧背向护士,枕头随患者翻身移向对侧。松开近侧各层被单,取扫床巾分别扫净中单、橡胶中单后搭在患者身上。然后自床头至床尾扫净大单上碎屑,注意枕下及患者身下部分各层应彻底扫净,最后将各单逐层拉平铺好。

(4)助患者翻身侧卧于扫净一侧,枕头也随之移向近侧。转至对侧,以上法逐层扫净拉平铺好。

(5)助患者平卧,整理盖被,将棉胎与被套拉平,掖成被筒,为患者盖好。

(6)取出枕头,揉松,放于患者头下,支起床上支架。

(7)移回床旁桌椅,整理床单位,保持病室整洁美观,向患者致谢意。

(8)清理用物,归回原处。

(二)更换床单法

1.目的

(1)使病床平整无皱褶,患者睡卧舒适,保持病室整洁美观。

(2)随扫床操作协助患者变换卧位,又可预防压疮及坠积性肺炎。

2.用物准备

清洁的大单、中单、被套、枕套,需要时备患者衣裤。护理车上置浸有消毒液的半湿扫床巾的盆,扫床巾每床一块。

3.操作方法

(1)适用于卧床不起,病情允许翻身者(图1-4):①备齐用物推护理车至患者床旁,向患者解释,以取得合作。移开床旁桌椅,半卧位患者,若病情许可,暂将床头、床尾支架放平,以便操作。若床垫已下滑,须上移与床头齐。清洁的被服按更换顺序放于床尾椅上。②松开床尾盖被,助患者侧卧,背向护士,枕头随之移向对侧。③松开近侧各单,将中单卷入患者身下,用扫床巾扫净橡胶中单上的碎屑,搭在患者身上再将大单卷入患者身下,扫净床上碎屑。④取清洁大单,使中线与床中线对齐。将对侧半幅卷紧塞于患者身近侧,半幅自床头、床尾、中部先后展平拉紧铺好,放下橡胶中单,铺上中单(另一半卷紧塞于患者身下),两层一并塞入床垫下铺平。移枕头并助患者翻身面向护士。转至对侧,松开各单,将中单卷至床尾大单上,扫净橡胶中单上的碎屑后搭于患者身上,然后将污大单从床头卷至床尾与污中单一并丢入护理车污衣袋或护理车下层。⑤扫净床上碎屑,依次将清洁大单、橡胶中单、中单逐层拉平,同上法铺好。助患者平卧。⑥解开污被套尾端带子,取出棉胎盖在污被套上,并展平。将清洁被套铺于棉胎上(反面在外),两手伸入清洁被套内,抓住棉胎上端两角,翻转清洁被套,整理床头棉被,一手抓棉被下端,一手将清洁被套往下拉平,同时顺手将污棉套撤出放入护理车污衣袋或护理车下层。棉被上端可压在枕下或请患者抓住,然后至床尾逐层拉平后系好带子,掖成被筒为患者盖好。⑦一手托起头颈部,一手迅速取出枕头,更换枕套,助患者枕好枕头。⑧清理用物,归回原处。

(2)适用于病情不允许翻身的侧卧患者(图1-5):①备齐用物推护理车至患者床旁,向患者解释,以取得合作。移开床旁桌椅,半卧位患者,若病情许可,暂将床头、床尾支架放平,以便操作。若床垫已下滑,需上移与床头齐。清洁的被服按更换顺序放于床尾椅上。②两人操作。一人一手托起患者头颈部,另一人一手迅速取出枕头,放于床尾椅上。松开床尾盖被,大单、中单及橡胶中单。从床头将大单横卷成筒式至肩部。③将清洁大单横卷成筒式铺于床头,大单中线与床中线对齐,铺好床头大单。一人抬起患者上半身(骨科患者可利用牵引架上拉手,自己抬起身躯),将污大单、橡胶中单、中单一起从床头卷至患者臀下,同时另一人将清洁大单也随着污单拉至臀部。④放下上半身,一人托起臀部,一人迅速撤出污单,同时将清洁大单拉至床尾,橡胶中单放在床尾椅背上,污单丢入护理车污衣袋或护理车下层,展平大单铺好。⑤一人套枕套为患者枕好。一人备橡胶中单、中单,并先铺好一侧,余半幅塞患者身下至对侧,另一人展平铺好。⑥更换被套、枕套同方法一,两人合作更换。

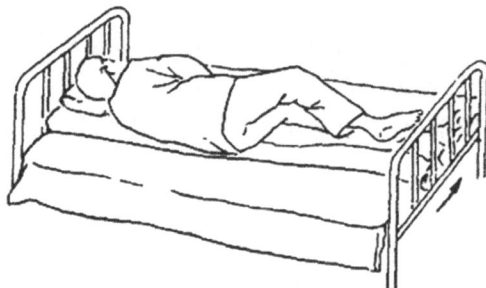

图 1-4　卧有允许翻身患者床换单法

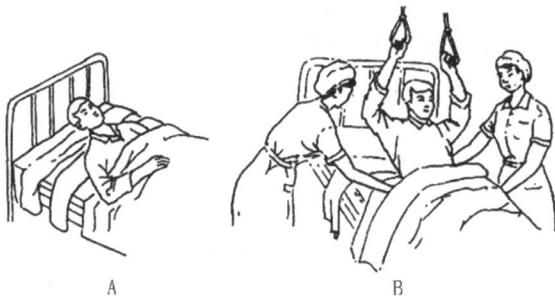

图 1-5　卧有不允许翻身患者床换单法

(3)盖被为被单式更换衬单和罩单的方法:①将床头污衬单反折部分翻至被下,取下污罩单丢入污衣袋或护理车下层。②铺大单(衬单)于棉胎上,反面向上,上端反折 10 cm,与床头齐。③将棉胎在衬单下由床尾退出,铺于衬单上,上端距床头 15 cm。④铺罩单,正面向上,对准中线,上端和床头齐。⑤在床头将罩单向下包过棉胎上端,再翻上衬单作 25 cm 的反折,包在棉胎和罩单的外面。⑥盖被上缘压于枕下或请患者抓住,在床尾撤出衬单,并逐层拉平铺好床尾,注意松紧,以防压迫足趾。

4.注意事项

(1)更换床单或扫床前,应先评估者及病室环境是否适宜操作。需要时应关闭门窗。

(2)更换床单时注意保暖,动作敏捷,勿过多翻动和暴露患者,以免患者过劳和受凉。

(3)操作时要随时注意观察病情。

(4)患者若有输液管或引流管,更换床单时可从无管一侧开始,操作较为方便。

(5)撤下的污单切勿丢在地上或他人床上。

(于　爽)

第六节 休息与睡眠护理

休息与睡眠是人类最基本的生理需要。良好的休息和睡眠如同充分的营养和适度的运动一样,对保持和促进健康起着重要作用。作为护士,必须了解睡眠的分期、影响睡眠的因素及患者的睡眠习惯,切实解决患者的睡眠问题,帮助患者达到可能的最佳睡眠状态。

一、休息

休息是指在一段时间内,通过相对地减少机体活动,使身心放松,处于一种没有紧张和焦虑的松弛状态。休息包括身体和心理两方面的放松,通过休息,可以减轻疲劳和缓解精神紧张。

(一)休息的意义和方式

1.休息的意义

对健康人来说,充足的休息是维持机体身心健康的必要条件;对患者来说,充足的休息是促进疾病康复的重要措施。休息对维护健康具有重要的意义,具体表现:①休息可以减轻或消除疲劳,缓解精神紧张和压力。②休息可以维持机体生理调节的规律性。③休息可以促进机体正常的生长发育。④休息可以减少能量的消耗。⑤休息可以促进蛋白质的合成及组织修复。

2.休息的方式

休息的方式是因人而异的,取决于个体的年龄、健康状况、工作性质和生活方式等因素。对不同的人而言,休息有着不同的含义。例如,对从事脑力劳动的人而言,他的休息方式可以是散步、打球、游泳等;而对于从事这些活动的运动员来讲,他的休息反而是读书、看报、听音乐。无论采取何种方式,只要达到缓解疲劳、减轻压力、促进身心舒适和精力恢复的目的,就是有效的休息。在休息的各种形式中,睡眠是最常见也是最重要的一种。

(二)休息的条件

要想得到充足的休息,应满足以下三个条件,即充足的睡眠、生理上的舒适和心理上的放松。

1.充足的睡眠

休息的最基本的先决条件是充足的睡眠。充足的睡眠可以促进个体精力和体力的恢复。虽然每个人所需要的睡眠时间有较大的区别,但都有最低限度的睡眠时数,满足了一定的睡眠时数,才能得到充足的休息。护理人员要尽量使患者有足够的睡眠时间和建立良好的睡眠习惯。

2.生理上的舒适

生理上的舒适也就是身体放松,是保证有效休息的前提。因此,在休息之前必须将患者身体上的不适降至最低程度。护理人员应为患者提供各种舒适服务,包括去除或控制疼痛、提供舒适的体位或姿势、协助患者搞好个人卫生、保持适宜的温湿度、调节睡眠时所需要的光线等。

3.心理上的放松

要得到良好的休息,必须有效地控制和减少紧张和焦虑,心理上才能得到放松。患者由于生病、住院时个体无法满足社会上、职业上或个人角色在义务上的需要,加之住院时对医院环境及医务人员感到陌生、对自身疾病的担忧等,患者常常会出现紧张和焦虑。因此,护理人员应耐心与患者沟通,恰当地运用其知识和技能,提供及时、准确的服务,尽量满足患者的各种需要,才能帮助患者减少紧张和焦虑。

二、睡眠

睡眠是各种休息中最自然、最重要的方式。人的一生中有 1/3 的时间要用在睡眠上。任何人都需要睡眠,通过睡眠可以使人的精力和体力得到恢复,可以保持良好的觉醒状态,这样人才能精力充沛地从事劳动或其他活动。睡眠对于维持人的健康,尤其是促进疾病的康复,具有重要的意义。

(一)睡眠的定义

现代医学界普遍认为睡眠是一种主动过程,是一种知觉的特殊状态。睡眠时,人脑并没有停止工作,只是换了模式,虽然对周围环境的反应能力降低,但并未完全消失。通过睡眠,人的精力和体力得到恢复,睡眠后可保持良好的觉醒状态。

由此,可将睡眠定义为周期性发生的持续一定时间的知觉的特殊状态,具有不同的时相,睡眠时可相对地不做出反应。

(二)睡眠原理

睡眠是与较长时间的觉醒交替循环的生理过程。目前认为,睡眠由睡眠中枢控制。睡眠中枢位于脑干尾端,它向上传导冲动,作用于大脑皮质(也称上行抑制系统),与控制觉醒状态的脑干网状结构上行激动系统的作用相拮抗,引起睡眠和脑电波同步化,从而调节睡眠与觉醒的相互转化。

(三)睡眠分期

通过脑电图(EEG)测量大脑皮质的电活动,眼电图(EOG)测量眼睛的运动,肌电图(EMG)测量肌肉的状况,发现睡眠的不同阶段脑、眼睛、肌肉的活动处于不同的水平。正常的睡眠周期可分为两个相互交替的不同时相状态,即慢波睡眠和快波睡眠。成人进入睡眠后,首先是慢波睡眠,持续 80~120 分钟后转入快波睡眠,维持 20~30 分钟后,又转入慢波睡眠。整个睡眠过程中有四或五次交替,越近睡眠的后期,快波睡眠持续时间越长。两种睡眠时相状态均可直接转为觉醒状态,但在觉醒状态下,一般只能进入慢波睡眠,而不能进入快波睡眠。

1.慢波睡眠(slow wave sleep,SWS)

脑电波呈现同步化慢波时相,伴有慢眼球运动,肌肉松弛但仍有一定张力,亦称正相睡眠(orthodox sleep,OS)或非快速眼球运动睡眠(non-rapid eye movement sleep,NREM sleep)。在这段睡眠期间,大脑的活动下降到最低,使得人体能够得到完全的舒缓。此阶段又可分为四期。

(1)第Ⅰ期:入睡期,是所有睡眠时相中睡得最浅的一期,常被认为是清醒与睡眠的过渡阶段,仅维持几分钟,很容易被唤醒。此期眼球有着缓慢的运动,生理活动开始减少,同时生命体征和新陈代谢逐渐减缓,在此阶段的人们仍然认为自己是清醒的。

(2)第Ⅱ期:浅睡期。此阶段的人们已经进入无意识阶段,不过仍可听到声音,仍然容易被唤醒。此期持续 10~20 分钟,眼球不再运动,机体功能继续变慢,肌肉逐渐放松,脑电图偶尔会产生较快的宽大的梭状波。

(3)第Ⅲ期:中度睡眠期,持续 15~30 分钟。此期肌肉完全放松,心搏缓慢,血压下降,但仍保持正常,难以唤醒并且身体很少移动,脑电图显示梭状波与 δ 波(大而低频的慢波)交替出现。

(4)第Ⅳ期:深度睡眠期,持续 15~30 分钟。全身松弛,无任何活动,极难唤醒,生命体征比觉醒时明显下降,体内生长激素大量分泌,人体组织愈合加快,遗尿和梦游可能发生,脑电波为慢而高的δ波。

2.快波睡眠(fast wave sleep,FWS)

快波睡眠亦称异相睡眠(paradoxical sleep,PS)或快速眼球运动睡眠(rapid eye movement sleep,REM sleep)。此期的睡眠特点是眼球转动很快,脑电波活跃,与觉醒时很难区分。其表现与慢波睡眠相比,是各种感觉功能进一步减退,唤醒阈值提高,极难唤醒,同时骨骼肌张力消失,肌肉几乎完全松弛。此外,这一阶段还会有间断的阵发性表现,如眼球快速运动、部分躯体抽动,同时有心排血量增加、血压上升、心率加快、呼吸加快而不规则等交感神经兴奋的表现。多数在醒来后能够回忆的生动、逼真的梦境都是在此期发生的。

睡眠中的一些时相对人体具有特殊的意义。如在NREM第Ⅳ期的睡眠中,机体会释放大量的生长激素来修复和更新上皮细胞和某些特殊细胞,如脑细胞,故慢波睡眠有利于促进生长和体力的恢复。而REM睡眠则对于学习记忆和精力恢复似乎很重要。因为在快波睡眠中,脑耗氧量增加,脑血流量增多,且脑内蛋白质合成加快,有利于建立新的突触联系,可加快幼儿神经系统成熟。同时,快波睡眠对保持精神和情绪上的平衡最为重要。因为这一时期的梦境都是生动的、充满感情色彩的,此梦境可减轻、缓解精神压力,使人将忧虑的事情从记忆中消除。非快速眼球运动睡眠与快速眼球运动睡眠的比较见表1-1。

表1-1　非快速眼球运动睡眠与快速眼球运动睡眠的比较

项目	非快速眼球运动睡眠	快速眼球运动睡眠
脑电图	(1)第Ⅰ期:低电压α节律8~12次/秒 (2)第Ⅱ期:宽大的梭状波14~16次/秒 (3)第Ⅲ期:梭状波与δ波交替 (4)第Ⅳ期:慢而高的δ波1~2次/秒	去同步化快波
眼球运动	慢的眼球转动或没有	阵发性的眼球快速运动
生理变化	(1)呼吸、心率减慢且规则 (2)血压、体温下降 (3)肌肉渐松弛 (4)感觉功能减退	(1)感觉功能进一步减退 (2)肌张力进一步减弱 (3)有间断的阵发性表现:心排血量增加、血压升高、呼吸加快且不规则、心率加快
合成代谢	人体组织愈合加快	脑内蛋白质合成加快
生长激素	分泌增加	分泌减少
其他	第Ⅳ期发生夜尿和梦游	做梦且为充满感情色彩、稀奇古怪的梦
给你	有利于个体体力的恢复	有利于个体精力的恢复

(四)睡眠周期

对大多数成人而言,睡眠是每24小时循环一次的周期性程序。一旦入睡,成人平均每晚经历4~6个完整的睡眠周期,每个睡眠周期由不同的睡眠时相构成,分别是NREM睡眠的四个时相和REM睡眠,持续60~120分钟不等,平均为90分钟。睡眠周期各时相按一定的顺序重复出现。这一模式总是从NREM第Ⅰ期开始,依次经过第Ⅱ期、第Ⅲ期、第Ⅳ期之后,返回NREM的第Ⅲ期然后到第Ⅱ期,再进入REM期,当REM期完成后,再回到NREM的第Ⅱ期(图1-6),如此周而复始。在睡眠时相周期的任一阶段醒而复睡时,都需要从头开始依次经过各期。

```
                 清醒状态
                   ↓
NREM第Ⅰ期 ——→ NREM第Ⅱ期 ——→ NREM第Ⅲ期 ——→ NREM第Ⅳ期
                   ↑
                 REM期
                   ↑
              NREM第Ⅱ期 ←—— NREM第Ⅲ期
```

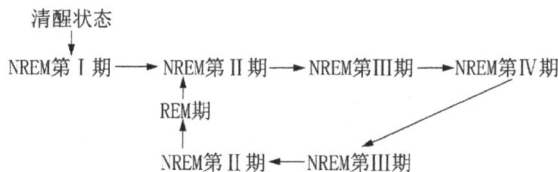

图 1-6　睡眠周期

在睡眠周期中,每一时相所占的时间比例随睡眠的进行而有所改变。一般刚入睡时,个体进入睡眠周期约90分钟后才进入 REM 睡眠,随睡眠周期的进展,NREM 第Ⅲ、Ⅳ时相缩短,REM 阶段时间延长。在最后一个睡眠周期中,REM 睡眠可达到60分钟。因此,大部分 NREM 睡眠发生在上半夜,REM 睡眠则多在下半夜。

(五)影响睡眠的因素

1.生理因素

(1)年龄:通常人睡眠的需要量与其年龄成反比,但有个体差异。新生儿期每天睡眠时间最长,可达16~20小时,成人7~8小时。

(2)疲劳:适度的疲劳,有助于入睡,但过度的精力耗竭反而会使入睡发生困难。

(3)昼夜节律:"睡眠-觉醒"周期具有生物钟式的节律性,如果长时间频繁地夜间工作或航空时差,就会造成该节律失调,从而影响入睡及睡眠质量。

(4)内分泌变化:妇女月经前期和月经期常出现嗜睡现象,绝经期妇女常失眠,与内分泌变化有关。

(5)寝前习惯:睡前的一些行为习惯,如看报纸杂志、听音乐、喝牛奶、洗热水澡或泡脚等,当这些习惯突然改变或被阻碍进行时,可能使睡眠发生障碍。

(6)食物因素:含有较多 L-色氨酸的食物,如肉类、乳制品和豆类都能促进入睡,缩短入睡时间,是天然的催眠剂;少量饮酒能促进放松和睡眠,但大量饮酒会干扰睡眠,使睡眠变浅;含有咖啡因的浓茶、咖啡及可乐饮用后使人兴奋,即使入睡也容易中途醒来,且总睡眠时间缩短。

2.病理因素

(1)疾病影响:几乎所有疾病都会影响睡眠。例如,各种原因引起的疼痛未能及时缓解时严重影响睡眠,精神分裂症、强迫性神经症等患者常处于过度觉醒状态。生病的人需要更多时间的睡眠来促进机体康复,却往往因为多种症状困扰或特殊的治疗限制而无法获得正常的睡眠。

(2)身体不适:身体的舒适是获得休息与安睡的先决条件,饥饿、腹胀、呼吸困难、憋闷、身体不洁、皮肤瘙痒、体位不适等都是常见的影响睡眠的原因。

3.环境因素

睡眠环境影响睡眠状况,适宜的温湿度、安静、整洁、舒适、空气清新的环境常可增进睡眠,反之则会对睡眠产生干扰。

4.心理因素

焦虑不安、强烈的情绪反应(如恐惧、悲哀、激动、喜悦)、家庭或人际关系紧张等常常影响患者的睡眠。

5.其他

食物摄入多少、体育锻炼情况、某些药物等也会影响睡眠形态。

(六)促进睡眠的护理措施

1.增进舒适

人们在感觉舒适和放松时才能入睡。为了使患者放松,对于一些遭受病痛折磨的患者采用有效镇痛的方法;做好就寝前的晚间护理,如协助患者洗漱、排便;帮助患者处于正确的睡眠姿势,妥善安置身体各部位的导管、引流管,以及牵引、固定等特殊治疗措施。

2.环境控制

人们睡眠时需要的环境条件包括适宜的室温和通风、最低限度的声音、舒适的床和适当的照明。一般冬季室温18～22℃、夏季25℃左右、湿度以50%～60%为宜;根据患者需要,睡前开窗通风,清除病房内异味,使空气清新;保持病区尽可能的安静,尽量减少晚间交谈;提供清洁、干燥的卧具和舒适的枕头、被服;夜间调节住院单元的灯光。

3.重视心理护理

多与患者沟通交流,找出影响患者休息与睡眠的心理社会因素,通过鼓励倾诉、正确指导,消除患者紧张和焦虑情绪,恢复平静、稳定的状态,提高休息和睡眠质量。

4.建立休息和睡眠周期

针对患者的不同情况,帮助患者建立适宜的休息和睡眠周期。患者入院后,原有的休息和睡眠规律被打乱,护士应在患者醒时进行评估、治疗和常规护理工作,避免因一些非必需任务而唤醒患者,同时鼓励患者合理安排日间活动,适当锻炼。

5.尊重患者的睡眠习惯

病情允许的情况下,护理人员应尽可能根据患者就寝前的一些个人习惯,选择如提供温热饮料,允许短时间的阅读、听音乐、协助沐浴或泡脚等方式促进睡眠。

6.健康教育

使患者了解睡眠对健康与康复的重要作用,心、身放松的重要意义和一些促进睡眠的常用技巧。与患者一起讨论有关休息和睡眠的知识,分析困扰患者睡眠的因素,针对具体情况给予相应指导,帮助患者建立有规律的生活方式,养成良好的睡眠习惯。

(李云霞)

第七节 清 洁 护 理

清洁是患者的基本需求之一,是维持和获得健康的重要保证,清洁可以清除微生物及污垢,防止细菌繁殖,促进血液循环,有利于体内废物排泄。同时,清洁使人感到愉快、舒适。

一、口腔护理

口腔护理的目的有以下几方面:①保持口腔的清洁、湿润,使患者舒适,预防口腔感染等并发症。②防止口臭、口垢,促进食欲,保持口腔的正常功能。③观察口腔黏膜和舌苔的变化、特殊的口腔气味,可提供病情的动态信息,如肝功能不全患者,出现肝臭,常是肝性脑病的先兆。

常用的漱口液有生理盐水、朵贝尔溶液(复方硼酸溶液)、1%～3%过氧化氢溶液、2%～3%硼酸溶液、1%～4%碳酸氢钠溶液、0.02%呋喃西林溶液、0.1%醋酸溶液。

（一）协助口腔冲洗

1.目的

协助口腔手术后使用固定器，或对有口腔病变的患者清洁口腔。

2.用物准备

治疗碗、治疗巾、弯盘、生理盐水、朵贝尔溶液、口镜、抽吸设备、压舌板、手电筒、20 mL 空针及冲洗针头。

3.操作步骤

（1）洗手。

（2）准备用物携至患者床旁。

（3）向患者解释。协助患者采取半坐位式，并于胸前铺治疗巾及放置弯盘：①装生理盐水及朵贝尔溶液于溶液盘内，并接上，用 20 mL 注射器抽吸并连接针头。②协助医师冲洗。③冲洗毕，擦干患者嘴巴。④整理用物后洗手。⑤记录。

4.注意事项

为了避免冲洗中弄湿患者，必要时给予手电筒照光，冲洗时需特别注意齿缝、前庭外，若有舌苔，可用压舌板外包纱布予以机械性刮除，冲洗中予以持续性的低压抽吸，必要时协助更换湿衣服。

（二）特殊口腔冲洗

1.用物准备

（1）治疗盘：治疗碗（内盛含有漱口液的棉球 12～16 个，棉球湿度以不能挤出液体为宜；弯血管钳、镊子）、压舌板、弯盘、吸水管、杯子、治疗巾、手电筒，需要时备张口器。

（2）外用药：按需准备，如液状石蜡、冰硼散、西瓜霜、金霉素甘油、制霉素甘油等，酌情使用。

2.操作步骤

（1）将用物携至床旁，向患者解释以取得合作。

（2）协助患者侧卧，面向护士，取治疗巾，围于颌下，置弯盘于口角边。

（3）先湿润口唇、口角，观察口腔黏膜有无出血、溃疡等现象。对长期应用抗生素、激素者应注意观察有无真菌感染。有活动义齿者，应取下。一般先取上面义齿，后取下面义齿，并放置容器内，用冷开水冲洗刷净，待患者漱口后戴上或浸入清水中备用（昏迷的患者的义齿应浸于清水中保存）。浸义齿的清水应每天更换。义齿不可浸在乙醇或热水中，以免变色、变形和老化。

（4）协助患者用温开水漱口后，嘱患者咬合上下齿，用压舌板轻轻撑开一侧颊部，以弯血管钳夹有漱口液的棉球由内向门齿纵向擦洗。同法擦洗对侧。

（5）嘱患者张口，依次擦洗一侧牙齿上内侧面、上颌面、下内侧面、下颌面，再弧形擦洗一侧颊部。同法擦洗另一侧。洗舌面及硬腭部（勿触及咽部，以免引起恶心）。

（6）擦洗完毕，帮助患者用洗水管以漱口水漱口，漱口后用治疗巾拭去患者口角处水。

（7）口腔黏膜如有溃疡，酌情涂药于溃疡处。口唇干裂可涂擦液状石蜡。

（8）撤去治疗巾，清理用物，整理床单。

3.注意事项

（1）擦洗时动作要轻，特别是对凝血功能差的患者要防止碰伤黏膜及牙龈。

（2）昏迷患者禁忌漱口，须用张口器时，应从白齿放入（牙关紧闭者不可用暴力张口），擦洗时须用血管钳夹紧棉球，每次一个，防止棉球遗留在口腔内，棉球蘸漱口水不可过湿，以防患者将溶液吸入呼吸道。

(3)传染病患者的用物按隔离消毒原则处理。

二、头发护理

(一)床上梳发

1.目的

梳发、按摩头皮,可促进血液循环,除去污垢和脱落的头发、头屑,使患者清洁舒适和美观。

2.用物准备

治疗巾、梳子、30％乙醇溶液、纸袋(放脱落头发)。

3.操作步骤

(1)铺治疗巾于枕头上,协助患者把头转向一侧。

(2)将头发从中间梳向两边,左手握住一股头发,由发梢逐渐梳到发根。长发或遇有打结时,可将头发绕在示指上慢慢梳理。避免强行梳拉,造成患者疼痛。如头发纠集成团,可用30％乙醇湿润后,再小心梳理,同法梳理另一边。

(3)长发酌情编辫或扎成束,发型尽可能符合患者所好。

(4)将脱落头发置于纸袋中,撤下治疗巾。

(5)整理床单,清理用物。

(二)床上洗发(橡胶马蹄形垫法)

1.目的

同床上梳发、预防头虱及头皮感染。

2.用物准备

治疗车上备一只橡胶马蹄形垫,治疗盘内放小橡胶单,大、中毛巾各一条,眼罩或纱布,别针,棉球两只(以不吸水棉花为宜),纸袋,洗发液或肥皂,梳子,小镜子,护肤霜,水壶内盛40～45 ℃热水,水桶(接污水)。必要时备电吹风。

3.操作步骤

(1)备齐用物携至床旁,向患者解释,以取得合作,根据季节关窗或开窗,室温以 24 ℃为宜。按需要给予便盆。移开床旁桌椅。

(2)垫小橡胶单及大毛巾于枕上,松开患者衣领向内反折,将中毛巾围于颈部,以别针固定。

(3)协助患者斜角仰卧,移枕于肩下,患者屈膝,可垫膝枕于两膝下,使患者体位安全舒适。

(4)置马蹄形垫垫于患者后颈部,使患者颈部枕于突起处,头在槽中,槽形下部接污水桶。

(5)用棉球塞两耳,用眼罩或纱布遮盖双眼或嘱患者闭上眼。

(6)洗发时先用两手掬少许水于患者头部试温,询问患者感觉,以确定水温是否合适;然后用水壶倒热水充分湿润头发,倒洗发液于手掌上,涂遍头发,用指尖揉搓头皮和头发,用力要适中,揉搓方向由发际向头顶部;使用梳子除去落发,置于纸袋中,用热水冲洗头发,直到冲净为止。观察患者的一般情况,注意保暖,洗发完毕,解下颈部毛巾,包住头发,一手托头,一手撤去橡胶马蹄垫。除去耳内棉球及眼罩,用患者自备的毛巾擦干脸部,酌情使用护肤霜。

(7)帮助患者卧于床正中,将枕、橡胶单、浴巾一起自肩下移至头部,用包头的毛巾揉搓头发,再用大毛巾擦干或电风吹干。梳理成患者习惯的发型,撤去上述用物。

(8)整理床单,清理用物。

4.注意事项

(1)要随时观察患者的病情变化,如脉搏、呼吸、血压有异常时应立即停止操作。

(2)注意室温和水温,及时擦干头发,防止患者受凉。

(3)防止水流入眼及耳内,避免沾湿衣服和床单。

(4)衰弱患者不宜洗发。

三、皮肤清洁与护理

(一)床上擦浴

1.用物准备

治疗车上备:面盆两只、水桶两只(一桶盛热水,水温在 50～52 ℃,并按年龄、季节、习惯,增减水温,另一桶接污水)、治疗盘(内置小毛巾两条、大毛巾、浴皂、梳子、小剪刀、50%乙醇、爽身粉)、清洁衣裤、被服。另备便盆、便盆布和屏风。

2.操作步骤

(1)推治疗车至床边,向患者解释,以取得合作。

(2)将用物放在便于操作处,关好门窗调节室温,用屏风或拉布遮挡患者,按需给予便盆。

(3)将脸盆放于床边桌上,倒入热水 2/3 满,测试水温,根据病情放平床头及床尾支架,松开床尾盖被。

(4)将微湿小毛巾包在右手上,为患者洗脸及颈部,左手扶患者头顶部,先擦眼,然后像写"3"字样,依次擦洗一侧额部、颊部、鼻翼部、人中、耳后下颌,直至颈部。同法另一侧。用较干毛巾依次擦洗一遍,注意擦净耳郭,耳后及颈部皮肤。

(5)为患者脱下衣服,在擦洗部位下面铺上浴巾,按顺序擦洗两上肢、胸腹部。协助患者侧卧,背向护士依次擦洗后颈部、背臀部,为患者换上清洁裤子。擦洗中,根据情况更换热水,注意擦净腋窝及腹股沟等处。

(6)擦洗的方法为先用涂肥皂的小毛巾擦洗,再用湿毛巾擦去皂液。清洗毛巾后再擦洗,最后用浴巾边按摩边擦干。动作要敏捷,为取得按摩效果,可适当用力。

(7)擦洗过程中,如患者出现寒战、面色苍白等病情变化时,应立即停止擦浴,给予适当的处理,同时注意观察皮肤有无异常。擦洗毕,可在骨突处用 50%乙醇做按摩,扑上爽身粉。

(8)整理床单,必要时梳发、剪指甲及更换床单。

(9)如有特殊情况,需做记录。

3.注意事项

护士操作时,要站在擦浴的一边,擦洗完一边后再转至另一边,站立时两脚要分开,重心应在身体中央或稍低处,拿水盆时,盆要靠近身边,减少体力消耗;操作时要体贴患者,保护患者自尊,动作要敏捷、轻柔,减少翻动和暴露,防止受凉。

(二)压疮的预防及护理

压疮是指机体局部组织由于长期受压,血液循环障碍,造成组织缺氧、缺血、营养不良而致的溃烂和坏死,亦称压疮。导致活动受限的因素一般都会增加压疮的发生。常见的因素有压力、剪力、摩擦力、潮湿等。好发部位为枕部、耳郭、肩胛部、肘部、骶尾部、髋部、膝关节内外侧、外踝、足跟。

1.预防措施

预防压疮在于消除其发生的原因。因此,要求做到勤翻身、勤按摩、勤整理、勤更换。交班时要严格细致的交接局部皮肤情况及护理措施。

(1)避免局部长期受压:①鼓励和协助卧床患者经常更换卧位,使骨骼突出部位交替的受压,翻身间隔时间应根据病情及局部受压情况而定。一般 2 小时翻身 1 次,必要时 1 小时翻身 1 次,建立床头翻身记录卡。②保护骨隆突处和支持身体空隙处,将患者体位安置妥当后,可在身体空隙处垫软枕、海绵垫。需要时可垫海绵垫、气垫褥、水褥等,使支持体重的面积宽而均匀,作用于患者身上的正压及作用力分布在一个较大的面积上,从而降低在隆突部位皮肤上所受的压强。③对使用石膏、夹板、牵引的患者,衬垫应平整、松软适度,尤其要注意骨骼突起部位的衬垫,要仔细观察局部皮肤和肢端皮肤颜色改变的情况,认真听取患者反映,适当给予调节,如发现石膏绷带凹凸不平,应立即报告医师,及时修正。

(2)避免潮湿、摩擦及排泄物的刺激:①保持皮肤清洁干燥。大小便失禁、出汗及分泌物多的患者应及时擦干,以保护皮肤免受刺激。床铺要经常保持清洁干燥,平整无碎屑,被服污染要随时更换。不可让患者直接卧于橡胶单上。小儿要勤换尿布。②不可使用破损的便盆,以防擦伤皮肤。

(3)增进局部血液循环:对易发生压疮的患者,要常检查,用温水擦澡、擦背或用湿毛巾行局部按摩。①全背按摩:协助患者俯卧或侧卧,露出背部,先以热水进行擦洗,再以两手或一手沾上少许 50%乙醇按摩。按摩者斜站在患者右侧,左腿弯曲在前,右腿伸直在后,从患者骶尾部开始,沿脊柱两侧边缘向上按摩(力量要能够刺激肌肉组织)至肩部时用环状动作。按摩后,手再轻轻滑至尾骨处。此时,左腿伸直,右腿弯曲,如此有节奏按摩数次,再用拇指指腹由骶尾部开始沿脊柱按摩至第 7 颈椎。②受压处局部按摩:沾少许 50%乙醇,以手掌大、小鱼际紧贴皮肤,压力均匀向心方向按摩,由轻至重,由重至轻,每次 3~5 分钟。

电动按摩器按摩:电动按摩器是依靠电磁作用,引导治疗器头震动,以代替各种手法按摩,操作者持按摩器根据不同部位选择合适的按摩头,紧贴皮肤,进行按摩。

(4)增进营养的摄入:营养不良是导致压疮的内因之一,又可影响压疮的愈合。蛋白质是身体修补组织所必需的物质,维生素也可促进伤口愈合。因此,在病情允许时可给予高蛋白、高维生素膳食,以增进机体抵抗力和组织修复能力。此外,适当补充矿物质,可促进慢性溃疡的愈合。

2.压疮的分期及护理

(1)淤血红润期:压疮初期,局部皮肤受压或受到潮湿刺激后,开始出现红、肿、热、麻木或有触痛。此期要及时除去致病原因,加强预防措施,如增加翻身次数及防止局部继续受压、受潮。

(2)炎性浸润期:红肿部位如果继续受压,血液循环仍得不到改善,静脉回流受阻,局部静脉淤血,受压表面呈紫红色,皮下产生硬结,表面有水泡形成。对未破小水泡要减少摩擦,防破裂感染,让其自行吸收,大水泡用无菌注射器抽出泡内液体,涂以消毒液,用无菌敷料包扎。

(3)溃疡期:静脉血液回流受到严重障碍,局部淤血致血栓形成,组织缺血缺氧。轻者,浅层组织感染,脓液流出,溃疡形成;重者,坏死组织发黑,脓性分泌物增多,有臭味,感染向周围及深部扩展,可达骨骼,甚至可引起败血症。

四、会阴部清洁卫生的实施

(一)目的
保持清洁,清除异味,预防或减轻感染、增进舒适、促进伤口愈合。

(二)用物准备
便盆、屏风、橡胶单、中单、清洁棉球、大量杯、镊子、浴巾、毛巾、水壶(内盛 50～52 ℃的温水)、清洁剂或呋喃西林棉球。

(三)操作方法
1.男患者会阴的护理

(1)携用物至患者床旁,核对后解释。

(2)患者取仰卧位。为遮挡患者可将浴巾折成扇形盖在患者的会阴部及腿部。

(3)带上清洁手套,一手提起阴茎,一手取毛巾或用呋喃西林棉球擦洗阴茎头部、下部和阴囊。擦洗肛门时,患者可取侧卧位,护士一手将臀部分开,一手用浴巾将肛门擦洗干净。

(4)为患者穿好衣裤,根据情况更换衣、裤、床单。整理床单,患者取舒适卧位。

(5)整理用物,清洁整齐,记录。

2.女患者会阴部护理

(1)用物至患者床旁,核对后解释。

(2)患者取仰卧位。为遮挡患者可将浴巾折成扇形盖在患者的会阴部及腿部。

(3)先将橡胶单及中单置于患者臀下,再置便盆于患者臀下。

(4)护士一手持装有温水的大量杯,一手持夹有棉球的大镊子,边冲水边用棉球擦洗。

(5)冲洗后擦干各部位。撤去便盆及橡胶单和中单。

(6)为患者穿好衣裤,根据情况更换衣、裤、床单。整理床单,患者取舒适卧位。

(7)整理用物,清洁整齐,记录。

(四)注意事项
(1)操作前应向患者说明目的,以取得患者的合作。

(2)在执行操作的原则上,尽可能尊重患者习惯。

(3)注意遮挡患者,保护患者隐私。

(4)冲洗时从上至下。

(5)操作完毕后应及时记录所观察到的情况。

(张亚菲)

第八节　管饲喂养技术

神经疾病患者出现意识障碍、精神障碍、吞咽困难、延髓麻痹、神经性呕吐等临床症状时,不能通过自行进食方式供给营养,需遵医嘱给予管饲喂养,使患者早期得到营养支持,保证良好的营养状态,提高自身免疫力,利于疾病的早期康复。

一、适应证

(1)不能经口进食的患者,如患者存在意识障碍、吞咽障碍、气管插管、口腔疾病或口腔手术后。

(2)患者存在精神障碍,拒绝进食。

(3)进食量少,不能满足机体需要量的患者。

二、禁忌证

(1)门静脉高压合并食管静脉曲张的患者。

(2)患者处于消化道出血急性期。

(3)食管被强酸或强碱灼伤未愈。

(4)患者手术后消化功能未恢复。

(5)消化道梗阻的患者。

(6)存在不适宜鼻饲的其他疾病的患者。

三、评估

(1)了解患者鼻饲喂养的目的及有无禁忌证,评估患者鼻腔情况。

(2)评估患者意识状态及合作程度。

(3)评估操作环境是否安静、安全。

四、操作前准备

(1)护士准备:着装整洁,洗手,戴口罩。

(2)环境准备:病室清洁,光线充足。

(3)物品准备:根据医嘱,准备好用物,包括放置胃管用物(治疗车、型号适宜的胃管、清洁手套、胶布、20 mL注射器、听诊器、纱布、棉签、液状石蜡、温水、治疗碗、手电)及鼻饲用物(鼻饲营养液、鼻饲营养袋、肠内营养输注泵)。

(4)患者准备:协助患者摆好体位。

(5)核对患者,向患者及家属解释鼻饲的目的、方法及配合的注意事项,消除患者顾虑,取得合作,操作前签署操作知情同意书。

五、操作中护理

(1)再次核对患者正确无误后协助患者摆放体位。清醒患者抬高床头,半卧位或坐位;昏迷者床头抬高 $30°$。

(2)清洁准备放置胃管的鼻腔,并再次观察鼻腔有无异常。

(3)测量胃管置入深度。测量鼻尖→耳垂→剑突的距离。正常成年人胃管置入深度为 $45\sim55$ cm。

(4)使用润滑油充分润滑胃管后将胃管迅速置入,插入深度 $10\sim20$ cm 觉得有阻力时嘱患者或协助其低头,并做吞咽动作,继续插入直至胃管到达测量长度。

(5)使用胶布妥善固定胃管,并在胃管上贴好"胃肠"标识。

（6）利用听气过水声或回抽胃液等方法确定胃管位置正常。

（7）根据医嘱进行鼻饲。

（8）进行鼻饲的患者选择适宜配套的肠内营养输注泵及泵管，严格按照主管医师的医嘱（包括鼻饲液种类、每天泵入总量及泵入速度）进行操作。

（9）鼻饲时密切观察患者病情变化，生命体征是否平稳，有无呛咳、反流、呕吐、误吸等异常情况。

六、操作后护理

（1）鼻饲完毕后用 20～40 mL 温水将胃管冲净，妥善固定。肠内营养输注泵管需每天更换。

（2）观察鼻饲后患者的反应，有无呕吐、腹胀、腹泻等症状。

（3）再次评估患者合作情况，保证管路安全。

（4）操作后洗手，妥善处理用物，签字并详细记录。

七、注意事项

（1）患者在鼻饲过程中突然出现呛咳、面色发绀、呼吸急促或咳出类似营养液颜色的分泌物时，应立即停止鼻饲并通知医师；抽吸胃内容物，观察胃内残留量，存在误吸时给予气道吸引，尽可能地将呕吐误吸物吸净，若患者存在血氧下降，则应配合医师抢救。

（2）给予口服药物前后，停止泵入营养液 30 分钟，防止与营养液相互作用，导致患者出现胃肠痉挛、腹泻等并发症；药物应研磨后给予，鼻空肠管、胃空肠造瘘管给药后应加强冲管，避免管路堵塞。

（3）鼻饲原则为鼻饲量从少到多，鼻饲速度从慢到快，严格遵医嘱执行。

（4）营养液室温放置，更换时要现用现开启，禁止一次将营养液全部开启。

（5）吸痰、翻身、外出检查前半小时，暂停鼻饲营养。

（6）每天鼻饲前回抽胃液或鼻饲中定时回抽胃内容物，异常时通知医师给予相应处理。

（7）鼻饲营养液通路与静脉通路分开悬挂，并在鼻饲泵管旁悬挂"胃肠"提示标志。

八、另外两种常见管饲途径

（一）鼻空肠管

置入长度一般是 110～120 cm。建议 6 周更换一次。优点是管路前段直至空肠，无特殊情况下不易发生反流。缺点是费用较高，且固定效果不令人满意，遇躁动不配合的患者易发生脱管。另外管腔较细，易发生堵管，且置管操作在介入科进行，不适宜危重患者。

（二）胃造瘘管/胃空肠造瘘管

置管需在介入引导下，经皮穿刺放置胃造瘘管。胃空肠造瘘管是在胃造瘘管的基础上经胃造瘘管置入一根空肠营养管至空肠上段的技术。在胃潴留、反复胃食管反流等疾病的患者有很广泛的应用，临床有固定良好、可同时胃肠内营养和胃肠减压的优点。缺点是空肠造瘘管又长又细，易堵管，建议使用具有定时冲管功能的肠内营养输注泵和营养袋。

（于　爽）

第九节　抗痉挛体位摆放技术

神经系统疾病常常是疾病与障碍共存,可造成患者运动、感觉、认知等障碍,尤其运动障碍是神经系统疾病最常出现的障碍。抗痉挛体位在临床上通常是指患者根据治疗、护理及康复需要所采取并能保持的身体姿势或某种体位。抗痉挛体位的摆放是使患者尽量缩短仰卧位的时间或与其他体位交替使用,使肢体处于抗痉挛体位。早期抗痉挛体位的摆放有助于抑制和减轻肢体痉挛姿势的发生或畸形的出现,且降低并发症出现和继发损伤;在以临床抢救为主要治疗的急性期,抗痉挛体位的正确摆放,可有效降低瘫痪肢体痉挛的发生,使躯干和肢体保持在功能状态的作用,有助于疾病康复期的功能训练。以脑卒中为例,患者瘫痪肢体常见的痉挛模式为肩下沉后缩、上肢屈曲、前臂旋前、腕关节掌屈、手指屈曲和内收;骨盆退缩及下肢外旋;髋、膝关节伸直,足下垂、内翻。

一、适应证

(1)脑卒中患者。
(2)脑外伤患者。
(3)脊髓损伤患者。

二、评估

(1)评估患者肢体瘫痪情况。
(2)评估患者意识状态及合作程度。
(3)评估患者身体状况、有无外伤、肢体有无残缺。
(4)评估环境是否安静、安全、温度适宜。

三、操作前准备

(1)护士准备:掌握抗痉挛体位摆放的技能并能正确实施。
(2)环境准备:病室清洁,光线充足,温湿度适宜,注意遮挡,保护患者隐私。
(3)物品准备:软枕、软垫。
(4)向患者及家属解释操作目的及注意事项,取得患者及家属配合。

四、操作中护理

根据患者肢体瘫痪情况及当前体位选择合理的摆放体位。抗痉挛体位常用种类及方法如下。

(一)患侧卧位

患侧在下,健侧在上,头部垫枕,患臂外展,前身旋后,患肩向前拉出,以避免受压和后缩,肘伸展,掌心向上;患侧下肢轻度屈曲放在床上,健腿屈髋屈膝向前放于长枕上,健侧上肢放松,放在胸前的枕上或躯干上。该体位是最重要的体位,是偏瘫患者的首选体位,一方面患者可通过健侧肢体早日进行一些日常活动,另一方面可通过自身体重对患侧肢体的挤压,刺激患侧的本体感受器,强化感觉输入,也抑制患侧肢体的痉挛模式。

(二)健侧卧位

健侧在下,患侧在上,头部垫枕,患侧上肢伸展位,使患侧肩胛骨向前向外展,前臂旋前,手指伸展,掌心向下;患侧下肢取轻度屈曲位放于长枕上,患侧踝关节不能向内翻悬在枕头边缘,防止足内翻下垂。

(三)仰卧位

头部垫薄枕,患侧肩胛和上肢下垫一长枕,上臂旋后,肘与腕均伸直,掌心向上,手指伸展位,整个上肢平放于枕上;患侧髋下、臀部、大腿外侧放垫枕,防止下肢外展、外旋;膝下稍垫起,保持伸展微屈。该体位尽量少用,一方面易引起压疮,另一方面易受紧张性颈反射的影响,激发异常反射活动,强化患者上肢的屈曲痉挛和下肢的伸肌痉挛。

(四)端坐卧位

又名坐位。扶患者坐起,床上放一跨床小桌,桌上放软枕,患者可扶桌休息;若用床头支架或靠背架,将床头抬高,患者背部也能向后倚靠。

更换体位过程中应密切观察患者的一般情况及生命体征,如有异常情况,应立即停止操作,并通知医师给予处理。操作过程中还应注意患者管路情况,预防非计划性拔管。

五、操作后护理

(1)体位更换完毕,再次确认患者安全(管路、皮肤、有无坠床风险、生命体征是否正常)及患者的舒适程度。

(2)保证患者肢体及各关节处于功能体位。

(3)盖好被子,注意保暖,整理床单位。

(4)洗手,签字,记录患者情况。

六、注意事项

(1)抗痉挛体位的摆放应从急性期尽早开展,并以不影响临床救治为前提。

(2)抗痉挛体位在卧位摆放中,始终要注意让患者保持防止痉挛模式,注意肩关节不能内旋,髋关节不能外旋,各种卧位要循环交替。

(3)患侧卧位时,由于肩关节容易受损害,对肩关节要更加细心防护,同时身体不可翻转过度,以保证患侧肩不被压在身体下面。

(4)针对瘫痪患者的抗痉挛体位,是从治疗角度出发设计的临时性体位,为了防止关节挛缩影响运动功能,必须定时进行体位变换。

(5)在抗痉挛体位摆放中可充分利用小垫或软枕,以抬高肢体,促进静脉回流。

(6)在进行体位摆放时,切忌使用暴力牵拉肢体。

(7)在任何一种体位下,若患者出现不适症状,应及时做出调整。

（于　爽）

第十节　呼吸机使用技术

呼吸机是一种能代替、控制或改变人的正常生理呼吸,增加肺通气量,改善呼吸功能,减轻呼吸肌做功消耗,节约心脏储备能力的装置。

一、适应证

目前尚无适应证的公认标准,随着应用目的不同而异,以下仅供参考。

(1)严重通气不良和换气障碍。

(2)患者出现呼吸节律异常,自主呼吸微弱或者消失。

(3)急性呼吸衰竭时血气分析 $PaO_2 < 8.0$ kPa(60 mmHg), $PaCO_2 > 6.7$ kPa(50 mmHg)。

(4)慢性呼吸衰竭的患者吸氧(鼻导管或面罩)后 $PaO_2 < 6.7$ kPa(50 mmHg), $PaCO_2 > 9.3$ kPa(70 mmHg)且持续上升,血气 pH 动态下降。

(5)神经肌肉麻痹累及呼吸肌。

(6)颅内病变或头部外伤所致呼吸中枢异常引起的呼吸停止。

(7)心肺复苏术后。

二、相对禁忌证

(1)大咯血或有气道梗阻的患者。

(2)伴有肺大疱的呼吸衰竭。

(3)张力性气胸。

(4)急性心肌梗死引起的呼吸衰竭。

三、评估

(1)评估患者的病情、准备使用呼吸机的类型(有创或无创)。

(2)评估患者意识及合作程度。

(3)评估操作环境是否安全。

四、操作前护理

(1)洗手、戴口罩。

(2)准备用物:呼吸机、灭菌注射用水、注射器、膜肺、简易呼吸器、吸痰用物(吸痰管、冲管生理盐水、吸引设备)、口咽通气道、胶带。

(3)使用有创呼吸机的患者根据病情,配合医师建立人工气道(气管插管或气管切开),并妥善固定。

(4)协助医师将呼吸机与设备带正确连接,顺序开机后由医师调整呼吸机参数,使用膜肺协助医师进行测试,确定呼吸机运转正常。

(5)将呼吸机湿化罐中注入灭菌注射用水,水量为不超过标志线以上,并调好湿化罐温度。

五、操作中护理

（1）协助医师将呼吸机与患者人工气道进行连接。

（2）严密监测意识、瞳孔、生命体征及动脉血气分析变化。观察患者一般情况、临床症状是否趋于平稳。

（3）给予患者吸痰，保证呼吸道通畅。

（4）及时、准确记录呼吸机参数、上机过程和患者疾病状态。

六、操作后护理

（1）定时观察患者病情变化及生命体征，观察患者人机配合情况。

（2）加强巡视，满足患者生活需要。

（3）妥善固定人工气道及管路，防止因牵拉造成人工气道移位或脱出。每天评估气管插管深度，详细记录于护理记录上。经口经鼻气管插管每天评估受压处皮肤及黏膜，气管切开插管处伤口应每天换药，并评估伤口及皮肤情况，如有异常立即通知医师，并给予处理。

（4）保持人工气道通畅，定时予患者吸痰，咳嗽反射差或瘫痪的患者每2～3小时进行翻身、拍背、吸痰，翻身前需将口腔及气道内分泌物吸出，防止误吸，拍背后再次吸痰。

（5）判断痰液性质、颜色及痰量，如有异常及时通知医师，根据医嘱定时予患者湿化气道及雾化药物治疗。

（6）清醒患者，针对呼吸机应用的必要性进行健康教育取得配合；依从性差的患者，进行心理护理及保护性约束，必要时药物镇静，避免非计划性拔管。

七、呼吸机使用期间注意事项

（1）开关呼吸机顺序正确，严密观察呼吸机的运转情况，正确识别报警信息，分析原因，及时给予处理。若一时无法判断报警原因，可先将呼吸机与插管连接处断开，利用简易呼吸器辅助患者呼吸，必要时更换呼吸机后再查找报警原因，并观察患者生命体征及病情变化。

（2）适时在加温加湿器内添加灭菌注射用水，保持标准水位；保持集水管在管路的最低位，翻身前需要先倾倒冷凝水，避免反流。冷凝水应倾倒在装有2 000 mg/L含氯消毒液的带盖容器中。

（3）每天更换呼吸机过滤器，用潮湿的纱布擦拭呼吸机机身，干纱布擦拭屏幕。

（4）长期使用呼吸机的患者，每周更换呼吸机外管路一次，更换时注意无菌操作。

（5）停止使用时，呼吸机给予擦拭后送至呼吸治疗中心，由专人负责清洗、消毒、检测后备用。

（于　爽）

第十一节　约束带应用技术

为防止神志不清、意识障碍、躁动等患者出现坠床、撞伤、抓伤等意外而加重病情，甚至危及生命，有时会采用必要的约束措施对患者进行保护，临床上一般采用普通布制约束带对患者进行约束,达到制动的目的。

一、适应证

(1)躁动、焦虑、意识不清有严重自伤、伤人及自杀倾向者。

(2)特殊治疗期间临时限制。

(3)病情危重,身上有各类插管且患者意识障碍不能配合治疗,有拔管倾向者。

二、常见的约束方式

(一)约束带

常用于固定患者手腕和踝部。将肢体放置约束带上(系带朝外放置),包裹手腕或踝部,约束带系好后,固定于床挡上,松紧以伸进1~2指为宜(图1-7)。

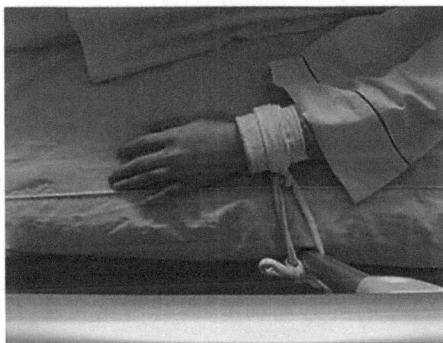

图1-7 约束带

(二)约束手套

搭扣扣紧,开口在手背;开口拉紧并重叠于腕部内侧,固定带根据患者具体情况缠绕2~3圈,固定于床或床挡上。

三、评估

(1)评估患者进行约束的指征,有无禁忌证。可用可不用时尽量不用,使用前需征得主管医师的同意。

(2)评估约束肢体部位的皮肤及血液循环状况。

四、操作前护理

(1)护士准备:掌握约束带应用技术并能正确实施。

(2)物品准备:约束用具。

(3)向患者和家属解释使用约束带的目的、使用时间、方法及注意事项等,取得患者和家属的配合。

五、操作中护理

(1)根据患者的情况选择约束部位,常用约束部位为手腕、踝关节。用准备好的约束带从中间绕转,再对折成双套结,必要时套结处可用衣袖或棉垫包裹,将套结在约束部位稍拉紧,松紧适度,以能放入 1～2 指为宜,以免影响血液循环,再打一个结使肢体不易脱出,将约束带固定于床挡上。

(2)做好被约束患者的生活护理,满足生活需要,保证床单位整洁舒适。

(3)每 2 小时放松肢体一次并动态观察约束部位外周循环情况及约束带松紧程度,必要时给予方巾衬垫,发现异常及时处理。

(4)约束时注意患者卧位,保持肢体功能位,经常更换体位,保证患者的卧位舒适。约束带的打结处不得让患者的双手触及,以免患者解开套结发生意外。外周血氧指套可从约束手套前端拉链处放进去,不松开约束处。同时医师进行神经科查体时,同样可以打开拉链进行检查,护士动态观察末梢血运情况。

六、操作后护理

(1)记录给予约束的原因、时间、部位,相应的护理措施及解除约束的时间,并做好交接班。

(2)加强巡视,及时满足患者的需求。

七、注意事项

(1)严格掌握约束带使用适应证,维护患者的自尊,尊重患者及家属的意愿。

(2)保护性约束属于制动措施,不宜长时间使用。

(3)单纯约束效果不佳时,可遵医嘱结合镇静药物使用。

(4)动态评估患者约束的必要性,如为制动措施,患者病情稳定或意识障碍加重无自主活动时应及时解除约束。

(5)约束的目的是保护患者安全、保证治疗的措施,不可作为惩罚患者的手段。

(于　爽)

第十二节　翻身叩背技术

翻身叩背是神经科常见操作技术之一,是促进患者气道分泌物的排出,减轻阻塞,提高血氧浓度,改善通气、换气功能,降低肺部感染发生率的一种经济快捷的操作技术。

一、适应证

(1)呼吸衰竭的患者。

(2)咳嗽咳痰费力的患者。

(3)长期卧床的患者。

(4)肺部感染的患者。

(5)使用呼吸机辅助呼吸的患者。

二、禁忌证

(1)背部大面积皮肤感染、破溃。

（2）胸肺部疾病，如肿瘤、血管畸形、肺结核、气胸、胸腔积液及胸壁疾病、咯血。

（3）出血性疾病和凝血功能异常者。

（4）不能耐受翻身拍背者。

（5）急性心肌梗死，心脏房、室纤颤。

（6）癫痫持续状态。

（7）下肢静脉血栓形成早期（形成2周内）。

三、评估

（1）评估患者此项操作的适应证、重点叩击部位、有无禁忌证。

（2）评估患者的意识及合作程度。

（3）评估患者的管路情况。

（4）评估操作环境是否安静、安全、温度适宜。

四、操作前准备

（1）护士准备。着装整洁，洗手，戴口罩。

（2）向患者及家属解释翻身叩背的目的、方法及配合的注意事项，解除患者及家属顾虑取得合作。

（3）肠内营养支持患者，操作前后停止营养液泵入30分钟，并在操作前抽吸胃液，防止叩击过程中患者出现呕吐导致误吸。

（4）适当调高室温。

五、操作中护理

（一）时间

长期瘫痪卧床的患者，2～3小时翻身叩背一次。

（二）方法

翻身叩背时，一般给予侧卧位，先做一侧，然后给患者翻身，再做另一侧。手法为五指并拢，中间凹陷呈勺状，由下向上、由外向内叩击。叩击力度取决于患者体质的强弱、病情及肺部感染的情况，逐渐增加力度，循序渐进，在叩背过程中密切观察患者病情变化，如有异常立即停止叩背（图1-8）。

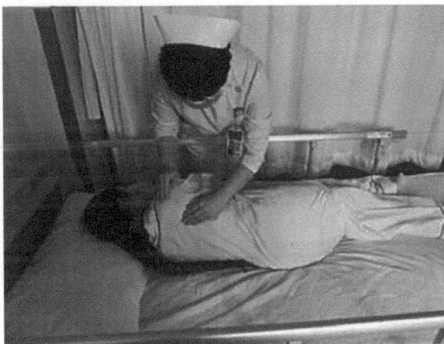

图1-8　翻身叩背

六、操作后护理

(1)翻身叩背后,对于不能自主咳嗽、咳痰、吞咽的患者,尤其是气管切开的患者,治疗中应随时为患者排痰。

(2)操作后协助患者摆好体位。

(3)洗手,记录患者配合程度、排痰能力、痰液性质等并签字。

(4)加强巡视,满足患者生活需要。

七、注意事项

(1)听诊后,湿啰音明显部位可重点叩击,促进深部痰液排出。患者病情允许,可配合体位引流。

(2)叩击时注意避开胃肠、心脏、肾区等部位。

(王　冰)

第十三节　腰椎穿刺术患者的护理

腰椎穿刺术为神经系统常用的检查方法之一,诊断性腰椎穿刺可测定脑脊液压力,进行动力学检查,还可以进行脑脊液常规生化、细胞学、免疫学和细菌学方面的检查。在蛛网膜下腔注入造影剂,如碘油、碘水,以观察椎管有无阻塞和占位性病变。治疗性穿刺主要是注入药物,进行鞘内药物治疗等。

一、适应证

(1)中枢神经系统炎性病变(包括各种原因引起的脑膜炎或脑炎)、脱髓鞘疾病、蛛网膜下腔出血、脑膜癌病、中枢神经系统血管炎及颅内转移瘤的诊断及鉴别诊断。

(2)对脊髓病变和多发性神经根病变的诊断及鉴别诊断。

(3)脊髓造影。

(4)鞘内注射药物治疗。

二、禁忌证

(1)穿刺部位化脓性感染。

(2)脊椎结核。

(3)脑疝。

(4)有出血倾向,血小板$<50\times10^9$/L。

(5)颅内压升高并有明显的视盘水肿、怀疑后颅窝占位性病变时,慎重操作。

三、评估

(1)评估患者做此项操作的目的及有无禁忌证。

（2）评估患者意识状态及合作程度。

（3）评估穿刺部位皮肤有无红肿、硬结、破溃。

（4）评估环境是否安全、安静。

四、操作前准备

（1）护士准备：着装整洁，洗手，戴口罩。

（2）环境准备：病室清洁，光线充足，关闭门窗，调节室温，请无关人员回避，采取适当遮挡。

（3）物品准备：治疗车、无菌手套、麻醉药、碘伏、一次性腰穿包（腰椎穿刺针、无菌注射器、镊子、测压管、试管、试管架、手套、纱布、棉球、棉签、自贴性伤口敷料、中单、孔巾、小方盒）（图1-9）。

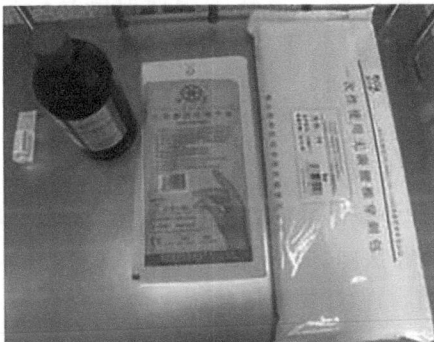

图1-9 腰椎穿刺术物品准备

（4）患者准备：协助患者术前沐浴或清洁皮肤，排空膀胱。

（5）核对患者，向患者及家属解释腰椎穿刺的目的、方法及配合的注意事项，解除患者顾虑，取得合作。

五、操作中护理

（1）摆放固定体位。协助患者侧卧位，去枕，背齐床沿，屈颈双手抱膝，充分暴露穿刺部位。对于神志不清、躁动患者要遵医嘱给予镇静剂，并注意保护患者（图1-10、图1-11）。

（2）协助医师打开腰椎穿刺包，消毒穿刺部位皮肤，铺无菌巾，抽吸麻醉药局部麻醉。

（3）告知患者穿刺过程中避免咳嗽、移动身躯，要保持体位，如有不适要及时告知医护人员。

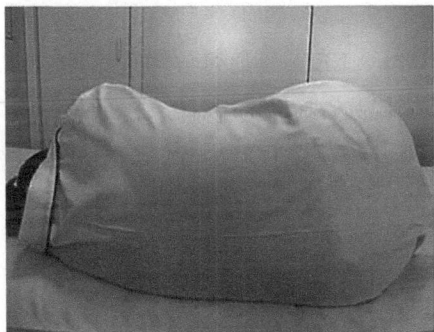

图1-10 腰椎穿刺术摆放体位

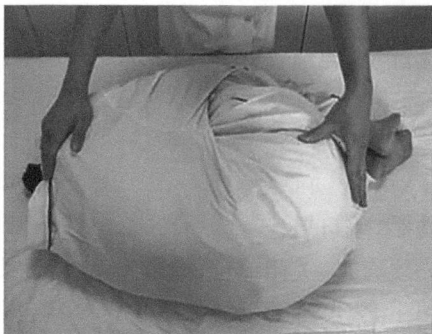

图 1-11　腰椎穿刺术固定体位

（4）观察患者的面色、呼吸、脉搏、意识情况，认真听取患者不适主诉。

（5）协助留取脑脊液标本。

六、操作后护理

（1）术后协助患者去枕平卧，头部制动。

（2）密切观察患者面色、神志、瞳孔及生命体征有无异常，有无头痛、头晕、呕吐等症状，穿刺点有无出血等，如有异常及时报告医师。

（3）按垃圾分类要求处理用物，做好护理记录。

（4）标本及时送检。

（5）做好生活护理，满足患者生活需要。

七、注意事项

（1）患者术后去枕平卧 6 小时，24 小时以内仍以卧床休息为主。

（2）患者术后大量饮水，防止低颅压头痛。

（3）患者伤口敷料 24 小时后可取下，在此期间应保持敷料清洁、干燥，不宜洗澡。

（王　冰）

第十四节　常规脑电图检测患者的护理

脑电图（electroencephalography，EEG）是通过放置适当的电极，借助电子放大技术，将脑部神经元的自发性生物电活动放大 100 万倍，并将脉冲直流电转变为交流电而记录到的脑电活动。脑电图是重要的神经电生理检查，主要用于癫痫、脑外伤、脑肿瘤等疾病的诊断。

一、适应证

（1）癫痫。

（2）非癫痫性发作性疾病。

（3）各种类型的意识障碍。

(4)颅内占位性病变。

(5)代谢性疾病。

(6)颅脑外伤。

(7)中枢神经系统感染。

(8)脑血管病。

(9)神经系统病变。

二、禁忌证

(1)头皮外伤严重,广泛或开放性颅脑外伤,无法安放电极或可能因检查造成感染者。

(2)不宜搬动的病情危重患者,而脑电图机又非便携式不能移至床旁检查者。

(3)极度躁动不安,当时无法使其镇静配合检查者。

三、评估

(1)评估患者做此项操作的目的及有无禁忌证。

(2)评估患者意识状态及合作程度。

(3)评估患者头部皮肤情况。

(4)评估环境是否安全、安静。

四、操作前准备

(1)护士准备:着装整洁,洗手,戴口罩。

(2)环境准备:病室清洁,关闭门窗,遮挡患者,请无关人员回避。调节室温,避免过冷产生肌电伪差,过热出汗导致基线不稳。光线略暗,避免光线对视觉的刺激。

(3)患者准备:协助患者洗头,不能抹油、发蜡或摩丝等护发定型用品。

(4)核对患者,向患者及家属解释常规脑电图检测的目的、方法及配合的注意事项,解除患者顾虑,取得合作。

五、操作中护理

(1)固定体位:协助患者平卧位或半坐卧位,对于神志不清、躁动患者要遵医嘱给予镇静剂,并注意保护患者。

(2)协助医师安放并固定电极。

(3)告知患者检查过程中要安静、放松、保持体位,以免电极脱落,如有不适要及时告知医护人员。

(4)观察患者的面色、呼吸、脉搏、意识情况,认真听取患者不适主诉。

(5)检查过程中若有癫痫发作,应保护患者,避免发生意外,并做好护理记录。

六、操作后护理

(1)协助医师取下电极。

(2)协助患者洗头。

七、注意事项

(1)检查前严格遵医嘱用药,避免影响检测结果。

(2)检查前告知患者先进食,避免低血糖对脑电的影响。

（王　冰）

第十五节　视频脑电监测患者的护理

视频脑电图(video-EEG,VEEG)是以捕捉临床发作和发作间歇期癫痫样放电为目的,对于临床发作性事件特别是癫痫的诊断和鉴别诊断以及癫痫发作的分类都有很大帮助。病房视频脑电监测室分为视频监测区和患者监测区。

一、适应证

(1)癫痫。

(2)非癫痫性发作性疾病。

(3)各种类型的意识障碍。

(4)颅内占位性病变。

(5)代谢性疾病。

(6)颅脑外伤。

(7)中枢神经系统感染。

(8)脑血管病。

(9)神经系统病变。

二、禁忌证

(1)头部皮肤外伤、化脓性感染的患者。

(2)意识障碍不能配合检查的患者。

三、评估

(1)评估患者做此项操作的目的及有无禁忌证。

(2)评估患者意识状态及合作程度。

(3)评估患者头部皮肤情况。

(4)评估环境是否安全、安静。

四、操作前准备

(1)护士准备:着装整洁,洗手,戴口罩。

(2)环境准备:病室整洁、安静,关闭门窗,请无关人员回避。调节室温,避免过冷产生肌电伪差,过热出汗导致基线不稳。光线略暗,避免光线对视觉的刺激。

（3）患者及家属准备：①协助患者洗头，不能抹油、发蜡或摩丝等护发定型用品。②患者监测期间必须着病号服，内衣要求为棉质衣服，以免静电干扰监测结果。③患者进入监测室需要家属陪护，且家属不能远离患者，以帮助患者在发作时报警，观察、记录和描述患者发作时的表现及医师要求的相关信息。④患者进入监测室后，需关闭手机、收音机、对讲机、无线上网等无线通讯设备，不得使用床头电源，以免干扰脑电图的记录，影响监测质量。

（4）核对患者，向患者及家属解释视频脑电监测的目的、方法及配合的注意事项，解除患者顾虑，取得合作。

五、操作中护理

（1）协助医师安放并固定电极。

（2）密切观察视频区患者病情，加强巡视。

（3）患者出现发作症状时，迅速去除患者身体的遮蔽物（如被子等），避免其对发作症状的遮挡。如患者发作时不在床边，应将患者扶助引导到监测区域内。

（4）患者有自伤、伤人、拉拽电极线等行为时，应及时予以保护和限制。

（5）患者发作中或发作后出现伤人、自伤、毁物等严重精神症状时，根据患者具体情况给予必要的束缚和保护，勿强行按压患者肢体，遮挡患者面部、上肢等重要部位，避免患者伤己、伤人及损坏设备。

（6）患者出现持续发作性症状时遵医嘱予以对症处理，并观察病情变化，书写护理记录。

（7）告知患者在视频监测范围内活动，尽量在床上或床边活动，短暂外出后及时返回，不要长时间地背对镜头，家属避免在视频监测范围内做频繁的、不必要的活动，不要与患者同卧一张病床，勿在监测室内大声喧哗。

（8）告知患者监测光线对于摄像头采集信号非常重要，监测期间勿自行拉动窗帘，勿自行更换床单被罩；夜间睡眠时勿开启床头灯。

（9）避免扯拽、压折电极线，避免用手松动头皮电极，勿搬动放大器。

（10）床旁护栏可起到保护患者的作用，故无特殊需要，勿自行降低床旁护栏，以免发生危险。

六、操作后护理

（1）协助医师取下电极，协助洗头，增加舒适感。

（2）清洁、消毒、检查设备，监测室终末消毒。

七、注意事项

（1）患者检查前严格遵医嘱用药，避免影响检测结果。

（2）检查前先进食，避免低血糖对脑电的影响。

（3）告知患者如口服抗癫痫药物，务必遵医嘱，切勿自行减药、停药。

（4）患者监测期间避免食用坚果类、胶冻类食物，因为如在进食过程中出现癫痫发作，上述食物易被吸入并阻塞呼吸道，导致窒息危及生命。避免应用锐器（如刀、叉、易破碎玻璃制品等），以免癫痫发作时的意外伤害。

（5）告知患者及家属如果发作或出现先兆症状时，立即按呼叫器通知医护人员。

（谭钧文）

第十六节 神经/肌肉活组织检查术患者的护理

神经活组织检查可观察到神经组织的纤维密度和分布情况,髓鞘有无脱失,轴索变性和再生情况,有助于周围神经病的病因诊断和病变程度的判断。最常用的取材部位是腓肠神经,原因是该神经走行表浅、易于寻找和后遗症轻微。肌肉活组织检查有助于进一步明确肌肉病变的病因和程度,并可鉴别神经源性和肌源性肌萎缩。常取股四头肌、三角肌、肱二头肌和腓肠肌等。通常选择临床和神经电生理均受累的肌肉。

一、适应证

(一)神经活组织检查

(1)临床表现提示有可疑的周围神经病,可以通过腓肠神经活检帮助确诊。

(2)已经确定的周围神经病,可以通过腓肠神经活检确定周围神经病的类型和病因。

(3)有些中枢神经病变,可以通过腓肠神经活检确定脑病的病因。

(二)肌肉活组织检查

(1)明确肌肉病变的病因、程度和性质。

(2)鉴别神经源性和肌源性肌萎缩。

二、禁忌证

(1)活检局部皮肤外伤、化脓性感染。

(2)活检部位急性损伤。

(3)意识障碍不能配合检查的患者。

三、评估

(1)评估患者做此项操作的目的及有无禁忌证。

(2)评估患者意识状态及合作程度。

(3)评估患者活检局部皮肤情况。

(4)评估环境是否安全、安静。

四、操作前准备

(1)护士准备:着装整洁,洗手,戴口罩。

(2)环境准备:关闭门窗,调节室温,遮挡患者,请无关人员回避。

(3)物品准备:治疗车、一次性无菌注射器、治疗包、治疗巾、静脉切开包、碘伏、无菌纱布、绷带、无菌手套、无菌刀片、一次性缝合针线、麻醉药、冰壶、标本盒、地灯(图1-12)。

(4)患者准备:协助患者清洁局部皮肤,并备皮。

(5)核对患者,向患者及家属解释神经活组织检查的目的、方法及配合的注意事项,消除患者顾虑,取得合作。

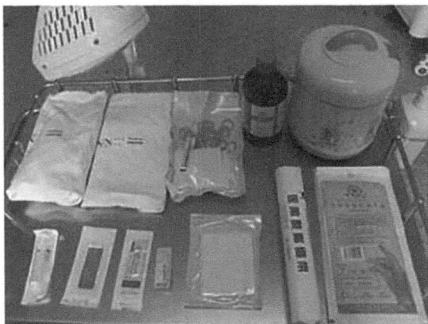

图 1-12　组织活检术物品准备

五、操作中护理

(1)摆放体位:患者取卧位,术肢外展,暴露活检部位(图 1-13)。

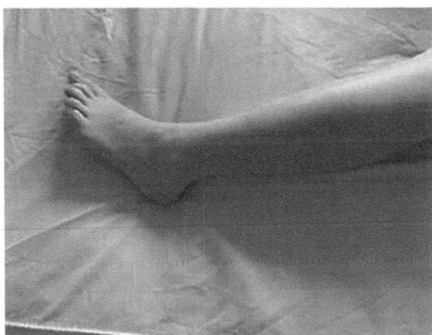

图 1-13　神经/肌肉活组织检查术摆放体位

(2)协助医师消毒活检部位皮肤,铺无菌巾,局部麻醉。

(3)告知患者操作过程中如有疼痛、咳嗽等情况时,要及时告知医护人员。

(4)观察患者的面色、呼吸、脉搏、意识情况,认真听取患者不适主诉。

(5)协助医师留取标本。

六、操作后护理

(1)术后患肢抬高制动 6 小时,避免静脉回流不畅(图 1-14)。

(2)观察伤口敷料是否清洁、有无渗血;伤口有无疼痛、麻木,患肢有无肿胀等情况。

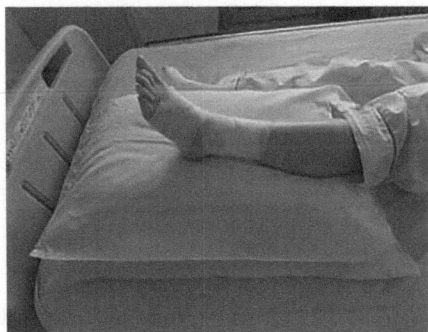

图 1-14　神经/肌肉活组织检查术后患肢体位

（3）按垃圾分类要求处理用物,做好护理记录。

（4）标本及时送检。

（5）做好生活护理,满足生活需要。

七、注意事项

（1）患者术后患肢适当活动,避免用力、牵拉。

（2）患者活检术后 10～14 天拆线,在此期间应保持伤口敷料清洁、干燥。

（3）活检后 3 天内禁止洗浴,预防伤口感染。

（4）术后避免患肢过度活动及长时间下垂,卧位时将患肢抬高,并主动进行活动,以促进血液循环。

（谭钧文）

第十七节　数字减影血管造影术患者的护理

数字减影血管造影(digital subtraction angiography,DSA)通过将造影剂注入到颅内血管,使脑血管显影,来了解脑血管本身的形态和病变,以及病变的性质和范围。

一、适应证

（1）头颈部血管病变,如颅内动脉瘤、动静脉畸形、动静脉瘘、动脉或静脉的狭窄、闭塞等,动脉夹层、血管炎等。

（2）DSA 也是血管内介入治疗不可缺少的技术。所有介入治疗必须通过 DSA 检查明确病变的部位、供养血管、侧支循环和引流血管等。

二、禁忌证

（1）对造影剂过敏的患者。

（2）有严重出血倾向者。

（3）有明显动脉硬化及严重高血压者。

（4）有严重肝、肾、心、肺疾病患者。

（5）穿刺处皮肤或软组织感染者。

三、评估

（1）评估患者意识及合作程度。

（2）评估穿刺部位皮肤情况。

四、操作前准备

（1）患者准备:①协助患者清洁局部皮肤,经股动脉插管时,需双侧大腿根部及会阴部备皮。②告知患者术前禁食水 6 小时,防止呕吐。③术前 30 分钟遵医嘱给予镇静剂。

(2)物品准备:血管造影术需将患者送至放射科进行,与造影相关物品由放射科准备,包括导管1套、心电监护仪及电极片、止血器、动脉穿刺包、手术衣、防护铅衣、无菌纱布、碘伏、棉签、无菌手套、一次性无菌注射器等,以及抢救车、简易呼吸器等其他抢救物品。病房需准备患者的病例、CT片、MRI片,术日随患者送入放射科。

(3)药品准备:造影剂、生理盐水、肝素钠、0.2%利多卡因。

(4)核对患者,向患者及家属解释血管造影的目的、方法及配合的注意事项,解除患者顾虑,取得合作。

(5)专人护送患者及用物至放射科造影室,护送过程注意安全。

五、操作中护理

(1)摆放体位:患者取卧位,暴露穿刺部位。

(2)将用物分别放置于治疗台的无菌区域内,协助医师穿防护铅衣和手术衣。

(3)协助医师消毒、铺巾,局部麻醉。

(4)穿刺成功,推注造影剂,密切观察患者血压、脉搏、呼吸、神志、面色及有无恶心、呕吐情况,认真听取患者不适主诉。

(5)拔管后局部压迫10~15分钟,无出血后可用绷带加压包扎。

六、操作后护理

(1)患者由造影室返回病房途中,密切观察意识、生命体征变化,观察穿刺点情况。

(2)返回病房后,立即测量生命体征,观察穿刺点伤口情况,观察双侧足背动脉搏动及皮肤温度、颜色情况,做好护理记录(图1-15)。

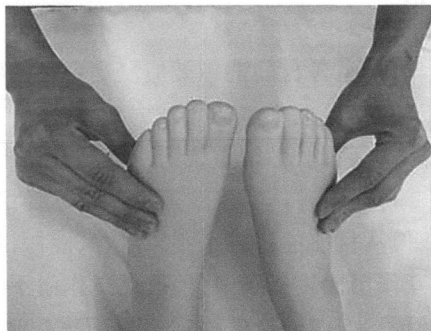

图 1-15　观察双侧足背动脉搏动及皮肤温度

(3)术后24小时取下绷带及敷料。

(4)做好生活护理,满足生活需要。

七、注意事项

(1)告知患者避免咳嗽、大笑等增加腹压的动作,如咳嗽要压紧伤口,有头痛、头晕、呕吐及时报告医师。

(2)告知患者无恶心、呕吐情况时,可多饮水,以利造影剂的排出。

(3)告知患者需严格卧床24小时,放置闭合器的患者卧床6小时,以防止出血。在此期间术肢制动。

(谭钧文)

第二章　静配中心护理

第一节　药物的相互作用

一、药物的相互作用的定义

药物的相互作用是指一个药物的作用由于其他药物或化学物质的存在而受到干扰,使该药物的疗效发生变化或产生药物不良反应。

二、药物相互作用的发生

各种药物单独作用于人体,可产生各自的药理效应。当多种药物联合应用时,由于他们的相互作用,可使药效加强或不良反应减轻,也可使药效减弱或出现不应有的毒副作用,甚至可出现一些奇特的不良反应,危害用药者。因此,必须重视药物的相互作用问题。

药物相互作用主要是探讨2种或多种药物不论通过什么途径给予(相同或不同途径,同时或先后)在体内所起的联合效应。但从目前的研究水平来看,只能探讨2种药物间的相互作用。超过2种以上的药物所发生的相互作用比较复杂,目前研究工作尚不能问津。

临床上常将一些药物合并给予,如在输液中添加多种药物。此时,除发生药物相互作用外,还可能发生理化配伍变化。

三、药物相互作用对临床治疗的影响

根据对治疗的影响,药物相互作用可分为有益和有害两方面,此外,尚有一些属于有争议性的相互作用。

(一)有益的相互作用

联合用药时若得到治疗作用适度增强或不良反应减轻的效果,则此种相互作用是有益的。举例如下。

(1)多巴脱羧酶抑制剂(卡比多巴或苄丝肼)可抑制左旋多巴在外周的脱羧。两者合用可增加药物进入中枢的概率而提高疗效,并减少外周部位的不良反应。

(2)甲氧苄啶(TMP)使磺胺药增效。

(3)阿托品和吗啡联用,可减轻后者所引起的平滑肌痉挛而加强镇痛作用等。

(二)不良的相互作用

不良的药物相互作用分为下面几种类型。

(1)药物治疗作用的减弱,甚至可导致治疗失败。

(2)不良反应或毒性增强。

(3)治疗作用的过度增强,如果超出了机体所能耐受的能力,也可引起不良反应,甚至危害患者等。

(三)有争议性的相互作用

有一些相互作用在一定条件下是有益的,可为医疗所利用,但在其他时候也可以是有害的,常引起争议。如钙盐可增加洋地黄类的作用,一般认为应禁止合用。在很少的特殊情况下,却需要合用,但必须在严密监护的条件下进行。此时,应根据实际情况进行判定。

(四)重点注意问题

实际上药物相互作用中,有益的相互作用是很少的,而不良的相互作用和有争议性的相互作用是较普遍的,即大多数的药物相互作用中包含了不安全因素,可能引起不良反应和意外。因此,不良的相互作用和有争议的相互作用是应该重点注意的问题。

四、药物相互作用的分类

药物相互作用按照发生的原理可分为药效学相互作用和药动学相互作用两大类。这两类相互作用都可引起药物作用性质或强度的变化。此外,还有掩盖不良反应的相互作用,它不涉及药物的正常治疗作用,只涉及某些药物不良反应或毒性。

五、药效学相互作用

药物作用的发挥,可视为药物和机体的效应器官、特定的组织、细胞受体或某种生理活性物质(如酶等)相作用的结果。如不同性质的药物对受体可起激动(兴奋)或阻滞(拮抗、抑制)作用。2种药物作用于同一受体或同一生化过程中,就可发生相互作用,产生效应变化。

一般地说,作用性质相同的药物联合应用,可产生增效(相加、协同);作用性质相反的药物联合应用,可产生减效(拮抗)。因此,可将药效学相互作用分成相加、协同和拮抗 3 种情况。

(一)相加

相加是指 2 种性质相同的药物联合应用所产生的效应相等或接近两药分别应用所产生的效应之和。可用下式来表示(设 A 药和 B 药的效应各为 1):$A(1)+B(1)\approx2$。

(二)协同

协同又称增效,即两药联合应用所产生的效应明显超过两者之和,可表示为(如 A 药和 B 药的效应各为 1)$A(1)+B(1)>2$。

(三)拮抗

拮抗即减效,即两药联合应用所产生的效应小于单独应用一种药物的效应,可表示为(如 A 药和 B 药的效应各为 1)$A(1)+B(1)<1$。

(四)药效学不良反应示例

(1)氯丙嗪与肾上腺素:氯丙嗪具有 α 受体阻滞作用,可改变肾上腺素升压作用为降压作用。使用氯丙嗪过量而致血压过低的患者,若误用肾上腺素以升压,反而导致血压剧降。

(2)应用降糖药常因引起低血糖而产生心悸、出汗反应,使用普萘洛尔可掩盖这些反应,但由于 β 受体阻滞剂可抑制肝糖原分解,而使血糖降低,增加了发生虚脱反应的危险性。β 受体阻滞剂(阿替洛尔、美托洛尔等)抑制肝糖原分解作用较轻,但仍有掩盖低血糖反应的作用,均应避免联合应用。

六、药动学相互作用

一种药物的吸收、分布、代谢、排泄、清除速率等常可受联合应用的其他药物的影响而有所改变,因而使体内药量或血药浓度增或减而致药效增强或减低,这就是药代动力学的相互作用。这种相互作用可以是单向的,也可以是双向的。药物 A 与药物 B 联合应用,A 可使 B 的吸收、分布、代谢(或消除)起变化,而 B 则对 A 无作用,这是单向的。如 B 也对 A 有作用,这是双向的。可用如下方式表示。①单向相互作用:A 使 B↑或↓。②双向相互作用:AB 相互↑或↓。

药学的相互作用,根据发生机制不同,可分为:①影响药物吸收的相互作用;②影响药物血浆蛋白结合的相互作用;③药酶诱导作用;④药酶抑制作用;⑤竞争排泄;⑥影响药物的重吸收等。

七、配伍禁忌

(一)配伍禁忌含义

药物配伍是在药剂制造或临床用药过程中,将 2 种或 2 种以上的药物混合在一起。在配伍时,若发生不利于质量或治疗的变化则称配伍禁忌。药物配伍恰当可以改善药剂性能,增强疗效,如选择适当的附加剂以使药剂稳定,口服亚铁盐时加用维生素 C 可以增加吸收等。配伍禁忌分为物理性、化学性和药理性 3 类。物理性配伍禁忌是指药物配伍时发生了物理性状变化,如某些药物研合时可形成低共熔混合物,破坏外观性状,造成使用困难。化学性配伍禁忌是指配伍过程中发生了化学反应,发生沉淀、氧化还原、变色反应,使药物分解失效。药理性配伍禁忌是指配伍后发生的药效变化,如增加毒性等。

(二)避免配伍禁忌发生的方法

(1)避免药理性配伍禁忌(即配伍药物的疗效互相抵消或降低,或增加其毒性),除药理作用相互对抗的药物如中枢兴奋剂与中枢抑制剂、升压药与降压药、扩瞳剂与缩瞳剂、泻药与止泻药、止血药与抗凝血药等一般不宜配伍外,还需注意可能遇到的一些其他药理性配伍禁忌。

(2)理化性质配伍禁忌,主要需注意酸、碱性药物的配伍问题,维生素 C 溶液与苯巴比妥钠配伍,能使苯巴比妥析出,同时维生素 C 部分分解。在药物混合静脉滴注的配伍禁忌方面,主要也是酸、碱的配伍问题,如四环素族(盐酸盐)与青霉素钠(钾)配伍,可使后者分解,生成青霉素酸析出;青霉素与普鲁卡因、异丙嗪、氯丙嗪等配伍,可产生沉淀等。

(王　科)

第二节 无 菌 药 品

一、药品配置洁净室(区)的空气洁净度

药品配置洁净室(区)的空气洁净度划分为 4 个级别,见表 2-1。

表 2-1　洁净室(区)空气洁净度级别表

洁净度级别	尘粒最大允许数/m³		微生物最大允许数	
	≥0.5 μm	≥5 μm	浮游菌/m³	沉降菌/皿
100 级	3 500	0	5	1
1 万级	350 000	2 000	100	3
10 万级	3 500 000	20 000	500	10
30 万级	10 500 000	60 000	1 000	15

二、洁净室(区)的管理要求

(1)洁净室(区)内人员数量应严格控制。其工作人员(包括维修、辅助人员)应定期进行卫生和微生物学基础知识、洁净作业等方面的培训及考核;对进入洁净室(区)的临时外来人员应进行指导和监督。

(2)洁净室(区)与非洁净室(区)之间必须设置缓冲区域,人流、物流走向合理。

(3)100 级洁净室(区)内不得设置地漏,操作人员不应裸手操作。

(4)1 万级洁净室(区)使用的传输设备不得穿越较低级别区域。

(5)10 万级以上区域的洁净工作服应在洁净室(区)内洗涤、干燥、整理,必要时应按要求灭菌。

(6)洁净室(区)内设备保温层表面应平整、光洁,不得有颗粒性物质脱落。

(7)洁净室(区)内应使用无脱落物、易清洗、易消毒的卫生工具,卫生工具要存放于对产品不造成污染的指定地点,并应限定使用区域。

(8)洁净室(区)在静态条件下检测的尘埃粒子数、浮游菌数或沉降菌数必须符合规定,应定期监控动态条件下的洁净状况。

(9)洁净室(区)的净化空气如可循环使用,应采取有效措施避免污染和交叉污染。

(10)空气净化系统应按规定清洁、维修、保养,并做记录。

三、无菌药品配置

它是指法定药品标准中列有无菌检查项目的配置。

(1)无菌药品配置环境的空气洁净度级别要求:①100 级或 1 万级背景下局部 100 级。②配置前不需除菌滤过的药液配置。③注射剂的配置、分装。④直接接触药品的包装材料最终处理后的暴露环境。

（2）与药液接触的设备、容器具、各型号注射空针,应符合国家要求标准。

（3）直接接触药品的注射空针不得回收使用。

（4）成品批的划分原则:①每天配置的药品要根据药物稳定性及临床要求分批送往临床。②第一批成品,一般为抗生素、主要治疗药及配置后稳定性较差的药物。③第二批一般为全静脉营养液及一般普通药物。④第三批一般为续液,大多为配置后稳定性较长的药物及空瓶(无须加药)。⑤第四批为2次/天的治疗药、普通药。⑥第五批为续液。⑦如有临时医嘱可根据临床需要临时配置。

（荣秀芬）

第三节　静脉药物配置中心生物安全柜操作规范

一、总则

由于在抗生素液袋中的混合液不能最终灭菌,所以抗生素液袋中无菌、无热源的注射液必须在无菌条件下进行混合配置,无菌操作规程是在制备过程中不会产生溶液微生物污染的操作规程。

为了保证配置抗生素药液的质量,必须做到以下几点。

（1）提供能满足临床要求的抗生素药液;所需的全部辅料(空针、无菌纱布、无菌手套、无菌棉球等)。

（2）提供无菌及无热源污染的抗生素药液。

（3）提供正确的混合液及准确的剂量。

（4）提供符合优良药品检验原则的、具有标签的、可使用的抗生素液。

二、机构与人员

（1）医疗机构要根据临床需要建立静脉药物配置中心(室),抗生素药液应在静脉药物配置中心配置。

（2）静脉药物配置中心在医院直接领导下工作。

（3）静脉药物配置中心负责人应具有本科以上药学或相关专业学历,达到副主任或相应的医、药、护理学技术职称,并具有相应管理实践经验,有对工作中出现问题作出正确判断和处理的能力。

（4）从事静脉药物配置的技术人员应具药学或护理中专以上学历,并经相应的专业技术培训,具有基础理论知识和实际操作技能。

（5）静脉药物配置中心(室)所有人员均应熟悉本规范,并通过本规范的培训与考核。

（6）人员健康要求:①配置人员每年须进行体检,体检内容包括传染病、肝功能、肝炎病毒、胸透、皮肤病,不合格者不能上岗。②由于洁净室工作的性质决定了工作人员在所有的时间里均要保持卫生的高标准,任何疾病均应报告上级,以便决定他适合于做哪种工作。③开放性伤口和溃疡必须适当包扎,应经常更换敷料及辅助性绷带。④操作人员患有咳嗽、感冒或流感时,须向上级报告病情,有上述情况的工作人员将不在洁净室工作而是戴上口罩后在其他区域工作,如贴标签,而不进行与无菌配置直接接触的工作。⑤潜在的严重性疾病,如细菌性感染和病毒性疾病则必须向负责人报告。

三、房屋与设施

(1)静脉药物配置中心(室)与静脉营养配置间的面积必须与所配置规模相适应。应具有与配置规模相适应的药品、物料等储存部位。

(2)应提供用于无菌混合配置的洁净室,洁净度要求至少达1万级,换气次数为15次/小时以上,温度为18～26 ℃。

(3)应有一更和二更,分别用于工作人员更换工作服和准备物料,给水和排水系统应放在第一更衣室内,供水管道应选用抛光不锈钢管,水龙头应设计可用肘部或脚尖关闭的把手,地漏应选用带液封的洁净地漏。

(4)配置间应按配置工序和空气洁净度的要求合理布局。

(5)有关无菌设施应尽可能地与外界空气隔离,门窗应密闭,避免穿堂风和可能引起周围灰尘的旋流,应具有有效防止昆虫进入的措施。

(6)洁净室的内表面应平整光滑、无裂缝、接口严密、无颗粒物脱落并能耐受清洗和消毒,墙壁与地面等交界处宜成弧形,以减少积尘和便于清洁。

(7)应用特殊的材料(如墙用不锈钢彩钢板,地面用环氧树脂漆或PVC板)来消除所有墙面及地面上的孔洞。

(8)洁净室内各种灯具、风口及其他设施在设计和安装时应避免出现不易清洁部位,洁净室应维持一定的正压(至少25 Pa),生物安全柜应保持一定负压,并送入一定比例的新风。

(9)洁净室应有足够照明,主要工作间的照明度宜为300 lx。

(10)洁净室内空气的微生物数和尘粒数应符合规定,应定期检测并记录。

四、设备

(1)设备的选型、安装应符合制剂配置要求,易于清洗、消毒或灭菌,便于操作、维修和保养,并能防止差错和减少污染。

(2)传递窗:用双层玻璃移门/开门。

(3)生物安全柜:使用生物安全柜,洁净等级为100级,工作台面震动≤2 μm,层流风速为0.4～0.6 m/s,噪音≤65 dB。

(4)建立设备管理的各项规章制度,制定标准操作规程。设备应由专人管理、定期维修、保养,并做好记录。

五、物料

(1)所用物料的购入、储存、发放与使用等应制定管理制度。

(2)配置所用的物料应符合相关要求,不得对抗生素药液产生不良影响。

(3)物料要严格管理。应按其性能、用途合理存放。对温度等有特殊要求的药品,应按规定条件储存。

(4)应按规定的使用期限储存,储存期内如有特殊情况应及时检验。

(5)标签包括病房、姓名、性别、床号、住院号、所有溶液或成分的名称、规格、用量(亦可提供处方的给药方案,包括速率和途径)、置备日期、贮藏要求、审方人员、核对人员、配置人员、复核人员签字等内容。标签应字迹清晰,没有缩写或其他易混淆的术语,并以给药时便于阅读的方式贴在输液袋上。

六、抗生素溶液的给药

抗生素溶液袋给患者的输注时间应在 2 小时以内,其输注容量应每隔 15 分钟检查一次,最后将输注速率调整到处方要求;当输注速率比计划慢时,不要用加快输注速率的方法去追赶计划。

(一)工作人员在洁净室操作规程

1.总则

(1)进入洁净室或在洁净室内部工作的人员均须经过授权。有关人员在洁净室不应该进行不必要的走动,洁净室内所需的人员应保持最少,尤其在做无菌配置期间。

(2)洁净室内人员的移动应该缓慢而有规律。为了减少人员的移动,必须首先运用电话、记录,或在接待区进行交流。

(3)操作人员一旦进入洁净室就应留到完成所有的配置操作为止。频繁地进出洁净室是严格禁止的,操作人员必须不先行进入他们工作的其他复杂地区,除非得到批准。

(4)必须有意识地避免下意识的动作,如抓头、擦手、搔痒。

(5)避免戴着面罩进行大声的、不必要的谈话。笑、吹口哨、唱歌和大叫都会增加口中细菌进入生物安全柜的数量。

(6)污染的、脏的或日常的衣服严禁进入洁净室。

(7)洁净室内严禁吃食物、糖果、嚼口香糖和抽烟。

(8)洁净室内不可以用铅笔及橡皮;可采用圆珠笔、记号笔或毡制笔尖的钢笔。

(9)名片盒、纸巾和棉织品及类似物品均不能带入洁净室内。

(10)操作人员必须坚持高标准的卫生和清洁习惯。

(11)应教育与无菌制品混合配置有关的工作人员报告任何可引起异常的污染或异常数量的微粒散落情况。这些人员应定期体检。非配置人员进入洁净室须特别批准,并遵守、执行配置的有关规定。

(12)患有内科疾病的人,尤其是患有消化道或呼吸道疾病的人不可以进入洁净室。

(13)操作人员与洁净室外人员的交谈需通过内部通讯机或电话。

(14)所有人员进入洁净室前,应在更衣室更换洁净室服装。

(15)洁净室内不应打扮和使用会散落微粒的化妆品,不应戴手镯和戒指。

(16)无菌配置区着装规定:清洁、带有弹性收缩袖口的合身外衣、手套、头罩、口罩和长筒套鞋。

(二)无菌技术操作规程

1.生物安全柜内的无菌技术

(1)操作人员应遵守相应标准操作规程陈述的着装、洗手和合理应用生物安全柜的规定。

(2)准备好配置所需的物料。

(3)在应用前检查所有的包装、容器和器械设备,以确保其完好无损。

(4)在物料放入洁净室前,必须先用浸有消毒剂如75％乙醇的无绒抹布擦拭其整个外表,物料进出生物安全柜的次数应最小化。

(5)所有物品的安放应便利于产品的制备。就工作区域方面,明确留下中央区来工作,如果一次要配一个以上的袋子,其组成必须安放合理,防止混淆。

(6)在生物安全柜内侧至少15 cm处做所有的无菌操作,这一距离可防止来自工作人员身体的反射性污染,以及来自生物安全柜内2个气流相互作用产生的干扰气流的回流污染,牢记高效滤器的气流是从(身体的)远侧端到近侧端,而且在关键的位置绝不能干扰高效滤过气流。

(7)制订良好的工作计划:尽可能靠近过滤器端做最重要的操作。

(8)所有的操作中,手指和手都必须刻意地放在关键位置的气流下方,也就是它的后面,否则将会干扰气流并可能使手指上的污染直接进入关键部位。

(9)在插入针头前,西林瓶和输液瓶的胶塞表面、注射孔盖子、安瓿的颈部必须用浸有75％乙醇的无菌棉球消毒。

(10)当持有连接器做接通操作时,应与气流成直角进行,同样也须保持手在关键部位的后面。

(11)产品配置要尽可能快,但必须保持无菌状况,进出生物安全柜的次数应达到最小化。

(12)避免任何物质喷入高效过滤器内。打开安瓿的方向应远离高效过滤器,调整注射器容量和传递导管时也要小心。

(13)成品应在塞子上加适当的防护帽或外包装。

(14)最后,对配好的产品应检查是否有渗漏,以及有无任何不相容的物理性变化或降解。

2.注射器、针头、西林瓶、安瓿的无菌技术

(1)请在生物安全柜内打开注射器与针头的包装。

(2)西林瓶:用75％乙醇棉球消毒胶塞时,应以固定的手法、相同的方向,在胶塞的同一点上用针尖的斜面后部穿刺;由于西林瓶是封闭性容器,所以应注入与吸出的液体容量相同体积的空气;当向粉末中加入稀释剂时,必须去除与稀释剂等容量的空气以防在操作西林瓶时产生正压。

(3)安瓿:合理打开安瓿,乙醇棉球应放在合适的地方,用拇指及示指握住安瓿的颈部,在远离身体处以快速、固定、突然折断的方法来打开它,打开时不要对着高效过滤器。从安瓿中抽取药物,倾斜安瓿,将针尖斜面置于接近开口的角上,拉回注射器推杆以抽取溶液。

(三)抗生素溶液配置操作规程

对于混合液中物质的稳定性和相容性来说,抗生素需单独配置是非常重要的。为了防止注射器中产生沉淀,抗生素应单独加入。

1.配置前的准备

(1)工作人员进入更衣室时应按规定进行更衣(戴帽子和口罩、换鞋等)和洗手。

(2)配置时要用的所有物品的运入均应按要求进行。

(3)75％乙醇消毒工作表面,并让其干燥,不要用过多的乙醇,因为在生物安全柜内会产生乙醇蒸汽。

(4)在工作区域内准备整个制备过程所需的、经消毒的输液袋、安瓿、西林瓶。去除保护性盖子(金属易拉盖或抛弃型塞子),用浸有75％乙醇的无菌棉球消毒塞子。

(5)无菌工作区内进行无菌操作的工作台面不应触及也不应放置输液瓶,过多重叠的物品应

移到生物安全柜外面。

2.配置工作程序

(1)配置前,核对标签内容与筐内的药品是否相符。

(2)用75%乙醇消毒输液袋的加药口后放置在生物安全柜的中央区域。

(3)撕开一次性注射器的外包装,旋转针头连接注射器。确保针尖斜面与注射器刻度处于相同方向。将注射器放在铺好的无菌盘内。

(4)从安瓿中抽吸药液,加入输液袋中。具体操作:①用75%乙醇消毒安瓿瓶颈,对着生物安全柜侧壁打开安瓿。②用注射器,针尖斜面朝下,靠在安瓿瓶颈口,拉动针栓,抽吸药液。将药液通过加药口注入输液袋中,摇匀;整个过程应注意保持"开放窗口"。注意如只抽吸部分药液,则必须有标识注明。

(5)溶解西林瓶中的药物,加入输液袋中。具体操作:①用75%乙醇消毒西林瓶口。②取注射器抽吸适量相容的溶解注射液。针尖斜面朝上。挤压西林瓶口的胶塞,再将针筒竖直,穿刺胶塞(如使用侧孔注射器,垂直进针),注入溶解液,振荡直至溶解完全。③抽吸药液,将药液通过加药口注入输液袋中,摇匀。

(6)将配置好的液体、空西林瓶、安瓿瓶放入筐内(注意避免扎破液体),在输液标签上签字确认。

(7)通过传递窗将液体送出给核对药士核对。

七、标准操作规程

(一)洁净区的保洁操作规程

1.总则

(1)负责清洁洁净区的人员必须穿着无菌配置服装。

(2)清洁过程必须从最清洁的区域向门外进行,从无菌区域到前室。

(3)所有的清洁设备均应专用和每天消毒,使用后应彻底冲洗、消毒、烘干,并应存放在清洁室。

(4)清洁人员应适当培训后上岗。

(5)清洁常规包括用低棉纺抹布和稀释的消毒液,去除所有的纸张、包装物品及锐利的容器,清洁所有的仪器设备、生物安全柜的外表面、地板、天花板、墙、洗手池和其他表面(如球形把手和开关)。

(6)地板与工作台每天清洁,最好用合适的消毒剂(醛或酚)来消毒,墙面的清洁与消毒可每周一次,其高度至少应距室内地面2 m,清洁时,应努力使微粒散落最小化。

(7)生物安全柜清洁程序参见生物安全柜保洁操作规程。

(8)配置工作中,在关键性操作时段不应进行大量的清洁工作。

(9)一旦有证据表明细菌产生耐药性就应更换消毒剂。

(10)应用不易磨损的高质量塑料桶。

(11)不用真空吸尘器做清洁。

2.人流

所有操作人员在进入洁净室前均应洗手及穿着适当的服装,进入洁净区的人员只限于经过培训并合格的操作人员。

3.物流

当产品和物料从非控制区(如主药房仓库)运送到洁净室时,需要注意的是防止污染。进入洁净室的人员仅限于在里面的工作人员,而且物料、设备首先要在前室进行清洁和消毒。

(1)物料:当物料从前室进入洁净室,接着在进入生物安全柜时,应采取一系列的清洁步骤。①在前室的界线前应先去除供给品的货运箱,转运到前室专用小推车。②当输液瓶、安瓿、西林瓶等被送入洁净室之前,应用浸有消毒剂(如75%乙醇)的抹布擦拭所有药品包装表面,并转运到洁净室消毒过的小推车上。③独立包装的物料则不需擦拭,因为物料在放入生物安全柜时可去除外包装。

(2)推车:来自贮药室的送货小推车(脏车)不应进入缓冲室;而在洁净室或缓冲室的小推车(清洁车)也不推出其区域,在前室有自己专用小推车。

(二)生物安全柜操作规程

1.生物安全柜工作原理

A/B3 型生物安全柜是通过顶部的高效过滤器过滤 99.99% 的 0.3 μm 以上的微粒,使操作空间形成局部 100 级的洁净环境,且其通过工作台表面四周的散流空口风形成相对负压(相对于工作区域外),工作台内的气流是不可以外泄的,外界环境气流不可以流经或覆盖工作台面。其所有的技术参数必须严格符合美国 NSF-49 标准。

2.生物安全柜操作

(1)使用生物安全柜至关重要的原则:任何东西都绝不能在高效过滤器和无菌产品之间干扰层流气流,也就是尽力维持无菌,不可跨越区域。

(2)为了防止反射性污染,所有的无菌操作至少应在生物安全柜的 15 cm 内进行。

(3)生物安全柜应持续运行,无论何种原因造成生物安全柜关闭,在重新使用前必须持续运行足够长的时间(15~30 分钟)来达到生物安全柜空气的完全净化,当然还要进行消毒。

(4)使用生物安全柜前,生物安全柜的所有工作表面都应从后到前,从上到下进行清洁,使用合适的消毒剂(如75%乙醇和清洁布)时远离高效过滤器,在工作的全过程中,应经常清洁台面,某些物质因不溶于乙醇,故一开始就需用水来清除。为防止损坏,有玻璃面的清洁应用温热的肥皂水而不用乙醇。生物安全柜的外表面用中性去污剂或适当的消毒剂清洁。

(5)任何东西都不能与高效过滤器接触,包括清洁剂、注射器中的吸物或安瓿玻璃,打开安瓿时不能朝向高效过滤器。

(6)禁止吃东西、喝饮料和吸烟等。另外,在生物安全柜工作时,手和头都不能佩戴珠宝饰品。

(7)谈话或咳嗽等都应避免直接面向生物安全柜工作区域,以使气流干扰最小化。

(8)生物安全柜内只能放置制备产品必需的物品,不应有纸、笔、标签和托盘等。

(9)生物安全柜应按技术要求由合适人员每隔 6 个月测试一次。当移动生物安全柜或怀疑滤器有损坏时也应进行测试。

(10)不遵守无菌操作技术,仅使用生物安全柜也不能保证产品的无菌性。

3.生物安全柜的保洁

(1)操作人员进入洁净室前,在更衣室应遵守所有的穿衣及洗手规定,具体的操作请见相应的标准操作规程。

(2)清洁生物安全柜时用的75%乙醇喷雾器及抹布。

（3）擦拭工作台的所有表面。高效过滤器表面的保护性滤网应该用清洁的、喷洒消毒剂（如75％乙醇）的无绒抹布擦拭。

（4）应仔细及系统化地擦拭，先是上面，再是两侧；擦拭应顺从气流的方向，从一侧到另一侧，一下一下重叠交叉地抚抹。

（5）避免任何物质喷洒或溅入滤网内的高效过滤器。

（荣秀芬）

第四节　静脉配置细胞毒性药物的安全操作规范

一、中心(室)工作人员有三种主要接触药物的途径

（1）吸入药物的气雾和小液滴。

（2）药物直接接触皮肤和眼睛吸收（包括外伤，如针刺）。

（3）通过受污染的食物、食物容器或吸入接触。

二、操作总则

（1）准备工作。

（2）药物配置。

（3）废弃物丢置。

（4）配置后药物的传递。

（5）清除飞溅、溢出的液滴。

（6）处置药物容器、包装等废物。

三、药物准备和配置过程中可能发生药物接触的现象

（1）从药瓶中拔出针头。

（2）使用针头、针筒、过滤膜转移药物。

（3）打开安瓿。

（4）从针筒、管子中排出空气。

（5）连接物、瓶子或袋子的渗漏和破裂。

（6）更换袋子、瓶子和管子。

（7）针筒中药物过多（超过容积的3/4）。

四、废弃物丢置过程中可能发生药物接触的现象

（1）丢置在准备和使用细胞毒性药物过程中用过的材料。

（2）处置吸收或污染有接触过细胞毒性药物的材料和亚麻布织物（如桌布、抹布等）。

（3）清除溅出或溢出的药物。

五、采取的保护措施

卫生工作者在细胞毒性药物准备、使用和处置过程中应采取的保护措施。

（一）手套

（1）使用无粉灭菌乳胶手套（厚度应＞0.22 mm）。

（2）手套的厚度和接触药物的时间决定手套的透过性,乳胶手套对细胞毒性药物的透过性要低于非乳胶的,在操作细胞毒性药物中不应使用 PVC 手套。

（3）手套的透过性会随着时间的增加而增大,通常每操作 60 分钟或遇到手套破损、刺破和被药物沾污则需要更换手套。

（4）如果操作者对乳胶过敏,可以换用腈制手套,或戴双层手套,即在乳胶手套内戴一副 PVC 手套。

（5）在戴手套之前和脱去手套之后都必须洗手。

（二）制服

（1）制服应由非透过性、防静电、无絮状物材料制成,并且前部完全封闭。制服的袖口应该可以卷入手套之中,最好是一次性可丢弃的。

（2）在药物配置和给患者用药时必须穿上制服。

（三）呼吸保护装置

在配置和混合细胞毒性药物时必须使用 classⅡ 或 classⅢ 垂直气流生物安全柜,不允许使用水平层流台。

（四）眼睛和脸部的保护

（1）眼睛和脸部应有保护（如眼罩、面罩）,以预防药物溅出,在使用气雾及喷雾剂时也应有保护。

（2）普通眼镜不能提供足够的保护。

六、药物配置的区域和设备

（一）建议

（1）药品配置区域只允许授权的员工进入。

（2）配置区域应尽量避免频繁的物流及人员的进出,以避免将生物安全柜中的药物带入周围环境。

（3）在配置药物区域的入口应有醒目的标记说明只有授权人员才能进入。

（4）在储存药物的区域应有适当的警告标签来提醒操作细胞毒性药物时应该注意的防护措施。

（5）在药物配置区域禁止进食、喝水、抽烟、嚼口香糖、化妆和储存东西。

（6）在配置区域应张贴有处理药物液滴及皮肤或眼睛意外接触的处理过程。

（7）在准备区域应有水池,最好有冲洗眼睛的喷头,可选择性地准备一些包括生理盐水在内的溶液,以备紧急冲洗眼睛。

（8）所有危险药物的配置都应在 classⅡ 或 classⅢ 中进行,classⅡ 或 classⅢ 是最好的。

（二）步骤

1.生物安全柜的准备

（1）在柜台表面铺上一次性无菌割症巾,必须在每次配置结束后或无菌割症巾上有药液污染时更换掉。

(2)在配置药物前,应当准备好所有配置时需要的药品和器材,这样可减少柜内气流的影响来减少对配置人员的污染。

2.器材准备

(1)针筒和溶解容器:正确使用空针操作方法如下。①使用前:应检查空针的有效期及密封性(不漏气),无误后,从撕口处撕开,固定针头,防止针栓同针筒分离。取出空针,再次固定针头,使针头与刻度在同一水平面上,示指固定针栓。②使用中:针筒中的液体不能超过针筒长度的3/4,防止针栓从针筒中意外滑落。手不得握住活塞,只能持活塞柄。为保持其无菌性,配置过程中,应将其放于铺好的无菌盘内。在配置细胞毒性药物过程中使用的针筒和针头,应避免挤压、敲打、滑落,以及在丢弃针筒时,须将针帽套上,并立即丢入锐器盒中再处置,这样可以防止药物液滴的产生和防止针头刺伤。③使用后:应将污染的器材分类丢置于生物安全柜内的一次性专用容器中。

(2)个人防护器材:个人防护器材包括一件长袖、有弹性袖口、无絮状物、防静电、前面完全封闭的制服,鞋套,2副无粉乳胶手套,2个口罩,眼罩。

3.在生物安全柜中配置药物

(1)正确配置安瓿类药物的操作方法(自安瓿内吸取药液法)如下。①查对。②消毒及折断安瓿:将安瓿尖端药液弹至体部,用乙醇棉球消毒颈部及砂轮后,在安瓿颈部划一锯痕,重新消毒,拭去细屑,用棉球按住颈部,折断安瓿。安瓿颈部若有蓝色标记,则不需划痕,用乙醇棉球消毒颈部,用棉球按住颈部,蓝点标记在上方,折断安瓿。③抽吸药液:将针头斜面向下放入安瓿内的液面下,抽动活塞,进行抽吸。抽吸药液时,不得用手握住空针活塞,只能持活塞柄。④排空气:将针头垂直向上,轻拉活塞,使针头中的药液流入注射器内,并使气泡聚集在针头,排出气体。排气毕,将安瓿套在针头上,再次查对后放于铺好的无菌巾内备用。

(2)正确配置西林瓶类药物操作方法(自密封瓶内吸取药液)如下。①查对。②除去铝盖、消毒:除去铝盖中心部分,用乙醇棉球消毒瓶塞(如抽吸青霉素皮试液时,则禁用碘酊消毒瓶塞),待干。③抽吸药液:将针头插入瓶塞内,往瓶内注入所需药液等量空气,以增加瓶内压力。倒转药瓶及注射器,使针头在液面以下,吸取药液至所需量,再以示指固定针栓,拔出针头。④排出注射器内空气,再次查对。

(3)吸取结晶、粉剂或油剂法:用无菌生理盐水或注射用水将结晶或粉剂溶化,待充分溶解后吸取。如为混悬液,应先摇匀后再抽吸。油剂可先加温,然后抽取。油剂或混悬剂配置时,应选用稍粗的斜面针头。由于玻璃瓶中的气压会升高,操作时应尽量小心,避免产生药物的气雾。只需相当的气压即可轻易地抽取药物。当针头抽出时,如果瓶中压力太高会使药液溢出。

(4)开瓶装置:①最好使用具有不沾水性的剔除钳。②不正当使用开瓶装置会增加受污染的机会。

(5)带有标签的容器:①所有装有细胞毒药物的容器都必须贴上具有警告性质的陈述性语言的标签,如"警告:化疗药物,小心轻放"。②容器的外表面应当用织物擦过以除去可能的污染,容器的内表面必须用乙醇来擦过,容器最好使用适当的封口。

(6)转运装置:配置好的药物应当及时地放入封闭的塑料口袋之中(此过程最好在配置间生物安全柜内完成),再送至用药的地点。

4.生物安全柜的清洁

(1)有受污染的物品都必须放置在位于生物安全柜内的防漏防刺的容器内。

(2)个人防护器材脱卸后放置于位于准备区域内的防漏防刺容器内,操作人员不得将个人防护器材穿戴出准备区域。

七、药物的使用

(一)建议

(1)为了避免不必要的接触污染,只有经过细胞毒性药物使用训练的人员才有资格对患者进行施药。

(2)配药人员必须穿戴专用服装如隔离衣、鞋套、一次性无粉灭菌乳胶手套、防溅眼罩、无菌手术帽、无菌口罩。

(二)过程

(1)在为患者用细胞毒药物时建议使用以下器材:①全套个人防护器材。②一块足够大的织物垫子。③无菌纱布、乙醇纱布。④一次性无菌割症巾。⑤可封闭的塑料口袋。⑥患者的药物。

(2)在戴上手套前、脱去手套后应立即洗手。

(3)手套和隔离衣如若被污染,应立即更换。

(4)工作区域应铺有一块无菌割症巾。

(5)如果是用 Y 形管为患者配药,应将一块无菌纱布包绕住 Y 形管的交接处,以防止药物污染到环境中去。

(6)所有的针筒和针头都应被完整地丢置在带有明显标签的防漏防刺的容器(锐利器盒)。

(7)药物的溶液袋也应完整地丢置在上述容器内。

(8)在离开配置间之前,防护器材应脱卸完整。

(9)在为患者配药的配置区域应准备有处理液滴的处理包和紧急处理皮肤及眼睛污染的器材。

八、细胞毒性药物的溢出

(一)溢出包

1.配备范围

在所有细胞毒性药物准备、配发、施用、运输和丢置的地方都应备有溢出包。

2.包中的对象

(1)一件由无渗透性纤维织成的有袖的制服。

(2)一双鞋套。

(3)两副乳胶手套。

(4)一副备用乳胶手套。

(5)一副化学防溅眼镜。

(6)一副再呼吸口罩。

(7)一个一次性锐器盒(收集碎玻璃)。

(8)两块塑料背面的吸收手巾。

(9)两块一次性海绵(一块擦除溢出液体,一块擦洗溢出物去除后的地板等)。

（10）两个大的、厚的黄色塑料袋。

（二）小量溢出的处理

1.定义

小量溢出是指在生物安全柜以外体积≤5 mL或剂量≤5 mg的溢出。

2.评估

正确评估暴露在有溢出物环境中的每一个人。如果有人的皮肤或衣服直接接触到药物,必须立即用肥皂和清水清洗被污染的皮肤。

3.除掉溢出的小量药物的程序

受训人员应立即清除掉溢出的小量药物。其程序如下。

（1）穿好制服,戴上两副无粉乳胶灭菌手套,戴上两个口罩。

（2）如果溢出的药物发生汽化,则需要戴上呼吸器。

（3）液体应用吸收性强的织物布吸去和擦去,固体应用湿的吸收性织物布擦去。

（4）用小铲子将玻璃碎片拾起并放入锐器盒内。

（5）防刺容器、擦布、吸收垫子和其他被污染的物品都应丢置于专门放置细胞毒性药物的黄色医疗专用垃圾袋内。

（6）药物溢出的地方应用清洁剂反复清洗3遍,再用清水清洗。

（7）凡要反复使用的物品应当由受训过的人员在穿戴好个人防护器材的条件下用清洁剂清洗两遍,再用清水清洗。

（8）放有细胞毒性药物污染物的黄色医疗专用垃圾袋应封口,再放入另一个放置细胞毒性废物的黄色医疗专用垃圾袋中。所有参加清除溢出物员工的防护制服应丢置在外面的黄色医疗专用垃圾袋内。

（9）外面的黄色医疗专用垃圾袋也应封口并放置于细胞毒性废物专用一次性锐器盒内。

（10）记录下以下信息:①药物名称,大概的溢出量;②溢出如何发生;③处理溢出的过程;④暴露于溢出环境中的员工、患者及其他人员;⑤通知相关人员注意药物溢出。

（三）大量溢出的处理

1.定义

大量溢出是指在生物安全柜以外体积＞5 mL或剂量＞5 mg的溢出。

2.评估

正确评估暴露在有溢出物环境中的每一个人。如果有人的皮肤或衣服直接接触到药物,必须立即用肥皂和清水清洗被污染的皮肤。

3.隔离并标记溢出点

当有大量药物溢出发生,溢出地点应被隔离起来,应有明确的标记提醒该处有细胞毒性药物溢出。

4.大量细胞毒性药物溢出的处理

大量细胞毒性药物的溢出必须由受过培训的人员清除。

（1）必须穿戴好个人防护用品,包括里层的乳胶手套、鞋套、外层操作手套、眼罩或者防溅眼镜。

（2）如果是会产生气雾或汽化的细胞毒性药物溢出,必须佩戴呼吸器。

（3）轻轻地将吸收药物的织物布块或垫子覆盖在溢出的液体药物之上,液体药物则必须使用吸收性强的织物布吸收掉。

(4)轻轻地将湿的吸收性垫子或湿毛巾覆盖在粉状药物之上,防止药物进入空气中去,用湿垫子或毛巾将药物除去。

(5)将所有的被污染的物品放入溢出包中备有的密封的细胞毒性废物垃圾袋内。

(6)当药物完全被除去以后,被污染的地方必须先用清水冲洗,再用清洁剂清洗 3 遍,清洗范围应由小到大地进行。

(7)清洁剂必须彻底用清水冲洗干净。

(8)所有用来清洁药物的物品必须放置在一次性密封细胞毒性废物黄色垃圾袋内。

(9)放有细胞毒性药物污染物的黄色垃圾袋应封口,再放入另一个放置细胞毒性废物的黄色垃圾袋中。所有参加清除溢出物员工的个人防护器材应丢置在外面的黄色垃圾袋内。

(10)外面的黄色垃圾袋也应封口并放置于细胞毒性废物专用一次性防刺容器内。

(11)记录以下信息:①药物名称,大概的溢出量;②溢出如何发生;③处理溢出的过程;④暴露于溢出环境中的员工、患者及其他人员;⑤通知相关人员注意药物溢出。

(四)生物安全柜内的溢出

(1)在生物安全柜内体积≤150 mL 的溢出的清除过程如同小量和大量的溢出。

(2)在生物安全柜内的药物溢出>150 mL 时,在清除掉溢出药物和清洗完药物溢出的地方后,应该对整个生物安全柜的内表面进行另外的清洁。其程序:①戴上工作手套将所有碎玻璃放入位于生物安全柜内的防刺容器内。②生物安全柜的内表面,包括各种凹槽之内,都必须用清洁剂彻底地清洗。③当溢出的药物不在一个小范围或凹槽中时,额外的清洗(如用特殊 pH 的肥皂来去除不锈钢上的化学物质)也是需要的。④如果溢出药物污染了高效微粒气体过滤器,则整个生物安全柜都要封在塑料袋中,直到高效微粒气体过滤器被更换。

(王　科)

第三章　神经内科护理

第一节　神经内科常见症状与体征的护理

一、头痛

头痛主要是指额部、顶部、枕部和颞部的疼痛。颅内的血管、神经和脑膜，以及颅外的骨膜、血管、头皮、颈肌、韧带等均为疼痛的敏感结构，凡这些敏感结构受挤压、牵拉、移位、炎症、血管的扩张或痉挛、肌肉的紧张性收缩等均可引起头痛。头痛大多无特异性，但反复发作或持续性头痛可能是某些器质性疾病的信号，应提高警惕，认真检查，及时治疗。

(一)护理评估

1.病因

主要包括：①颅脑病变，如脑肿瘤、脑出血、脑水肿、脑脓肿、脑囊肿、脑膜炎等；②颅外病变，如颅骨疾病(颅骨骨折)、颈部疾病(颈椎病)、神经痛(疱疹后)等；③全身性疾病，如急性感染、心血管疾病、中毒等；④神经症，如神经衰弱。

2.健康史

(1)了解患者头痛的部位、性质、程度、规律、起始与持续时间，头痛发生的方式与经过，加重、减轻或诱发头痛的因素，以及伴随症状；仔细询问患者头痛是否与紧张、饥饿、精神压力、噪声、强光刺激、月经前期或经期、气候变化，以及进食某些食物如巧克力、红酒等因素有关；是否因情绪紧张、咳嗽、大笑及用力性动作而加剧；头痛的性质是胀痛、跳痛、刺痛、抑或搏动性痛，是否伴有恶心、呕吐等。

(2)了解患者有无发热、头部外伤、高血压及家族史等。

3.身体评估

(1)观察头部是否有外伤，监测生命体征，观察瞳孔的变化。

(2)重点检查有无神经系统阳性体征，如有无颈项强直、克尼格(Kernig)征阳性等。

4.实验室及其他检查

头颅 CT 或 MRI 检查有无颅内病灶；脑脊液检查有无压力增高，是否为血性。

5.心理-社会评估

评估患者是否因长期反复头痛而出现恐惧、忧郁或焦虑心理。有无活动程度减少、工作能力下降、精神状态不佳,是否非常在意疼痛的症状;心理上是否潜在地依赖止痛剂;家属及周围的人是否理解和支持患者。

(二)护理诊断

头痛与颅内外血管收缩或舒张功能障碍或颅内占位性病变等因素有关。

(三)护理目标

患者疼痛减轻或消失,能说出诱发或加重头痛的因素,并能运用有效的方法缓解疼痛。

(四)护理措施

1.避免诱发因素

告知患者可能诱发或加重头痛的因素,如情绪紧张、进食导致血管扩张的某些食物(如巧克力)、饮酒、月经来潮、睡眠不足、环境吵闹及压力过大等。

2.病情观察

重点观察患者头痛性质、部位、持续时间、频率及程度,了解患者头痛是否伴有其他症状或体征,老年人注意观察血压变化。如头痛伴有呕吐、视力降低、神志变化、肢体抽搐或瘫痪等多为器质性头痛,应及时与医师联系,针对病因进行处理。

3.减轻头痛的方法

器质性病变引起的头痛应积极检查,对因治疗。保持环境安静、光线柔和,使患者充分休息;指导患者缓慢深呼吸、听轻音乐、引导式想象、冷敷或热敷、理疗、按摩及指压止痛等方法减轻头痛。

4.用药护理

指导患者按医嘱服药,告知药物作用、用药方法,让患者了解药物的依赖性及成瘾性的特点及长期用药的不良反应,如大量长期使用止痛剂等可致药物依赖。

5.心理护理

对于出现焦虑、紧张心理的患者,医护人员应及时向患者解释头痛的原因及治疗护理措施,消除紧张情绪,理解、同情患者的痛苦,教会患者保持身心放松的方法,鼓励患者树立信心,积极配合治疗。

(五)护理评价

患者能正确地说出诱发头痛的因素,并能有效地运用减轻头痛的方法,使头痛减轻或消失。

二、意识障碍

意识障碍是指人对周围环境及自身状态的识别和觉察能力出现障碍的一种精神状态。大脑皮质、皮质下结构、脑干网状上行激活系统等部位的损害或功能抑制,均可出现意识障碍。意识障碍按其程度可表现为嗜睡、昏睡和昏迷,昏迷又可分为浅昏迷、中昏迷和深昏迷。临床上通过患者的言语反应,对针刺的痛觉反应、瞳孔对光反射、吞咽反射、角膜反射等来判断意识障碍的程度。

(一)临床类型

1.嗜睡

患者表现为持续睡眠状态,但能被叫醒,醒后能勉强回答问题及配合检查,停止刺激后又立即入睡。

2.昏睡

患者处于沉睡状态,高声呼唤可叫醒,并能做含糊、简单而不完全的答话,停止刺激后又沉睡。对疼痛刺激有痛苦表情和躲避反应。

3.浅昏迷

意识丧失,仍有较少的无意识自发动作。对周围事物及声光刺激均无反应,但对强烈的疼痛刺激有反应。各种反射都存在,生命体征无明显改变。

4.中度昏迷

对各种刺激均无反应,自发动作很少。对强烈刺激的防御反射、角膜和瞳孔对光反射均减弱,生命体征均有改变,大小便失禁或潴留。

5.深昏迷

全身肌肉松弛,处于完全不动姿势。各种反射消失,生命体征已有明显改变。

(二)护理评估

1.病因

(1)颅内疾病:主要包括中枢神经系统炎症(如脑炎、脑膜炎等)、脑血管性疾病(如脑出血、脑梗死等)及颅内占位性病变(如脑肿瘤)。

(2)全身感染性疾病:如败血症、中毒性肺炎等。

(3)心血管疾病:如高血压脑病、肺性脑病等。

(4)代谢性疾病:如糖尿病酮症酸中毒、肝性脑病、尿毒症等。

(5)中毒性疾病:安眠药中毒、一氧化碳中毒等。

2.健康史

详细了解患者的发病经过,根据意识障碍程度判断病情。如昏迷发生急骤且为疾病首发症状并伴有偏瘫,考虑可能是颅脑损伤、脑血管意外等;如昏迷前有头痛或伴呕吐,可能是颅内占位性病变。

3.身体评估

做疼痛的刺激、瞳孔对光反射、角膜反射、病理反射等的检查来评估意识障碍程度,判断病情。

4.实验室及其他检查

血液生化检查如血糖、血脂、电解质及血常规是否正常;头颅 CT 或 MRI 检查有无异常发现;脑电图是否提示脑功能受损等。

5.心理-社会评估

评估时注意患者的家庭背景、经济状况、家属的心理状态及对患者的关注程度等。意识障碍常给家属带来不安及恐惧,同时也给家属增添精神和经济负担,可能产生不耐心的言行和厌烦心态。

(三)护理诊断

意识障碍与脑实质病变有关。

(四)护理目标

(1)患者意识障碍减轻或神志清醒。

(2)不发生长期卧床引起的各种并发症。

(五)护理措施

1.一般护理

患者取平卧头侧位或侧卧位,以免呕吐物误入气管,痰液较多者及时吸痰,保持呼吸道通畅并给予氧气吸入;防止舌后坠、窒息与肺部感染。

2.生活护理

保持床单整洁、干燥,定时给予翻身、叩背,并按摩骨突受压处;做好大小便的护理,保持会阴部皮肤清洁。

3.安全护理

谵妄躁动者加床栏,防止坠床,必要时作适当的约束;慎用热水袋,防止烫伤。

4.饮食护理

给予高维生素、高热量饮食,补充足够的水分;鼻饲流质者应定时喂食,保证足够的营养供给。注意口腔卫生,不能自口进食者应每天口腔护理 2～3 次。

5.病情监测

严密观察生命体征及瞳孔变化,观察有无呕吐及呕吐物的性状与量,预防消化道出血和脑疝的发生。

(六)护理评价

(1)患者意识障碍减轻,神志较前清楚。

(2)生活需要得到满足,未出现压疮、感染及营养失调等。

三、言语障碍

言语障碍分为失语症和构音障碍。失语症是由于大脑皮质与语言功能有关的区域受损害所致,是优势大脑半球损害的重要症状之一。构音障碍是纯口语语音障碍,由于发音器官神经肌肉病变导致运动不能或不协调,使言语形成障碍,表现为发音困难、语音不清、音调及语速异常等。

(一)护理评估

1.健康史

评估患者有无言语交流方面的困难,注意语言是否含混不清或错语;了解患者的文化水平与语言背景,如出生地、生长地及有无方言等的心理状态,能否理解他人的语言,并能与人对话;能否看明白一个物体,并能将其正确的表达。

2.身体评估

注意有无音调、语速及韵律的改变。评估意识水平、精神状态及行为表现,检查有无定向力、注意力、记忆力和计算力的异常;观察患者有无面部表情改变、流涎或口腔滞留食物等。能否理解他人语言,按照检查者指令执行有目的的动作;能否自发书写姓名、地址和辨词朗读。由于病变部位的不同,失语可分为以下几种类型。

(1)Broca 失语:又称运动性失语或表达性失语。突出的临床特点为口语表达障碍。患者不能说话,或者只能讲一两个简单的字,且不流畅,常用错词,自己也知道,对别人的语言能理解;对书写的词语、句子也能理解,但读出来有困难。

(2)Wernicke 失语:又称感觉性失语或听觉性失语。口语理解严重障碍为其突出特点。患者发音清晰,语言流畅,但内容不正常;无听力障碍,却不能理解别人和自己所说的话。在用词方面有错误,严重时说出的话,别人完全听不懂。

(3)命名性失语:又称遗忘性失语。患者不能说出物件的名称及人名,但可说该物件的用途及如何使用,当别人提示物件的名称时,他能辨别是否正确。

（4）传导性失语：复述不成比例受损为其最大特点。患者口语清晰能自发讲出语义完整的句子，但不能复述出自发谈话时较易说出的词句或错语复述。

（5）完全性失语：又称混合性失语，特点是所有语言功能均有明显障碍。听理解、复述、命名、阅读和书写均严重障碍，预后差。

3.实验室及其他检查

头颅 CT 或 MRI 检查有无异常等。

4.心理-社会评估

评估患者的心理状态，观察有无因无法进行正常语言交流而感到孤独、烦躁甚至悲观失望；是否能够得到家属、朋友的体贴、关心、尊重和鼓励；患者是否处于一种和谐的亲情氛围和语言学习环境之中。是否存在不利于患者语言康复的不利因素。

（二）护理诊断

语言沟通障碍与大脑语言中枢或发音器官的神经肌肉受损有关。

（三）护理目标

患者能说简单的词和句子，言语障碍有所减轻；能有效地进行交流，自信心增强。

（四）护理措施

1.心理护理

患有失语症的患者多表现为抑郁或躁狂易怒，心理异常脆弱和敏感。需要医护人员给予更多的心理支持。

（1）应多与患者交谈，能正确理解患者的问题并及时、耐心的解释，直至患者理解为止。

（2）护理过程中给患者列举治疗效果好的病例，使患者树立战胜疾病的信心。

（3）体贴、关心、尊重患者，避免挫伤患者自尊心的言行。

（4）鼓励家属、朋友多与患者交谈，营造一种和谐的亲情氛围和语言学习环境。

2.语言康复训练

语言训练是一个漫长而艰苦的过程，需要患者及家属积极配合，和医护人员共同制订语言康复计划，根据病情选择适当的训练方法。

（1）鼓励患者大声说话：选择感兴趣的话题，激发患者进行语言交流的欲望，患者进行尝试和获取成功时给予鼓励。

（2）选择适当时机和训练方法：可以在散步时、做家务时或休闲娱乐时进行，以实物为教具，寓教于乐。对不能很好地理解语言的患者，配以手势或实物一起交谈，通过语言与逻辑性的结合，训练患者理解语言的能力；对说话有困难的患者可以借书写方式来表达；对失去阅读能力的患者应将日常用语、短语、短句写在卡片上，由简到繁、由易到难、由短到长教其朗读。原则上是轻症者以直接改善其功能为目标，而重症者则重点放在活化其残存功能或进行试验性的治疗。

（3）要持之以恒：告知家属在对患者进行语言训练时要耐心，由浅入深，循序渐进，切不可急于求成，应逐渐丰富其内容，增加刺激量，才能达到语言逐渐恢复的目的。

（五）护理评价

（1）患者自我感觉言语障碍减轻，听、说、写及表达能力增强。

（2）能借助书写或手势等体态语言与他人进行有效沟通。

四、感觉障碍

感觉障碍是指机体对各种形式（痛、温度、触、压、位置、震动等）刺激的无感知、感知减退或异常的综合征。解剖学上将感觉分为内脏感觉(由自主神经支配)、特殊感觉(包括视、听、嗅和味觉,由脑神经支配)和一般感觉。一般感觉由浅感觉(痛、温度及触觉)、深感觉(运动觉、位置觉和振动觉)和复合感觉(实体觉、图形觉及两点辨别觉等)所组成。

(一)护理评估

1.病因

感觉障碍常见于脑血管病,如脑出血、脑梗死等,还可见于脑外伤、脑实质感染和脑肿瘤等。

2.健康史

询问患者引起感觉障碍的病因,评估感觉障碍的部位、类型、范围、性质及程度;了解感觉障碍出现的时间、发展的过程、加重或缓解的因素;是立即出现还是缓慢出现并逐渐加重,如外伤、感染、血管病变所引起者立即出现;肿瘤、药物及毒物中毒等引起者出现较缓。在没有任何外界刺激下,了解患者是否有麻木感、冷热感、潮湿感、震动感或出现自发痛;有无其他伴随症状,如瘫痪、不同程度的意识障碍、肌营养障碍等。

3.身体评估

患者在意识清楚的情况下,是否对刺激不能感知;或感受力低下,对弱刺激是否出现强烈反应;或对刺激产生错误反应,在刺激一侧肢体时,对侧肢体是否发生强烈反应。注意评估患者感觉障碍是刺激性症状或抑制性症状,同时区分其临床表现类型。评估患者的意识状态与精神状况;观察患者的全身情况及伴随症状,注意相应区域的皮肤颜色、毛发分布,有无烫伤或外伤疤痕及皮疹、出汗等情况。

(1)感觉障碍的分类:临床上将感觉障碍分为抑制性症状和刺激性症状两大类。

1)抑制性症状:感觉传导通路受到破坏或功能受到抑制时,出现感觉缺失或感觉减退。

2)刺激性症状:感觉传导通路受刺激或兴奋性增高时出现刺激性症状。常见的刺激性症状:①感觉过敏指轻微刺激引起强烈的感觉,如用针轻刺皮肤引起强烈的疼痛感受。②感觉过度多发生在感觉障碍的基础上,感觉的刺激阈增高,反应剧烈、时间延长。③感觉异常指没有外界任何刺激而出现的感觉。常见的感觉异常有麻木感、痒感、发重感、针刺感、蚁行感、电击感、紧束感、冷热感、肿胀感等。感觉异常出现的范围也有定位的价值。④感觉倒错指热觉刺激引起冷感觉,非疼痛刺激而出现疼痛感觉。⑤疼痛为临床上最常见的症状,可分为局部疼痛、放射性疼痛、扩散性疼痛、灼性神经痛、牵涉性疼痛等。不同部位的损害产生不同类型的感觉障碍,典型的感觉障碍的类型具有特殊的定位诊断价值。如末梢型感觉障碍表现为袜子或手套型痛觉、温度觉、触觉减退,见于多发性周围神经病。

(2)感觉障碍的类型和临床特点:因病变部位不同,临床表现多样化。

1)末梢型:肢体远端对称性完全性感觉缺失,表现为手套、袜套型痛,如多发神经病。

2)周围神经型:可表现某一周围神经支配区感觉障碍,如尺神经损伤累及前臂尺侧及第4、5指。

3)节段型:①后根型表现为单侧阶段性完全性感觉障碍,如髓外肿瘤压迫脊神经根;②后角型表现为单侧阶段性分离性感觉障碍,如脊髓空洞症;③前连合型表现为双侧对称性阶段性分离性感觉障碍,如脊髓空洞症。

当脊髓的某些节段的神经根病变可产生受累节段的感觉缺失,如脊髓空洞症导致的节段性痛觉缺失、触觉存在,称为分离性感觉障碍。

4)传导束型:①脊髓半切综合征,病变平面以下对侧痛、温觉缺失,同侧深感觉缺失,如髓外肿瘤早期、脊髓外伤;②脊髓横贯性损害,病变平面以下完全性传导束性感觉障碍,如急性脊髓炎、脊髓压迫症后期。

5)交叉型:脑干病变如延髓外侧和脑桥病变时,致病侧面部和对侧躯体痛温觉减退或缺失。

6)偏身型:丘脑及内囊等处病变时,致对侧偏身(包括面部)感觉减退或缺失。

7)单肢型:病损对侧上肢或下肢感觉缺失,可伴复合感觉障碍。

4.实验室及其他检查

肌电图、诱发电位及 MRI 检查,可以帮助诊断。

5.心理-社会评估

患者是否因自己的感觉异常而感到烦闷、忧虑或失眠,甚至悲观厌世。有无认知、情感或意识行为方面的异常;是否有疲劳感或注意力不集中;家属是否能给予及时的呵护与关爱。

(二)护理诊断

感知改变与脑、脊髓病变及周围神经受损有关。

(三)护理目标

(1)患者感觉障碍减轻或逐渐消失。

(2)情绪稳定,学会使用其他方法感知事物。

(3)感觉障碍部位未发生损伤。

(四)护理措施

1.生活护理

保持床单整洁,防止感觉障碍部位受压或机械性刺激;慎用热水袋或冰袋,防烫伤和冻伤,如保暖需用热水袋时,水温不宜超过 50 ℃;感觉过敏者,尽量减少不必要的刺激;对感觉异常者应避免搔抓,以防皮肤损伤。

2.安全护理

对深感觉障碍的患者,在活动过程中应注意保证患者的安全,如病床高度要低,室内、走廊、卫生间都要有扶手,光线要充足,预防跌倒及外伤的发生。

3.知觉训练

每天用温水擦洗感觉障碍的身体部位,以促进血液循环和刺激感觉恢复;同时,可进行肢体的被动运动、按摩、理疗及针灸,有利于机体的康复。

4.心理护理

根据患者感觉障碍的程度、类型,有针对性地向患者讲述其病情变化,安慰患者,同时让家属了解护理中的注意事项。

(五)护理评价

(1)患者感觉障碍减轻或消失,情绪稳定。

(2)未发生冻伤、烫伤、抓伤、碰伤、压伤。

(谭钧文)

第二节 癫 痫

一、概念和特点

癫痫是由不同病因导致脑部神经元高度同步化异常放电所引起的,以短暂性中枢神经系统功能失常为特征的慢性脑部疾病,是发作性意识丧失的常见原因。因异常放电神经元的位置和异常放电波及的范围不同,患者可表现为感觉、运动、意识、精神、行为、自主神经功能障碍。每次发作或每种发作的过程称为痫性发作。

癫痫是一种常见病,流行病学调查显示其发病率为 5‰~7‰,全国约有650万~910万患者。癫痫可见于各个年龄组,青少年和老年是癫痫发病的两个高峰人群。

二、病理生理

癫痫的病理改变呈现多样化,我们通常将癫痫病理改变分为两类,即引起癫痫发作的病理改变和癫痫发作引起的病理改变,这对于明确癫痫的致病机制以及寻求外科手术治疗具有十分重要的意义。

海马硬化肉眼可见海马萎缩、坚硬,组织学表现为双侧海马硬化病变多呈现不对称性,往往发病一侧有明显的海马硬化表现,而另一侧海马仅有轻度的神经元脱失。镜下典型表现是神经元脱失和胶质细胞增生,且神经元的脱失在癫痫易损区更为明显。

三、发病机制

神经系统具有复杂的调节兴奋和抑制的机制,通过反馈活动,使任何一组神经元的放电频率不会过高,也不会无限制地影响其他部位,以维持神经细胞膜电位的稳定。无论是何种原因引起的癫痫,其电生理改变是一致的,即发作时大脑神经元出现异常的、过度的同步性放电。其原因为兴奋过程的过盛、抑制过程的衰减和/或神经膜本身的变化。脑内最重要的兴奋性递质为谷氨酸和天门冬氨酸,其作用是使钠离子和钙离子进入神经元,发作前,病灶中这两种递质显著增加。不同类型癫痫的发作机制可能与异常放电的传播有关:异常放电被局限于某一脑区,表现为局灶性发作;异常放电波及双侧脑部,则出现全面性癫痫;异常放电在边缘系统扩散,引起复杂部分性发作,异常放电传至丘脑神经元被抑制,则出现失神发作。

四、病因与诱因

癫痫根据其发病原因的不同通常分原发性(也称特发性)癫痫、继发性(也称症状性)癫痫及隐源性癫痫。

原发性癫痫指病因不清楚的癫痫,目前临床上倾向于由基因突变和某些先天因素所致,有明显遗传倾向。继发性癫痫是由多种脑部器质性病变或代谢障碍所致,这种癫痫比较常见。

(一)年龄

特发性癫痫与年龄密切相关。婴儿痉挛症在 1 岁内起病,6~7 岁为儿童失神发作的发病高峰期,肌阵挛在青春期前后发作。

(二)遗传因素

在特发性和症状性癫痫的近亲中,癫痫的患病率分别为 $1\%\sim6\%$ 和 1.5%,高于普通人群。

(三)睡眠

癫痫发作与睡眠-觉醒周期关系密切,全面强直-阵挛发作常发生于晨醒后,婴儿痉挛症多于醒后和睡前发作。

(四)环境因素

睡眠不足、疲劳、饥饿、便秘、饮酒、情绪激动等均可诱发癫痫发作,内分泌失调、电解质紊乱和代谢异常均可影响神经元放电阈值而导致癫痫发作。

五、临床表现

(一)共性

所有癫痫发作都有的共同特征,包括发作性、短暂性、重复性、刻板性。

(二)个性

不同类型癫痫所具有的特征,如全身强直-阵挛性发作的特征是意识丧失、全身强直性收缩后有阵挛的序列活动;失神发作的特征是突然发生、迅速终止的意识丧失;自动症的特征是伴有意识障碍,看似有目的,实际无目的的行动,发作后遗忘是自动症的重要特征。

评估癫痫的临床表现时,需了解癫痫整个发作过程如发作方式、发作频率、发作持续时间,包括当时环境,发作时姿态、面色、声音、有无阵挛性抽搐和喷沫,有无自主神经症状、自动症或行为、精神失常及发作持续时间等。

癫痫每次发作及每种发作的短暂过程称为痫性发作。依据发作时的临床表现和脑电图特征可将痫性发作分为不同临床类型(表 3-1)。

表 3-1　国际抗癫痫联盟癫痫发作分类

分类	发作形式
部分性发作	单纯部分性:无意识障碍
	复杂部分性:有意识障碍
	部分性继发全身发作:部分性发作起始发展为全面性发作
全面性发作	失神发作
	强直性发作
	阵挛性发作
	强直性阵挛性发作
	肌阵挛发作
	失张力发作
不能分类的发作	起源不明

1.部分性发作

部分性发作包括单纯部分性发作、复杂部分性发作、部分性继发全身性发作 3 类。

(1)单纯部分性发作:除具有癫痫的共性外,发作时意识始终存在,发作后能复述发作的生动细节是单纯部分性发作的主要特征。①运动性发作:身体某一局部发生不自主抽搐,多见于一侧眼睑、口角、手指或足趾也可波及一侧面部肢体。②感觉性发作:一侧肢体麻木感和针刺感,多发生于口角、手指、足趾等部位,特殊感觉性发作可表现为视觉性(闪光、黑矇)、听觉性、嗅觉性和味觉性发作。③自主神经性发作:全身潮红、多汗、呕吐、腹痛、面色苍白、瞳孔散大等。④精神性发作:各种类型的记忆障碍(似曾相识、强迫思维)、情感障碍(无名恐惧、忧郁、愤怒等)、错觉(视物变形、声音变强或变弱)、复杂幻觉等。

(2)复杂部分性发作:占成人癫痫发作的50%以上,有意识障碍,发作时对外界刺激无反应,以精神症状及自动症为特征,病灶多在颞叶,故又称颞叶癫痫。①自动症:指在癫痫发作过程中或发作后意识模糊状态下出现的具有一定协调性和适应性的无意识活动。自动症均在意识障碍的基础上发生,表现为反复咀嚼、舔唇、反复搓手、不断穿衣、解衣扣,也可表现为游走、奔跑、乘车、上船,还可以出现自言自语、唱歌或机械重复原来的动作。②仅有意识障碍。③先有单纯部分性发作,继之出现意识障碍。④先有单纯部分性发作,后出现自动症。

(3)部分性继发全身性发作:先出现部分性发作,随之出现全身性发作。

2.全面性发作

最初的症状学和脑电图提示发作起源于双侧脑部者,这种类型的发作多在发作初期就有意识丧失。

(1)强直-阵挛发作:意识丧失和全身抽搐为特征,表现为全身骨骼肌持续性收缩、四肢强烈伸直、眼球上翻、呼吸暂停、喉部痉挛、发出叫声、牙关紧闭及意识丧失。持续10~20秒后出现细微的震颤,继而出现连续、短促、猛烈的全身屈曲性痉挛,阵挛的频率达到高峰后逐渐减慢至停止,一般持续30秒左右。阵挛停止后有5~8秒的肌肉弛缓期,呼吸先恢复,心率、血压、瞳孔等后恢复正常,可发现大小便失禁,5~10分钟后意识才完全恢复。

(2)强直性发作:为与强直-阵挛性发作中强直期相同的表现,常伴有明显的自主神经症状如面色苍白等。

(3)阵挛性发作:类似全身强直-阵挛性发作中阵挛期的表现。

(4)失神发作:儿童期起病,青春期前停止发作。发作时患者意识短暂丧失,停止正在进行的活动,呼之不应,两眼凝视不动,可伴咀嚼、吞咽等简单的不自主动作,或伴失张力如手中持物坠落等。发作过程持续5~10秒,清醒后无明显不适,继续原来的活动,对发作无记忆。每天发作数次至数百次不等。

(5)肌阵挛发作:是由于头、颈、躯干和四肢突然短暂单次或反复肌肉抽搐,累及一侧或两侧肢体的某一肌肉的一部分或整块肌肉,甚至肌群。发作常不伴有意识障碍,睡眠初醒或入睡过程易犯,还可呈成串发作。累及全身时常突然倒地或从椅子中弹出。

(6)失张力发作:部分或全身肌肉张力突然降低导致垂颈、张口、肢体下垂和跌倒。持续数秒至1分钟。

六、辅助检查

脑电图、脑电地形图、动态脑电图监测:可见明确病理波、棘波、尖波、棘-慢波或尖-慢波。如为继发性癫痫应进一步行头颅CT、头颅MRI、MRA、DSA等检查评估,发现相应的病灶。

脑电生理检查是诊断癫痫的首选检查,脑电图检查(EEG)是将脑细胞微弱的电活动放大10^6倍而记录下来,癫痫波常为高波幅的尖波、棘波、尖-慢波或棘-慢波。

应用视频脑电图系统可进行较长时间的脑电图记录和患者的临床状态记录,使医师能直接观察到脑电图上棘波发放的情况及患者临床发作的情况,可记录到多次睡眠 EEG,尤其是在浅睡状态下发现异常波较清醒状态可提高 80%,为癫痫的诊断、致痫灶的定位及癫痫的分型提供可靠的依据。

影像学检查是癫痫定位诊断的最佳手段。CT 和 MRI 检查可以了解脑组织形态结构的变化,进而作出病变部位和性质的诊断。

七、治疗

(一)治疗原则

药物治疗为主,达到控制发作或最大限度地减少发作次数;没有或只有轻微的不良反应;尽可能不影响患者的生活质量。

(二)病因治疗

有明确病因者首先进行病因治疗,如手术切除颅内肿瘤、药物治疗寄生虫感染、纠正低血糖、低血钙等。

(三)发作时治疗

立即让患者就地平卧;保持呼吸道通畅,吸氧;防止外伤及其他并发症;应用地西泮或苯妥英钠预防再次发生。

发作间歇期治疗:服用抗癫痫药物。

八、护理评估

(一)一般评估

1.生命体征

癫痫发作时心率增快,血压升高。由于患者意识障碍,牙关紧闭,呼吸道分泌物增多等因素影响,很可能导致呼吸减慢甚至暂停,引起缺氧。

2.患者主诉

(1)诱因:发病前有无疲劳、饥饿、便秘、经期、饮酒、感情冲动、一过性代谢紊乱和变态反应等因素影响;过去患者有无重要疾病,如颅脑外伤、脑炎、脑膜炎、心脏疾病;家族成员是否有癫痫患者或与之相关疾病患者。

(2)发作症状:发作时有无意识障碍、时间和地点的定向障碍、记忆丧失、身体或局部的不自主抽搐程度及持续时间。

(3)发病形式:发作的频率,持续时间及复发的时间,症状的部位、范围、性质、严重程度等。

(4)既往检查、治疗经过及效果,是否有遵医嘱治疗。目前情况包括使用药物的名称、剂量、用法和有无不良反应。

3.相关记录

患者年龄、性别、体重、体位、饮食、睡眠、皮肤、液体出入量、NIHSS 评分、GCS 评分、Norton评分、吞咽功能障碍评定及癫痫发作评估表等记录结果。

(二)身体评估

1.头颈部

患者意识是否清楚,是否存在感觉异常和幻觉现象。眼睑是否抬起,眼球是否上窜或向一侧偏转,两侧瞳孔是否散大,瞳孔对光反射是否消失,角膜反射是否正常。面部表情是否淡漠、颜色是否发绀,有无面肌抽搐。有无牙关紧闭,口舌咬伤,吞咽困难,饮水呛咳,有无声音嘶哑或其他语言障碍。咽反射是否存在。

2.胸部

肺部听诊是否异常,防止舌后缀或口鼻分泌物阻塞呼吸道。

3.腹部

患者有无腹胀,有无大、小便失禁,并观察大小便的颜色、量和性质,听诊肠鸣音有无减弱。

4.四肢

四肢有无震颤、抽搐、肌阵挛等不自主运动或瘫痪,四肢有无外伤等。四肢肌力及肌张力,痛刺激有无反应。抽搐后肢体有无脱臼。

(三)心理-社会评估

癫痫是一种慢性疾病,且顽固性癫痫长期反复发作,严重影响日常工作学习,降低生活质量,加之担心随时可能发作,患者不但忍受着躯体的痛苦,还受着家庭的歧视、社会的偏见,而这一切深深地影响患者的身心健康。患者有时会感到恐惧、焦虑、紧张等,因此需对癫痫患者进行社会-心理评估,进行思想上的疏导,使其生活在一个良好的生活环境里,从而保持愉快的心情、良好的情绪以积极的态度面对疾病。

目前癫痫患者社会-心理评估主要包括语言能力测试、记忆能力测试、智力水平测试及生活质量评估。

(四)用药评估

癫痫患者用药评估:用药依从性(包括漏服情况和按时用药情况)、对药品知识的知晓程度、患者用药的合理性(包括平均用药品种数和按等间隔用药情况);癫痫症状的控制情况,以治疗前3个月内患者的各种发作类型发作频率记录为基线,与治疗后6个月的发作频率进行比较,以发作频率减少50%为有效标准;患者用药的安全性(包括出现药品不良反应和血药浓度监测)情况、患者的复诊率及对用药教育的满意度。

九、主要护理诊断/问题

(1)有窒息的危险:与癫痫发作时意识丧失、喉痉挛、口腔和气道分泌物增多有关。

(2)有受伤的危险:与癫痫发作时意识突然丧失,判断力失常有关。

(3)知识缺乏:缺乏长期、正确服药的知识。

(4)气体交换受损:癫痫持续状态、喉头痉挛所致呼吸困难或肺部感染有关。

(5)潜在并发症:脑水肿、酸中毒、水电解质紊乱。

十、护理措施

(一)保持呼吸道通畅

置患者于头低侧卧位或平卧位头偏向一侧;松开领带和衣扣,解开腰带,取下活动性义齿,及时清除口腔和鼻腔分泌物;立即放置压舌板,必要时用舌钳将舌拖出,防止舌后坠阻塞呼吸道;癫痫持续状态者插胃管进行鼻饲,防止误吸,必要时备好床旁吸引器和气管切开包。

(二)病情观察

密切观察患者的生命体征及意识、瞳孔变化,注意发作过程中有无心率增快、血压升高、呼吸减慢或暂停、瞳孔散大、牙关紧闭、大小便失禁等;观察并记录发作的类型、发作频率与发作持续时间;观察发作停止后患者意识完全恢复的时间,有无头痛、疲乏及行为异常。

(三)发作期安全护理

告知患者有前驱症状时立即平卧;活动状态时发作,陪伴者应立即将患者缓慢置于平卧位,防止外伤,切忌用力按压患者抽搐的肢体,以防骨折和脱臼;将压舌板或筷子、纱布、手绢、小布卷等置于患者口腔一侧上下臼齿之间,防止舌、口唇和颊部咬伤;用棉垫或软垫对跌倒时易擦伤的关节加以保护;癫痫持续状态、极度躁动或发作停止后意识恢复过程中有短时躁动的患者,应由专人守护,加保护性床栏,必要时用约束带适当约束。遵医嘱立即缓慢静脉注射地西泮,快速静脉滴注甘露醇,注意观察用药效果和有无出现呼吸抑制,肾脏损害等不良反应。

(四)发作间期安全护理

给患者创造安全、安静的休息环境,保持室内光线柔和,无刺激;床两侧均安装带床栏套的床栏;床旁桌上不放置热水瓶、玻璃杯等危险物品。对于有癫痫发作病史并有外伤病史的患者,在室内显著位置放置"谨防跌倒,小心舌咬伤"的警示牌,随时提醒患者、家属及医护人员做好防止发生意外的准备。

(五)心理护理

对癫痫患者心理问题疏导应从其原因入手,建立良好的沟通技巧,通过鼓励、疏导的方式解除其精神负担,进行情感交流,提高自尊和自信,以积极配合治疗。同时消除患者家属的偏见和歧视,使患者得到家庭的支持,以提高治疗效果。

(六)健康教育

1.服药指导

讲解按医嘱规范用药的重要意义,特别强调按期限、按时间、按用量服药对病情控制的重要性,擅自停、换药物和私自减量对机体的危害,使患者或家属重视疾病及规范服药,积极配合治疗,如有漏服,一般在下一次服药时补上。定期检测血药浓度,并调整药物剂量。

2.生活指导

对患者和家属进行癫痫知识的宣教,如疾病的病因、发病机制、症状、治疗等,宣教中与患者建立良好的护患关系,进行全程健康教育、个体化教育。癫痫患者生活中要注意生活规律、注意休息、保持充足的睡眠、适当运动、增强机体抵抗力,避免剧烈运动,尽量避免疲劳和减少参加带电磁辐射的娱乐活动。不宜从事高空作业、水上作业、驾驶等带有危险性的工作。饮食宜清淡,不吃辛辣刺激性食物和兴奋性食品如可乐、浓茶等,戒烟、酒,保持大便通畅。告知患者外出时随身携带写有姓名、年龄、所患疾病、住址、家人联系方式的信息卡。在病情未得到良好控制时,室外活动或外出就诊时应有家属陪伴,佩戴安全帽。特发性癫痫且有家族史的女患者,婚后不宜生育,双方均有癫痫,或一方有癫痫,另一方有家族史者不宜结婚。

3.就诊指标

患者出现意识障碍,精神障碍,某一局部如眼睑、口唇、面部甚至四肢肌肉不自主抽搐,口吐白沫等症状时应立即就诊;服药期间应定期复诊,查血常规、肝功能和血药浓度,监控药物疗效及不良反应,调整用药。

十一、护理效果评估

(1)患者呼吸道通畅,无窒息发生。

(2)患者无跌倒、无损伤发生。

(3)患者癫痫控制良好,且无药物不良反应发生。

(谭钧文)

第三节 面 神 经 炎

一、概念和特点

面神经炎是由茎乳孔内面神经非特异性炎症所致的周围性面瘫,又称为特发性面神经麻痹,或称贝尔麻痹,是一种最常见的面神经瘫痪疾病。

二、病理生理

其早期病理改变主要为神经水肿和脱髓鞘,严重者可出现轴突变性,以茎乳孔和面神经管内病变尤为显著。

三、病因与诱因

面神经炎的病因尚未完全阐明。受凉、感染、中耳炎、茎乳孔周围水肿及面神经在面神经管出口处受压、缺血、水肿等均可引起发病。

四、临床表现

(1)本病任何年龄、任何季节均可发病,男性比女性略多。一般为急性发病,常于数小时或1~3天内症状达到高峰。

(2)主要表现为一侧面部表情肌瘫痪,额纹消失,不能皱额蹙眉;眼裂闭合不能或闭合不完全;患侧鼻唇沟变浅,口角歪向健侧(露齿时更明显);吹口哨及鼓腮不能等。

(3)病初可有侧耳后麻痹或下颌角后疼痛。少数人可有茎乳孔附近及乳突压痛。面神经病变在中耳鼓室段者可出现说话时回响过度和患侧舌前 2/3 味觉缺失。影响膝状神经节者,除上述表现外,还出现患侧乳突部疼痛,耳郭与外耳道感觉减退,外耳道或鼓膜出现疱疹,称为 Hunt 综合征。

五、辅助检查

面神经传导检查对早期(起病 5~7 天)完全瘫痪者的预后判断是一项有用的检查方法,肌电图检查表现为患侧诱发的肌电动作电位 M 波波幅明显减低,如为对侧正常的 30% 或以上者,则可望在 2 个月内完全恢复。如为 10%~29% 者则需要 2~8 个月才能恢复,且有一定程度的并发症;如仅为 10% 以下者则需要6~12 个月才有可能恢复,并常伴有并发症(面肌痉挛等);如病后 10 天内出现失神经电位,恢复时间将延长。

六、治疗

改善局部血液循环,减轻面部神经水肿,促使功能恢复。

（1）急性期应尽早使用糖皮质激素,可用泼尼松 30 mg 口服,1 次/天,或地塞米松静脉滴注 10 mg/d,疗程 1 周左右,并用大剂量维生素 B_1、B_{12} 肌内注射,还可以采用红外线照射或超短波透热疗法。若为带状疱疹引起者,可口服阿昔洛韦 7～10 天。眼裂不能闭合,可根据情况使用眼膏、眼罩,或缝合眼睑以保护角膜。

（2）恢复期可进行面肌的被动或主动运动训练,也可采用碘离子透入理疗、针灸、高压氧等治疗。

（3）2～3 个月后,对自愈较差的高危患者可行面神经减压手术,以争取恢复的机会。发病后 1 年以上仍未恢复者,可考虑整容手术或面-舌下神经或面-副神经吻合术。

七、护理评估

(一)一般评估

1.生命体征

一般无特殊,体温升高常见于感染。

2.患者的主诉

（1）诱因:发病前有无受凉、感染、中耳炎。

（2）发作症状:发作时有无侧耳后麻痹或下颌角后疼痛,一侧面部表情肌瘫痪,额纹消失,不能皱额蹙眉;眼裂闭合不能或闭合不完全;患侧鼻唇沟变浅,口角歪向健侧(露齿时更明显);不能吹口哨及鼓腮。

（3）发病形式:是否为急性发病,持续时间,发病的部位、范围、性质、严重程度等。

（4）既往检查、治疗经过及效果,是否有遵医嘱治疗。目前情况包括使用药物的名称、剂量、用法和有无不良反应。

3.其他

体重与身高[体质指数(BMI)]、体位、皮肤黏膜、饮食状况及排便情况的评估和/或记录结果。口腔卫生评估:评估患者的口腔卫生清洁程度,患侧脸颊是否留有食物残渣。疼痛的评估:使用口诉言词评分法、数字等级评定量表、面部表情测量图对疼痛程度、疼痛控制及疼痛不良作用的评估。

(二)身体评估

1.头颈部

（1）外观评估:患侧额皱纹是否变浅,眼裂是否增宽。鼻唇沟是否变浅,口角是否低,口是否向健侧歪斜。

（2）运动评估:让患者做皱额、闭眼、吹哨、露齿、鼓气动作,比较两侧是否相等。

（3）味觉评估:让患者伸舌,检查者以棉签或毛笔蘸少许试液(醋、盐、糖等),轻擦于舌前部,如有味觉可用手指预定符号表示,不能伸舌和讲话。先试可疑一侧再试健侧。每种味觉试验完毕时,需用温水漱口,一般舌尖对甜、咸味最敏感,舌后对酸味最敏感。

2.胸部

无特殊。

3.腹部

无特殊。

4.四肢

无特殊。

(三)心理-社会评估

(1)了解患者对疾病知识特别是预后的了解。

(2)观察患者有无心理异常的表现,患者面部肌肉出现瘫痪,自身形象改变,容易导致其焦虑和急躁的情绪。

(3)了解患者家庭经济状况,家属及社会支持程度。

(四)辅助检查结果的评估

1.常规检查

一般无特殊,注意监测体温、血常规有无异常。

2.面神经传导检查

有无异常。

(五)常用药物治疗效果的评估

以糖皮质激素为主要用药。

1.服用药物的具体情况

是否餐后服用,主要剂型、剂量与持续用药时间。

2.胃肠道反应评估

这是口服糖皮质激素最常见的不良反应,主要表现为上腹痛、恶心及呕吐等。

3.出血评估

糖皮质激素可诱发或加剧胃十二指肠溃疡的发生,严重时引起出血甚至穿孔。患者服药期间,应定期检测血常规和异常出血的情况。

4.体温变化及其相关感染灶的表现

糖皮质激素对机体免疫反应有多个环节的抑制作用,削弱机体的抵抗力。与容易诱发各种感染有关,尤其是上呼吸道、泌尿道、皮肤(含肛周)的感染。

5.神经精神症状的评估

小剂量糖皮质激素可引起精神欣快感,而大剂量则出现兴奋、多语、烦躁不安、失眠、注意力不集中和易激动等精神症状,少数尚可出现幻觉、幻想谵妄、昏睡等症状,也有企图自杀者,这种精神失常可迅速恶化。

八、主要护理诊断/问题

(一)身体意象紊乱

与面神经麻痹所致口角㖞斜等有关。

(二)疼痛

下颌角或乳突部疼痛,与面神经病变累及膝状神经节有关。

九、护理措施

(一)心理护理

患者突然出现面部肌肉瘫痪,自身形象改变,害怕遇见熟人,不敢出现在公共场所。容易导致焦虑、急躁情绪。应观察有无心理异常的表现,鼓励患者表达对面部形象改变后的心理感受和对疾病预后担心的真实想法;告诉患者本病大多预后良好,并介绍治愈病例,指导克服焦躁情绪和害羞心理,正确对待疾病,积极配合治疗;同时护士在与患者谈话时应语言柔和、态度和蔼亲切,避免任何伤害患者自尊的言行。

(二)休息与修饰指导

急性期注意休息,防风、防寒,尤其患侧耳后茎乳孔周围应予以保护,预防诱发疾病。外出时可戴口罩,系围巾,或使用其他改善自身形象的恰当修饰。

(三)饮食护理

选择清淡饮食,避免粗糙、干硬、辛辣食物,有味觉障碍的患者应注意食物的冷热度,以防烫伤口腔黏膜;指导患者饭后及时漱口,清除口腔患侧滞留食物,保持口腔清洁,预防口腔感染。

(四)预防眼部并发症

眼睑不能闭合或闭合不全者予以眼罩、眼镜遮挡及点眼药水等保护,防止角膜炎、溃疡。

(五)功能训练

指导患者尽早开始面肌的主动与被动运动。只要患侧面部能运动,就应进行面肌功能训练,可对着镜子做皱眉、举额、闭眼、露齿、鼓腮和吹口哨等运动,每天数次,每次5～15分钟,并辅以面肌按摩,以促进早日康复。

(六)就诊指标

受凉、感染、中耳炎后出现一侧面部表情肌瘫痪,额纹消失,不能皱额蹙眉;眼裂闭合不能或闭合不完全;患侧鼻唇沟变浅,口角歪向健侧(露齿时更明显);不能吹口哨和鼓腮及侧耳后麻痹或下颌角后疼痛,应及时就医。

十、护理效果评价

(1)患者能够正确对待疾病,积极配合治疗。
(2)患者能够掌握相关疾病知识,做好外出时自我防护。
(3)患者口腔清洁舒适,无口腔异物、异味及口臭,无烫伤。
(4)患者无角膜炎、溃疡的发生。
(5)患者积极参与康复锻炼,坚持自主面肌功能训练。
(6)患者对治疗效果满意。

(谭钧文)

第四节　三叉神经痛

一、概念和特点

三叉神经痛是一种原因未明的三叉神经分布区内闪电样反复发作的剧痛,不伴三叉神经功能破坏的症状,又称为原发性三叉神经痛。

二、病理生理

三叉神经感觉根切断术活检可见神经节消失、炎症细胞浸润,神经鞘膜不规则增厚、髓鞘瓦解,轴索节段性蜕变、裸露、扭曲、变形等。

三、病因与诱因

原发性三叉神经痛病因尚未完全明了,周围学说认为病变位于三叉神经节到脑桥间部分,是由于多种原因引起的压迫所致;中枢学说认为三叉神经痛为一种感觉性癫痫样发作,异常放电部位可能在三叉神经脊束核或脑干。

发病机制迄今仍在探讨之中。较多学者认为是各种原因引起三叉神经局部脱髓鞘产生异位冲动,相邻轴索纤维伪突触形成或产生短路,轻微痛觉刺激通过短路传入中枢,中枢传出冲动亦通过短路传入,如此叠加造成三叉神经痛发作。

四、临床表现

(1)70％～80％的病例发生在 40 岁以上,女性稍多于男性,多为一侧发病。

(2)以面部三叉神经分布区内突发的剧痛为特点,似触电、刀割、火烫样疼痛,以面颊部、上下颌或舌疼痛最明显;口角、鼻翼、颊部和舌等处最敏感,轻触、轻叩即可诱发,故有"触发点"或"扳机点"之称。严重者洗牙、刷牙、谈话、咀嚼都可以诱发,以致不敢做这些动作。发作时患者常常双手紧握拳或握物、或用力按压痛部,或用手擦痛部,以减轻疼痛。因此,患者多出现面部皮肤粗糙,色素沉着、眉毛脱落等现象。

(3)每次发作从数秒至 2 分钟。其发作来去突然,间歇期完全正常。

(4)疼痛可固定累及三叉神经的某一分支,尤以第 2、第 3 支多见,也可以同时累及 2 支,同时 3 支受累者少见。

(5)病程可呈周期性,开始发作次数较少,间歇期长,随着病程进展使发作逐渐频繁,间歇期缩短,甚至整日疼痛不止。本病可以缓解,但极少自愈。

(6)原发性三叉神经痛者神经系统检查无阳性体征。继发性三叉神经疼痛,多伴有其他脑神经及脑干受损的症状及体征。

五、辅助检查

(一)螺旋 CT 检查

螺旋 CT 检查能更好地显示颅底三孔区正常和病理的颅脑组织结构和骨质结构。对于发现和鉴别继发性三叉神经痛的原因及病变范围尤为有效。

(二)MRI 综合成像

快速梯度回波加时间飞跃法即 TOF 技术。它可以同时兼得三叉神经和其周围血管的影像,已作为 MRI 对于三叉神经痛诊断和鉴别诊断的首选检查。

六、治疗

(一)药物治疗

卡马西平首选,开始为 0.1 g,2 次/天,以后每天增加 0.1 g,最大剂量不超过 1.0 g/d。直到疼痛消失,然后再逐渐减量,最小有效维持剂量常为 0.6～0.8 g/d。如卡马西平无效可考虑苯妥英钠 0.1 g 口服3 次/天。如两药无效时可试用氯硝西泮 6～8 mg/d 口服。40％～50％的患者可有效控制发作,25％疼痛明显缓解。可同时服用大剂量维生素 B_{12},1 000～2 000 μg,肌内注射,

2～3 次/周,4～8 周为 1 个疗程,部分患者可缓解疼痛。

(二)经皮半月神经节射频电凝治疗法

采用射频电凝治疗对大多数患者有效,可缓解疼痛数月至数年。但可致面部感觉异常、角膜炎、复视、咀嚼无力等并发症。

(三)封闭治疗

药物治疗无效者可行三叉神经纯乙醇或甘油封闭治疗。

(四)手术治疗

以上治疗长达数年无效且又能耐受开颅手术者可考虑三叉神经终末支或三叉神经节内感觉支切断术,或行微血管减压术。手术治疗虽然止痛效果良好,但也有可能失败,或产生严重的并发症,术后复发,甚至有生命危险等。因此,只有经过上述几种治疗后仍无效且剧痛难忍者才考虑手术治疗。

七、护理评估

(一)一般评估

1.生命体征

一般无特殊。

2.患者的主诉

有无三叉神经痛的临床表现。

3.相关记录

患者神志、年龄、性别、体重、体位、饮食、睡眠及皮肤等记录结果。尤其对疼痛的评估:包括对疼痛程度、疼痛控制及疼痛不良作用的评估。主要包括以下三方面。

(1)疼痛强度的单维测量。

(2)疼痛分成感觉强度和不愉快两个维度来测量。

(3)对疼痛经历的感觉、情感及认知评估方面的多维评估。

(二)身体评估

1.头颈部

(1)角膜反射:患者向一侧注视,用捻成细束的棉絮由外向内轻触角膜,反射动作为双侧直接和间接的闭眼活动。角膜反射可以受多种病变的影响。如一侧三叉神经受损造成角膜麻木时,刺激患侧角膜则双侧均无反应,而在做健侧角膜反射时,仍可引起双侧反应。

(2)腭反射:用探针或棉签轻刺软腭弓、咽腭弓边缘,正常时可引起腭帆上提,伴恶心或呕吐反应。当一侧反射消失,表明检查侧三叉神经、舌咽神经和迷走神经损伤。

(3)眉间反射:用叩诊锤轻轻叩击两眉之间的部位,可出现两眼轮匝肌收缩和两眼睑闭合。一侧三叉神经及面神经损伤,均可使该侧眉间反射减弱或消失。

(4)运动功能的评估:检查时,首先应注意观察患者两侧颞部及颌部是否对称,有无肌萎缩,然后让患者用力反复咬住磨牙,检查时双手掌按触两侧咬肌和颞肌,如肌肉无收缩,或一侧有明显肌收缩减弱,即有判断价值。另外,可嘱患者张大口,观察下颌骨是否有偏斜,如有偏斜证明三叉神经运动支受损。

(5)感觉功能的评估:检查时,可用探针轻划(测触感)与轻刺(测痛感)患侧的三叉神经各分布区的皮肤与黏膜,并与健侧相比较。如果痛觉丧失时,需再做温度觉检查,以试管盛冷热水试之。可用两支玻璃管分盛 $0\sim10\ ℃$ 的冷水和 $40\sim50\ ℃$ 温水交替地接触患者的皮肤,请其报出"冷"和"热"。

2.胸部

无特殊。

3.腹部

无特殊。

4.四肢

无特殊。

(三)心理-社会评估

1.疾病知识

患者对疾病的性质、过程、防治及预后知识的了解程度。

2.心理状况

了解疾病对其日常生活、学习和工作的影响,患者能否面对现实、适应角色转变,有无人格改变、反应迟钝、记忆力及计算力下降或丧失等精神症状。

3.社会支持系统

了解家庭的组成、经济状况、文化教育背景;家属对患者的关心、支持及对患者所患疾病的认识程度;了解患者的工作单位或医疗保险机构所能承担的帮助和支持情况;患者出院后的继续就医条件,居住地的社区保健资源或继续康复治疗的可能性。

(四)辅助检查结果的评估

1.常规检查

一般无特殊,注意监测肝肾功能有无异常。

2.头颅 CT

颅底三孔区的颅脑组织结构和骨质结构有无异常。

3.MRI 综合成像

三叉神经和其周围血管的影像有无异常。

(五)常用药物治疗效果的评估

1.卡马西平

(1)用药剂量、时间、方法的评估与记录。

(2)不良反应的评估:头晕、嗜睡、口干、恶心、消化不良等,多可消失。出现皮疹、共济失调、昏迷、肝功能受损、心绞痛、精神症状时,需立即停药。

(3)血液系统毒性反应的评估:血液系统毒性反应为本药最严重的不良反应,但较少见,可产生持续性白细胞计数减少、单纯血小板计数减少及再生障碍性贫血。

2.苯妥英钠

(1)服用药物的具体情况:是否餐后服用,主要剂型、剂量与持续用药时间。

(2)不良反应的评估:本品不良反应小,长期服药后常见眩晕、嗜睡、头晕、恶心、呕吐、厌食、失眠、便秘及皮疹等反应,亦可有变态反应。有时有牙龈增生(儿童多见,并用钙盐可减轻),偶有共济失调、白细胞计数减少、巨细胞贫血、神经性震颤;严重时有视力障碍及精神错乱、紫癜等。长期服用可引起骨质疏松,孕妇服用有可能致胎儿畸形。

3.氯硝西泮

（1）服用药物的具体情况：是否按时服用，主要剂型、剂量与持续用药时间。

（2）不良反应的评估：最常见的不良反应为嗜睡和步态不稳及行为紊乱，老年患者偶见短暂性精神错乱，停药后消失。偶有一过性头晕、全身瘙痒、复视等不良反应。对孕妇及闭角性青光眼患者禁用。对肝肾功能有一定的损害，故对肝肾功能不全者应慎用或禁用。

八、主要的护理诊断/问题

（一）疼痛

面颊、上下颌及舌疼痛与三叉神经受损（发作性放电）有关。

（二）焦虑

与疼痛反复、频繁发作有关。

九、护理措施

（一）避免发作诱因

由于本病为突然、反复发作的阵发性剧痛，患者非常痛苦，加之咀嚼、哈欠和讲话均可能诱发，患者常不敢洗脸、刷牙、进食和大声说话等，故表现为面色憔悴、精神抑郁和情绪低落，应指导患者保持心情愉快，生活规律、合理休息、适度娱乐；选择清淡、无刺激的饮食，严重者可进食流质；帮助患者尽可能减少刺激因素，如保持周围环境安静、室内光线柔和，避免因周围环境刺激而产生焦虑情绪，以致诱发或加重疼痛。

（二）疼痛护理

观察患者疼痛的部位、性质，了解疼痛的原因与诱因；与患者讨论减轻疼痛的方法与技巧，鼓励患者运用指导式想象、听轻音乐、阅读报纸杂志等分散注意力，以达到精神放松、减轻疼痛的目的。

（三）用药护理

指导患者遵医嘱正确服用止痛药，并告知药物可能出现的不良反应，如服用卡马西平应先行血常规检查以了解患者的基本情况，用药2个月内应每2周检查血常规1次。如无异常情况，以后每3个月检查血常规1次。

（四）就诊指标

出现头晕、嗜睡、口干、恶心、步态不稳、肝功能损害、皮疹和白细胞计数减少时应及时就医；患者不要随意更换药物或自行停药。

十、护理效果评价

（1）患者疼痛程度得到有效控制，达到预定疼痛控制目标。

（2）患者能正确认识疼痛并主动参与疼痛治疗护理。

（3）患者不舒适被及时发现，并予以相应处理。

（4）患者掌握相关疾病知识，遵医行为好。

（5）患者对治疗效果满意。

（谭钧文）

第五节 脑 梗 死

一、概念和特点

脑梗死又称缺血性脑卒中,是由于脑组织局部供血动脉血流的突然减少或停止,造成该血管供血区的脑组织缺血、缺氧导致脑组织坏死、软化,并伴有相应部位的临床症状和体征,如偏瘫、失语等神经功能缺失的证候。

脑梗死的发病率、患病率和病死率随年龄增加,45 岁后均呈明显增加,65 岁以上人群增加最明显,75 岁以上者发病率是 45～54 岁组的 5～8 倍。男性发病率高于女性,男:女为(1.3～1.7):1。

二、病理生理

动脉内膜损伤、破裂,随后胆固醇沉积于内膜下,形成粥样斑块,管壁变性增厚,使管腔狭窄,动脉变硬弯曲,最终动脉完全闭塞,导致供血区形成缺血性梗死。梗死区伴有脑水肿及毛细血管周围点状出血,后期病变组织萎缩,坏死组织被小胶质细胞清除,留下瘢痕组织及空腔,通常称为缺血性坏死。脑栓塞引起的梗死发生快,可产生出血性梗死或贫血性或混合性梗死。出血性梗死,常由较大栓子阻塞血管所引起,在梗死基础上导致梗死区血管破裂和脑内出血。大脑的神经细胞对缺血的耐受性最低,3～4 分钟的缺血即引起梗死。

三、病因与诱因

脑血管病是神经科最常见的疾病,病因复杂,受多种因素的影响,一般根据病因把脑血管病分为血管壁病变,血液成分改变和血流动力学改变。

流行病学研究证实,高血脂和高血压是动脉粥样硬化的两个主要危险因素,吸烟、饮酒、糖尿病、肥胖、高密度脂蛋白胆固醇降低、甘油三酯增高、血清脂蛋白增高均为脑血管病的危险因素,尤其是缺血性脑血管病的危险因素。

四、临床表现

临床表现因梗死的部位和梗死面积不同而有所不同,常见的临床表现如下。

(1)起病突然,常于安静休息或睡眠时发病。起病在数小时或 1～2 天内达到高峰。

(2)头痛、眩晕、耳鸣,偏瘫可以是单个肢体或一侧肢体,也可以是上肢比下肢重或下肢比上肢重,并出现吞咽困难,说话不清,伴有恶心、呕吐等多种情况,严重者很快昏迷不醒。

(3)腔隙性脑梗死患者可以无症状或症状轻微,因其他病而行脑 CT 检查发现此病,有的已属于陈旧性病灶。这种情况以老年人多见,患者常伴有高血压病、动脉硬化、高脂血症、冠心病、糖尿病等慢性病。腔隙性脑梗死可以反复发作,有的患者最终发展为有症状的脑梗死,有的患者病情稳定,多年不变。故对老年人"无症状性脑卒中"应引起重视,在预防上持积极态度。

五、治疗

(一)急性期治疗

(1)溶栓治疗:发病后 6 小时之内,常用药物有尿激酶、链激酶、重组组织型纤溶酶原激活剂等。

(2)脱水剂:对较大面积的梗死应及时应用脱水治疗。

(3)抗血小板聚集药:低分子右旋糖苷,有心、肾疾病患者慎用。此外,可口服小剂量阿司匹林,有出血倾向或溃疡患者禁用。

(4)钙通道阻滞剂:可选用桂利嗪、盐酸氟桂利嗪。

(5)血管扩张剂。

(二)恢复期治疗

继续口服抗血小板聚集药、钙通道阻滞剂等,但主要应加强功能锻炼,进行康复治疗,经过 3~6 个月即可生活自理。

(三)手术治疗

大面积梗死引起急性颅内压增高,除用脱水药以外,必要时可进行外科手术减压,以缓解症状。

(四)中医、中药、针灸、按摩方法

中医、中药、针灸、按摩方法对本病防治和康复有较好疗效,一般应辨证施治,使用具有活血化瘀、通络等功效的方药治疗,针灸、按摩对功能恢复十分有利。

六、护理评估

(一)一般评估

1.生命体征

监测患者的血压、脉搏、呼吸、体温有无异常。脑梗死的患者一般会出现血压升高。

2.患者主诉

询问患者发病时间及发病前有无头晕、头痛、恶心、呕吐等症状出现。

3.相关记录

体重、身高、上臂围、皮肤、饮食、NIHSS 评分、GCS 评分、BI 等记录结果。

(二)身体评估

1.头颈部

脑梗死的患者一般都会出现不同程度的意识障碍,要注意观察患者意识障碍的类型;注意有无眼球运动受限、结膜有无水肿及眼睑是否闭合不全;观察瞳孔的大小及对光反射情况;观察有无口角㖞斜及鼻唇沟有无变浅,评估患者吞咽功能(洼田饮水试验)。

2.胸部

评估患者肺部呼吸音情况(肺部感染是脑梗死患者一个重要并发症)。

3.腹部

上腹部有无疼痛、饱胀,肠鸣音是否正常。有无大、小便失禁,并观察大小便的颜色、量和性质。

4.四肢

评估患者四肢肌力,腱反射情况,以及有无出现病例反射(如巴宾斯基征)、脑膜刺激征(如颈

强直、凯尔尼格征和布鲁津斯基征)。

(三)心理-社会评估

评估患者及其照顾者对疾病的认知程度,心理反应与需求,家庭及社会支持情况,正确引导患者及家属配合治疗与护理。

(四)辅助检查评估

(1)血液检查:血脂、血糖、血流动力学和凝血功能有无异常。

(2)头部 CT 及 MRI 有无异常。

(3)DSA、MRA 及 TCD 检查结果有无异常。

七、主要护理诊断/问题

(一)脑血流灌注不足

与脑血流不足、颅内压增高、组织缺血缺氧有关。

(二)躯体移动障碍

与意识障碍、肌力异常有关。

(三)言语沟通障碍

与意识障碍或相应言语功能区受损有关。

(四)焦虑

与担心疾病预后差有关。

(五)有发生压疮的可能

与长期卧床有关。

(六)有误吸的危险

与吞咽功能差有关。

(七)潜在并发症

肺部感染、泌尿系统感染。

八、护理措施

(一)一般护理

(1)严密观察病情,监测生命体征。备齐各种急救药品、仪器。

(2)保持呼吸道通畅,及时吸痰,防止窒息。

(3)多功能监护,氧气吸入。

(4)躁动的患者给予安全措施,必要时用约束带。

(5)保证呼吸机正常工作,观察血氧、血气结果,遵医嘱对症处理。

(6)保持各种管道通畅,并妥善固定,观察引流液的色、量、性状,做好记录。

(7)做好鼻饲喂养的护理。口腔护理 2 次/天。

(8)尿管护理 2 次/天。

(9)保持肢体功能位,按时翻身,叩背,预防压疮发生。

(10)准确测量 24 小时液体出入量并记录。

(11)护理记录客观、及时、准确、真实、完整。严格按计划实施护理措施。

(12)患者病情变化时,及时报告医师。

(13)脑血管造影术后,穿刺侧肢体制动,观察足背动脉、血压,有病情变化及时报告医师。

(14)做好晨晚间护理,做到"两短六洁"。

(二)健康教育

1.疾病知识指导

脑梗死患者康复时间比较长,患者出院后要教会患者及家属必要的护理方法。告知患者药物的名称、用法、疗效及不良反应。介绍脑梗死的症状及体征。并与患者及其家属共同制订包括饮食、锻炼在内的康复计划,告知其危险因素。

2.就诊指标

出现肢体麻木、无力、头痛、头晕、视物模糊等症状及时就诊,定期门诊复查,积极治疗高血压、高血脂、糖尿病等疾病。

九、护理效果评估

(1)患者脑血流得到改善。

(2)患者呼吸顺畅,无误吸发生。

(3)患者躯体活动得到显著提高。

(4)患者言语功能恢复或部分恢复。

(5)患者无压疮发生。

(6)患者生活基本能够自理。

(7)患者无肺部及泌尿系统感染或发生感染后得到及时处理。

(谭钧文)

第六节　脊髓压迫症

一、概念和特点

脊髓压迫症是一组椎管内占位性病变引起的脊髓受压综合征,随着病变进展出现脊髓半切和横贯性损害及椎管梗阻,脊神经根和血管可不同程度受累。

二、病因

脊髓是含水分丰富的柔软组织,对外来机械压力及缺血缺氧的耐受能力差,脊髓压迫症与机械压迫、血供障碍及占位病变直接浸润破坏有关。急性压迫型:多由急性硬膜外血肿、外伤后椎管内血肿、椎管内出血等引起,病变发展快,在较短时间内(1～3天)迅速压迫脊髓,使脊髓动脉血供减少,静脉回流受阻,致受损区神经细胞、胶质细胞及神经轴突发生水肿、变性,若不能及时解除病因,可出现脊髓坏死。慢性压迫型:常由先天性脊柱畸形和椎管内良性肿瘤引起,病变发展速度较慢,可在一定的时间内不表现出相应的临床症状;发病后期出现失代偿症状。机械压迫表现为神经根脊髓半切或横贯性损害。

三、临床表现

(一)急性脊髓压迫症

发病及进展迅速,常于数小时至数天内脊髓功能完全丧失,多表现为脊髓横贯性损害,出现脊髓休克,病变以下呈弛缓性瘫痪,各种反射消失。

(二)慢性脊髓压迫症

病情缓慢进展,早期症状体征可不明显。可分为 3 期。

1.根痛期(神经根刺激期)

出现神经根痛及脊膜刺激症状。晚间症状加重,白天减轻;咳嗽、排便和用力等加腹压动作可使疼痛加剧,改变体位也可使症状减轻或加重。

2.脊髓部分受压期

脊髓部分受压期表现为脊髓半切综合征,同侧损害节段以下上运动神经元性瘫痪,腱反射亢进、病理征阳性,同侧深感觉障碍及病变对侧损害节段以下痛温觉减退或丧失,而触觉良好,病变侧损害节段以下血管舒缩功能障碍。

3.脊髓完全受压期

出现脊髓完全横贯性损害,表现的运动、感觉与自主神经功能障碍和急性脊髓炎表现一致。

四、辅助检查

(一)脑脊液检查

常规、生化检查及动力学变化对确定脊髓压迫症和压迫程度很有价值。

(二)影像学检查

脊柱 X 线平片、CT 及 MRI、脊髓造影等也可以确定病变的节段、性质及压迫程度。

五、治疗

(1)早期诊断,及早手术,尽快去除病因。恶性肿瘤或转移瘤可酌情手术、放射治疗(以下简称放疗)或化学治疗。

(2)急性脊髓压迫症需在 6 小时内减压,如硬脊膜外脓肿应紧急手术并给予足量抗生素,脊柱结核在根治术同时给予抗结核治疗。

(3)瘫痪肢体应积极进行康复治疗及功能训练,预防并发症。

六、护理评估

(一)一般评估

1.生命体征

患者因感染引起的体温升高和心率加快。疾病波及高段颈髓和延髓时,易致呼吸肌瘫痪,应观察呼吸的频率和节律。延髓心血管中枢受影响时,患者心率和血压波动较大。

2.患者主诉

了解发病前数天或 1～2 周内有无发热、全身不适或上呼吸道感染症状,促发脊髓炎的主要原因及诱因等。询问其首发症状和典型表现,肌无力的部位,感觉障碍的部位和性质,有无大小便失禁或潴留,有无长期卧床并发症。

(二)身体评估

1.头颈部

评估患者的意识状态和面容,患者的营养状态。面部表情是否淡漠、颜色是否正常,有无畸形、面肌抽搐、眼睑水肿、眼球突出、眼球震颤、巩膜黄染、结膜充血。有无张口呼吸或鼻翼翕动,有无咳嗽无力。头颅大小、形状,注意有无头颅畸形。注意头颈部有无局部肿块或压痛;颈动脉搏动是否对称。有无头部活动受限、不自主活动及抬头无力。角膜反射、咽反射是否存在,有无构音障碍或吞咽困难。脑膜刺激征是否阳性。

2.胸部

患者胸廓、脊柱有无畸形,有无呼吸困难。肺部感染者,可触及语音震颤。心脏及肺部叩诊和听诊是否异常,注意两侧对比。皮肤干燥和多汗的部位。感觉检查宜在环境安静、患者清醒配合的情况下进行,注意感觉障碍的部位、性质、范围,感觉变化的平面及双侧对称性等。

(1)浅感觉。①痛觉:用针尖轻刺皮肤,确定痛觉减退、消失或过敏区域。检查时应掌握刺激强度,可从无痛觉区向正常区检查,自上而下,两侧对比。②温度觉:以盛有冷水(5~10 ℃)和热水(40~45 ℃)的两试管,分别接触患者皮肤,询问其感觉。③触觉:以棉花、棉签轻触患者皮肤,询问其感觉。

(2)深感觉。①运动觉:嘱患者闭目,医者用手指从两侧轻轻夹住患者的手指或足趾,作伸屈动作,询问其被夹指、趾的名称和被扳动的方向。②震动觉:将音叉震动后,放在患者的骨突起部的皮肤上,询问其有无震动及震动持续时间。③位置觉:嘱患者闭目,将其检查侧肢体摆放到一定位置,让患者说出该侧肢体所处位置或用对侧肢体摆放相同位置。

3.腹部

患者腹部和膀胱区外形是否正常,触诊有无局部压痛、反跳痛,双侧感觉是否存在,是否对称,记录感觉变化的部位。腹壁反射、提睾反射是否存在和是否对称。两便是否失禁,是否引起压疮。留置尿道者,观察尿道口有无脓性分泌物,尿液的性质。叩诊膀胱区,判断有无尿潴留。肠鸣音是否减弱或消失。

4.四肢

患者四肢外形,有无畸形。触诊患者的肌力和肌张力,肌张力增高或降低,肌张力异常的形式。感觉障碍的部位和性质,评估患者四肢腱反射的强弱。病理反射是否阳性。

根据肌力的情况,一般均将肌力分为以下 0~5 级,共 6 个级别。

0 级:完全瘫痪,无肌肉收缩。

1 级:仅测到肌肉收缩,但不能产生动作。

2 级:肢体能在床上平行移动,但不能抵抗自身重力,即不能抬离床面。

3 级:肢体可以克服重力运动,能抬离床面,但不能抵抗阻力。

4 级:肢体能做对抗外界阻力的运动,但不完全。

5 级:肌力正常。

(三)心理-社会评估

主要了解患者患病后的情绪反应,及其学习、工作与家庭生活等情况,家庭成员的支持程度,家庭经济能力和社会支持资源。

(四)辅助检查结果评估

1.实验室检查

急性期血常规可见白细胞计数升高,脑脊液白细胞计数增多,蛋白含量明显增高。

2.磁共振成像检查

MRI检查可在早期明确脊髓病变的性质、范围、程度。早期,脊髓病变段呈弥漫肿胀、增粗的表现。后期,脊髓不再肿胀,少部分患者出现脊髓萎缩。

(五)常用药物治疗效果的评估

严格按医嘱用药,严禁骤然停药,否则会引发病情加重。急性期应用大剂量糖皮质激素,注意观察患者症状是否改善及其不良反应。长期应用大量糖皮质激素可引起物质代谢和水盐代谢紊乱,出现类肾上腺皮质功能亢进综合征,如水肿、低血钾、高血压、糖尿病、皮肤变薄、满月脸、水牛背、向心性肥胖、多毛、痤疮、肌无力和肌萎缩等症状,一般不需格外治疗,停药后可自行消退。骨质疏松及椎骨压迫性骨折是各种年龄患者在应用糖皮质激素治疗中严重的并发症。

七、主要护理诊断/问题

(一)躯体移动障碍

与脊髓病变有关。

(二)低效性呼吸形态

与呼吸肌麻痹有关。

(三)尿潴留

与膀胱自主神经功能障碍有关。

(四)生活自理缺陷

与肢体瘫痪有关。

(五)潜在并发症

压疮、坠积性肺炎、泌尿系统感染。

八、护理措施

(一)病情观察

监测患者生命体征,应严密观察有无呼吸困难、心率加快、血压升高、体温升高,有无发绀、吞咽及言语障碍等。定期监测血生化指标。判断瘫痪和感觉平面有无上升,疾病有无进展或加重。

(二)一般护理

1.休息与活动

急性期特别是并发有心肌炎时应卧床休息。如有呼吸肌麻痹应取平卧位,头偏向一侧。恢复期可采取适当活动与休息相结合,但应避免过度劳累。

2.吸氧

给予低流量吸氧。如出现呼吸无力、呼吸困难应及时通知医师,必要时给予气管插管或气管切开、呼吸机辅助呼吸。

(三)合理饮食

保证机体足够的营养,进食高蛋白、高热量、高维生素、易消化、含钾丰富(如橘子、香蕉等)的食物。吞咽困难进食呛咳者,应给予鼻饲,切勿勉强进食,以免引起吸入性肺炎及窒息。口腔护理一天 2 次,根据患者的情况选择合适的漱口液,可以自理的患者尽量鼓励患者自己洗漱。

(四)皮肤护理

大小便失禁、腹泻、发热、出汗、自主神经功能紊乱等都会使皮肤处于潮湿环境中,发生压疮的危险会增加,必须加强皮肤护理。对骨突或受压部位,如脚踝、足跟、骶尾部等部位常检查,加强营养;使用一些护理用品和用具,如给予气垫床、赛肤润、美皮康和海绵垫等;每 2 小时翻身、拍背 1 次。输液以健侧上肢为原则,输液前认真观察准备输液肢体一侧的皮肤情况,输液后随时观察输液肢体局部及皮肤情况,以免液体外渗造成皮肤红肿;给予洗漱、浸泡时水温勿过热以免造成烫伤,冰袋降温时间勿过长以免引起冻伤。

(五)康复训练

在脊髓受损初期,就应与康复治疗师根据患者情况制订康复计划,保持各关节的正常功能位,每次翻身后将肢体位置摆放正确,做关节的被动或主动运动。给予日常生活活动训练,使患者能自行穿脱衣服、进食、盥洗、大小便、淋浴、开关门窗、电灯、水龙头等,增强患者的自我照顾能力。

(六)排泄异常的护理

1.尿失禁患者

护理人员要根据给患者输液或饮水的时间,给予排便用品,协助其排便,同时在患者小腹部加压,增加膀胱内压,锻炼恢复自主排尿功能。

2.尿潴留患者

应给予留置导尿,根据入量(输液、饮水)时间,适时、规律地夹闭、开放尿管,以维持膀胱充盈、收缩功能;同时,在排放尿液时可采用一些方法刺激诱导膀胱收缩,如轻敲患者下腹部、听流水声和热敷膀胱区。对留置导尿管的患者:应每天消毒尿道口,观察尿液的色、量是否正常,是否有沉淀,尿道口有无分泌物;当尿常规化验有感染时,可根据医嘱给予膀胱冲洗,再留取化验至正常,注意操作时保持无菌规范;患者病情允许的情况下,尽早拔除尿管。

3.大便秘结的患者

应保持适当的高纤维饮食与水分的摄取。餐后胃肠蠕动增强,当患者有便意感时,指导并协助患者增加腹压来引发排便。每天固定时间进行排便训练,养成排便规律。必要时肛门塞入开塞露,无效时可给予不保留灌肠。

4.大便失禁的患者

选择易消化、吸收的高营养、低排泄饮食,同时指导患者练习腹肌加压与肛门括约肌收缩,掌握进食后排便时间的规律,协助放置排便用品(便盆、尿垫);随时清洁排便后肛门周围皮肤。

(七)心理护理

患者均为突然发病且伴有肢体瘫痪、排泄异常等,严重影响其正常生活,加之对疾病知识、治疗效果不了解容易产生恐惧感。而且本病病程较长,患者可出现不同程度的情绪低落,对治疗和康复缺乏信心,护理人员应及时向患者介绍疾病相关知识,动员和指导家人和朋友在各个方面关心、支持、帮助患者,减轻其思想负担,消除紧张情绪,鼓励患者表达自己的感受,倾听患者的诉说。帮助患者做肢体活动,给予精神上的鼓励及生活支持,树立战胜疾病的信心。

(八)健康教育

(1)瘫痪肢体应早期做被动运动、按摩,以改善血液循环,促进瘫痪肢体的恢复。保持肢体的功能位置,预防足下垂及畸形。同时可配合物理治疗、针灸治疗。

(2)训练患者正确的咳嗽、咳痰方法,变换体位方法。

(3)提出治疗与护理的配合及要求,包括休息与活动、饮食、类固醇皮质激素的应用及其注意事项。

(4)增加机体营养,增强体质,预防感冒。

(5)带尿管出院者,应指导留置尿管的护理及膀胱功能的训练。

(6)长期卧床者,应每 2 小时翻身、拍背 1 次,预防压疮及坠积性肺炎。

(7)出现生命体征改变、肢体感觉障碍、潜在并发症应及时就诊。

九、护理效果评估

(1)患者自觉症状(肌力增强、感觉障碍减退)逐渐好转,生活基本自理。

(2)患者大小便失禁,逐渐控制。

(3)患者无泌尿系统感染。

(4)患者皮肤完好,无压疮。

(5)患者大小便潴留逐渐解除,大小便通畅。　　　　　　　　　　　　　（谭钧文）

第七节　重症肌无力

一、概念和特点

重症肌无力由乙酰胆碱受体抗体介导、细胞免疫依赖及补体参与的一种神经-肌肉接头处传递障碍的自身免疫性疾病。任何年龄均可发病,40 岁前女性患病率可为男性的 2～3 倍;中年以上发病者,以男性为多。

二、病因与发病机制

其发病原因包括自身免疫、被动免疫(暂时性新生儿重症肌无力)、遗传性(先天性肌无力综合征)及药源性(D-青霉胺等)因素。多数患者伴有胸腺增生或胸腺肿瘤;感染、精神创伤、过度劳累、妊娠、分娩可诱发或加重病情。临床发现,某些环境因素如环境污染造成免疫力下降,过度劳累造成免疫功能紊乱,病毒感染或使用氨基糖苷类抗生素或 D-青霉胺等药物可诱发某些基因缺陷等。重症肌无力易患基因及基因多态性的原因非常复杂,不仅与主要组织相容性抗原复合物基因有关,而且与非相容性抗原复合物基因,如 T 细胞受体、免疫球蛋白、细胞因子、凋亡等基因有关。

三、临床表现

(一)临床特征

某些特定的骨骼肌群表现出具有波动性和易疲劳性的肌无力症状,晨轻暮重,持续活动后加重,休息后可缓解。眼外肌无力所致非对称性上睑下垂和双眼复视是重症肌无力最为常见的首发症状,还可出现交替性或双侧上睑下垂、眼球活动障碍,通常瞳孔大小正常。面肌无力可致鼓腮漏气、眼睑闭合不全、鼻唇沟变浅、苦笑或面具样面容。咀嚼肌无力可致咀嚼困难。咽喉肌无力可致构音障碍、吞咽困难、鼻音、饮水呛咳及声音嘶哑。颈部肌肉无力可致抬头困难。肢体各组肌群均可出现肌无力症状，以近端为著。呼吸肌无力可致呼吸困难、发绀。

（二）重症肌无力危象

重症肌无力危象是指重症肌无力患者急骤发生延髓肌和呼吸肌严重无力以至于不能排出分泌物和维持足够的通换气功能的情况，若不及时有效抢救，常可危及生命。其诱因和加重因素：除免疫力下降是其发病的内因，感染为重症肌无力危象发生最重要的诱因，也包括劳累过度、激素不合理应用、胸腺瘤手术、药物滥用或误用、精神刺激、外伤、月经、怀孕、流产、其他疾病等。

四、辅助检查

（一）疲劳试验

令患者做受累肌群的持续运动或收缩，如睁闭眼睑、眼球向上凝视、持续吸气、咀嚼或双臂侧平举等动作，常在持续数十秒后迅速出现上睑下垂、复视明显、咀嚼无力或两臂下垂等症状，为肌疲劳试验阳性。

（二）抗胆碱酯酶药物试验

成人皮下注射胆碱酯酶抑制剂甲基硫酸新斯的明 $1.0 \sim 1.5$ mg，同时皮下注射阿托品消除其胆碱样不良反应；儿童可按体重 $0.02 \sim 0.03$ mg/kg 进行皮下注射，最大剂量不超过 1 mg。注射前可参照重症肌无力临床绝对评分标准，记录一次单项肌力情况，注射后每 10 分钟记录 1 次，持续记录 60 分钟。相对评分 $<25\%$ 为阴性，$25\% \sim 60\%$ 为可疑阳性，$>60\%$ 为阳性。

（三）电生理检查

电生理检查包括低频重复电刺激和单纤维肌电图检查。重复神经电刺激常规检查的神经包括面神经、副神经、腋神经和尺神经。持续时间为 3 秒，结果判断用第 4 或第 5 波与第 1 波相比，当波幅衰竭 10% 或 15% 以上为异常，称为波幅递减。

（四）血清学检查

30% ~ 50% 的单纯眼肌型重症肌无力患者可检测到 AChR 抗体，80% ~ 90% 的全身型重症肌无力患者可检测到 AChR 抗体。抗体检测阴性者不能排除重症肌无力的诊断。

（五）胸腺影像学检查

约 15% 的重症肌无力患者同时伴有胸腺瘤，约 60% 的重症肌无力患者同时伴有胸腺增生，20% ~ 25% 的胸腺瘤患者可出现重症肌无力症状，纵隔 CT 检查胸腺瘤检出率可达 94%。

五、治疗

（一）一般治疗

适当休息与活动、加强营养、避免和慎用可诱发本症的药物如新霉素、多黏菌素、奎宁等。呼吸肌训练和轻型重症肌无力患者进行力量锻炼，可以改善肌力。

（二）药物治疗

（1）胆碱酯酶抑制剂：溴吡斯的明是最常用的胆碱酯酶抑制剂，用于改善临床症状，是所有类型重症肌无力的一线用药，其使用剂量应个体化，一般可配合其他免疫抑制药物联合治疗。

（2）激素或免疫抑制剂：如糖皮质激素、硫唑嘌呤和甲氨蝶呤等。

（3）静脉注射免疫球蛋白，可用于病情急性进展的重症肌无力患者、胸腺切除术前准备及辅助用药，与血浆置换疗效相同但不良反应更小。

(三)血浆置换

病情急性进展的重症肌无力患者、胸腺切除术前准备及作为辅助用药也可应用血浆置换。

(四)外科治疗

确诊的胸腺肿瘤患者应行胸腺摘除手术,可不考虑重症肌无力的严重程度,早期手术治疗可以降低肿瘤扩散的风险。

(五)危象的处理

根据不同的危象进行救治,保持呼吸道通畅,积极控制肺部感染,必要时行气管切开,实施正压辅助通气。

六、护理评估

(一)一般评估

1.生命体征

患者可呈现体温升高,病毒感染时患者体温可不升高;呼吸肌受累时,引发呼吸困难,导致呼吸频率和节律的变化等;评估患者的血氧饱和度,合并甲状腺功能亢进患者可出现怕热多汗,心率较快或心律失常,收缩压升高而舒张压下降,脉压增大,呼吸较快。

2.病史

询问患者有无反复发作的重症肌无力病史;重症肌无力起病的形式;主要症状和体征(首发症状,肌无力的部位,受累部位的前后顺序,肌无力的程度);了解病前有无诱因如感染、精神创伤、过度劳累、服药史、妊娠、月经等;疾病加重和缓解的因素。

3.相关记录

体重、体位、饮食、皮肤、液体出入量等记录结果。评估患者的营养状态。

(二)身体评估

1.头颈部

观察患者的面容表情及营养状态,判断起病的急缓;观察眼睑闭合的程度,眼球运动方向、面部表情肌及四肢肌肉的活动,如出现上睑下垂、斜视、眼球活动受限、表情淡漠、连续咀嚼无力、张口呼吸、吞咽困难等。检查眼肌和面部表情肌的肌力。检查方法:检查时令患者做肢体伸缩动作,检查者从相反方向给予阻力,测试患者对阻力的克服力量,并注意两侧比较。

2.胸部

检查躯干肌肌力。重症肌无力患者呼吸音可减弱或消失,由于吞咽困难导致误吸或咳痰无力及长期卧床患者可引发肺部感染等,可触诊语音震颤和听到呼吸音增强。

3.腹部

观察腹部和膀胱区外形,有无肠鸣音减弱和尿潴留。腹壁反射、提睾反射是否存在和对称。

4.四肢

检查肌肉容积(肌肉的外形和体积)是否出现肌萎缩。检查四肢骨骼肌的肌力,检查各个肌群的腱反射,如肱二头肌、肱三头肌、桡骨膜、膝反射和跟腱反射等。是否存在病理反射。

(三)心理-社会评估

主要了解患者的文化背景,患病后的情绪反应及其学习、工作与家庭生活的情况,家庭成员的支持程度,家庭的经济能力等。

(四)辅助检查结果评估

抗胆碱酯酶药物试验涉及重症肌无力临床绝对评分标准如下。

1.上睑无力计分

患者平视正前方,观察上睑遮挡角膜的水平,以时钟位记录,左、右眼分别计分,共 8 分。0 分:11～1 点;1 分:10～2 点;2 分:9～3 点;3 分:8～4 点;4 分:7～5 点。

2.上睑疲劳试验

令患者持续睁眼向上方注视,记录诱发出上睑下垂的时间(秒)。上睑下垂:以上睑遮挡角膜9～3 点为标准,左、右眼分别计分,共 8 分。0 分:>60;1 分:31～60;2 分:16～30;3 分:6～15 分;4 分≤5。

3.眼球水平活动受限计分

患者向左、右侧注视,记录外展、内收露白的毫米数,同侧眼外展露白毫米数与内收露白毫米数相加,左、右眼分别计分,共 8 分。0 分:外展露白+内收露白≤2 mm,无复视;1 分:外展露白+内收露白>2 mm,≤4 mm,有复视;2 分:外展露白+内收露白>4 mm,≤8 mm;3 分:外展露白+内收露白>8 mm,≤12 mm;4 分:外展露白+内收露白>12 mm。

4.上肢疲劳试验

两臂侧平举,记录诱发出上肢疲劳的时间(秒),左、右侧分别计分,共 8 分。0 分:>120;1 分:61～120;2 分:31～60;3 分:11～30;4 分:0～10。

5.下肢疲劳试验

患者取仰卧位,双下肢同时屈髋、屈膝各 90°。记录诱发出下肢疲劳的时间(秒),左、右侧分别计分,共 8 分。0 分:>120;1 分:61～120;2 分:31～60;3 分:11～30;4 分:0～10。

6.面肌无力的计分

0 分:正常;1 分:闭目力稍差,埋睫征不全;2 分:闭目力差,能勉强合上眼睑,埋睫征消失;3 分:闭目不能,鼓腮漏气;4 分:噘嘴不能,面具样面容。

7.咀嚼、吞咽功能的计分

0 分:能正常进食;2 分:进普食后疲劳、进食时间延长,但不影响每次进食量;4 分:进普食后疲劳、进食时间延长、已影响每次进食量;6 分:不能进普食,只能进半流质;8 分:鼻饲管进食。

8.呼吸肌功能的评分

0 分:正常;2 分:轻微活动时气短;4 分:平地行走时气短;6 分:静坐时气短;8 分:人工辅助呼吸。

七、主要护理诊断/问题

(一)有误吸的危险

与咽部、喉部肌肉无力、吞咽无力有关。

(二)低效型呼吸形态

与呼吸肌无力或胆碱能危象不能有效的呼吸有关。

(三)生活自理缺陷

与肌肉无力、吞咽无力、语言障碍等有关。

(四)语言沟通障碍

与肌肉无力及构音障碍有关。

(五)焦虑

与对疾病及其治疗、护理缺乏认识,担忧预后有关。

八、护理措施

(一)休息与活动

急性期,患者应卧床休息,限制活动;缓解期,适当休息与活动,避免劳累;避免到人多的地方,以防感染。

(二)饮食护理

给予低盐、高蛋白、富含钾、钙的饮食,切勿勉强进食。咀嚼无力或吞咽困难者,在药物生效后进食,以软食、半流质、糊状物或流质(如肉汤、鸡汤、牛奶)为宜。吞咽困难、呛咳明显者,给予鼻饲。

(三)用药护理

1.药物配合

如新斯的明、泼尼松、环磷酰胺等,注意调整剂量及给药次数及时间,观察药物不良反应。饮食和进水尽量安排在胆碱酯酶抑制剂服用起效之后,以防发生吞咽困难和呛咳。

2.并发症护理

吞咽困难患者易出现误吸甚至窒息;用药不足或过量易产生重症肌无力危象。及时报告医师,并配合治疗与护理。

(四)重症肌无力危象的护理

1.保持呼吸道通畅

重症肌无力危象发生时常表现呼吸道分泌物增多、呼吸困难等,给予氧气吸入,加强呼吸道管理,注意呼吸道湿化,每2小时翻身、拍背1次,及时有效排痰,防止痰液堵塞,保持呼吸道通畅。

2.使用呼吸机患者的护理

严密观察病情变化,包括血氧、血压、心率、呼吸、痰液等指标的观察,定时做血气分析,根据血气分析调整呼吸机参数。加强呼吸道管理,预防肺部并发症;严密观察呼吸音变化,发现异常及时报告医师处理。

3.机械通气患者人机对抗的护理

人机对抗是重症肌无力危象机械通气患者最常见的问题之一。人机对抗的原因,主要有患者恐惧及过度紧张导致自主呼吸频率过快与机械通气不协调,呼吸机模式及参数设置不当,支气管痉挛和气道阻塞等。出现人机对抗现象时,要评估患者的情况,分析人机对抗出现的原因,进行针对性处理,给予心理护理、使用镇静剂、调整呼吸机参数、解除支气管痉挛、吸痰及加强人工气道湿化等。

(五)心理护理

关心体贴患者,协助其生活护理,多与其交谈,鼓励其保持乐观情绪,树立战胜疾病的信心,积极配合治疗及护理。

(六)健康教育

(1)定期复查治疗原发病,如胸腺肿瘤、感染、精神创伤等。

(2)预防各种诱因,增强体质,避免呼吸道感染;保持居室通风良好,空气新鲜;生活有规律,劳逸结合,勿过度劳累,保持充足睡眠。保持良好乐观情绪,避免精神紧张、焦虑、烦躁等不良情绪。

(3)遵医嘱用药;增加营养,合理饮食,进食高蛋白、高热量、富含维生素的食物;禁用和慎用对神经-肌肉传递阻滞的药物,注意药物治疗的注意事项。

(4)就诊指标:病情变化或加重应及时就诊,如活动后疲劳加重,休息后减轻,且晨轻暮重;出现上睑下垂、复视、吞咽困难、饮水反呛、发音困难、四肢无力、呼吸困难或咳嗽无力等现象应及时就诊。

九、护理效果评估

(1)患者肌力逐渐恢复。

(2)患者呼吸困难减轻,脱离机械通气。

(3)患者眼部症状(上睑下垂、斜视、复视等)减轻或消失。

(4)患者吞咽功能良好,无吞咽困难和饮水呛咳。

(谭钧文)

第四章　肝胆外科护理

第一节　原发性肝癌

原发性肝癌是指由肝细胞或肝内胆管上皮细胞发生的恶性肿瘤,是我国常见的恶性肿瘤之一,病死率较高,在恶性肿瘤死亡排位中居第 2 位。近年来发病率有上升趋势,肝癌的五年生存率很低,预后凶险。原发性肝癌的发病率有较高的地区分布性,本病多见于中年男性,男女性别之比在肝癌高发区中为(3～4):1,低发区则为(1～2):1。高发区的发病年龄高峰为40～49 岁。

一、病因及发病机制

病因及发病机制尚不清楚,根据高发区的流行病学调查结果表明,下列因素与肝癌的发病关系密切。

(一)病毒性肝炎

在我国,乙型肝炎是原发性肝癌发生的最重要病因,原发性肝癌患者中 1/3 曾有慢性肝炎病史。肝癌患者血清中乙型肝炎标志物达 90% 以上,近年来,丙型肝炎与肝癌的关系也逐渐引起关注。

(二)肝硬化

原发性肝癌合并肝硬化者占 50%～90%,乙肝病毒持续感染与肝细胞癌有密切关系。其过程可能是乙型肝炎病毒引起肝细胞损害继而发生增生或不典型增生,从而对致癌物质敏感。在多病因参与的发病过程中可能有多种基因发生改变,最后导致癌变。

(三)黄曲霉毒素

在肝癌高发区,尤其南方以玉米为主粮的地方调查提示,肝癌流行可能与黄曲霉毒素对粮食的污染有关,其代谢产物黄曲霉毒素 B_1 有强烈致癌作用。

(四)饮水污染

江苏启东的流行病学调查结果发现,饮用池塘水者与饮用井水者的肝癌发病率和病死率有明显差异,可能与池塘水的蓝绿藻产生的微囊藻毒素污染饮用水源有关。

(五)遗传因素

在高发区肝癌有时出现家族聚集现象,尤以共同生活并有血缘关系者的肝癌罹患率高。可能与肝炎病毒垂直传播有关。

(六)其他

饮酒、亚硝胺、农药、某些微量元素含量异常,如铜、锌、钼等,肝吸虫等因素也被认为与肝癌有关。吸烟和肝癌的关系还待进一步明确。

二、临床表现

(一)症状

肝癌起病隐匿,早期缺乏典型症状,多在肝病随访中或体检普查中,应用血清甲胎蛋白(AFP)及B超检查偶然发现肝癌,此时患者既无症状,体格检查亦缺乏肿瘤本身的体征,此期称之为亚临床肝癌。一旦出现症状而来就诊者其病程大多已进入中晚期。不同阶段的肝癌,其临床表现有明显差异。

1.肝区疼痛

肝区疼痛这最常见,半数以上患者呈间歇性或持续性的钝痛或胀痛,是由于肿块生长迅速、使肝包膜绷紧牵拉所致。当肿瘤侵犯膈肌时,疼痛可向右肩或右背部放射。向右后生长的肿瘤可致右腰疼痛。突然出现剧烈腹痛和腹膜刺激征提示癌结节包膜下出血或向腹腔破溃。

2.消化道症状

食欲缺乏、恶心、呕吐、腹泻、消化不良等,缺乏特异性。

3.全身症状

低热与癌肿坏死物质吸收有关。此外,还有乏力、消瘦、贫血、全身衰竭等,少数患者晚期呈恶病质,这是由于癌症所致的能量消耗和代谢障碍所致。

4.转移灶症状

如肺转移可出现咳嗽、咯血;胸膜转移可引起胸痛和血性胸腔积液;癌栓栓塞肺动脉,引起肺梗死,可突然出现严重呼吸困难和胸痛;癌栓栓塞下肢静脉,可出现下肢严重水肿;骨转移和脊柱转移,可引起局部压痛或神经受压症状;颅内转移可出现相应的神经定位症状和体征。

5.伴癌综合征

癌肿本身代谢异常,癌组织对机体发生影响而引起的内分泌或代谢异常的一组症候群称之为伴癌综合征。如自发性低血糖症、红细胞增多症,其他罕见的有高脂血症、高钙血症、类癌综合征等。

(二)体征

1.肝大

进行性肝大是常见的特征性体征之一。肝质地坚硬,表面及边缘不光滑,有大小不等结节,伴不同程度的压痛。如癌肿突出于右肋弓下或剑突下,上腹可出现局部隆起或饱满。

2.脾大

脾大多见于合并肝硬化门静脉高压患者。因门静脉或脾静脉有癌栓或癌肿压迫门静脉引起。

3.腹水

腹水因合并肝硬化门静脉高压、门静脉或肝静脉癌栓所致。当癌肿表面破溃时可引起血性腹水。

4.黄疸

当癌肿浸润、破坏肝细胞时,可引起肝细胞性黄疸;当癌肿侵犯肝内胆管或压迫胆管时,可出现阻塞性黄疸。

5.转移灶相应体征

其包括锁骨上淋巴结肿大、胸腔积液的体征,截瘫、偏瘫等。

(三)并发症

主要的并发症有肝性脑病、上消化道出血、肝癌结节破裂出血、血性胸腹水和继发感染。上述并发症可由肝癌本身或并存的肝硬化引起,常为致死的原因。

三、辅助检查

(一)血清甲胎蛋白(AFP)测定

AFP是目前诊断肝细胞肝癌最特异性的标志物,是体检普查的项目之一。肝癌患者 AFP 阳性率70%～90%,诊断标准:①AFP 大于 500 $\mu g/L$,持续 4 周。②AFP 在大于 200 $\mu g/L$ 的中等水平持续8 周。③AFP 由低浓度升高后不下降。

(二)影像学检查

(1)超声显像是目前肝癌筛查的首选检查之一,有助于了解占位性病变的血供。

(2)CT 在反映肝癌的大小、形态、部位、数目等方面有突出的优点,被认为是补充超声显像检查的非侵入性诊断的首选方法。

(3)肝动脉造影是肝癌诊断的重要补充方法,对直径 2 cm 以下的小肝癌的诊断较有价值。

(4)MRI 优点是除显示如 CT 那样的横断面外,还能显示矢状位、冠状位及任意切面。

(三)肝组织活检或细胞学检查

在超声或 CT 引导下活检或细针穿刺行组织学或细胞学检查,是目前确诊直径 2 cm 以下小肝癌的有效方法。缺点是易引起近边缘的肝癌破裂,有促进转移的危险。在非侵入性操作未能确诊时考虑使用。

四、诊断

有慢性肝炎病史,原因不明的肝区不适或疼痛,或原有肝病症状加重伴有全身不适、明显的食欲缺乏和消瘦、乏力、发热;肝进行性肿大、压痛、质地坚硬、表面和边缘不光滑。对高危人群血清 AFP 的检测及影像学检查。对既无症状也无体征的亚临床肝癌的诊断主要靠血清 AFP 的检测联合影像学检查。

五、治疗

早期治疗是改善肝癌预后的最主要的因素,而治疗方案的选择取决了肝癌的临床分期及患者的体质。

(一)手术治疗

这是首选的治疗方法,也是影响肝癌预后的最主要因素,同时是提高生存率的关键。

(二)局部治疗

1.肝动脉化疗栓塞治疗(TACE)

此为原发性肝癌非手术的首选方案,效果较好,应反复多次治疗。机制:先栓塞肿瘤远端血供,再栓塞肿瘤近端肝动脉,使肿瘤难以建立侧支循环,最终引起病灶缺血性坏死,并在动脉内灌注化疗药物。常用栓塞剂有明胶海绵和碘化油。

2.无水酒精注射疗法(PEI)

这是肿瘤直径小于 3 cm,结节数在 3 个以内,伴肝硬化不能手术患者的首选治疗方法。在 B 超引导下经皮肝穿刺入肿瘤内注入无水酒精,促使肿瘤细胞脱水变性、凝固坏死。

3.物理疗法

局部高温疗法,如微波组织凝固技术、射频消融、高功率聚焦超声治疗、激光等。

(三)其他治疗方法

1.放疗

放疗在肝癌治疗中仍有一定地位。适用于肿瘤较局限,但不能手术者,常与其他治疗方法组成综合治疗。

2.化疗

其常用阿霉素(ADM)及其衍生物、顺铂(CDDP)、氟尿嘧啶(5-FU)、丝裂霉素(MMC)和甲氨喋呤(MTX)等。主张联合用药,单一用药疗效较差。

3.生物治疗

生物治疗常用干扰素、白细胞介素、LAK 细胞、TIL 细胞等,作为辅助治疗之一。

4.中医中药治疗

此用于晚期肝癌患者和肝功能严重失代偿无法耐受其他治疗者,可作为辅助治疗之一。

5.综合治疗

根据患者的具体情况,选择一种或多种治疗方法联合使用,为中晚期患者的主要治疗方法。

六、常用护理诊断

(一)疼痛

肝区痛与肿瘤迅速增大、牵拉肝包膜有关。

(二)预感性悲哀

与获知疾病预后有关。

(三)营养失调:低于机体需要量

与肝功能严重损害、摄入量不足有关。

七、护理措施

(一)一般护理

1.休息与体位

给患者创造安静舒适的休息环境,减少各种不良刺激,协助并指导患者取舒适卧位。为患者创造安静、舒适环境,提高患者对疼痛的耐受性。

2.饮食护理

鼓励进食,给予高蛋白、适量热量、高维生素、易消化饮食,如出现肝性脑病,禁食蛋白质。伴腹水患者,限制水钠摄入。如出现恶心、呕吐现象,做好口腔护理。在化疗过程中患者往往胃肠道反应明显,可根据其口味适当调整饮食。

3.皮肤护理

晚期肝癌患者极度消瘦,严重营养不良,因为疼痛影响,常拒绝体位变动。因此要加强翻身,皮肤按摩,如出现压疮,做好相应处理。

(二)病情观察

监测生命体征,观察有无肝区疼痛、发热、腹水、黄疸、呕血、便血、24小时尿量等,以及实验室各项血液生化和免疫学指标。观察有无转移征象。

(三)疼痛护理

晚期癌症患者大部分有中度至重度的疼痛,多为顽固性的剧痛,严重影响生存质量。通过询问病史、观察或运用评估工具来判断疼痛的部位、性质、程度。

1.三阶梯疗法

目前临床普遍推行WTO推荐的三阶梯疗法,其原则:①按阶梯给药,依药效的强弱顺序递增使用。②无创性给药,可选择口服给药,直肠栓剂或透皮贴剂给药等方式。③按时给药,而不是按需给药。④剂量个体化。按此疗法多数患者能满意止痛。

(1)第1阶梯:轻度癌痛,可用非阿片类镇痛药,如阿司匹林等。

(2)第2阶梯:中度癌痛及第1阶梯治疗效果不理想时,可选用弱阿片类药,如可卡因。

(3)第3阶梯:重度癌痛及第2阶梯治疗效果不理想者,选用强阿片类药,如吗啡。多采用口服缓释或控释剂型。癌痛的治疗中提倡联合用药的方法,加用一些辅助药以协同主药的疗效,减少其用量与不良反应,常用辅助药物:①弱安定药,如地西泮和艾司唑仑等。②强安定药,如氯丙嗪和氟哌利多等。③抗抑郁药,如阿米替林。

向患者说明接受治疗的效果及帮助患者正确用药,对于已掌握的规律性疼痛,在疼痛发生前使用镇痛剂。疼痛减轻或停止时应及时停药,观察止痛疗效及不良反应。

2.其他方法

(1)放松止痛法:通过全身松弛可以阻断或减轻疼痛反应。

(2)心理暗示疗法:可结合各种癌症的治疗方法,暗示患者进行自身调节,告诉患者配合治疗就一定能战胜疾病。

(3)物理止痛法:可通过刺激疼痛周围皮肤或相对应的健侧达到止痛目的。

(4)转移止痛法:让患者取舒适体位,通过回忆、冥想、听音乐、看书报等方法转移注意力,减轻疼痛反应。

(四)肝动脉栓塞化疗护理

这是肝癌非手术治疗的首选方法,已在临床上广泛应用,是一种创伤性的非手术治疗。

1.术前护理

(1)向患者和家属解释治疗的必要性、方法、效果。

(2)评估患者的身体状况,必要时先给予支持治疗。

(3)做好各种检查,如血常规、出凝血时间、肝肾功能、心电图、影像学检查等;检查股动脉和足背动脉搏动的强度。

(4)做好碘过敏试验和普鲁卡因过敏试验,如碘过敏试验阳性可用非离子型造影剂。

(5)术前6小时禁食禁饮。

(6)术前0.5小时可给予镇静剂,并测量血压。

2.术中护理

(1)准备好各种抢救用品和药物。

(2)护士应尽量陪伴在患者的身边,安慰及观察患者。

(3)注射造影剂时,应严格控制注射速度,注射完毕后应密切观察患者有无恶心、心悸、胸闷、皮疹等过敏症状,观察血压的变化。

(4)注射化疗药物后应观察患者有无恶心、呕吐,一旦出现应帮助患者头偏向一侧,备污物盘,指导患者做深呼吸,如使用的化疗药物胃肠道反应很明显,可在注入化疗药物前给予止吐药。

(5)观察患者有无腹痛,如出现轻微腹痛,可向患者解释腹痛的原因,安慰患者,转移注意力;如疼痛较剧,患者不能耐受,可给予止痛药。

3.术后护理

(1)预防穿刺部位出血:拔管后应压迫股动脉穿刺点15分钟,绷带包扎后,用沙袋(1~2 kg)压迫6~8小时;保持穿刺侧肢体平伸24小时;术后8小时内,应每隔1小时观察穿刺部位有无出血和渗血,保持敷料的清洁干燥;一旦发现出血,应立即压迫止血,重新包扎,沙袋压迫;如为穿刺点大血肿,可用无菌注射器抽吸,24小时后可热敷,促进其吸收。

(2)观察有无血栓形成:应检查两侧足背动脉的搏动是否对称,患者有无肢体麻木、胀痛、皮肤温度降低等,出现上述症状与体征,应立即报告医师及时采取溶栓措施。

(3)观察有无栓塞后综合征:发热、恶心、呕吐、腹痛。如体温超过39 ℃,可物理降温,必要时用退热药。术中或术后用止吐药,可有效地预防和减轻恶心、呕吐的症状,鼓励患者进食,尽可能满足患者对食物的要求。腹痛是因肿瘤组织坏死、局部组织水肿而引起的,可逐渐缓解,如疼痛剧烈,可使用药物止痛。

(4)密切观察化疗后反应,及时检查肝、肾功能和血常规,及时治疗和抢救。补充足够的液体,鼓励患者多饮水、多排尿,必要时应用利尿剂。

(五)心理护理

肝癌患者的5个阶段的心理反应往往比其他癌症患者更为明显。要充分认识患者的心理反应,对部分出现过激行为,如绝望甚至自杀的患者,要给予正确的心理疏导;同时,建立良好的护患关系,减轻患者恐惧。对于晚期患者,特别要维护其尊严,并做好临终护理。

(六)健康教育

1.疾病知识指导

原发性肝癌应以预防为主。临床证明,肝炎-肝硬化-肝癌的关系密切。因此,患病毒性肝炎的患者应及时正确治疗,防止转变为肝硬化,非乙型肝炎病毒携带者应注射乙型肝炎疫苗。加强锻炼,增强体质,注意保暖。

2.生活指导

禁食含有黄曲霉素的霉变食物,特别是发霉的花生和玉米,禁饮酒。肝癌伴有肝硬化者,特别是伴食管-胃底静脉曲张的患者,应避免粗糙饮食。

3.用药指导

在化疗过程中,应向患者做好解释工作,消除紧张心理,并介绍药物性质、毒副作用,使患者心中有数。①药物反应较重者,宜安排在睡前或饭后用药,以免影响进食。呕吐严重者应少食多餐,辅以针刺足三里、合谷、曲池等穴,对减轻胃肠道反应有一定作用。②注意防止皮肤破损,观察皮肤有无瘀斑、出血点,有无牙龈出血、鼻出血、血尿及便血等症状。③鼓励患者多饮水或强迫排尿,使尿液稀释。遵医嘱适量地服用碳酸氢钠以碱化尿液。④常选用1:5 000高锰酸钾溶液坐浴,预防会阴部感染。

4.自我监测指导

出现右上腹不适、疼痛或包块者应尽早到医院检查。肝癌的疗效取决于早发现、早治疗,一旦确诊应尽早治疗,以手术为主的综合治疗可明显延长患者生命。观察肿瘤有无并发症和有无远处转移的表现,应警惕肝癌结节破裂、肝性脑病、消化道出血和感染等。手术后的癌肿患者应观察有无复发,定期复诊。化疗患者应定期检查肝肾功能、心电图、血常规、血浆药物浓度等,及时了解脏器功能和有无药物蓄积。

(李云霞)

第二节 胆 囊 结 石

一、概述

胆囊结石是指原发于胆囊的结石,是胆石症中最多的一种疾病。近年来随着卫生条件的改善及饮食结构的变化,胆囊结石的发病率呈升高趋势,已高于胆管结石。胆囊结石以女性多见,男女之比为 1:(3～4);其以胆固醇结石或以胆固醇为主要成分的混合性结石为主。少数结石可经胆囊管排入胆总管,大多数存留于胆囊内,且结石越聚越大,可呈多颗小米粒状,在胆囊内可存在数百粒小结石,也可呈单个巨大结石;有些终身无症状而在尸检中发现(静止性胆囊结石),大多数反复发作腹痛症状,一般小结石容易嵌入胆囊管发生阻塞引起胆绞痛症状,发生急性胆囊炎。

二、诊断

(一)症状

1.胆绞痛

胆绞痛是胆囊结石并发急性胆囊炎时的典型表现,多在进油腻食物后胆囊收缩,结合移位并嵌顿于胆囊颈部,胆囊压力升高后强力收缩而发生绞痛。小结石通过胆囊管或胆总管时可发生典型的胆绞痛,疼痛位于右上腹,呈阵发性,可向右肩背部放射,伴恶心、呕吐,呕吐物为胃内容物,吐后症状并不减轻。存留在胆囊内的大结石堵塞胆囊腔时并不引起典型的胆绞痛,故胆绞痛常反映结石在胆管内的移动。急性发作特别是坏疽性胆囊炎时还可出现高热、畏寒等显著的感染症状,严重病例由于炎性渗出或胆囊穿孔可引起局限性腹膜炎,从而出现腹膜刺激症状。胆囊结石一般无黄疸,但30%的患者因伴有胆管炎或肿大的胆囊压迫胆管,肝细胞损害时也可有一过性黄疸。

2.胃肠道症状

大多数慢性胆囊炎患者有不同程度的胃肠道功能紊乱,表现为右上腹隐痛不适、厌油、进食后上腹饱胀感,常被误认为胃病。有近半数的患者早期无症状,称为静止性胆囊结石,此类患者在长期随访中仍有部分出现腹痛等症状。

（二）体征

1.一般情况

无症状期间患者大多一般情况良好,少数急性胆囊炎患者在发作期可有黄疸,症状重时可有感染中毒症状。

2.腹部情况

如无急性发作,患者腹部常无明显异常体征,部分患者右上腹可有深压痛;急性胆囊炎患者可有右上腹饱满、呼吸运动受限、右上腹触痛及肌紧张等局限性腹膜炎体征,Murphy 征阳性。有1/3～1/2的急性胆囊炎患者,在右上腹可扪及肿大的胆囊或由胆囊与大网膜粘连形成的炎性肿块。

（三）检查

1.化验检查

胆囊结石合并急性胆囊炎有血液白细胞计数升高,少数患者谷丙转氨酶也升高。

2.B超检查

B超检查简单易行,价格低廉,且不受胆囊大小、功能、胆管梗阻或结石含钙多少的影响,诊断正确率可达96％以上,是首选的检查手段。典型声像特征是胆囊腔内有强回声光团并伴声影,改变体位时光团可移动。

3.胆囊造影

能显示胆囊的大小及形态并了解胆囊收缩功能,但易受胃肠道功能、肝功能及胆囊管梗阻的影响,应用很少。

4.X线检查

腹部 X 线平片对胆囊结石的显示率为 10％～15％。

5.十二指肠引流

有无胆汁可确定是否有胆囊管梗阻,胆汁中出现胆固醇结晶提示结石存在,但此项检查目前已很少用。

6.CT、MRI、ERCP、PTC 检查

在 B 超不能确诊或者怀疑有肝内胆管、肝外胆管结石或胆囊结石术后多年复发又疑有胆管结石者,可酌情选用其中某一项或几项诊断方法。

（四）诊断要点

1.症状

20％～40％的胆囊结石可终生无症状,称静止性胆囊结石。有症状的胆囊结石的主要临床表现:进食后,特别是进油腻食物后,出现上腹部或右上腹部隐痛不适、饱胀,伴嗳气、呃逆等。

2.胆绞痛

胆囊结石的典型表现,疼痛位于上腹部或右上腹部,呈阵发性,可向肩胛部和背部放射,多伴恶心、呕吐。

3.Mirizzi 综合征

持续嵌顿和压迫胆囊壶腹部和颈部的较大结石,可引起肝总管狭窄或胆囊管瘘,及反复发作的胆囊炎、胆管炎及梗阻性黄疸,称 Mirizzi 综合征。

4.Murphy 征

右上腹部局限性压痛、肌紧张,阳性。

5.B 超检查

胆囊暗区有一个或多个强回声光团,并伴声影。

(五)鉴别诊断

1.肾绞痛

胆绞痛需与肾绞痛相鉴别,后者疼痛部位在腰部,疼痛向外生殖器放射,伴有血尿,可有尿路刺激症状。

2.胆囊非结石性疾病

胆囊良、恶性肿瘤、胆囊息肉样病变等,B 超、CT 等影像学检查可提供鉴别线索。

3.胆总管结石

可表现为高热、黄疸、腹痛,超声等影像学检查可以鉴别,但有时胆囊结石可与胆总管结石并存。

4.消化性溃疡性穿孔

多有溃疡病史,腹痛发作突然并很快波及全腹,腹壁呈板状强直,腹部 X 线平片可见膈下游离气体。较小的十二指肠穿孔,或穿孔后很快被网膜包裹,形成一个局限性炎性病灶时,易与急性胆囊炎混淆。

5.内科疾病

一些内科疾病如肾盂肾炎、右侧胸膜炎、肺炎等,亦可发生右上腹疼痛症状,若注意分析,不难获得正确的诊断。

三、治疗

(一)一般治疗

饮食宜清淡,防止急性发作,对无症状的胆囊结石应定期 B 超随诊;伴急性炎症者宜进食,注意维持水、电解质平衡,并静脉应用抗生素。

(二)药物治疗

溶石疗法服用鹅去氧胆酸或熊去氧胆酸对胆固醇结石有一定溶解效果,主要用于胆固醇结石。但此种药物有肝毒性,服药时间长,反应大,价格贵,停药后结石易复发。其适应证:胆囊结石直径在 2 cm 以下;结石为含钙少的 X 线能够透过的结石;胆囊管通畅;患者的肝脏功能正常,无明显的慢性腹泻史。目前,多主张采取熊去氧胆酸单用或与鹅去氧胆酸合用,不主张单用鹅去氧胆酸。鹅去氧胆酸总量为15 mg/(kg·d),分次口服。熊去氧胆酸为 8～10 mg/(kg·d),分餐后或晚餐后 2 次口服。疗程1～2 年。

(三)手术治疗

对于无症状的静止胆囊结石,一般认为无须施行手术切除胆囊。但下列情况时,应进行手术治疗:①胆囊造影胆囊不显影;②结石直径超过 2～3 cm;③并发糖尿病且在糖尿病已控制时;④老年人或有心肺功能障碍者。

腹腔镜胆囊切除术适于无上腹创伤及手术史者,无急性胆管炎、胰腺炎和腹膜炎及腹腔脓肿的患者。对并发胆总管结石的患者应同时行胆总管探查术。

1.术前准备

择期胆囊切除术后引起死亡的最常见原因是心血管疾病。这强调了详细询问病史发现心绞痛和仔细进行心电图检查注意有无心肌缺血或以往心肌梗死证据的重要性。此外,还应寻找脑血管疾病,特别是一过性缺血发作的症状。若病史阳性或有问题时应做非侵入性颈动脉血流检查。此时对择期胆囊切除术应当延期,按照指征在冠状动脉架桥或颈动脉重新恢复血管流通后施行。除心血管病外,引起择期胆囊切除术后第2位的死亡原因是肝胆疾病,主要是肝硬化。除术中出血外,还可发生肝功能衰竭和败血症。自从在特别挑选的患者中应用预防性措施以来,择期胆囊切除术后感染中毒性并发症的发生率已有显著下降。慢性胆囊炎患者胆汁内的细菌滋生率占10%～15%;而在急性胆囊炎消退期患者中则高达50%。细菌菌种为肠道菌如大肠埃希菌、产气克雷伯杆菌和粪链球菌,其次也可见到产气荚膜杆菌、类杆菌和变形杆菌等。胆管内细菌的发生率随年龄而增长,故主张年龄在60岁以上、曾有过急性胆囊炎发作刚恢复的患者,术前应预防性使用抗生素。

2.手术治疗

对有症状胆石症已成定论的治疗是腹腔镜胆囊切除术。虽然此技术的常规应用时间尚短,但是其结果十分突出,以致仅在不能施行腹腔镜手术或手术不安全时,才选用开腹胆囊切除术,包括无法安全地进入腹腔完成气腹,或者由于腹内粘连,或者解剖异常不能安全地暴露胆囊等。外科医师在遇到胆囊和胆管解剖不清及遇到止血或胆汁渗漏而不能满意地控制时,应当及时中转开腹。目前,中转开腹率在5%以下。

(四)其他治疗

体外震波碎石适用于胆囊内胆固醇结石,直径不超过3 cm,且胆囊具收缩功能。治疗后部分患者可发生急性胆囊炎或结石碎片进入胆总管而引起胆绞痛和急性胆管炎,此外,碎石后仍不能防止结石的复发。因并发症多、疗效差,现已基本不用。

四、护理

(一)术前护理

1.饮食

指导患者选用低脂肪、高蛋白质、高糖饮食。因为脂肪饮食可促进胆囊收缩排出胆汁,加剧疼痛。

2.术前用药

严重的胆石症发作性疼痛可使用镇痛剂和解痉剂,但应避免使用吗啡,因吗啡有收缩胆总管的作用,可加重病情。

3.病情观察

应注意观察胆石症急性发作患者的体温、脉搏、呼吸、血压、尿量及腹痛情况,及时发现有无感染性休克征兆。注意患者皮肤有无黄染及粪便颜色变化,以确定有无胆管梗阻。

(二)术后护理

1.症状观察及护理

定时监测患者生命体征的变化,注意有无血压下降、体温升高及尿量减少等全身中毒症状,及时补充液体,保持出入量平衡。

2.T形管护理

胆总管切开放置T形管的目的是为了引流胆汁,使胆管减压:①T形管应妥善固定,防止扭曲、脱落;②保持T形管无菌,每天更换引流袋,下地活动时引流袋应低于胆囊水平,避免胆汁回流;③观察并记录每天胆汁引流量、颜色及性质,防止胆汁淤积引起感染;④如果T形管引流通畅,胆汁色淡黄、清澄、无沉渣且无腹痛无发热等症状,术后 10～14 天可夹闭管道。开始每天夹闭 2～3 小时,无不适可逐渐延长时间,直至全日夹管。在此过程中要观察患者有无体温增高、腹痛、恶心、呕吐及黄疸等。经 T 形管造影显示胆管通畅后,再引流 2～3 天,及时排出造影剂。经观察无特殊反应,可拔除 T 形管。

(三)健康指导

(1)进少油腻、高维生素、低脂饮食。烹调方式以蒸煮为宜,少吃油炸类的食物。

(2)适当体育锻炼,提高机体抵抗力。

(李云霞)

第三节 胆 囊 炎

胆囊炎是最常见的胆囊疾病,常与胆石症同时存在。女性多于男性。胆囊炎分为急性和慢性两种。

一、临床表现

急性胆囊炎可出现右上腹饱胀疼痛,体位改变和呼吸时疼痛加剧,右肩或后背部放射性疼痛,高热,寒战,并可有恶心、呕吐。慢性胆囊炎常出现消化不良、上腹不适或钝痛,可有恶心、腹胀及嗳气,进食油腻食物后加剧。

胆囊炎并发胆石症者,结石嵌顿时,可引起穿孔,导致腹膜炎,疼痛加重,甚至出现中毒性休克或衰竭。胆囊炎胆石症可加重或诱发冠心病,引起心肌缺血性改变。专家认为胆囊结石是诱发胆囊癌的重要因素之一。胆囊炎胆石症常可引起胰腺炎,由胆管疾病引起的急性胰腺炎约占 50%。

二、治疗

(1)无症状的胆囊结石根据结石大小数目,胆囊壁病变确定是否手术及手术时机。应择期行胆囊切除术,有条件医院应用腹腔镜行胆囊切除术。

(2)有症状的胆囊结石用开放法或腹腔镜方法。

(3)胆囊结石伴有并发症时,如急性、胆囊积液或积脓,急性胆石性胰腺炎胆管结石或胆管炎,应即刻行胆囊切除术。

三、护理

(一)术前护理

(1)按一般外科术前常规护理。

(2)低脂饮食。

(3)急性期应给予静脉输液,以纠正电解质紊乱,输血或血浆,以改善全身情况。

(4)患者如有中毒性休克表现,应先补足血容量,用升压药等纠正休克,待病情好转后手术治疗。

(5)黄疸严重者,有皮肤瘙痒,做好皮肤护理,防止瘙痒时皮肤破损,出现皮肤感染,同时注意黄疸患者,由于胆管内胆盐缺乏,维生素 K 吸收障碍,容易引起凝血功能障碍,术前应注射维生素 K。出现高热者,按高热护理常规护理。

(6)协助医师做好各项检查,如肝功能、心电图、凝血酶原时间测定、超声波、胆囊造影等,肝功能损害严重者应给予保肝治疗。

(7)需做胆总管与胆管吻合术时,应做胆管准备。

(8)手术前一天晚餐禁食,术晨按医嘱留置胃管,抽尽胃液。

(二)术后护理

(1)按一般外科手术后护理常规及麻醉后护理常规护理。

(2)血压平稳后改为半坐卧位,以利于引流。

(3)禁食期间,给予静脉输液。维持水电解质平衡。

(4)停留胃管,保持胃管通畅,观察引流液性质并记录量,术后 2～3 天肠蠕动恢复正常,可拔除胃管,进食流质,以后逐渐改为低脂的半流质,注意患者进食后反应。

(5)注意腹部伤口渗液,如渗液多应及时更换敷料。

(6)停留 T 管引流,保持胆管引流管通畅,并记录 24 小时引流量及性质。

(7)引流管停留时间长,引流量多者,要注意患者饮食及消化功能,食欲差者,可口服去氧胆酸、胰酶片或中药。

(8)胆总管内有残存结石或泥沙样结石,术后两周可行 T 管冲洗。

(9)防止 T 管脱落,除手术时要固定牢靠外,应将 T 管用别针固定于腹带上。

(10)防止逆行感染。T 管引流所接的消毒引流瓶/袋每周更换两次,更换引流袋要在无菌操作下进行。腹壁引流伤口每天更换敷料一次。

(11)注意水电解质平衡,注意有无低钾、低钠症状出现,注意黄疸消退情况。

(12)拔 T 管指征及注意事项:一般术后 10～14 天,患者无发热、无腹痛、大便颜色正常,黄疸消退,胆汁引流量逐日减少至 50 mL 以下,胆汁颜色正常,呈金黄色、澄清时,用低浓度的胆影葡胺作 T 管造影,以了解胆管远端是否通畅,如通畅可试行钳夹 T 管或提高 T 管距离腋后线 10～20 mL,如有上腹胀痛、发热、黄疸加深等情况出现,说明胆管下端仍有梗阻,应即开放引流管,继续引流,如钳夹 T 管 48 小时后无任何不适,方可拔管。拔管后 1～2 天可有少量胆汁溢出,应及时更换敷料,如有大量胆汁外溢应报告医师处理。拔管后还应观察患者食欲及腹胀、腹痛、黄疸、体温和大便情况。

(李云霞)

第四节　胆道肿瘤

一、疾病概述

(一)概念

胆道肿瘤包括胆囊和胆管的肿瘤。胆管良性肿瘤不常见。胆管癌发病率存在地区、性别和人群差异。在世界上大部分地区,胆管癌的发病率是比较低的。

1.胆囊息肉样病变

胆囊息肉样病变是指来源于胆囊壁,并向胆囊腔内突出或隆起的局限性息肉样病变的总称。良性多见。形态多样,有球形或半球形,带蒂或基底较宽。

2.胆囊癌

胆囊癌是指发生在胆囊的癌性病变,以胆囊体和底部多见。发病率不高。但在胆管系统恶性肿瘤中却是较常见的一种,约占肝外胆管癌的25%。发病年龄在50岁以上者占82%,其中女性发病率为男性的3~4倍。胆囊癌是为数很少的女性发病率高于男性的一种恶性肿瘤。我国胆囊癌的发生率在消化系统肿瘤中占第6位。

3.胆管癌

胆管癌包括肝内胆管细胞癌、肝门胆管癌和胆总管癌3种。肝门胆管癌和胆总管癌属肝外胆管癌,男女发病率无差异,50岁以上多见。肝外胆管癌发病率低于胆囊癌。我国是胆管癌发病率低的国家。由于胆管癌的预后甚差,故是一个值得重视的问题。女性胆管癌发病率增长速度在所有恶性肿瘤中名列前茅,而男性的增长速度仅次于前列腺癌和肾癌,位居第三。

(二)相关病理生理

1.胆囊息肉样病变

在病理上分为肿瘤性息肉和非肿瘤性息肉。肿瘤性息肉包括腺瘤、腺癌、血管瘤、脂肪瘤、平滑肌瘤、神经纤维瘤等;非肿瘤性息肉包括胆固醇息肉、炎性息肉、腺肌性增生等。由于术前难以确诊病变性质,故统称为胆囊息肉样病变。

2.胆囊癌

40%以上的胆囊癌患者合并有胆囊结石,同时胆囊结石患者中有1.5%~6.3%发生胆囊癌。多发生在胆囊体部和底部。癌细胞浸润可使胆囊壁呈弥漫性增厚,乳头状癌突出于囊腔可阻塞胆囊颈和胆囊管而引起胆囊积液。以腺癌多见,约占胆囊癌的85%,其次是未分化癌、鳞状细胞癌、腺鳞癌等。病理上分为肿块型和浸润型,前者表现为胆囊腔内大小不等的息肉样病变,后者表现为胆囊壁增厚与肝牢固粘连。转移方式主要为直接浸润肝实质及邻近组织器官,如十二指肠、胰腺、肝总管和肝门胆管。也可通过淋巴结转移,通常先累及胆囊周围和门静脉及胆总管淋巴结,然后转移至胰头部、肠系膜上动脉、肝动脉周围淋巴结及腹主动脉旁淋巴结。血行转移少见。

3.胆管癌

胆管癌较少见。国外资料报道尸检发现率为0.012%~0.850%,在胆管手术中的发现率为0.03%~1.80%。男性略多于女性(男:女=1.3:1),发病年龄在17~90岁,平均发病年龄约60岁。大多数胆管癌为腺癌,约占95%,分化好;少数为低分化癌、未分化癌、乳头状癌或鳞癌。胆管癌生长缓慢,主要沿胆管壁向上、下浸润生长。肿瘤多为小病灶,呈扁平纤维样硬化、同心圆生长,引起胆管梗阻,并直接浸润相邻组织。沿肝内、外胆管及其淋巴分布和流向转移,并沿肝十二指肠韧带内神经鞘浸润是其转移的特点。亦可经腹腔种植或血行转移。

(三)危险因素

胆管肿瘤的病因尚不十分明确,但与下列因素密切相关。

1.胆石

胆石是迄今所知与胆管癌尤其是胆囊癌关系最密切的危险因素。在胆囊未切除的胆石症患者随访的队列研究中发现,随访20年后胆囊癌的累计发病率约为1%;与非胆石症者比较,胆石症者胆囊癌的相对危险度为 3,有 20 年以上胆囊症状者的相对危险度更高达 6 倍。约 85% 的胆囊癌患者合并有胆囊结石,可能与胆囊黏膜受结石长期物理性刺激、慢性炎症及细菌代谢产物中的致癌物质等因素的作用而导致细胞异常增生有关。

2.炎症与感染

胆管癌患者常有慢性胆囊炎病史,尤其是萎缩性胆囊炎患者患癌的危险性很高。手术史、先天畸形,如胰管和胆管的异常联合与胆囊癌和肝外胆管癌有关,患癌的危险性增高 20 倍。

3.遗传因素

研究中发现,一级亲属中有胆石症史者不仅胆石症危险性增高,胆囊癌和肝外胆管癌的危险性也升高。

4.其他危险因素

测定肥胖程度的体质指数(BMI)与胆囊癌危险性之间有紧密的联系性,尤其是女性胆囊癌。肥胖也与男、女性肝外胆管癌危险性升高有关。有些研究发现,妊娠次数与胆石症及胆囊癌间有正相关,也曾报道月经生育史与胆管癌有联系。吸烟、饮酒与胆管癌的关系尚不明确,有待进一步研究。

近年的流行病学调查显示胆囊癌发病与萎缩性胆囊炎、胆囊息肉样病变有一定的关系,胆囊空肠吻合术后、完全钙化的瓷化胆囊和溃疡性结肠炎等亦可能成为致癌因素。胆管癌与胆管结石、原发性硬化性胆管炎、先天性胆管扩张症、慢性炎性肠病、胆管空肠吻合术后及肝吸虫等有关。近年的研究提示,胆管癌的发生还与乙型肝炎、丙型肝炎病毒感染有关。

(四)临床表现

1.胆囊息肉样病变

常无特殊临床表现,部分患者有右上腹部疼痛或不适,偶尔有恶心呕吐、食欲减退、消化不良等轻微的症状。体格检查可有右上腹部深压痛。若胆囊管梗阻,可扣及肿大的胆囊。

2.胆囊癌

发病隐匿,早期无特异性症状,但并非无规律可循。按出现频率由高至低临床表现依次为腹痛、恶心呕吐、黄疸和体重减轻等。部分患者可因胆囊结石切除时意外发现。合并胆囊结石或慢性胆囊炎者,早期表现类似胆囊结石或胆囊炎的症状,如上腹部持续性隐痛、食欲减退、恶心、呕吐等。当肿瘤侵犯浆膜层或胆囊床时,出现右上腹痛,可放射至肩背部,胆囊管梗阻时可触及肿大的胆囊。胆囊癌晚期,可在右上腹触及肿块,并出现腹胀、体重减轻或消瘦、贫血、黄疸、腹水及全身衰竭等。少数肿瘤可穿透浆膜,导致胆囊急性穿孔、急性腹膜炎、胆管出血等。

3.胆管癌

(1)症状。①腹痛:少数无黄疸者有上腹部隐痛、胀痛或绞痛,可向腰背部放射。②寒战、高热:合并胆管炎时,体温呈持续升高达 39～40 ℃ 或更高,呈弛张热热型。③消化道症状:许多患者在黄疸出现之前,感上腹部不适、饱胀、食欲下降、厌油、易乏等症状。但这些并非特异性症状,常常被患者忽视。

(2)体征。①黄疸:临床上,90% 的患者出现无痛性黄疸,包括巩膜黄染、尿色深黄、无胆汁大便(呈灰白色或陶土样)、皮肤黄染及全身皮肤瘙痒等;肝外胆管癌常常在相对早期时出现梗阻性黄疸,其程度可迅速进展或起伏。黄疸常在肿瘤相对小、未广泛转移时出现。②胆囊肿大:肿瘤发生在胆囊以下胆管时,常可触及肿大的胆囊,Murphy 征可呈阴性;当肿瘤发生在胆囊以上胆管和肝门部胆管时,如发生在近端胆管癌(左右肝管、肝总管),患者的肝内胆管常常扩张,胆囊不能触及,胆总管常常萎陷。③肝大:部分患者出现肝大、质硬,有触痛或叩痛;晚期可在上腹部触及肿块,可伴有腹水和下肢水肿。

（五）辅助检查

1.实验室检查

(1)胆囊癌:患者的血清癌胚抗原(CEA)或肿瘤标记物、CA125 等均可升高,但无特异性。

(2)胆管癌:患者的血清总胆红素、直接胆红素、AKP、ALP 显著升高,肿瘤标记物 CA19-9 也可能升高。

2.影像学检查

(1)胆囊息肉样病变:B 超是诊断本病的首选方法,但很难分辨其良、恶性;CT 增强扫描、常规 B 超加彩色多普勒超声、内镜超声及超声引导下经皮细针穿刺活检等可帮助明确诊断。

(2)胆囊癌:B 超、CT 检查可见胆囊壁呈不同程度增厚或显示胆囊内新生物,亦可发现肝转移或淋巴结肿大;增强 CT 或 MRI 可显示肿瘤的血供情况;B 超引导下细针穿刺抽吸活检,可帮助明确诊断。经皮肝穿刺胆管造影(percutaneous transhepatic cholangiography,PTC)在肝外胆管梗阻时操作容易,诊断价值高,对早期胆囊癌诊断帮助不大。

(3)胆管癌:B 超可见肝内、外胆管扩张或查见胆管肿瘤,作为首选检查,其诊断胆管癌的定位和定性准确性分别为 96％和 60％～80％。CT 扫描对胆管癌的诊断负荷率优于 B 超,其定位和定性准确性分别约为 72％和 60％。磁共振胰胆管成像(MRCP)目前已成为了解胆系解剖和病理情况的一种理想的检查方法,其总体诊断精度已达 97％以上,能清楚显示肝内、外胆管的影像,显示病变的部位效果优于 B 超、PTC、CT 和 MRI。

（六）主要治疗原则

1.胆囊息肉样病变

有明显症状者,排除精神因素、胃十二指肠和其他胆管疾病后,宜行手术治疗。无症状者,有以下情况需考虑手术治疗:胆囊多发息肉样变;单发息肉,直径超过 1 cm;胆囊颈部息肉;胆囊息肉伴胆囊结石;年龄超过 50 岁者,短期内病变迅速增大者,若发生恶变,则按胆囊癌处理。暂不手术的患者,应每 6 个月 B 超复查一次。

2.胆囊癌

首选手术治疗。化疗及放疗效果均不理想。手术方法有单纯胆囊切除术、胆囊癌根治性切除术或扩大的胆囊切除术、姑息性手术。

3.胆管癌

手术切除是本病的主要治疗手段。化疗和放疗效果均不肯定。手术方法有肝门胆管癌可行肝门胆管癌根治切除术;中、上段胆管癌在切除肿瘤后行胆总管-空肠吻合术;下段胆管癌多需行十二指肠切除术。肿瘤晚期无法手术切除者,为解除梗阻,可选择胆总管-空肠吻合术、U 形管引流术、PTBD 或放置支架引流等。

二、护理评估

（一）术前评估

1.健康史及相关因素

(1)病因与发病:发病与饮食、活动的关系,有无明显诱因,有无肝内、外胆管结石或胆囊炎反复发作史,有无类似疼痛史等,以及发病的特点、病情及其程度。

（2）既往史：有无胆管手术史、有无用药史、过敏史及腹部手术史。

2.身体状况

（1）全身：生命体征（T、P、R、BP）患者在发病过程中体温变化情况。有无伴呼吸急促、出冷汗、脉搏细速及血压升高或下降等，有无神志改变，有无巩膜及皮肤黄染及黄染的程度等。

（2）局部：腹痛的部位、性质、程度及有无放射痛等；肝区有无压痛、叩击痛；腹膜刺激征是否为阳性；腹部有无不对称性肿大等。

（3）辅助检查：①实验室检查，检测患者的血清癌胚抗原（CEA）或肿瘤标记物、CA125，血清总胆红素、直接胆红素、AKP、ALP，肿瘤标记物 CA19-9 水平。②影像学检查，B 超检查是胆囊息肉样病变首选的检查方法，胆囊癌患者 B 超、CT 检查可见胆囊壁呈不同程度增厚或显示胆囊内新生物，亦可发现肝转移或淋巴结肿大；增强 CT 或 MRI 可显示肿瘤的血供情况；B 超引导下细针穿刺抽吸活检，可帮助明确诊断。胆管癌患者 B 超可见肝内、外胆管扩张或查见胆管肿瘤，作为首选检查。MRCP 能清楚显示肝内、外胆管的影像，显示病变的部位效果优于 B 超、PTC、CT 和 MRI。

3.心理-社会状况

了解患者和家属对疾病的认知、家庭经济状况、心理承受程度及对治疗的期望。

（二）术后评估

1.手术中情况

了解手术方案、术中探查、减压及引流情况；术中生命体征是否平稳；肿瘤清除及引流情况；各种引流管放置位置和目的等。

2.术后病情

术后生命体征及手术切口愈合情况；T 管及其他引流管引流情况等。

3.心理-社会评估

患者及其家属对术后康复的认知和期望程度。

三、主要护理诊断（问题）

（一）焦虑

与担心肿瘤预后及病后家庭、社会地位改变有关。

（二）疼痛

与肿瘤浸润、局部压迫及手术创伤有关。

（三）营养失调，低于机体需要量

与肿瘤所致的高代谢状态、摄入减少及吸收障碍有关。

四、主要护理措施

（一）减轻焦虑

根据患者的心理特点及心理承受能力提供相应的护理措施和心理支持。

（1）积极主动关心患者，鼓励患者表达内心的感受，让患者产生信赖感。

（2）说明手术的意义、重要性及手术方案，使患者积极配合检查、手术和护理。

（3）及时为患者提供有利于治疗和康复的信息，增强战胜疾病的信心。

（二）缓解疼痛

根据疼痛的程度，采取非药物和药物止痛。

(三)营养支持

营造良好的进食环境,提供清淡饮食;对于因疼痛、恶心、呕吐而影响食欲者,餐前可适当用药控制症状,鼓励患者尽可能经口进食;不能经口进食或摄入不足者,根据其营养状况,给予肠内、外营养支持,以改善患者的营养状况,提高对手术及其他治疗的耐受性,促进康复。

五、护理效果评估

(1)患者对疾病的心理压力得到及时的调适与干预。依从性较好,并对疾病的诊治有一定的了解。

(2)患者自觉症状好转,腹痛得到有效缓解,能叙述自我缓解疼痛的方法。

(3)患者的营养状况保持良好。

(4)有效预防、处理并发症的发生。

(李云霞)

第五节　门静脉高压症

门静脉的正常压力是 1.27～2.35 kPa,当门静脉血流受阻、血液淤滞、压力>2.35 kPa时,称为门静脉高压症,临床上常有脾大及脾功能亢进、食管胃底静脉曲张破裂出血、腹水等一系列表现。

门静脉主干由肠系膜上、下静脉和脾静脉汇合而成。门静脉系统位于两个毛细血管网之间,一端是胃、肠、脾、胰的毛细血管网,另一端连接肝小叶内的肝窦。门静脉流经肝脏的血液约占肝血流量的 75%,肝动脉供血约占 25%,由此可见肝脏的双重供血以门静脉供血为主。门静脉内的血含氧量较体循环的静脉血高,故门静脉对肝的供氧几乎和肝动脉相等。此外,门静脉系统内无控制血流方向的静脉瓣,与腔静脉之间存在 4 个交通支:①胃底、食管下段交通支;②直肠下段、肛管交通支;③前腹壁交通支;④腹膜后交通支。这些交通支中,最主要的是胃底、食管下段交通支,上述交通支在正常情况下都很细小,血流量很少。

门静脉血液淤滞或血流阻力增加均可导致门脉高压,但以门静脉血流阻力增加更为常见。按阻力增加的部位,可将门静脉高压症分为肝前、肝内和肝后 3 型。在我国肝内型多见,其中肝炎后肝硬化是引起门静脉高压症的常见病因;但在西方国家,酒精性肝硬化是门脉高压最常见的原因。由于增生的纤维束和再生的肝细胞结节挤压肝小叶内的肝窦,使其变窄或闭塞,导致门静脉血流受阻,其次由于位于肝小叶间汇管区的肝动脉小分支和门静脉小分支之间的许多动静脉交通支大量开放,引起门静脉压力增高。肝前型门静脉高压症的常见病因是肝外门静脉血栓形成(脐炎、腹腔内感染、胰腺炎、创伤等)、先天畸形(闭锁、狭窄或海绵样变等)和外在压迫。肝前型门静脉高压症患者肝功能多正常或轻度损害,预后较好。肝后型门静脉高压症常见病因包括 Budd-Chiari 综合征、缩窄性心包炎、严重右心衰竭等。

一、护理评估

(一)健康史

应注意询问患者有无肝炎病史、酗酒、血吸虫病病史。既往有无出现肝性脑病、上消化道出血的病史,及诱发的原因。对于原发病是否进行治疗。

(二)身体状况

1.脾大、脾功能亢进

脾大程度不一,早期质软、活动,左肋缘下可扪及;晚期,脾内纤维组织增生而变硬,活动度减少,左上腹甚至左下腹可扪及肿大的脾脏并能出现左上腹不适及隐痛、胀满,常伴有血白细胞、血小板数量减少,称脾功能亢进。

2.侧支循环建立与开放

门静脉与体静脉之间有广泛的交通支,在门静脉高压时,为了使淤滞在门静脉系统的血液回流,这些交通支大量开放,经扩张或曲张的静脉与体循环的静脉发生吻合而建立侧支循环。主要表现:①食管下段与胃底静脉曲张最常见,出现早,一旦曲张的静脉破裂可引起上消化道大出血,表现为呕血和黑便,是门静脉高压病最危险的并发症。由于肝功能损害引起凝血功能障碍,加之脾功亢进引起的血小板减少,因此出血不易自止。②脐周围的上腹部皮下静脉曲张。③直肠下、肛管静脉曲张形成痔。

3.腹水

由于门静脉压力增高,使门静脉系统毛细血管床滤过压增高;同时肝硬化引起的低蛋白血症,造成血浆胶体渗透压下降;以及淋巴液生成增加,使液体从肝表面、肠浆膜面漏入腹腔形成腹水。此外,由于中心血流量减少,刺激醛固酮分泌过多,导致水、钠潴留而加剧腹水形成。

4.肝性脑病

门静脉高压症时由于门静脉血流绕过肝细胞或肝实质细胞功能严重受损,导致有毒物质(如氨、硫醇、γ-氨基丁酸)不能代谢与解毒而直接进入体循环,从而对脑产生毒性作用并出现精神综合征,称为肝性脑病,是门静脉高压的并发症之一。肝性脑病常因胃肠道出血、感染、大量摄入蛋白质、镇静药物、利尿剂而诱发。

5 其他

可伴有肝大、黄疸、蜘蛛病、肝掌、男性乳房发育、睾丸萎缩等。

(三)心理-社会状况

患者因反复发作、病情逐渐加重、面临手术、担心出现严重并发症和手术后的效果而有恐惧心理。另外,由于治疗费用过高,长期反复住院治疗,以及生活工作严重受限产生长期的焦虑情绪。

(四)辅助检查

1.血常规

脾功亢进时,血细胞计数减少,以白细胞计数降至 $3 \times 10^9/L$ 以下和血小板计数降至 $(70 \sim 80) \times 10^9/L$ 以下最为明显。出血、营养不良、溶血、骨髓抑制都可引起贫血。

2.肝功能检查

常有血浆清蛋白降低,球蛋白增高,白球比例倒置;凝血酶原时间延长;还应做乙型肝炎病原学和甲胎蛋白检查。

3.食管吞钡 X 线检查

在食管为钡剂充盈时,曲张的静脉使食管及胃底呈虫蚀样改变,曲张的静脉表现为蚯蚓样或串珠状负影。

4.腹部超声检查

可显示腹水、肝密度及质地异常、门静脉扩张。

5.腹腔动脉造影的静脉相或直接肝静脉造影

可以使门静脉系统和肝静脉显影,确定静脉受阻部位及侧支回流情况,还可以为手术提供参考资料。

(五)治疗要点

外科治疗门静脉高压症主要是预防和控制食管胃底曲张静脉破裂出血。

1.食管胃底曲张静脉破裂出血

主要包括非手术治疗和手术治疗。

(1)非手术治疗。①常规处理:绝对卧床休息,立即建立静脉通道,输液、输血扩充血容量;维持呼吸道通畅,防止呕吐物引起窒息或吸入性肺炎。②药物止血:应用内脏血管收缩药,常用药物有垂体后叶素、三甘氨酰酸加压素和生长抑素。③内镜治疗:经纤维内镜将硬化剂直接注入曲张静脉,使之闭塞及黏膜下组织硬化,达到止血和预防再出血目的。④三腔管压迫止血:利用充气的气囊分别压迫胃底和食管下段的曲张静脉,达到止血目的。⑤经颈静脉肝内门体分流术:采用介入放射方法,经颈静脉途径在肝内静脉与门静脉主要分支间建立通道,置入支架以实现门体分流。主要适用于药物和内镜治疗无效、肝功能差不宜急诊手术的患者,或等待肝移植的患者。

(2)手术治疗:上述治疗无效时,应采用手术治疗,多主张行门-奇静脉断流术,目前多采用脾切除加贲门周围血管离断术;若患者一般情况好,肝功能较好的可行急诊分流术。血吸虫性肝硬化并食管胃底静脉曲张且门脉压力较高的,主张行分流术常用术式有门静脉-下腔静脉分流术,脾-肾静脉分流术。

2.严重脾大合并明显的脾功能亢进

多见于晚期血吸虫病,也见于脾静脉栓塞引起的左侧门静脉高压症。这类患者单纯脾切除术效果良好。

3.肝硬化引起的顽固性腹水

有效的治疗方法是肝移植。其他方法包括 TIPS 和腹腔-上腔静脉转流术。

4.肝移植

肝移植已成为外科治疗终末期肝病的有效方法,但供肝短缺,终身服用免疫抑制药的危险,手术风险,以及费用较高,限制了肝移植的推广。

二、护理诊断及合作性问题

(一)焦虑或恐惧

与担心自身疾病的愈后不良,环境改变,对手术效果有疑虑,害怕检查、治疗有关。

(二)有窒息的危险

与呕吐、咯血和置管有关。

(三)体液不足

与呕吐、咯血、胃肠减压、不能进食有关。

(四)营养失调

与摄入低于人体需要量有关。

(五)潜在并发症

上消化道大出血、肝性脑病。

三、护理目标

患者无焦虑和恐惧心情,无窒息发生,能得到及时的营养补充,肝功能及全身营养状况得到改善,体液平衡得到维持,无上消化道大出血、肝性脑病等并发症发生。

四、护理措施

(一)非手术治疗及术前护理

1.心理护理

通过谈话、观察等方法,及时了解患者心理状态,医护人员要针对性地做好解释及思想工作,多给予安慰和鼓励,使之增强信心、积极配合,以保证治疗和护理计划顺利实施。对急性上消化道大出血患者,要专人看护,关心体贴。工作中要冷静静沉着,抢救操作应娴熟,使患者消除精神紧张和顾虑。

2.注意休息

术前保证充分休息,必要时卧床休息。可减轻代谢方面的负担,能增进肝血流量,有利于保护肝功能。

3.加强营养,采取保肝措施

(1)给低脂、高糖、高维生素饮食,一般应限制蛋白质饮食量,但肝功尚好者可给予富含蛋白质饮食。

(2)营养不良、低蛋白血症者静脉输给支链氨基酸、人血清蛋白或血浆等。

(3)贫血及凝血机制障碍者可输给鲜血,肌内注射或静脉滴注维生素 K。

(4)适当使用肌苷、辅酶 A、葡萄糖醛酸内脂等保肝药物,补充 B 族维生素、维生素 C、维生素 E,避免使用巴比妥类、盐酸氯丙嗪、红霉素等有害肝功能的药物。

(5)手术前 3~5 天静脉滴注 GIK 溶液(即每天补给葡萄糖200~250 g,并加入胰岛素及氯化钾),以促进肝细胞营养储备。

(6)在出血性休克及合并较重感染的情况下应及时吸氧。

4.防止食管胃底曲张静脉破裂出血

避免劳累及恶心、呕吐、便秘、咳嗽等使腹内压增高的因素;避免干硬食物或刺激性食物(辛辣食物或酒类);饮食不宜过热;口服药片应研成粉末冲服。手术前一般不放置胃管,必要时选细软胃管充分涂以液状石蜡,以轻巧手法协助患者徐徐吞入。

5.预防感染

手术前 2 天使用广谱抗生素。护理操作要遵守无菌原则。

6.分流手术前准备

除以上护理措施外,手术前 2~3 天口服新霉素或链霉素等肠道杀菌剂及甲硝唑,减少肠道氨的产生,防止手术后肝性脑病;手术前 1 天晚清洁灌肠,避免手术后肠胀气压迫血管吻合口;脾-肾静脉分流术前要检查明确肾功能正常。

7.食管胃底静脉曲张大出血三腔管压迫止血的护理

(1)准备:置管前先检查三腔管有无老化、漏气,向患者解释放置三腔管止血的目的、意义、方法和注意事项,以取得患者的配合;将食管气囊和胃气囊分别注气约 150 mL 和 200 mL,观察后气囊是否膨胀均匀、弹性良好,有无漏气,然后抽空气囊,并分别做好标记备用。

（2）插管方法：管壁涂液体石蜡，经患者一侧鼻孔或口腔轻轻插入，边插边嘱患者做吞咽动作，直至插入 50～60 cm；用注射器从胃管内抽得胃液后，向胃气囊注入 150～200 mL 空气，用止血钳夹闭管口，将三腔管向外提拉，感到不再被拉出并有轻度弹力时，利用滑车置在管端悬以 0.5 kg 重物作牵引压迫。然后抽取胃液观察止血效果，若仍有出血，再向食管气囊注入 100～150 mL 空气以压迫食管下端。置管后，胃管接胃肠减压器或用生理盐水反复灌洗，观察胃内有无新鲜血液吸出。若无出血，同时脉搏、血压渐趋稳定，说明出血已得到控制；反之，表明三腔管压迫止血失败。

（3）置管后护理：①患者半卧位或头偏向一侧，及时清除口腔、鼻咽腔分泌物，防止吸入性肺炎；②保持鼻腔黏膜湿润，观察调整牵引绳松紧度，防止鼻黏膜或口腔黏膜长期受压发生糜烂、坏死；三腔管压迫期间应每 12 小时放气 10～20 分钟，使黏膜局部血液循环暂时恢复，避免黏膜因长期受压而糜烂、坏死；③观察、记录胃肠减压引流液的量、颜色，判断出血是否停止，以决定是否需要紧急手术；若气囊压迫 48 小时后，胃管内仍有新鲜血液抽出，表明压迫止血无效，应紧急手术止血；④旁备剪刀，若气囊上移阻塞呼吸道，可引起呼吸困难甚至窒息，应立即剪断三腔管；⑤拔管：三腔管放置时间不宜超过 3～5 天，以免食管、胃底黏膜长时间受压而缺血、坏死。气囊压迫 24 小时如出血停止，可考虑拔管。放松牵引，先抽空食管气囊、再抽空胃气囊，继续观察 12～24 小时，若无出血，让患者口服液体石蜡 30～50 mL，缓慢拔出三腔管；若再次出血，可继续行三腔管压迫止血或手术。

（二）术后护理

（1）观察病情变化：密切注视有无手术后各种并发症的发生。

（2）防止分流术后血管吻合口破裂出血，48 小时内平卧位或 15°低半卧位；翻身动作宜轻柔；一般手术后卧床 1 周，做好相应生活护理；保持排尿排便通畅；分流术后短期内发生下肢肿胀，可予适当抬高。

（3）防止脾切除术后静脉血栓形成：手术后 2 周内定期或必要时隔天复查 1 次血小板计数，如超过 $600×10^9$/L 时，考虑给抗凝处理，并注意用药前后凝血时间的变化。脾切除术后不再使用维生素 K 及其他止血药物。

（4）饮食护理：分流术后应限制蛋白质饮食，以免诱发肝性脑病。

（5）加强护肝，警惕肝性脑病：遵医嘱使用高糖、高维生素、能量合剂，禁用有损肝功能的药物。对分流术后患者，特别注意神志的变化，如发现有嗜睡、烦躁、谵妄等表现，警惕是肝性脑病发生，及时报告医师。

（三）健康指导

指导患者保持心情乐观愉快，保证足够的休息，避免劳累和较重体力劳动；禁忌烟酒、过热、刺激性强的食物；按医嘱使用护肝药物，定期来医院复查。

五、护理评价

患者有无焦虑和恐惧心情，有无窒息发生，能否得到及时的营养补充，肝功能及全身营养状况是否得到改善，体液平衡是否得到维持，有无上消化道大出血、肝性脑病等并发症发生。

（李云霞）

第五章 骨科护理

第一节 颈 椎 病

一、疾病概述

(一)概念

颈椎病指因颈椎间盘退行性变及其继发性改变,刺激或压迫相邻脊髓、神经、血管和食管组织,并引起相应症状和体征。颈椎病是 50 岁以上人群的常见病,男性居多,好发部位依次为 $C_{5\sim6}$,$C_{6\sim7}$。

(二)相关病理生理

颈椎病的发生和发展必须具备以下条件:一是以颈椎间盘为主的退行性变;二是退变的组织和结构必须对颈部脊髓或血管或神经或气管等器官或组织构成压迫或刺激,从而引起临床症状。椎间盘是无血运的组织,由于软骨板营养代谢的改变,致使髓核、纤维环发生退变。一方面,退变的髓核后突,穿过破裂的纤维环直接压迫脊髓;另一方面,髓核脱水使椎间隙高度降低,椎体间松动,刺激椎体后缘骨赘形成;而且椎节的松动还使钩椎关节、后方小关节突及黄韧带增生。

从病理角度看,颈椎病是一个连续的病理反应过程,可将其分为 3 个阶段:椎间盘变性阶段、骨刺形成阶段和脊髓损害阶段。

(三)病因与分类

1.病因

(1)颈椎间盘退行性变:是颈椎病发生和发展的最基本原因。颈椎活动度大,随年龄增长,椎间盘逐渐发生退行性变,使椎间隙狭窄,关节囊、韧带松弛,脊柱活动时稳定性下降,进一步发展引起椎体、椎间关节及其周围韧带发生变性、增生、钙化,最后致相邻脊髓、神经、血管受到刺激或压迫。

(2)先天性颈椎管狭窄:颈椎管的矢状内径对颈椎病的发病有密切关系。椎管矢状内径小于正常(14~16 mm)时,即使退行性变比较轻,也可产生临床症状和体征。

(3)损伤:急性损伤可使原已退变的椎体,椎间盘和椎间关节损害加重而诱发颈椎病;慢性损伤可加速其退行性变的过程。

2.分型

根据受压部位的临床表现不同,一般分为4类。但有些患者以某型为主,同时伴有其他型的部分表现,称为复合型颈椎病。

(1)神经根型颈椎病:在颈椎病中发病率最高,占50%～60%,是由于椎间盘向后外侧突出,致钩椎关节或椎间关节增生、肥大,刺激或压迫单侧或双侧神经根所致。

(2)脊髓型颈椎病:占颈椎病的10%～15%。由于后突的髓核、椎体后缘的骨赘、增生肥厚的黄韧带及钙化的后纵韧带等压迫或刺激脊髓所致。

(3)椎动脉型颈椎病:由于颈椎横突孔增生狭窄、颈椎稳定性下降、椎间关节活动移位等直接压迫或刺激椎动脉,使椎动脉狭窄或痉挛,造成椎-基底动脉供血不足所致。

(4)交感神经型颈椎病:由于颈椎各种结构病变的刺激或压迫颈椎旁的交感神经节后纤维所致。

(四)临床表现

根据颈椎病的类型可有不同表现。

1.神经根型颈椎病

(1)症状:患者常先有颈痛及颈部僵硬,短期内加重并向肩部及上肢放射。用力咳嗽、打喷嚏及颈部活动时疼痛加剧。皮肤可有麻木、过敏等感觉改变;上肢肌力减退、肌萎缩,以大小鱼际肌和骨间肌最为明显,手指动作不灵活。

(2)体征:颈部肌痉挛,颈肩部有压痛,颈部和肩关节活动有不同程度受限。上肢肌腱反射减弱或消失,上肢牵拉试验阳性。

2.脊髓型颈椎病

(1)症状:手部麻木,运动不灵活,特别是精细活动失调、握力减退、下肢无力、步态不稳、有踩棉花样的感觉、躯干有紧束感等;后期出现大小便功能障碍,表现为尿频或排尿、排便困难。

(2)体征:肌力减退,四肢腱反射活跃或亢进,腹部反射、提睾反射和肛门反射减弱或消失。Hoffmann征、髌阵挛及Babinski征等阳性。

3.椎动脉型颈椎病

(1)症状。①眩晕:最常见,多伴有复视、耳鸣、耳聋、恶心呕吐等症状,头颈部活动或姿势改变可诱发或加重眩晕。②猝倒:本型特有的症状,表现为四肢麻木、软弱无力而跌倒,多在头部突然活动后姿势改变时发生,倒地后再站立起来可继续正常活动。③头痛:表现为发作性胀痛,以枕部、顶部为主,发作时可有恶心、呕吐、出汗、流涎、心慌、憋气及血压改变等自主神经功能紊乱症状。

(2)体征:颈部疼痛,活动受限。

4.交感神经型颈椎病

表现为一系列交感神经症状。①交感神经兴奋症状:如头痛或偏头痛、视物模糊、眼球胀痛、耳鸣、听力下降、心前区疼痛、心律失常、血压升高等。②交感神经抑制症状,如畏光、流泪、头晕、眼花、血压下降等。

(五)辅助检查

1.影像学检查

(1)X线检查:神经根型颈椎病患者和脊髓型颈椎病患者,X线正侧位摄片可显示颈椎生理前凸减小、消失或反常,椎间隙变窄,椎体后缘骨赘形成,椎间孔狭窄。

(2)脊髓造影、CT、MRI:可显示颈椎间盘突出、颈椎管矢状径变小、脊髓受压情况。

2.实验室检查

脑脊液动力学试验:脊髓型颈椎病患者显示椎管有梗阻现象。

(六)治疗原则

神经根型、椎动脉型和交感型颈椎病以非手术治疗为主;脊髓型颈椎病由于疾病自然史逐渐发展使症状加重,故确诊后应及时行手术治疗。

1.非手术治疗

原则是去除压迫因素,消炎止痛,恢复颈椎稳定性。

(1)颌枕带牵引:取坐位或卧位,头前屈 10°左右,牵引重量 2～6 kg,每天 2 次,每次1.0～1.5 小时,也可作持续牵引,每天 6～8 小时,2 周为 1 个疗程。脊髓型颈椎病一般不宜作此牵引。

(2)颈托或颈领:限制颈椎过度活动。如充气型颈托除可固定颈椎,还有牵张作用。

(3)推拿按摩:可减轻肌痉挛,改善局部血液循环。脊髓型颈椎病不宜采用此疗法。

(4)理疗:采用热疗、磁疗、超声疗法等,可改善颈部血液循环,促进局部水肿消退和肌肉松弛。

(5)药物治疗:目前,无治疗颈椎病的特效药物,所用药物皆属对症治疗,如非甾体抗炎药、肌松弛剂及镇静剂等。

2.手术治疗

手术治疗适用于诊断明确,且出现以下情况时考虑手术:①保守治疗半年无效或影响正常生活和工作。②神经根性剧烈疼痛,保守治疗无效。③上肢某些肌肉,尤其手内在肌无力、萎缩,经保守治疗 4～6 周后仍有发展趋势。

手术的目的是通过切除对脊髓、神经造成压迫的组织、骨赘、椎间盘和韧带,或椎管扩大成形,使脊髓和神经得到充分减压;或通过植骨,内固定行颈椎融合,获得颈椎稳定性。手术可分前路、前外侧和后路手术。常用的术式有颈椎间盘摘除、椎间植骨融合术、前路侧方减压术、颈椎半椎板切除减压或全椎板切除术、椎管成形术等。

二、护理评估

(一)术前评估

1.健康史

(1)一般情况:了解患者的性别、年龄、职业、营养状况、生活自理能力、大小便情况等。

(2)既往史:有无颈肩部急慢性损伤和肩部长期固定史,以往的治疗方法和效果。以往是否有高血压、糖尿病等病史。

(3)家族史:家中有无类似病史。

2.生命体征(T、P、R、BP)

按护理常规监测生命体征。

3.患者主诉

有无颈肩痛,肢体麻木、无力,大、小便障碍等症状。

4.相关记录

疼痛部位及程度,疼痛与活动、体位有无明显关系,有无颈部活动受限,四肢感觉运动情况等。有无眩晕、头痛、视物模糊、耳鸣、心跳加速或猝倒等,导致症状加重或减轻的因素。

(二)身体评估

1.术前评估

(1)视诊:观察步态有无跛行、摇摆步态等;椎旁皮肤有无红肿、破损;脊柱有无畸形。

(2)触诊:棘突、椎旁有无压痛,评估患者躯干、四肢感觉功能。

(3)叩诊:局部有无叩击痛,肢体腱反射。

(4)动诊:颈椎及肢体活动度、肌力、肌张力情况,观察对比双侧有无差异。

(5)特殊试验:臂丛牵拉试验、压颈试验、椎间孔挤压、分离试验,病理征(Hoffmann 征、Babinski 征等)。

2.术后评估

(1)视诊:手术切口、步态。

(2)触诊:评估患者躯干、四肢感觉功能。

(3)叩诊:四肢腱反射。

(4)动诊:肢体肌力、肌张力情况。

(三)心理-社会评估

患者及家属对该病的认识、心理状态,有无焦虑及焦虑的原因,家庭及社会对患者的支持程度。

(四)辅助检查阳性结果评估

X 线片显示颈椎曲度改变、椎间隙变窄、椎间孔狭窄等。CT、MRI 显示椎间盘突出的部位、程度及与有无神经根受压。

(五)治疗效果的评估

1.非手术治疗评估要点

(1)病史评估:了解与患者相关的情况,如职业、有无外伤、发病时间、治疗经过等。

(2)影像资料评估:查看 CT、MRI,了解椎管形态、观察颈椎间盘突出、颈椎管狭窄、脊髓受压情况。

2.手术治疗评估要点

(1)心理评估:向患者介绍与疾病相关的知识,说明手术的重要性,解释手术的方式、术前术后的配合事项及目的,耐心解答问题,消除不良心理,使其增加战胜疾病的信心,积极配合治疗。

(2)既往史:了解患者全身的情况,是否有心脏病、高血压、糖尿病等,如有异常积极治疗,减少术后并发症的发生。

(3)疼痛评估:评估患者疼痛诱发因素、部位、性质、程度和持续时间,并进行疼痛评分。

(4)神经功能评估:严密观察四肢感觉运动及会阴部神经功能情况,并进行术前术后对比,可了解神经受压症状有无改善或加重。

三、护理诊断(问题)

(一)低效型呼吸形态

与颈髓水肿、植骨块脱落或术后颈部水肿有关。

(三)有受伤害的危险

与肢体无力及眩晕有关。

(三)潜在并发症

术后出血、脊髓神经损伤。

(四)躯体活动障碍

与颈肩痛及活动受限有关。

四、主要护理措施

(一)术前护理

1.心理护理

向患者解释病情,告知其治疗的周期较长,术后恢复可能需要数月甚至更长时间,让患者做好充分的思想准备。对患者焦虑的心情表示理解,向患者介绍治疗方案及手术的必要性、手术目的及优点、目前医院的医疗护理情况和技术水平,使其产生安全感,愉快地、充满信心的接受手术。重视社会支持系统的影响,尤其是亲人的关怀和鼓励。

2.术前训练

(1)呼吸功能训练:术前指导患者练习深呼吸、行吹气泡或吹气球等训练,以增加肺的通气功能。

(2)气管食管推移训练:适用于颈椎前路手术患者。指导患者用自己的 2～4 指插入切口侧的内脏鞘与血管神经鞘间隙处,持续将气管、食管向非手术侧推移。用力要缓和,如出现头晕、恶心、呕吐等不适,可休息后再继续。

(3)俯卧位训练:适用于后路手术的患者,以适应术中长时间俯卧位并预防呼吸受阻。开始每次 30～40 分钟,每天 3 次;以后逐渐增至每次 3～4 小时,每天 1 次。

3.安全护理

患者存在肌力下降致四肢无力时,应防烫伤和跌倒,指导患者不要自行倒开水,穿防滑鞋,在干燥地面、有人陪同的情况下行走。

(二)术后护理

1.密切监测生命体征

注意呼吸频率、深度的改变,脉搏节律、速率的改变,保持呼吸道通畅,低流量给氧。呼吸困难是前路手术最危急的并发症,多发生在术后 1～3 天内。因此,颈椎手术患者床旁应常规准备气管切开包。

2.体位护理

行内固定植骨融合的患者,加强颈部制动。患者取平卧位,颈部稍前屈,两侧颈肩部置沙袋以固定头部,侧卧位时枕与肩宽同高,在搬动或翻身时,保持头、颈和躯干在同一平面上,维持颈部相对稳定。下床活动时,需行头颈胸支架固定颈部。

3.并发症的观察与护理

(1)术后出血:注意观察生命体征、伤口敷料及引流液。如 24 小时出血量超过 200 mL,检查是否有活动性出血;若引流量多且呈淡红色,考虑脑脊液漏发生,及时报告医师处理。注意观察颈部情况,检查颈部软组织张力。若发现患者颈部明显肿胀,并出现呼吸困难、烦躁、发绀等表现时,报告并协助医师剪开缝线、清除血肿。若血肿清除后,呼吸仍不改善应实施气管切开术。

(2)脊髓神经损伤:手术牵拉和周围血肿压迫均可损伤脊髓及神经,患者出现声嘶、四肢感觉运动障碍及大小便功能障碍。手术牵拉所致的神经损伤为可逆的,一般在术后 1～2 天内明显好转或消失;血肿压迫所致的损伤为渐进的,术后应注意观察,以便及时发现问题并处理。

(3)植骨块脱落、移位:多发生在术后5～7天内,由颈椎活动不当时椎体与植骨块间产生界面间的剪切力使骨块移位、脱落。所以,颈椎术后应重视体位护理。

4.功能训练

指导肢体能活动的患者做主动运动,以增强肢体肌肉力量;肢体不能活动者,病情许可时,协助并指导其做各关节的被动运动,以防肌肉萎缩和关节僵硬。一般术后第1天,开始进行各关节的主被动功能锻炼;术后3～5天,引流管拔出后,可戴支架下地活动,坐位和站立位平稳训练及日常生活能力的训练。

(三)健康教育

1.纠正不良姿势

在日常生活、工作、休息时注意纠正不良姿势,保持颈部平直,以保护头、颈、肩部。

2.保持良好睡眠体位

理想的睡眠体位应该是使头颈部保持自然仰伸位、胸部及腰部保持自然曲度、双髋及双膝略呈屈曲,使全身肌肉、韧带及关节获得最大限度的放松和休息。

3.选择合适枕头

以中间低两端高、透气性好、长度超过肩宽10～16 cm、高度以颈部压下一拳头高为宜。

4.避免外伤

行走或劳动时注意避免损伤颈肩部。一旦发生损伤,尽早诊治。

5.加强功能锻炼

长期伏案工作者,宜定期远视,以缓解颈部肌肉的慢性劳损。

五、护理效果评估

(1)患者维持正常、有效的呼吸。

(2)患者安全,未发生眩晕和意外伤害、能陈述预防受伤的方法。

(3)患者术后未发生相关并发症,或并发症发生后得到及时的治疗处理。

(4)患者肢体感觉和活动能力逐渐恢复正常。

(宋世芳)

第二节 肩关节周围炎

一、概述

肩关节周围炎又称"五十肩""冻结肩""漏肩风",属中医肩痹,肩凝等范畴。是肩关节周围肌肉,肌腱滑液囊及关节囊的慢性损伤性炎症,以肩部疼痛,肩关节活动受限或僵硬等为临床特征。肩周炎的发生与发展大致可分为急性期、粘连期、缓解期。①急性期:病程约1个月,主要表现为肩部疼痛,肩关节活动受限,但有一定的活动度。②粘连期:病程2～3个月,本期患者疼痛症状已明显减轻,主要表现为肩关节活动严重受限,肩关节因肩周软组织广泛性粘连,活动范围极小,以外展及前屈运动时,肩胛骨随之摆动而出现耸肩现象。③缓解期:病程2～3个月,患者疼痛减轻,肩关节粘连逐渐消除而恢复正常功能。

二、治疗原则

主要采取非手术治疗。治疗方法:推拿、中药熏洗、封闭、理疗、小针刀、针灸、药物治疗、功能锻炼。

三、护理措施

(一)心理护理

肩周炎因病程长,患者畏痛而不敢活动,首先护理人员以亲切的语言同患者交谈,介绍肩周炎的发生发展及形成机制,使患者对自己的病情有所了解,鼓励患者树立战胜疾病的信心,积极配合治疗护理。

(二)侵入性治疗的护理

环境宜保持温暖,防止局部暴露受凉,同时要严格消毒,防止感染,注意观察患者面色、神志,防止晕针。封闭、针刺后24小时以内不宜熏洗,小针刀治疗1周内局部保持干燥。熏洗时,按中药熏洗护理常规护理。

四、功能锻炼

护士亲自示范讲解,教会患者主动行肩关节功能锻炼的方法,与患者一起制订锻炼计划和工作量。

(一)手指爬墙

双足分开与肩同宽面向墙壁或侧向墙壁站立,在墙壁画一高度标志,用患手指沿墙徐徐上爬。使上肢抬举到最大限度,然后沿墙回位,反复进行。每天2～3次,每次10～15分钟。

(二)手拉滑车

患者坐位或站立,双手拉住滑轮上绳子的把手,以健肢带动患肢,慢慢拉动绳子一高一低,两手轮换进行,逐渐加力,反复运动5～10分钟。

(三)弯腰划圈

两足分开与肩同宽站立,向前弯腰,上肢伸直下垂做顺逆时针方向划圈,幅度由小到大,速度由慢到快,每天2次,每次5～10分钟。

(四)其他

梳头、摸耳、内收探肩、后伸揉背、外展指路。

五、出院指导

(1)继续肩部功能锻炼,预防关节粘连,防止肌肉萎缩。

(2)日常生活中注意颈肩部保暖防寒,夏季防止肩部持续吹风,避免受凉,在阴凉处过久暴露。防止过猛过快,单调重复的肩部活动,提重物,承受应力时要有思想准备,防止肩损伤。

(3)加强营养,积极锻炼身体,多晒太阳,打太极拳。做好预防保健。

(宋世芳)

第三节 肩袖损伤

一、概述

肩袖为包绕于肩关节周围的冈上肌、冈下肌、小圆肌和肩胛下肌 4 块肌肉的总称,肩袖损伤指此 4 块肌肉损伤。肩袖的作用主要为参与肩关节外展、内收、上举等活动。肩袖损伤后,患者出现肩关节功能障碍,外展上举困难,出现疼痛弧。肩部疼痛或酸困不适,夜间疼痛尤甚,姿势不对时疼痛加重不能入睡,常放射至三角肌止点、大结节处及上臂中段外侧,肱二头肌肌间沟压痛。多发生于创伤后,并发有骨折或脱位。

二、治疗原则

(一)非手术治疗

肩袖不完全损伤,采用保守治疗,外展架或石膏固定于外展位,采用理疗,口服非类固醇消炎药、活血药等,1 个月后进行肩关节功能锻炼;关节镜治疗,关节镜治疗只对一些小撕裂、不全层撕裂有效。

(二)手术治疗

肩袖撕裂较重或肩袖全层断裂,或陈旧性肩袖损伤患者,采用手术切开肩袖修补术。

三、护理措施

(一)入院评估

患者入院后,认真观察患者疼痛性质、部位及肢体感觉、运动情况。

(二)心理护理

加强心理护理,了解心理所需,消除心理障碍。

(三)半卧位训练

入院后即给予患肢外展架固定,床头抬高半卧位训练,每天 2 次,1 次 30～120 分钟,以适应术后体位。

(四)中药熏洗

术前 4～7 天给予中药熏洗,将中药加水 2 000 mL 煮沸,煎 30 分钟后,取药汁放入中药熏洗机中,打开电源继续加热保持温度在 70 ℃左右。让患者仰卧在熏洗床上并充分暴露患肩,肩部用双层治疗巾覆盖,保持药液的蒸汽能充分蒸到患者的肩部。每次熏蒸30 分钟,每天 2 次。熏蒸 30 分钟后关闭电源停止加热,待药液温度在 40～45 ℃时,给患者洗患肩,在熏洗的过程中配合关节功能锻炼,活动肩关节,主动询问患者的适应程度,熏蒸时注意保持药液温度,不可过热防止烫伤皮肤,也不可过凉影响治疗效果。

(五)饮食护理

手术前尊重患者的生活习惯,建议进食高蛋白、高维生素、高纤维等易消化饮食,每天饮鲜牛奶 250～500 mL，手术当天根据麻醉方式选择进食时间，术前 4～6 小时禁食，术后第 2 天根据患者饮食习惯，宜食高维生素、清淡可口易消化食物，如新鲜蔬菜、香蕉、米粥、面条等；忌食生冷、辛辣、油腻、煎炸、腥发之食物，如辣椒、鱼、牛羊肉等。以后根据患者食欲及习惯进食高蛋白、高营养之饮食，如牛奶、鸡蛋、水果新鲜蔬菜等，中后期多食滋补肝肾之品，如动物肝脏、排骨汤、鸡汤等，注意饮食节制。

(六)体位护理

手术前 3 天指导患者进行抬肩练习，每天 2 次，每次 10～15 分钟，且可在患者平卧时于患肢下垫棉垫或软枕。手术后患者取半卧位，患肢置于外展 60°，前屈 30°，保持床铺清洁、平整，防止压伤(石膏固定者按石膏固定的护理措施)术后第 2 天下床时(石膏干后)，先坐起 30 分钟，站立 2 分钟，再活动，防止因手术后体质虚弱或直立性低血压而致晕倒。

(七)病情观察

手术及石膏、外展架固定后，如发现指端严重肿胀、发绀、麻木、剧痛、发凉、桡动脉搏动异常，及时报告医师处理。观察手术部位有无渗血情况，对于术后采用管型肩胸石膏固定的患者，观察石膏上血迹的范围是否扩大或渗血是否从石膏的边际流出。

四、功能锻炼

手术当天麻醉消失后，做伸屈手指、握拳及腕关节功能锻炼。术后第 2 天可做易筋功，主动收缩肱二头肌及前臂肌肉，做握拳、伸指、伸掌等活动。术后第 3 天开始，做掌屈背伸、上翘下钩、五指增力、左右摆掌等，活动要循序渐进，每天 2～3 次，每次 5～10 分钟。6～8 周石膏及外展架固定拆除后，进行肩、肘关节全方位功能锻炼，加大活动强度，如屈肘耸肩，托手屈肘，肘关节的屈伸活动，也可做弯腰划圈、后伸探肩等，逐渐做提重物等活动。活动要循序渐进，逐渐增加次数，以不疲劳为度。必要时做后伸探背，手指爬墙，肩关节的外展、内收、上举。

五、出院指导

(1)嘱患者加强营养，增强机体抵抗力，多食胡桃、瘦肉、骨头汤、山芋肉、黑芝麻等补肝肾强筋骨之食品。

(2)肩袖损伤保守治疗外展架固定最少 4 周，术后固定最少 6 周，固定期间勿随意调节松紧、高度，勿随意拆除。

(3)继续进行手、腕、肘部功能锻炼，持之以恒，忌盲目粗暴活动。

(4)慎起居，避风寒，保持心情愉快，生活有规律，按时用药。

(5)出院 1 周后门诊复查，不适时来诊。

(6)3 个月可恢复正常活动，并逐渐恢复工作。

(宋世芳)

第四节　急性腰扭伤

一、概述

急性腰扭伤是腰部肌肉、筋膜、韧带、椎间小关节及腰骶关节的急性损伤,多是突然遭受间接外力所致。俗称"闪腰""岔气",损伤可使腰部肌肉、筋膜、韧带、关节囊等组织,受到过度牵拉、扭转,甚至撕裂。急性腰扭伤临床常见于急性腰肌筋膜损伤、急性腰部韧带损伤和急性腰椎后关节紊乱等。其临床表现为受伤后腰部立即出现剧烈疼痛,疼痛为持续性,休息后可减轻但不能消除,咳嗽、喷嚏、用力大便时可使疼痛加剧,腰部不能挺直,行走不便;严重者卧床不起,辗转困难,压痛明显,压痛最明显的部位即多为损伤之处。

二、治疗原则

(一)其他治疗

手法治疗、针灸治疗、局部注射治疗。

(二)物理治疗

磁疗、TDP 照射、中药离子导入。

(三)药物治疗

活血化瘀、理气止痛、醋治疗、消炎止痛。

(四)康复治疗

加强腰背肌功能锻炼。

三、护理措施

(一)心理护理

协助患者做好各项生活所需,介绍本病的有关知识、治疗方法及康复的过程,消除思想顾虑,增加患者战胜疾病的信心。

(二)休息

绝对卧硬板床休息 1～2 周,以减轻疼痛,缓解肌肉痉挛,防止继续损伤。

(三)疼痛

观察患者疼痛的性质、部位、发作时间、发作规律,伴随症状及诱发因素评估疼痛程度,及时正确应用药物,观察用药的反应,消除患者疼痛。

(四)预防感染

局部封闭时,保持针眼处干燥清洁,防止感染。

(五)健康教育

患者掌握正确的劳动姿势,如扛、抬重物时,要尽量让胸部挺直,提重物时,应取半蹲位,使物体尽量贴近身体,在做扛、抬、搬、提等体力劳动时,应佩戴腰围。

(六)加强腰背肌功能锻炼

治疗 2 周后指导患者做功能锻炼。

1.燕飞式

取俯卧位两手后伸把上身和两腿同时后伸抬起,膝部不能弯曲,尽量在一种姿势下维持一段时间约半分钟,每天 2 次,每次 5～10 分钟,不疲劳为度。

2.拱桥式

取仰卧位,以头、双肘、双足为着力点,用力将躯干和下肢离开床面做过伸锻炼,维持 1 分钟,每天 2～3 次,每次 5～10 分钟。

四、出院指导

(1)掌握日常生活中扛、抬、搬、提的正确姿势,保护腰部,减少慢性腰部损伤的发生。

(2)佩戴腰围 1 个月。

(3)继续腰背肌锻炼。

(4)加强营养,增强机体抵抗力,根据患者不同体质进行饮食调护。一般患者可食核桃、山芋肉、黑芝麻等补肾之品;阳虚者嘱其多食温补之品,如羊肉、狗肉、鳝鱼、桂圆等;肝肾阴虚者可嘱其多食滋补肝肾之品,如山药、鸭肉、牛肉、百合、枸杞子等。

(宋世芳)

第五节 腰 肌 劳 损

一、概述

腰肌劳损是指腰部肌肉、筋膜、韧带等软组织的慢性损伤,有人称为功能性腰痛,是由于长期下蹲,弯腰工作,腰背肌经常性的过度负重与疲劳,或工作时姿势不正确,并有腰部解剖特点缺陷等所致,可因腰部急性损伤治疗不及时或治疗不当,反复受伤后,遗留为慢性腰痛。临床表现为腰背疼痛,多为隐痛,时轻时重,反复发作休息后疼痛减轻,劳累后或阴雨天疼痛加重,喜用双手捶腰。

二、治疗原则

一般采用非手术疗法,手法治疗包括揉按,捏拿,理筋,从而达到舒筋活血,解痉止痛的目的。针灸配合艾灸、火罐、封闭疗法、穴位注射疗法、理疗、中药熏洗、药物治疗等。

三、护理措施

(一)休息

急性腰痛患者宜卧硬板床休息,平时可佩戴腰围保护。

(二)观察病情变化

深入病房,观察患者的疼痛性质、部位、规律,缓解或加重的原因,给予心理安慰,必要时口服活血化瘀或通络止痛的药物,观察药物作用及不良反应。

(三)推拿按摩

治疗时让患者排空大小便,稳定情绪,全身放松;在治疗过程中随时观察患者病情,如有不良反应,应停止治疗。

(四)理疗护理

(1)保持室内清洁、安静、空气流通,遮挡患者,保护隐私。

(2)加强巡视,注意倾听患者的主诉,观察患者面色、呼吸等。

(3)注意温热度,以患者舒适为宜,以防烫伤。

(4)根据个体的耐受能力,调节电流强度。

(5)使用电极者,应观察安放电极处皮肤的反应,有无接触性皮炎,治疗完毕后除去电极片,清洁皮肤。

(五)中药熏洗

中药熏洗时,按中药熏洗护理措施护理。

(六)加强腰背部肌锻炼

如拱桥式、燕飞式,每天 2～3 次,每次 5～10 分钟,以不疲劳为度。

四、出院指导

(1)继续腰背肌锻炼。

(2)慎起居避风寒,禁止吸烟。

(3)掌握正确搬重物的姿势,弯腰搬重物时,屈髋屈膝。

(4)工作中避免久坐,适当活动。工作一段时间后应站起来活动变换姿势。

(5)长时间站立时,避免将身体的重心放在一侧肢体上。

(6)专业体育运动者,每天剧烈运动前要做充分的准备活动,活动后不宜立即行冷水浴。

(7)睡眠姿势以侧卧为宜,让髋膝处于适当的屈曲位。使腰部肌肉,韧带处于松弛状态,床垫不宜过软。

(宋世芳)

第六节　腰椎间盘突出症

一、疾病概述

(一)概念

腰椎间盘突出症是腰椎间盘变性,纤维环破裂,髓核突出刺激或压迫神经根、马尾神经所表现的一种综合征,是腰腿疼痛最常见的原因之一。腰椎间盘突出中以 $L_{4～5}$、$L_5～S_1$ 间隙发病率最高,占90%～96%,多个椎间隙同时发病者仅占 5%～22%。

(二)分型及病理

腰椎间盘突出症的分型方法较多,各有其根据及侧重面。从病理变化及 CT、MRI 发现,结合治疗方法可作如下分型。

1.膨隆型

纤维环有部分破裂,而表层完整,此时髓核因压力而向椎管局限性隆起,但表面光滑。这一类型经保守治疗大多数可缓解或治愈。

2.突出型

纤维环完全破裂,髓核突向椎管,但有后纵韧带或一层纤维膜覆盖,表面高低不平或呈菜花状。常需手术治疗。

3.脱垂游离型

破裂突出的椎间盘组织或碎块脱入椎管内或完全游离。此型不单可引起神经根症状,还易压迫马尾神经。非手术治疗往往无效。

4.Schmorl 结节及经骨突出型

前者是指髓核经上、下软骨终板的发育性或后天性裂隙突入椎体松质骨内;后者是髓核沿椎体软骨终板和椎体之间的血管通道向前纵韧带方向突出,形成椎体前缘的游离骨块。这两型临床上仅出现腰痛,而无神经根症状,无需手术治疗。

（三）病因

1.椎间盘退行性变

椎间盘退行性变是椎间盘突出的基本病因。随年龄增长,纤维环和髓核含水量逐渐减少,使髓核张力下降,椎间盘变薄。同时,透明质酸钠及角化硫酸盐减少,低分子量糖蛋白增加,原纤维变性及胶原纤维沉积增加,髓核失去弹性,椎间盘结构松弛、软骨板囊性变。

2.损伤

积累伤力是椎间盘变性的主要原因,也是椎间盘突出的诱因。积累伤力中,反复弯腰、扭转动作最易引起椎间盘损伤,故本症与某些职业、工种有密切关系,如驾驶员、举重运动员和从事重体力劳动者。

3.遗传因素

有色人种本症发病率较低;<20 岁的青少年患者中约 32％有阳性家族史。

4.妊娠

妊娠期盆腔、下腰部组织充血明显,各种结构相对松弛,而腰骶部又承受较平时更大的重力,这样就增加了椎间盘损害的机会。

5.其他

如遗传、吸烟及糖尿病等诸多因素。

上腰段椎间盘症少见,其发生多存在下列因素:①脊柱滑脱症。②病变间隙原有异常。③过去有脊柱骨折或脊柱融合术病史。

（四）临床表现

腰椎间盘突出症常见于 20～50 岁患者,男女之比为(4～6)∶1。20 岁以内占 6％左右,老人发病率最低。患者多有弯腰劳动或长期坐位工作室,首次发病常是半弯腰持重或突然扭腰动作过程中,其症状、体征如下所述。

1.症状

（1）腰痛:是大多数本症患者最先出现的症状,发生率约 91％。由于纤维环外层及后纵韧带受到突出髓核刺激,经窦椎神经而产生的下腰部感应痛,有时亦影响到臀部。

(2)坐骨神经痛:虽然高位腰椎间盘突出($L_{2\sim3}$、$L_{3\sim4}$)可引起股神经痛,但其发病率不足5%。绝大多数患者是$L_{4\sim5}$、$L_5\sim S_1$间隙突出,故坐骨神经痛最为多见,发生率达97%左右。典型坐骨神经痛是从下腰部向臀部、大腿后方、小腿外侧直到足部的放射痛。约60%患者在喷嚏或咳嗽时由于增加腹压而使疼痛加剧。早期为痛觉过敏,病情较重者出现感觉迟钝或麻木。少数患者可有双侧坐骨神经痛。

(3)马尾神经受压:向正后方突出的髓核或脱垂、游离椎间盘组织可压迫马尾神经,出现大小便障碍、鞍区感觉异常。发生率占0.8%~24.4%。

2.体征

(1)腰椎侧凸:是一种为减轻疼痛的姿势性代偿畸形,具有辅助诊断价值。如髓核突出在神经根外侧,上身向健侧弯曲,腰椎侧凸向患侧可松弛受压的神经根;当突出的髓核在神经根内侧时,上身向患侧弯曲,腰椎凸向健侧可缓解疼痛。如神经根与脱出的髓核已有粘连,则无论腰椎凸向何侧均不能缓解疼痛。

(2)腰部活动受限:几乎全部患者都有不同程度的腰部活动受限。其中以前屈受限最明显,是由于前屈位时进一步促使髓核向后移位并增加对受压神经根的牵张之故。

(3)压痛及骶棘肌痉挛:89%患者在病变间隙的棘突间有压痛,其旁侧1 cm处压之有沿坐骨神经的放射痛。约1/3患者有腰部骶棘肌痉挛,使腰部固定于强迫体位。

(4)直腿抬高试验及加强试验:患者仰卧、伸膝、被动抬高患肢。正常人下肢抬高到60°~70°时感腘窝不适。本症患者神经根受压或粘连,下肢抬高在60°以内即可出现坐骨神经痛,成为直腿抬高试验阳性。其阳性率约90%。在直腿抬高试验阳性时,缓慢降低患肢高度,待放射痛消失,这时再被动背屈患肢踝关节以牵拉坐骨神经,如又出现放射痛成为加强试验阳性。有时因突出髓核较大,抬高健侧下肢也可因牵拉硬脊膜而累及患侧诱发患侧坐骨神经发生放射痛。

(五)辅助检查

1.X线平片

单纯X线平片不能直接反应是否存在椎间盘突出。片上所见脊柱侧凸,椎体边缘增生及椎间隙变窄等均提示退行性变。如发现腰骶椎结构异常(移行椎、椎弓根崩裂、脊椎滑脱等),说明相邻椎间盘将会由于应力增加而加快变性,增加突出的机会。

2.CT和MRI检查

CT可显示骨性椎管形态,黄韧带是否增厚及椎间盘突出的大小、方向等,对本病有较大诊断价值,目前已普遍采用。MRI可全面地观察各腰椎间盘是否病变,也可在矢状面上了解髓核突出的程度和位置,并鉴别是否存在椎管内其他占位性病变。

3.其他检查

电生理检查(肌电图、神经传导速度及诱发电位)可协助确定神经损害的范围及程度,观察治疗效果。

(六)治疗原则

1.非手术治疗

腰椎间盘突出症中多数患者可经非手术疗法缓解或治愈。其目的是使椎间盘突出部分和受到刺激的神经根的炎性水肿加速消退,从而减轻或解除对神经根的刺激或压迫。非手术治疗主要适用于:①年轻、初次发作或病程较短者。②休息后症状可自行缓解者。③X线检查无椎管狭窄。方法包括绝对卧床休息、持续牵引、理疗、推拿、按摩、封闭治疗、髓核化学溶解法等。

2.经皮髓核切吸术

经皮髓核切吸术是通过椎间盘镜或特殊器械在 X 线监视下直接进入椎间隙,将部分髓核搅碎吸出,从而减轻了椎间盘内压力达到缓解症状的目的。主要适用于膨出或轻度突出型的患者,且不合并侧隐窝狭窄者。对明显突出或髓核已脱入椎管者仍不能回纳。与本方法原理和适应证类似的尚有髓核激光气化术。

3.手术治疗

已确诊的腰椎间盘突出症患者,经严格非手术治疗无效,马尾神经受压者或伴有椎管狭窄者可考虑行髓核摘除术。手术治疗有可能发生椎间盘感染、血管或神经根损伤,以及术后粘连症状复发等并发症,故应严格掌握手术指征及提高手术技巧。

近年来,采用微创外科技术使手术损伤减小,取得良好效果。

(七)预防

由于腰椎间盘突出症是在退行性变基础上受到积累伤力所致,而积累伤又是加速退变的重要因素,故减少积累伤就显得非常重要。长期坐位工作者需注意桌、椅高度,定时改变姿势。职业工作中常弯腰劳动者,应定时伸腰、挺胸活动,并使用宽腰带。治疗后患者在一定期间内佩戴腰围,但应同时加强腰背肌训练,增加脊柱的内在稳定性。长期使用腰围而不锻炼腰背肌,反可因失用性肌萎缩带来不良后果。如需弯腰取物,最好采用屈髋、屈膝下蹲方式,减少对椎间盘后方的压力。

二、护理评估

(一)一般评估

1.健康史

(1)一般情况:了解患者的性别、年龄、职业、营养状况、生活自理能力等。

(2)既往史:是否有先天性的椎间盘疾病、既往有无腰部外伤、慢性损伤史,是否做过腰部手术。

(3)外伤史:评估患者有无急性腰扭伤或损伤史。询问受伤时患者的体位、外来撞击的着力点,受伤后的症状和腰痛的特点和程度、致腰痛加剧或减轻的相关因素、有无采取制动和治疗措施。

(4)家族史:家中有无类似病史。

2.生命体征(T、P、R、BP)

按护理常规监测生命体征。

3.患者主诉

有无腰背痛、下肢痛、麻木、大小便障碍等症状。

4.相关记录

疼痛部位及程度,疼痛与腹压、活动、体位有无明显关系,有无跛行、脊柱畸形及活动受限,有无压痛、反射痛,双下肢肢体感觉运动情况等。

（二）身体评估

1.术前评估

（1）视诊：观察步态有无跛行、摇摆步态等；椎旁皮肤有无破损，肢体有无肿胀或肌萎缩；脊柱有无畸形。

（2）触诊：棘突、椎旁有无压痛，下肢、肛周感觉有无减退，肛门括约肌功能等。

（3）动诊：腰椎活动范围，腰部有无叩击痛，双下肢的运动功能、肌力、肌张力的变化，对比双侧有无差异等。

（4）量诊：肢体长度测量、肢体周径测量及腰椎活动度测量。

（5）特殊检查试验：直腿抬高试验、股神经牵拉试验、肛门反射等。

2.术后评估

（1）视诊：患者手术切口、步态、肢体有无肿胀或肌萎缩等。

（2）触诊：切口周围皮温有无增高，下肢有无肌肉萎缩，下肢、肛周感觉情况。

（3）动诊：双下肢的运动功能、肌力的变化，双侧有无差异，腰椎活动范围。

（4）量诊：肢体长度测量、肢体周径测量。

（5）特殊检查试验：直腿抬高试验、股神经牵拉试验、肛门反射等。

（三）心理-社会评估

观察患者的情绪变化，了解其对疾病的认知程度及对手术的了解程度，有无紧张、恐惧心理；评估患者的家庭及支持系统对患者的支持帮助能力等。

（四）辅助检查阳性结果评估

X线片显示腰椎生理曲度消失，侧突畸形、椎间隙变窄及椎体边缘骨质增生等。CT、MRI显示椎间盘突出的部位、程度及与有无神经根受压。

（五）治疗效果的评估

1.非手术治疗评估要点

（1）病史评估：了解与患者相关的情况，如职业、有无外伤、发病时间、治疗经过等。

（2）影像资料评估：查看CT、MRI，了解椎管形态、观察腰椎间盘髓核突出的程度和位置等，分析是否需要手术治疗。

2.手术治疗评估要点

（1）心理评估：向患者介绍与疾病相关的知识，说明手术的重要性，解释手术的方式、术前术后的配合事项及目的，耐心解答问题，消除不良心理，使其增加战胜疾病的信心，积极配合治疗。

（2）既往史：了解患者全身的情况，是否有心脏病、高血压、糖尿病等，如有异常，积极治疗，减少术后并发症的发生。

（3）疼痛评估：评估患者疼痛诱发因素、部位、性质、程度和持续时间，并进行疼痛评分。

（4）神经功能评估：严密观察双下肢感觉运动及会阴部神经功能情况，并进行术前术后对比，可了解神经受压症状有无改善或加重。

三、护理诊断（问题）

（一）疼痛

与髓核受压水肿、神经根受压及肌痉挛有关。

(二)躯体移动障碍

与椎间盘突出或手术有关。

(三)便秘

与马尾神经受压或长期卧床有关。

(四)知识缺乏

与缺乏对疾病的认识有关。

(五)潜在并发症

脑脊液漏、椎间隙感染。

四、主要护理措施

(一)减轻疼痛

1.休息

长时间站立或坐立使腰椎负荷增加,神经根受压症状加重,故减轻腰椎负荷的方法就是卧床休息,卧硬板床,采取舒适、腰背肌放松体位。翻身时保持脊柱成一直线。

2.心理护理

指导患者放松心情,可让患者听音乐、看电视或与人聊天,分散其注意力。

3.药物镇痛

根据医嘱使用镇痛药或非类固醇消炎止痛药。

(二)患者活动能力改善、舒适度增加

(1)体位护理:术后平卧2小时后即可协助患者轴线翻身,四肢成舒适体位摆放。

(2)按摩受压部位,避免压疮发生,更换床单时避免拖、拉、推等动作。指导患者进行功能锻炼。

(3)协助患者做好生活护理。

(三)预防便秘

1.排便训练

多数患者不习惯床上排便而导致便秘,应指导患者床上使用便盆,指导床上排便。

2.饮食指导

指导患者多饮水,给予富含膳食纤维的易消化饮食,多食新鲜蔬菜、水果。

3.药物通便

根据医嘱使用开塞露、麻仁软胶囊等通便药物。

4.适宜环境及心理疏导

可在患者排便时挡上屏风,尽可能减少病房人员,并给患者予心理支持,给其提供适宜的环境和时间。

(四)功能锻炼

向患者说明术后功能锻炼对预防深静脉血栓、防止神经根粘连及恢复腰背肌功能的重要性。功能锻炼的原则:幅度由小到大、次数由少到多,以身体无明显不适为宜。

1.术后第1天

(1)踝泵运动:全范围地伸屈踝关节或360°旋转踝关节,在能承受的范围内尽可能多做,200～300次/天,以促进血液循环,防止深静脉血栓的形成。

（2）股四头肌舒缩运动：主动收缩和放松大腿肌肉，每次持续 5～10 秒，如此反复进行，100～200 次/天，锻炼下肢肌力。

2.术后第 2 天

（1）直腿抬高运动：患者平卧于床上，伸直膝关节并收缩股四头肌后抬高患肢，抬到最高点时停留10～15 秒，再缓慢放下，双下肢交替进行，每天 3～4 次，每次 20 分钟。

（2）屈膝屈髋运动：患者平卧于床上，下肢屈曲，双手抱住膝关节，使其尽可能向胸前靠近。

3.术后 1 周

腰背肌锻炼：采用 5 点支撑法，患者仰卧，屈肘伸肩，然后屈膝伸髋，以双脚双肘及头部为支点，使腰部离开床面，每天坚持数十次。

（五）并发症的护理

1.脑脊液漏

表现为恶心、呕吐和头痛等，伤口引流量大、色淡。给予去枕平卧、头低脚高位，伤口局部用沙袋压迫，同时放松引流负压，将引流瓶放置于床缘水平，遵医嘱补充大量液体。必要时探查伤口，行裂口缝合或修补硬膜。

2.椎间隙感染

椎间隙感染是椎节深部的感染，表现为腰背部疼痛和肌肉痉挛，并伴有体温升高。一般采用抗生素治疗。

（六）用药护理

遵医嘱按时、按量口服止痛药、神经营养药物。

（七）健康教育

1.起卧方法

术后坐位或下床时需戴腰围，起床时先平卧戴好腰围，然后侧卧，用双上肢慢慢撑起身体坐立。禁止平卧位突然起床的动作。由坐位改为卧位时先双手支撑慢慢侧卧，然后平卧，松开腰围。

2.维持正常体重

因肥胖会加重腰椎的负荷，超重或肥胖者必要时应控制饮食和减轻体重。

3.休息

术后注意劳逸结合，避免长时间坐位或站立，三个月内避免弯腰负重、提重物等活动，戴腰围6～8 周。

五、护理效果评估

（1）患者舒适度增加，疼痛症状减轻或消失。

（2）患者躯体活动能力改善。

（3）患者下肢肌力增强。

（4）患者无并发症发生，或发生后得到及时处理。

（宋世芳）

第七节 腰椎椎管狭窄症

一、概述

凡造成腰椎椎管、神经根管及椎间孔变形或狭窄而引起马尾神经或神经根受压,并产生相应的临床症状者,称为腰椎椎管狭窄症。它是由先天性或后天性等各种原因使椎管前后、左右内径缩小或断面形状异常,而使腰椎椎管狭窄。这种狭窄可能使骨的变化,如腰椎骨质增生,小关节突肥大等,也可能是软组织的改变,如腰椎间盘后突,黄韧带肥厚所引起。患者的主要症状是腰、腿疼痛和间歇性跛行,腰痛的特点多显于站立位或走路过久时,若躺下或蹲位以及骑自行车时,疼痛多能缓解或自行消失,腿疼是一侧、双侧或双下肢交替出现,鞍区麻木、肢体感觉减退。X线、CT、MRI检查能进一步确定并定性。

二、治疗原则

(一)非手术治疗

骨盆牵引,推拿按摩,手法复位,骶管注射。

(二)手术治疗

全椎板切除术、椎管扩大成形术及植骨内固定术。

三、护理措施

(一)心理护理

患者病情重,病程长,容易出现焦虑悲观情绪,多与患者交谈,给患者以安慰和必要的解释。介绍治疗成功的病例,增强其战胜疾病的信心。

(二)牵引护理

嘱患者仰卧于硬板床上行胸腰对抗牵引,牵引带松紧适宜,以不影响患者呼吸为度,髋部的牵引带应在髂前上棘稍上的位置,以患者能忍受不滑脱为度,牵引过程中要加强巡视,保持有效牵引,询问患者有无疼痛加重,给予及时处理,牵引后嘱患者卧床休息10~20分钟。

(三)骶管注射护理

简单介绍骶疗的过程,消除紧张不安心理,血糖控制在正常范围内。骶管注射过程询问患者有无特殊不适,如双下肢感觉、运动等情况。骶管注射后嘱患者卧床休息30~60分钟,观察小便及双下肢感觉运动,针眼处保持干燥清洁,避免感染。

(四)腰部中药熏蒸护理

熏蒸时应巡视患者情况,调节适宜的温度,防止烫伤。如年老患者合并心脏病、高血压,熏蒸时有头晕、心慌、乏力等不适,应及时处理。熏蒸完毕,用干毛巾擦干,并用衣物围腰,局部保暖,防止受凉感冒,忌用凉水或凉性药物外洗及外敷。

(五)手法复位前后患者护理

(1)复位前嘱患者在床上练习大小便。

（2）腰椎复位后，嘱其绝对卧床制动 72 小时，协助其直线翻身，平卧时腰部加垫厚约 2 cm。

（3）观察大小便及双下肢感觉运动情况。

（4）做好皮肤护理，防止压伤。

（5）指导行双下肢肌肉等长收缩锻炼，每天 2 次，每次 10～20 分钟。

（6）初次由医护人员指导佩戴腰围下床，观察是否有头晕等不适，并及时处理。

（六）术前训练

指导患者床上练习大小便，进行四肢的各项锻炼及俯卧位训练，坚持每次 30 分钟，循序渐进至俯卧位 2 小时，使其适应手术。

（七）饮食护理

手术前，尊重患者的饮食习惯，进食高蛋白、高维生素、高纤维素易消化的食物，每天饮鲜牛奶 250～500 mL。准备手术的患者应在麻醉前 6～8 小时禁食，4～6 小时禁水。手术当天根据麻醉方式选择进食的时间，硬膜外麻醉禁食 4～6 小时后进流食，全麻手术 6 小时后无胃肠道反应者可先进流食，逐渐改为半流食或普食。术后第 2 天可根据患者的食欲习惯，宜食清淡高维生素的易消化食物，如新鲜蔬菜、香蕉、稀饭、面条等；忌食生冷、辛辣、油腻、煎炸食物。以后可指导其进食高蛋白、高营养的食物，如牛奶、鸡蛋、瘦肉、骨头汤等，节制饮食，鼓励少食多餐，防止腹胀、便秘。

（八）体位护理

手术后患处制动，搬动时平抬平放，保持脊柱平直，避免腰部扭曲。指导正确的翻身方法，防止发生畸形或进一步损伤，滚动式翻身，每 2 小时翻身 1 次。

（九）病情观察

手术后，严密观察患者的肢体感觉运动情况，注意大小便情况，并与术前相比较，发现异常，通知医师处理。观察伤口渗血情况，引流管是否通畅以及引流量和颜色，如果刀口处渗血较多，通知医师及时更换敷料，若 24 小时引流量超过 300 mL 且色淡呈血清样，伴有恶心，呕吐，可能有脑脊液漏，应报告医师关闭或拔除引流管，抬高床尾，俯卧与侧卧位交替，局部加压，并注意观察神志、瞳孔、生命体征及是否有颈项强直等症状出现。

（十）预防并发症

1.尿潴留

尿潴留者给予局部热敷、刺激、按摩、诱导，必要时留置导尿管，引流袋不能高于膀胱水平，勿用力挤压，同时注意关闭开关，定时放尿，引流袋应放置妥当，固定牢靠，避免引流管弯曲受压，保持通畅。保持会阴部清洁干燥，尿道外口及接近尿道口段的导尿管应每天用0.5％碘伏擦拭消毒 2 遍；若有大便污染或女性月经期时，应及时清洗消毒，保持干燥；告知患者禁饮浓茶和咖啡等，多饮水，每天 2 500～3 000 mL，以便有足够的尿液自然冲洗尿道。

2.坠积性肺炎

卧床患者协助进行翻身拍背，鼓励主动排痰、咳嗽，指导进行深呼吸和吹气球锻炼，鼓励患者早期进行主动活动，经常改变体位，病房内定时通风。

3.血栓性静脉炎

术后 6 小时协助患者做下肢伸屈运动，改善肢体及足趾的血运，协助患者翻身，鼓励在床上做肢体活动；活动不便者，应做肢体被动活动或按摩；对于手术大、时间长、或有下肢静脉曲张者，应密切观察病情，早发现及时治疗；如发生血栓性静脉炎时，应绝对卧床休息，避免肢体活动忌按摩,保持患肢抬高,以利于静脉回流。

4.压疮

卧床患者保持床铺平整、松软、清洁、干燥,保持皮肤的清洁;条件允许的情况下,最好每天用温水擦浴,使局部皮肤血液循环得到改善,定时翻身,防止局部长期受压。在为患者翻身、按摩、床上使用大小便器时,应注意不要推、拉、拖,以免损伤局部皮肤,增加营养,多食富含高蛋白,脂肪,维生素等营养食物,增强机体抵抗能力。必要时卧气垫床。

5.便秘

术后应指导患者保证足够的饮水量,注意饮食搭配,在保证营养摄入的基础上,进食新鲜的水果和富含纤维素的蔬菜,如芹菜、韭菜、青菜等;还可嘱患者可服适量的蜂蜜,养成定时排便的习惯,在不影响病情的条件下,改变体位,以利通便。卧床时间较长的患者,进行腹部按摩,以一手示、中、无名指放于患者右下腹,另一手三指重叠于上,按顺时针方向,沿升结肠、横结肠、降结肠方向依次按摩,促进肠管蠕动,必要时可使用药物或灌肠等方法解除便秘。

四、功能锻炼

手术当天做踝关节的背伸跖屈旋转,上肢的伸屈外展、抓举等活动,术后第1天主动加被动直腿抬高以及双下肢各关节活动,每天2～3次,每次5～10分钟,以后逐渐增加次数,以不疲劳为度。根据病情术后2～3周,指导进行腰背肌功能锻炼,每天2～3次,每次5～10分钟,逐渐增加次数,以不疲劳为度,坚持1年以上。

五、出院指导

(1)慎起居,避风寒,腰部注意保暖。保持日常生活的正确站姿、坐姿及行走姿势,避免久坐久站,弯腰扭腰。

(2)加强营养,增加机体抵抗能力,根据不同体质进行饮食调护,如肾阳虚者多食温补之品,如羊肉,猪肉,桂圆等;肝肾阴虚者,多食清补之品,如山药、鸭肉、牛肉、百合、枸杞子等;一般患者可食胡桃、瘦肉、骨头汤、黑芝麻等补肝肾强筋骨的食物。

(3)继续佩戴腰围1～3个月。

(4)继续进行双下肢及腰背肌功能锻炼,进行倒走锻炼,3个月内避免弯腰,拾取低处物品应先下蹲,6个月内避免挑抬重物。宜多躺,不宜久坐,经常变换姿势,适当卧床休息。保持正确的站姿,坐姿及行走姿势。

(5)定期复查。

(宋世芳)

第八节　跟腱断裂

一、概述

跟腱是由腓肠肌肌腱和比目鱼肌肌腱混合而成,又称小腿三头肌肌腱,是人体中最坚强、肥大的肌腱。起于小腿中下 1/3 交界处,止于跟骨后结节中点,止点位于皮下,跟腱的功能是使足踝跖屈,后提足跟。跟腱断裂常发生于踝关节背伸位,突然用力跳跃的一瞬间。跟腱断裂是临床中常见的一种损伤,多发生于体育及文艺工作者。分为开放性和闭合性两种,开放性跟腱断裂多为锐器直接切割所造成。跟腱断裂后不能活动,继而肿胀、压痛,皮下有瘀血、瘀斑。

二、治疗原则

(一)非手术治疗

石膏外固定适用于不完全性跟腱断裂;夹板固定法治疗闭合性跟腱断裂。

(二)手术治疗

跟腱缝合术适应于新鲜的开放性或闭合性跟腱断裂;筋膜修补术适应于陈旧性跟腱断裂;膜瓣修补术适应于陈旧性跟腱断裂。

三、护理措施

(一)密切观察病情变化

石膏固定后的患者需床头交接班,倾听患者主诉,严密观察肢体血液循环及感觉运动情况,若患者主诉局部有固定性压迫疼痛感或其他异常时,及时报告医师。

(二)患者制动

尽量不要搬动患者,若需变换体位,需用手掌托扶患肢,不可用手指抓捏,以免在石膏上形成凹陷,引起肢体压疮。

(三)石膏干固后的护理

石膏干固后脆性增加,容易断裂,翻身或改变体位时要平托石膏,力量要轻柔均匀,避免折断。术后石膏外固定者,应注意石膏内有无伤口渗血情况,如石膏内有血迹渗出并逐渐扩大,为持续出血征象,报告医师,及时处理。

(四)体位护理

前后石膏托或短腿石膏靴将患肢固定于膝关节屈曲,踝关节重力跖屈位(即自然垂足位),患肢制动 6 周左右,限制踝关节的背伸活动,股四头肌等长收缩,足趾背伸和跖屈活动,每天 2～3 次,每次 5～10 分钟。

四、功能锻炼

患肢固定 6 周后去除石膏,进行踝关节背伸、跖屈和膝关节的伸屈功能锻炼,并加强股四头肌等长收缩锻炼,每天 3 次,每次 15～30 分钟;8 周后可下地行走。

五、出院指导

(1)根据医嘱告知患者复诊时间,适时解除外固定。

(2)告知患者坚持锻炼的重要性,使其能主动循序渐进行伤肢功能锻炼。患肢固定 4 周后去除膝关节石膏进行膝关节屈的锻炼,继续加强股四头肌的等长舒缩,足趾背伸和跖屈活动,每天 3 次,每次 15～30 分钟。患肢固定 6 周后去除踝关节石膏,进行踝关节的背伸、跖屈锻炼,每天 3 次,每次 15～30 分钟。被动锻炼踝关节关节时,力度适宜禁用暴力,强度以患者能够承受为准。循序渐进,不可以操之过急。8 周后可下地行走,9 个月内禁止弹跳等剧烈活动。后期可配合中药熏洗、按摩舒筋、穿高跟鞋等促其功能恢复。

(3)根据病情,做好随访,遇有不适及时复诊。

(宋世芳)

第九节 关节脱位

一、肩关节脱位

(一)疾病概述

1.概念

肩关节脱位最常见,占全身关节脱位的45%,多发生于青壮年,男性多于女性。肩关节由肩胛骨的关节盂和肱骨头构成,属球窝关节,关节盂面积小而浅,肱骨头相对大而呈球形,其面积为关节盂的4倍,关节囊薄而松弛,周围韧带较薄弱,关节结构不稳定,运动范围大,故易于发生脱位。

2.相关病理生理

创伤性关节脱位后,主要表现为构成关节的骨端移位、关节囊破裂、关节腔周围积血。血肿机化后,形成肉芽组织,继而发展成为纤维组织,与关节周围组织粘连。脱位可伴关节附近韧带、肌和肌腱损伤,也可伴撕脱性骨折及周围血管、神经损伤。

3.病因和分类

创伤是肩关节脱位的主要原因,多由间接暴力引起。当身体侧位跌倒时,手掌撑地,肩关节呈外展外旋位,肱骨头在外力作用下突破关节囊前壁,滑出肩胛盂而致脱位;也可由于上臂过度外展外旋后伸时,肱骨颈或肱骨大结节抵触于肩峰时构成杠杆支点,使肱骨头向盂下滑出发生脱位。直接暴力可致肩关节后方直接受到撞伤,使肱骨头向前脱位。

肩关节脱位分为前脱位、后脱位、下脱位和盂上脱位。由于肩关节前下方组织薄弱,因此以前脱位多见。因脱位后肱骨头所在的位置不同,前脱位又分为喙突下脱位、盂下脱位和锁骨下脱位。脱位后常合并肱骨大结节骨折和肩袖的撕裂,严重者可合并肱骨外科颈骨折及臂丛神经损伤。

4.临床表现

(1)症状:肩关节脱位后,患肩肿胀、疼痛、主动和被动活动受限。患肢呈弹性固定于轻度外展内旋位,肘关节屈曲,患肢较对侧长,常以健侧手托住患侧前臂、头和躯干向患侧倾斜。

(2)体征:肩关节脱位后,关节盂空虚,肩峰突出,肩部失去原有圆隆曲线,呈方肩畸形;肩胛盂处有空虚感;在腋窝、喙突下或锁骨下可触及移位的肱骨头;搭肩试验(Dugas)阳性,即肩关节脱位后,患侧手掌搭到健侧肩部时,患肘部不能贴近胸壁;患侧肘部紧贴胸部时,患侧手掌不能搭到健肩。

5.辅助检查

X线检查可明确脱位的类型、移位方向、有无合并肱骨大结节撕脱性及肱骨外科颈骨折。对怀疑有肱骨头骨折者可行CT扫描。

6.治疗原则

(1)非手术治疗。①手法复位:脱位后要尽快复位,选择臂丛神经麻醉或全身麻醉,使肌肉松弛,在无痛下进行复位。常用手牵足蹬法(Hippocrates法)和悬垂法(Stimson法)。②固定:单纯肩关节前脱位,复位后腋窝处垫棉垫,用三角巾悬吊上肢,保持肘关节屈曲90°;关节囊破损明显或仍有肩关节半脱位者,应将患侧手置于对侧肩上,上肢贴靠胸壁,腋下垫棉垫,用绷带将患肢固定于胸壁前,固定于内收内旋位。肩关节后脱位,复位后用人字石膏或外展架固定在外展、后伸、外旋位。一般固定3~4周,合并大结节骨折者适当延长1~2周;40岁以上的患者,固定时间可相应缩短,因为年长患者关节制动时间越长,越容易发生关节僵硬。有习惯性脱位病史的年轻人适当延长固定期。③功能锻炼:固定期间活动腕部和手指,并做上臂、前臂肩关节肌群的收缩运动;疼痛肿胀缓解后,可指导患者用健侧手缓慢推动患肢外展与内收活动,活动范围以不引起患侧肩部疼痛为限;3周后,指导患者进行弯腰、垂臂、甩肩锻炼。具体方法:患者弯腰90°,患肢自然下垂,以肩为顶点作圆锥形环转,范围由小到大;4周后,指导患者做手指爬墙外展、爬墙上举、滑车带臂上举、举手摸顶锻炼,使肩关节功能完全恢复。

(2)手术治疗:手术切开复位术适用于肩关节新鲜脱位合并肱骨颈、肱骨干骨折,或肩盂骨折块嵌入关节内,或肱二头肌长头嵌于关节间,或合并血管、神经损伤的患者;习惯性肩关节脱位;儿童及青年人的陈旧性脱位等。

(二)护理评估

1.一般评估

(1)健康史:一般情况,如年龄、出生时情况、对运动的喜好等。外伤史:评估患者有无突发外伤史、受伤后的症状和疼痛的特点、受伤后的处理方法。既往史:患者以前有无类似外伤病史、有无关节脱位习惯、既往脱位后的治疗及恢复情况等。

(2)生命体征(T、P、R、BP):创伤性脱位合并血管损伤时,可能导致血压下降等,观察有无休克。

(3)患者主诉:脱位原因、时间;有无外伤史;导致脱位的外力方式、性质;脱位后处理措施;疼痛性质及程度。

(4)相关记录:疼痛评分、全身皮肤及其他部位外伤情况。

2.身体评估

(1)术前评估。①视诊:患者有无被迫性体位;脱位关节有无肿胀、皮下瘀斑、畸形;有无血管及神经受压的表现、皮肤有无受损。②触诊:有无压痛、是否触及脱出的关节头及空虚的关节盂、患肢动脉搏动的情况、有无感觉异常。③叩诊:患肢神经反射是否正常。④动诊:脱位关节活动能力,患肢肌力。⑤量诊:患肢有无短缩、双侧肢体周径大小、关节活动度。⑥特殊检查:Dugas征(肩关节脱位)。⑦术前准备评估:术前实验室检查结果评估包括血常规及血生化、胸部X线片、心电图等;术区皮肤、饮食、肠道、用药准备;评估患者对手术过程的了解程度,有无过度焦虑或者担忧;对预后的期望值等。

(2)术后评估:了解麻醉和手术方法、手术经过是否顺利、术中出血情况;了解术后生命体征、切口及引流情况等;观察有无并发血管、神经损伤。①视诊:手术切口有无红肿;术区敷料有无渗血、渗液;患肢的颜色及有无肿胀。②触诊:患肢动脉搏动是否可扪及;患肢感觉有无异常。③动诊:观察患肢关节主动活动及被动活动情况,有无关节僵硬。④量诊:使用疼痛评分尺进行疼痛评分;使用皮尺及量角器分别测量患肢肿胀度及关节活动度。

3.心理-社会评估

评估患者的心理状况,了解患者及家属对疾病、治疗及预后的认知程度,家庭的经济承受能力,对患者的支持态度及其他社会支持系统情况。

4.辅助检查阳性结果评估

X线检查结果,确定脱位类型及骨折情况。

5.治疗效果评估

(1)非手术治疗效果评估要点:①评估外固定是否有效,松紧度是否适宜,患肩是否固定于关节功能位,有无相关并发症,如皮肤压疮、关节僵硬等。②评估患肢末梢血运感觉、患肢动脉搏动是否可扪及;肢端活动是否正常;皮温是否正常;有无异常感觉,如麻木等。③评估患者功能锻炼情况,如肌力、关节活动范围等,锻炼进程有无按计划进行。

(2)手术治疗效果评估要点。①生命体征的评估:是否能维持生命体征的平稳。②体位评估:是否采取正确的体位,以保持关节功能位及舒适为标准。③手术切口评估:敷料是否干洁、固定,弹性绷带包扎松紧是否适宜。④术肢末梢血运评估:术肢桡动脉搏动是否可扪及;手指活动是否正常;术肢皮温是否正常;有无异常感觉,如麻木等。⑤功能锻炼程度评估:患者是否按计划进行康复训练,效果如何。⑥相关并发症评估:关节僵硬、臂丛神经损伤(肩关节脱位)等。

(三)护理诊断

1.疼痛

与关节脱位引起局部组织损伤及神经受压有关。

2.躯体活动障碍

与关节脱位、疼痛、制动有关。

3.知识缺乏

与缺乏有关复位后继续治疗及正确功能锻炼的知识有关。

4.焦虑

与担忧预后有关。

5.潜在并发症

(1)关节僵硬:与关节脱位后复位需固定关节有关。

(2)血管、神经受损。

(四)主要护理措施

1.术前护理

(1)休息与体位:急性期患者应适当休息、抬高患肢,促进局部血液回流和减轻肿胀;保持患肩于功能位,以预防关节畸形及病理性脱位;关节脱位复位后外固定时间一般为3~4周,合并骨折者适当延长外固定时间。

(2)饮食:易消化食物,多进含蛋白质、维生素、钙、铁丰富的食物;预防便秘者选用富含植物纤维食物,如粗粮、蔬菜、水果等;多饮水,每天饮水量大于3 000 mL,防止粪便干燥;多食酸奶,以促进肠蠕动;避免食用刺激性食物,如辣椒等。

(3)用药护理:遵医嘱及时用药,观察药效及不良反应,及时记录及处理。

(4)专科护理。①疼痛的护理:评估患者疼痛程度,及时合理给予非药物止痛,如早期局部冷疗、心理疗法等,疼痛评分为4分以上者,按需予药物止痛。及时评估用药后的疼痛缓解情况。②肿胀的护理:早期冷敷,减轻损伤部位的出血和水肿;24小时后热敷,以减轻肌肉的痉挛;后期理疗,改善血液循环,促进渗出液的吸收。③外固定的护理:密切观察固定位置有无移动,保持有效固定;有无局部压迫症状及皮肤情况;让患者了解固定时限。④患肢末梢血运观察:注意观察肢端末梢血运、运动、感觉情况。如发现肢体远端苍白、厥冷、发绀、疼痛、感觉减退及麻木等异常情况,应及时通知医师妥善处理。

2.术后护理

(1)生命体征的测量:术后 24 小时内,密切观察生命体征的变化,进行床边心电监护,每 30 分钟~1 小时记录 1 次,观察有无因术中出血、麻醉等引起血压下降。

(2)体位的护理:全身麻醉术后应去枕平卧 6 小时,6 小时后可予适当摇高床头或取半卧位,术后1~2 天可根据患者情况考虑起床活动;术后患肢用三角巾悬吊于胸前,保持肘关节屈曲 90°。

(3)切口的观察:保持切口敷料清洁干燥,一旦被血液渗透应及时更换,以防止切口感染。

(4)患肢肢端血液循环的观察:密切观察患肢桡动脉搏动及手指的感觉活动情况,注意有无血管神经的损伤,出现异常时及时通知医师处理。

3.术后并发症护理

(1)肩关节僵硬的护理:循序渐进进行康复训练。固定期间行肌肉等长缩,如前臂肌肉收缩、股四头肌收缩训练;远端关节早期活动,如手指抓捏、握拳活动、前臂伸展运动等,促进血液循环;去除外固定后,练习脱位关节的活动及关节周围肌力训练,以主动锻炼为主,以不引起剧烈疼痛为度,切忌粗暴进行被动活动。

(2)血管、神经受损的护理:肩关节脱位或术后发生神经损伤并不多见,但如果出现患肢无力,肩外展功能丧失,要考虑有臂丛神经损伤,应及时通知医师,予神经营养药物,局部理疗,加强手指各关节及腕关节的主、被动活动,防止肌肉萎缩和关节僵硬。一般采用非手术治疗可恢复,观察 3 个月,如无恢复迹象应行手术探查。

4.心理护理

关节脱位多由意外事故造成,患者常焦虑、恐惧及自信心不足等,在生活上给予帮助,加强沟通,耐心开导,使之心情舒畅,从而愉快地接受配合治疗及康复。

5.健康教育

向患者及家属讲解肩关节脱位治疗和康复的知识。说明复位后固定的目的、方法、重要意义及注意事项,使其充分了解固定的重要性、必要性及复位后必须固定的时限。讲述功能锻炼的重要性和必要性,并指导其进行康复锻炼,使患者能自觉按计划实施。固定期间进行肌肉舒缩活动及邻近关节主动活动,切忌被动运动;固定拆除后,逐步进行肢体的全范围功能锻炼,防止关节粘连和肌萎缩。习惯性反复脱位者,须保持有效固定并严格遵医嘱坚持功能锻炼,避免各种导致再脱位的原因。

(五)护理效果评估

(1)患者疼痛是否得到有效控制,疼痛主诉减少。

(2)患者是否掌握关节功能康复训练相关知识,关节功能恢复程度,能否满足日常活动需要。

(3)有无血管、神经损伤或发生时能否及时发现和护理。

(4)手术切口能否保持清洁干燥,有无切口感染的发生。

(5)有无相关并发症发生。

二、髋关节脱位

(一)疾病概述

1.概念

髋关节由股骨头和髋臼构成,是杵臼关节。髋臼为半球形,深而大,周围有坚韧带与肌群,结构相当稳定,故往往只有强大暴力才能导致髋关节脱位;约50%髋关节脱位同时合并有骨折。

2.相关病理生理

创伤性关节脱位后,主要表现为构成关节的骨端移位,关节囊破裂,关节腔周围积血。血肿机化后,形成肉芽组织,继而发展成为纤维组织,与关节周围组织粘连。脱位可伴关节附近韧带、肌和肌腱损伤,也可伴撕脱性骨折及周围血管、神经损伤。

3.病因和分类

髋关节脱位根据股骨头的位置可分为以下3种脱位。

(1)髋关节后脱位:髋关节于屈曲、内收位时,股骨头顶在髋臼后上缘,若暴力由前向后冲击膝部,并经股骨干纵轴传递到股骨头,使股骨头冲破关节囊后上部分而发生脱位。如撞车、高处坠落或弯腰姿势时重物打击于腰背部时。

(2)髋关节前脱位:髋关节处于过度外展外旋位时,遭到外展暴力使大转子顶端与髋臼上缘相撞击,使股骨头冲破前方关节囊而脱出到闭孔或耻骨处,也称闭孔部脱位或耻骨部脱位。

(3)髋关节中心脱位:当暴力作用于大转子外侧时,使股骨头冲击髋臼底部,引起髋臼底部骨折,如外力继续作用,股骨头连同髋臼骨折片一齐向盆腔内移位时,为中心脱位。

以后脱位最常见,占全部髋关节脱位的85%～90%。脱位时常造成关节囊撕裂、髋臼后缘或股骨头骨折。有时合并坐骨神经挫伤或牵拉伤。

4.临床表现

(1)症状:患侧髋关节疼痛,主动活动功能丧失,被动活动时引起剧烈疼痛。

(2)体征:①髋关节后脱位时,患肢呈屈曲、内收、内旋或缩短畸形。臀部可触及脱出的股骨头,大粗隆上移。髋部疼痛、关节功能障碍明显,肿胀不明显;可合并坐骨神经损伤,大多为挫伤,主要原因为股骨头压迫。表现为大腿后侧、小腿后侧及外侧和足部全部感觉消失,膝关节的屈肌,小腿和足部全部肌瘫痪,足部出现神经营养性改变。②髋关节前脱位时,患肢呈轻度屈髋、过度外展、外旋畸形。耻骨脱位时患肢极度外旋90°畸形,髋外侧较平,患肢屈髋15°～20°外展畸形,腹股沟区可触及股骨头;会阴部脱位时在会阴部可触及股骨头。③髋关节中心脱位时,如股骨头移位不多者只有局部疼痛、肿胀及活动障碍,无特殊体位畸形;股骨头移位严重者患肢有轻度缩短畸形,大转子因内移而不易摸到。

5.辅助检查

X线检查可了解脱位的类型及有无合并髋臼或股骨头骨折。

6.治疗原则

(1)非手术治疗。①手法复位:髋关节脱位后宜尽早复位,最好在24小时内,超过24小时后再复位,十分困难。髋关节前脱位,常用的复位方法为提拉法(Allis)。②固定:复位后,用持续皮牵引或穿丁字鞋固定患肢,保持患肢于伸直、外展位,防止髋关节屈曲、内收、内旋,禁止患者坐起。一般固定2～3周。③功能锻炼:固定期间患者可进行股四头股收缩锻炼,患肢距小腿关节的活动及其余未固定关节的活动;3周后开始活动关节;4周后,去除皮牵引,指导患者扶双拐下地活动；3个月内，患肢不负重，以免发生股骨头缺血性坏死或因受压而变形；3个月后，经X线检查证实股骨头血液供应良好者，可尝试去拐步行，进行步态训练。

(2)手术治疗：对手法复位失败者或髋臼后上缘有大块骨片复位不良或不稳者，应选择早期髋关节切开复位内固定术。

(二)护理评估

1.一般评估

(1)健康史：评估患者受伤的原因、时间；受伤的姿势；外力的方式、性质；脱位的轻重程度；评估患者受伤时的身体状况及病情发展情况；了解伤后急救处理措施。

(2)生命体征(T、P、R、BP)：评估意识等，观察有无休克。

(3)患者主诉：外伤史及脱位的原因、时间；疼痛的程度。

(4)相关记录：疼痛评分、全身皮肤及其他部位外伤情况。

2.**身体评估**

(1)术前评估。①视诊：患者有无被迫性体位；患肢有无短缩、屈曲、内收内旋或外展外旋畸形；脱位关节有无肿胀、皮下瘀斑；有无血管及神经受压的表现、皮肤有无受损。②触诊：有无压痛、是否触及脱出的关节头；患肢足背动脉搏动的情况、有无感觉异常。③叩诊：患肢神经反射是否正常。④动诊：脱位关节活动能力，患肢肌力。⑤量诊：患肢有无短缩、双侧肢体周径大小、关节活动度。⑥术前准备评估：术前实验室检查结果评估包括血常规及血生化、胸部X线片、心电图等；术区皮肤、饮食、肠道、用药准备；评估患者对手术过程的了解程度，有无过度焦虑或者担忧；对预后的期望值等。

(2)术后评估：了解麻醉和手术方法、手术经过是否顺利、术中出血情况；了解术后生命体征、切口及引流情况等；观察有无并发血管神经损伤。①视诊：手术切口有无红肿；术区敷料有无渗血、渗液；患肢的颜色及有无肿胀。②触诊：患肢动脉搏动是否可扪及；患肢感觉有无异常。③动诊：观察患肢关节主动活动及被动活动情况，有无关节僵硬。④量诊：使用疼痛评分尺进行疼痛评分；使用皮尺及量角器分别测量患肢肿胀度及关节活动度。

3.心理-社会评估

评估患者的心理状况，了解患者及家属对疾病、治疗及预后的认知程度，家庭的经济承受能力，对患者的支持态度及其他社会支持系统情况。

4.辅助检查阳性结果评估

X线检查结果，确定脱位类型及骨折情况，并与股骨颈骨折鉴别。

5.治疗效果评估

(1)非手术治疗效果评估要点：①评估外固定是否有效，松紧度是否适宜，患髋是否固定于关节功能位，有无相关并发症，如皮肤压疮、下肢深静脉血栓形成等。②评估患肢末梢血运感觉，患肢动脉搏动是否可扪及；肢端活动是否正常；皮温是否正常；有无异常感觉，如麻木、感觉消退等。③评估患者功能锻炼情况，如肌力、关节活动范围等，锻炼进程有无按计划进行。

(2)手术治疗效果评估要点。①生命体征的评估：是否能维持生命体征的平稳，有无发生出血性休克等。②体位评估：是否采取正确的体位，以保持关节功能位及舒适为标准。③手术切口评估：敷料是否干洁固定，弹性绷带包扎松紧是否适宜。④术肢末梢血运评估：术肢桡动脉搏动是否可扪及；足趾活动是否正常；术肢有无肿胀，皮温是否正常；有无异常感觉，如麻木、感觉消退等。⑤功能锻炼程度评估：患者是否按计划进行康复训练，效果如何。⑥相关并发症评估：便秘、压疮、下肢深静脉血栓形成、坠积性肺炎等。

(三)护理诊断

1.疼痛

与关节脱位引起局部组织损伤及神经受压有关。

2.身体活动障碍

与关节脱位、疼痛、制动有关。

3.知识缺乏

与缺乏有关复位后继续治疗及正确功能锻炼的知识有关。

4.焦虑

与担忧预后有关。

5.潜在并发症

便秘、压疮、下肢深静脉血栓形成、坠积性肺炎、血管神经受损。

(四)主要护理措施

1.术前护理

(1)体位:髋关节后脱位患者固定于轻度外展,前脱位固定于内收、内旋、伸直位,中心脱位固定于外展位。抬高患肢并保持患肢于关节功能位,以利静脉回流,减轻肿胀。

(2)缓解疼痛。①局部冷热敷:受伤 24 小时内局部冷敷,达到消肿止痛的目的;受伤 24 小时后,局部热敷以减轻肌肉痉挛牵引起的疼痛。②避免加重疼痛的因素:进行护理操作或移动患者时,托住患肢,动作轻柔,避免不适活动加重疼痛。③镇痛:应用心理暗示、转移注意力或松弛疗法等非药物镇痛方法缓解疼痛,必要时遵医嘱应用镇痛剂。

(3)外固定护理:使用石膏固定或牵引的患者,密切观察固定是否有效,固定物压迫处皮肤有无受损;患肢末梢血运感觉情况。

(4)皮肤护理:髋关节脱位固定后需长期卧床的患者,鼓励其经常更换体位,保持床单整洁,预防压疮产生。对于皮肤感觉功能障碍的肢体,防止烫伤和冻伤。

2.术后护理

(1)生命体征的测量:术后 24 小时内,密切观察生命体征的变化,进行床边心电监护,每 30 分钟~1 小时记录 1 次,观察有无因术中出血、麻醉等引起血压下降。

(2)体位的护理:全身麻醉术后应去枕平卧 6 小时,6 小时后可予适当摇高床头或取半卧位,保持患肢外展中立位。

(3)切口的观察:保持切口敷料清洁干燥,一旦被血液渗透应及时更换,以防止切口感染。

(4)患肢肢端血液循环的观察:密切观察患肢足背动脉搏动及足趾的感觉活动情况,注意有无血管神经的损伤,出现异常时及时通知医师处理。

3.术后并发症护理

(1)便秘:重建正常排便形态:定时排便,注意便意,食用促进排泄的食物,如粗粮、蔬菜、水果、豆类及其他粗糙食物;摄取充足水分,进行力所能及的活动等;必要时使用甘油栓、开塞露等塞肛或进行灌肠。

(2)压疮。①预防压疮:原则是防止组织长时间受压,改善营养及血液循环情况;重视局部护理;加强观察,对发生压疮危险度高的患者进行预防。②护理措施:采用 Braden 评分法来评估发生压疮的危险程度,评分值越小,说明器官功能越差,发生压疮的危险性越高;间歇性解除压迫,卧床患者每 2～3 小时翻身 1 次,有条件者可使用减压贴、气垫床等;保持皮肤清洁和完整;加强营养,补充丰富蛋白质、足量热量、维生素 C 和维生素 A 及矿物质。③发生压疮后,评估压疮分期,进行对应处理。

(3)下肢深静脉血栓。①评估危险因素:手术种类、创伤程度、手术时间及术后卧床时间;年龄,年龄越大,发病率明显升高;制动时间,固定姿势;既往史,既往有静脉血栓形成史者的发病率为无既往史者的 5 倍;恶性肿瘤;其他,如肥胖、血管内插管等。②预防措施:活动,卧床者至少每 2～3 小时翻身 1 次;手术患者术后抬高患肢高于心脏水平,利于静脉回流;鼓励尽早床上行踝泵运动、股四头肌舒缩运动等;鼓励早期下床活动;穿弹力长袜或弹性绷带包扎,可减少静脉瘀滞和增加回流,降低末端腓肠静脉血栓;使用间歇外部回压装置,增加血流速度;尽量避免下肢血管穿刺;遵医嘱使用抗凝药物,如低分子肝素钙、利伐沙班片等。③下肢深静脉血栓形成后处理:绝对卧床休息,抬高患肢 20°～30°;床上活动时避免动作过大,禁止患肢按摩,避免用力排便,以防血栓脱落而致肺栓塞;观察患肢肿胀程度、外周循环等变化;遵医嘱使用抗凝、溶栓药物,并观察有无出血倾向,监测凝血功能;警惕肺栓塞的形成,临床无症状肺栓塞多见,一般在血栓形成 1～2 周内发生,且多发生在久卧开始活动时,当下肢深静脉血栓患者出现气促、咳嗽、呼吸困难、咳血样泡沫痰等症状时应及时处理。

(4)坠积性肺炎:鼓励患者有效咳嗽及咳痰;翻身叩击背部每 2 小时 1 次;痰液黏稠不易咳出时行雾化吸入,以稀释痰液,利于引流;指导行深呼吸训练等。

4.心理护理

关节脱位多由意外事故造成,患者常焦虑、恐惧及自信心不足等,在生活上给予帮助,加强沟通,耐心开导,使之心情舒畅,从而愉快地接受配合治疗及康复。

5.健康教育

向患者及家属讲解髋关节脱位治疗和康复的知识。说明复位后固定的目的、方法、重要意义及注意事项,使其充分了解固定的重要性、必要性及复位后必须固定的时限。讲述功能锻炼的重要性和必要性,并指导其进行康复锻炼,使患者能自觉按计划实施。固定期间进行肌肉舒缩活动及邻近关节主动活动,切忌被动运动;固定拆除后,逐步进行肢体的全范围功能锻炼,防止关节粘连和肌萎缩。

(五)护理效果评价

(1)患者疼痛是否得到有效控制,疼痛主诉减少。

(2)患者是否掌握关节功能康复训练相关知识,关节功能恢复程度,能否满足日常活动需要。

(3)患者有无发生血管神经损伤,能否得到及时发现及处理。

(4)手术切口能否保持清洁干燥,有无感染的发生。

(5)有无发生相关并发症。

三、肘关节脱位

(一)疾病概述

1.概念

肘关节脱位发病率仅次于肩关节,多发生于 10～20 岁青少年,男性多于女性,多为运动损伤。

2.相关病理生理

脱位后局部肿胀明显,如不及时复位,易导致前臂缺血性痉挛。

3.病因和分类

多由间接暴力引起。根据脱位的方向可分为后脱位、前脱位、侧方脱位。后脱位为最常见的肘关节脱位,当肘关节处于伸直位,前臂旋后位跌倒时,暴力经前臂传递至尺、桡骨上端,在尺骨鹰嘴处产生杠杆作用,导致前方关节囊撕裂,使尺、桡骨近端同时脱向肱骨远端的后方,发生肘关节后脱位;当肘关节处于内翻或外翻位时遭受暴力,可发生尺侧或桡侧侧方脱位;当肘关节处于屈曲位时,肘后方受到直接暴力作用,可产生尺骨鹰嘴骨折和肘关节前脱位,此类相对少见。

4.临床表现

(1)症状:肘关节局部疼痛、肿胀、弹性固定,功能受限。肘关节处于半屈近于伸直位,患者以健手支托患肢前臂。

(2)体征:脱位后,肘部变粗后突,前臂短缩,肘后凹陷,鹰嘴后突显著,肘后三角关系失常。鹰嘴突高出内外髁,可触及肱骨下端。若局部明显肿胀,则可能出现正中神经或尺神经损伤,亦可出现动脉受压的临床表现。

(3)后脱位时,可合并正中神经或尺神经损伤,偶尔可损伤肱动脉。①正中神经损伤:表现为拇指、示指、中指的感觉迟钝或消失,不能屈曲,拇指不能外展和对掌,形成典型的"猿手"畸形。②尺神经损伤:主要表现为手部尺侧皮肤感觉消失、小鱼际肌及骨间肌萎缩、掌指关节过伸、拇指不能内收、其他四指不能外展及内收,呈"爪状手"畸形。③动脉受压:可出现患肢血液循环障碍,主要表现为患肢苍白、发冷、大动脉搏动减弱或消失等。

5.辅助检查

X线检查可明确脱位的类型、移位情况及有无合并骨折。对于陈旧性关节脱位,能明确有无骨化性肌炎或缺血性骨坏死。

6.治疗原则

(1)非手术治疗方法。①复位:一般情况下,通过闭合方法可完成脱位关节的复位。复位方法为助手配合沿畸形关节方向行前臂和上臂牵引和反牵引,术者从肘后用双手握住肘关节,以指推压尺骨鹰嘴向前下,同时矫正侧方移位,助手在复位过程中维持牵引并逐渐屈肘,出现弹跳感表示复位成功。②固定:复位后,用超过关节夹板或长臂石膏托固定于屈肘90°位,再用三角巾悬吊于胸前,一般固定2～3周。③功能锻炼:固定期间,可做伸掌、握拳、手指屈伸等活动,同时在外固定保护下做肩、腕关节、手指活动。去除固定后,练习肘关节的屈伸、前臂旋转活动及锻炼肘关节周围肌力,通常需要3～6个月方可恢复。

(2)手术治疗方法:手法复位失败时,不可强行复位,应采取手术复位。合并有神经损伤者,手术时先探查神经,在保护神经的前提下进行手术复位。

(二)护理评估

1.一般评估

(1)健康史:评估患者的一般情况,如年龄、性别;评估患者受伤的原因、时间;受伤的姿势;外力方式、性质;评估患者受伤时的身体状况及病情发展情况;了解伤后急救处理措施。

(2)生命体征(T、P、R、BP):创伤性脱位合并血管损伤时,可能导致血压下降等,观察有无休克。

（3）患者主诉：脱位原因、时间；有无外伤史；导致脱位的外力方式、性质、脱位后处理措施；疼痛性质及程度。

（4）相关记录：疼痛评分、全身皮肤及其他外伤情况。

2.身体评估

（1）术前评估。①视诊：患肢局部情况，脱位关节有无肿胀、皮下瘀斑、畸形。②触诊：有无压痛、是否触及脱出的关节头及空虚的关节盂、患肢动脉搏动的情况、有无感觉异常。③叩诊：患肢神经反射是否正常。④动诊：脱位关节活动能力，患肢肌力。⑤量诊：患肢有无短缩、双侧肢体周径大小、关节活动度。⑥术前准备评估：术前实验室检查结果评估：血常规及血生化、胸部 X 线片、心电图等；术前术区皮肤、饮食、肠道、用药准备。⑦患者准备：评估患者对手术过程的了解程度，有无过度焦虑或者担忧；对预后的期望值等。

（2）术后评估：了解麻醉和手术方法、手术经过是否顺利、术中出血情况；了解术后生命体征、切口及引流情况等；观察有无并发血管神经损伤。①视诊：手术切口有无红肿；术区敷料有无渗血、渗液；患肢的颜色及有无肿胀。②触诊：患肢动脉搏动是否可扪及；患肢感觉有无异常。③动诊：观察患肢关节主动活动及被动活动情况，有无关节僵硬。④量诊：使用疼痛评分尺进行疼痛评分；使用皮尺及量角器分别测量患肢肿胀度及关节活动度。

3.心理-社会评估

评估患者有无恐惧、紧张心理；家庭及社会支持情况；患者对预后的认知程度等，引导患者正确配合疾病的治疗与护理。

4.辅助检查阳性结果评估

X 线检查结果，确定脱位类型及骨折情况。

5.治疗效果的评估

（1）非手术治疗效果评估要点：①评估外固定（夹板、石膏）是否有效，松紧度是否适宜，有无相关并发症，如皮肤压疮、前臂缺血性坏死、关节僵硬等。②评估患肢末梢血运感觉，患肢桡动脉搏动是否可扪及；肢端活动是否正常；皮温是否正常；有无异常感觉，如麻木等。③评估患者功能锻炼情况，如肌力、关节活动范围等，锻炼进程有无按计划进行。

（2）手术治疗评估要点。①生命体征的评估：能否维持生命体征平稳。②术区切口评估：敷料是否干洁固定，弹性绷带包扎松紧是否适宜。③术肢末梢血运评估：术肢桡动脉搏动是否可扪及；手指活动是否正常；术肢皮温是否正常；有无异常感觉，如麻木等。④体位评估：是否采取正确的体位，以保持关节功能位及舒适为标准。⑤功能锻炼程度评估：患者是否按计划进行康复训练，效果如何。⑥相关并发症评估：关节僵硬、前臂缺血性坏死等。

（三）护理诊断

1.疼痛

与关节脱位引起局部组织损伤及神经受压有关。

2.躯体活动障碍

与关节脱位、疼痛，制动有关。

3.知识缺乏

与缺乏有关复位后继续治疗及正确功能锻炼的知识有关。

4.焦虑

与担忧预后有关。

5.潜在并发症

(1)前臂缺血性坏死：与肘关节脱位外固定装置压迫血管、神经等有关。

(2)关节僵硬：与关节脱位后复位需固定关节有关。

(四)主要护理措施

1.术前护理

(1)休息：急性期患者应适当休息、抬高患肢，促进局部血液回流和减轻肿胀；保持患肢于功能位，以预防关节畸形及病理性脱位。

(2)饮食：易消化食物，多进含蛋白质、维生素、钙、铁丰富的食物。

(3)体位：肘关节脱位复位后肘关节固定于 90°，前臂固定于旋前、旋后中间位，用三角巾或前臂吊带固定患侧肩，避免前臂下垂。

(4)用药护理：遵医嘱及时用药，观察药效及不良反应，及时记录及处理。

(5)专科护理。①疼痛的护理：评估患者疼痛程度，及时合理给予非药物止痛如早期局部冷疗、心理疗法等，疼痛评分为 4 分以上者，按需予药物止痛。及时评估用药后的疼痛缓解情况。②肿胀的护理：早期冷敷，减轻损伤部位的出血和水肿；24 小时后热敷，以减轻肌肉的痉挛；后期理疗，改善血液循环，促进渗出液的吸收。③外固定的护理：根据外固定方式（夹板、石膏等）进行对应护理；密切观察固定位置有无移动，保持有效固定；有无局部压迫症状及皮肤情况；让患者了解固定时限（一般为 4 周，如合并骨折可适当延长时间），若固定时间过长易发生关节僵硬，过短，损伤的关节囊、韧带得不到充分修复，易发生再脱位。④患肢末梢血运观察：注意观察肢端的末梢血运、运动、感觉情况。如发现肢体远端苍白、厥冷、发绀、疼痛、感觉减退及麻木等异常情况，应及时通知医师妥善处理。

2.术后护理

(1)生命体征的测量：术后 24 小时内，密切观察生命体征的变化，进行床边心电监护，每 30 分钟～1 小时记录 1 次，观察有无因术中出血、麻醉等引起血压下降。

(2)体位的护理：全身麻醉术后应去枕平卧 6 小时，6 小时后可予适当摇高床头或取半卧位，保持患肢抬高位，利于血液回流，减轻肿胀。

(3)切口的观察：保持切口敷料清洁干燥，一旦被血液渗透予及时更换，以防止切口感染。

(4)患肢肢端血液循环的观察：密切观察患肢桡动脉搏动及手指的感觉活动情况，注意有无血管神经的损伤，出现异常时及时通知医师处理。

3.术后并发症护理

(1)前臂缺血性坏死的护理：密切观察外固定装置的松紧度，随时调整，避免前臂血管、神经受压；密切观察手的感觉、运动和循环情况，出现麻木、疼痛、皮温凉时，及时报告医师处理。

(2)关节僵硬的护理：循序渐进进行康复训练。固定期间行肌肉等长收缩，如前臂肌肉收缩；远端关节早期活动，如手指抓捏、握拳活动、前臂伸展运动等，促进血液循环；去除外固定后，练习脱位关节的活动及关节周围肌力训练，以主动锻炼为主，以不引起剧烈疼痛为度，切忌粗暴进行被动活动，以免引起骨化性肌炎而加重肘关节僵硬。

4.心理护理

关节脱位多由意外事故造成，患者常焦虑、恐惧及自信心不足等，在生活上给予帮助，加强沟通，耐心开导，使之心情舒畅，从而愉快地接受配合治疗及康复。

5.健康教育

向患者及家属讲解肘关节脱位治疗和康复的知识。说明复位后固定的目的、方法、重要意义及注意事项,使其充分了解固定的重要性、必要性及复位后必须固定的时限。讲述功能锻炼的重要性和必要性,并指导其进行康复锻炼,使患者能自觉按计划实施。固定期间进行肌肉舒缩活动及邻近关节主动活动,切忌被动运动;固定拆除后,逐步进行肢体的全范围功能锻炼,防止关节粘连和肌萎缩。

(马俊清)

第十节 脊 髓 损 伤

一、疾病概述

(一)概念

脊髓损伤是脊柱骨折最严重的并发症,由于椎体的移位或碎骨片突出于椎管内,是脊髓或马尾神经产生不同程度的损伤,多发生于颈椎下部和胸腰段。

(二)相关病理生理

按脊髓损伤和马尾损伤的程度可有不同的病理生理变化。

1.脊髓震荡

属最轻微的脊髓损伤,损伤后脊髓有暂时性功能抑制,呈弛缓性瘫痪,损伤平面以下的感觉、运动、反射及括约肌功能全部丧失,常在数分钟或数小时内逐渐恢复,最后可完全恢复。无组织形态学病理变化。

2.脊髓挫伤和出血

为脊髓的实质性破坏,脊髓外观完整,但内部可有出血、水肿、神经细胞破坏和神经传导纤维束的中断。脊髓挫伤的程度很大,轻者少量点状出血、水肿,重者有成片脊髓挫伤和出血,导致脊髓软化及瘢痕形成,预后差。

3.脊髓断裂

脊髓的连续性中断可为完全性或不完全性。不完全性常伴挫伤,又称挫裂伤,脊髓断裂者预后极差。

4.脊髓受压

骨折移位或破碎的椎间盘和碎骨片挤入椎管可直接压迫脊髓,而后方皱褶的黄韧带与血肿便可压迫脊髓,产生一系列病理变化,若能及时解除脊髓压迫,脊髓功能可望得到部分或完全恢复;若压迫时间过久可发生脊髓软化,萎缩或瘢痕形成,瘫痪难以恢复。

5.马尾神经损伤

马尾神经起自第 2 腰椎的骶脊髓,一般终止于第 1 骶椎下缘。第 2 腰椎以下的骨折脱位可引起马尾神经损伤,受伤平面以下出现弛缓性瘫痪。

除上述各种病理生理变化外,在各种较重的脊髓损伤后均可立即发生损伤平面以下的弛缓性瘫痪,属失去高级中枢控制的一种病理生理现象,称之为脊髓休克。2～4 周后,随脊髓实质性损伤程度不同而发生损伤平面以下不同程度的痉挛性瘫痪。

(三)病因与诱因

常见于各种外伤(如交通事故、高空坠落等)所致的椎体移位或碎骨片突出于椎管内,使脊髓或马尾神经产生不同程度的损伤。

(四)临床表现

脊髓损伤可因损伤部位和程度不同而有不同表现。

1.脊髓损伤

其主要表现为受伤平面以下单侧或双侧感觉、运动、反射的全部或部分丧失,可出现随意运动功能丧失。因膀胱平滑肌麻痹和排尿反射消失,可有尿潴留或充盈性尿失禁。C_8 以上水平损伤者可出现四肢瘫,C_8 以下水平损伤可出现截瘫。弛缓性瘫痪患者为肌张力降低和反射减弱;痉挛性瘫痪患者为肌张力增强和反射亢进,瘫痪的早期呈弛缓性瘫痪,胸髓及颈髓损伤患者常在伤后 3～6 周逐渐转变为痉挛性瘫痪。

2.脊髓半横切损伤时

损伤平面以下同侧肢体的运动和深感觉消失,对侧肢体的痛觉和温觉消失;称脊髓半切征。

3.脊髓圆锥损伤

第 1 腰椎骨折可造成脊髓圆锥损伤。表现为会阴部皮肤鞍状感觉缺失,括约肌功能丧失,大小便不能控制,性功能障碍。两下肢的感觉、运动正常。

4.马尾神经损伤

第 2 腰椎以下骨折脱位可马尾神经损伤,表现为受伤平面以下弛缓性瘫痪,感觉和运动障碍,括约肌功能丧失,腱反射消失。

(五)治疗原则

1.非手术治疗

(1)固定和制动:一般先采用枕颌带牵引或持续颅骨牵引,以防因损伤部位移位而产生脊髓再损伤。

(2)减轻脊髓水肿和继发性损害。①激素治疗:地塞米松 10～20 mg 静脉滴注,连续5～7 天后,改为口服,每次 0.75 mg,3 次/天,维持 2 周左右。②脱水:20％甘露醇 250 mL 静脉滴注,2 次/天,连续 5～7 天。③甲泼尼龙冲击治疗:只适用于受伤 8 小时内者。每公斤体重 30 mg 剂量1 次给药,15 分钟内静脉注射完毕,休息 45 分钟,在以后 23 小时内以5.4 mg/(kg·h)剂量持续静脉滴注。④高压氧治疗:一般在伤后 4～6 小时内应用。

2.手术治疗

目前在于尽早解除对脊髓的压迫和稳定脊柱,手术方式和途径需视骨折的类型和受压部位而定。手术指征包括以下 4 种:①脊柱骨折-脱位有关节交锁者。②脊柱骨折复位后不满意或仍有不稳定因素存在者。③影像学显示有碎骨片突至椎管内压迫脊髓者。④截瘫平面不断上升,提示椎管内有活动性出血者。

二、护理评估

(一)一般评估

1.健康史

(1)一般情况:了解患者的年龄、职业特点、运动爱好、日常饮食结构、有无酗酒等。

（2）受伤情况：了解患者受伤的原因、部位和时间，受伤时的体位、症状和体征，搬运方式、现场及急诊室急救情况，有无昏迷史和其他部位复合伤等。

（3）既往史与服药史：有无脊柱受伤或手术史，近期是否因其他疾病而服用激素类药物，以及应用的剂量、时间和疗程。

2.生命体征（T、P、R、BP）与意识

评估患者的呼吸、血压、脉搏、体温及意识情况。其包括呼吸形态、节律、频率、深浅，呼吸道是否通畅，患者能否有效咳嗽和排除分泌物；有无心动过缓和低血压；有无出汗，患者皮肤的颜色、温度；有无体温调节障碍。对伴有颅脑损伤的患者，可用格拉斯哥昏迷量表评估患者的意识情况。排尿和排便情况：患者有无尿潴留或充盈性尿失禁；尿液颜色、量和比重；有无便秘或大便失禁。

3.患者主诉

受伤的时间、原因和部位，受伤时的体位、症状和体征，搬运方式、现场及急诊室急救的情况，有无昏迷史和其他部位的合并伤。

4.相关记录

疼痛评分、全身皮肤及其他外伤情况。

（二）身体评估

1.视诊

受伤部位有无皮肤组织破损，局部肤色和温度，有无活动性出血及其他复合性损伤的迹象。

2.触诊

评估感觉和运动情况：患者的痛、温、触及位置觉的丧失平面及程度。

3.叩诊

患肢神经反射是否正常。

4.动诊

肢体感觉，活动和肌力的变化，双侧有无差异，有无腹胀和麻痹性肠梗阻征象。

5.神经系统检查

躯体痛觉、温度觉、触觉及位置觉的丧失平面及程度，肢体运动、反射和括约肌功能损伤情况。

6.脊髓功能丧失程度评估

可以用截瘫指数来表示。"0"代表功能完全或接近正常；"1"代表功能部分丧失；"2"代表完全或者接近完全瘫痪。一般记录肢体的自主运动，感觉及两便的三项功能情况，相加即为该患者的截瘫指数，范围为0～6。

（三）心理-社会评估

评估患者有无恐惧、紧张心理；评估患者和亲属对疾病的心理承受能力和对相关康复知识的认知程度，家庭及社会支持情况。

（四）辅助检查阳性结果评估

评估患者的影像学检查和实验室检查结果有无异常，以帮助判断病情和预后。

（五）治疗效果的评估

（1）患者躯体感觉、运动和各项生理功能康复情况。

（2）患者有无呼吸系统或泌尿系统功能障碍、压疮等并发症发生。

（3）患者是否按计划进行功能锻炼，有无活动障碍引起的并发症。

三、护理诊断

（一）低效性呼吸形态
与脊髓损伤、呼吸肌无力、呼吸道分泌物存留有关。

（二）体温过高或体温过低
与脊髓损伤、自主神经系统功能紊乱有关。

（三）尿潴留
与脊髓损伤、逼尿肌无力有关。

（四）便秘
与脊髓神经损伤、液体摄入不足、饮食和活动受限有关。

（五）有皮肤完整性受损的危险
与肢体感觉及活动障碍有关。

（六）体象紊乱
与受伤后躯体运动障碍或肢体萎缩变形有关。

四、主要护理措施

（一）甲泼尼龙冲击治疗的护理
1.适应证

只适用于受伤 8 小时内者。

2.用法及用量

每公斤体重 30 mg 剂量，一次给药，15 分钟内静脉注射完毕，休息 45 分钟，在以后 23 小时内以5.4 mg/（kg·h）剂量持续静脉滴注。

3.注意事项

严格遵医嘱按要求输液，同时必须使用心电监护仪和输液泵，密切观察患者的生命体征变化，同时观察患者有无消化道出血、心律失常等并发症。

（二）术后护理
1.体位

瘫痪肢体保持关节于功能位，防止关节屈曲、过伸或过展。用矫正鞋或支足板固定足部，以防足下垂。

2.观察感觉与运动功能

脊髓受手术刺激易出现水肿反应，术后严密观察躯体及肢体感觉、运动情况，当出现瘫痪平面上升、肢体麻木、肌力减弱或不能活动时，应立即通知医师，及时处理。

3.引流管护理

观察引流量与引流液颜色，保持引流通畅，以防积血压迫脊髓。

4.活动

对于瘫痪肢体每天被动的全范围关节活动和肌肉按摩，以防止肌萎缩和关节僵硬，减少截瘫后并发症。对于未瘫痪部位，可以通过举哑铃和拉拉力器等方法增强上肢力量，通过挺胸和俯卧撑等增加背部力量，为今后的自理活动准备，增强患者的信心和对生活的热爱。

(三)并发症的预防与护理

1.呼吸衰竭与呼吸道感染

(1)病情观察:观察患者的呼吸功能,如呼吸频率、节律、深浅,有无异常呼吸音、呼吸困难等。若患者呼吸>22次/分、鼻翼翕动、摇头挣扎、口唇发绀等,则立即吸氧,寻找和解除原因,必要时协助医师气管插管、气管切开或呼吸机辅助呼吸等。

(2)给氧:给予氧气吸入,根据血气分析结果调整给氧浓度、流量和持续时间,改善机体的缺氧状态。及时处理肠胀气、便秘,不用沉棉被压盖胸腹,以免影响患者呼吸。

(3)减轻脊髓水肿:遵医嘱给予地塞米松、甘露醇、甲泼尼龙等治疗,以避免因进一步脊髓损伤而抑制呼吸功能。

(4)保持呼吸道通畅:预防因气道分泌物阻塞而并发坠积性肺炎和肺不张。指导患者深呼吸和咳嗽咳痰,每2小时协助翻身叩背1次,遵医嘱雾化吸入,经常做深呼吸和上肢外展运动,以促进肺膨胀和有效排痰。对不能自行咳嗽咳痰或有肺不张者及时吸痰。对气管插管或气管切开者做好相应护理。

(5)控制感染:已经发生肺部感染者应遵医嘱选用合适的抗生素,注意保暖。

2.高热和低温

颈脊髓损伤后,自主神经系统功能紊乱,受伤平面以下毛细血管网舒张而无法收缩,皮肤不能出汗,对气温的变化丧失了调解和适应能力。室温>32 ℃时,闭汗使患者容易出现高热(>40 ℃);若未有效保暖,大量散热也可使患者出现低温(<35 ℃),这些都是病情危险的征兆。

患者体温升高时,以物理降温为主,如冰敷、酒精或温水擦浴、冰盐水灌肠等,必要时予输液和冬眠药物。夏季将患者安置在阴凉或设有空调的房间。对低温患者以物理复温为主,如使用电热毯、热水袋或电烤架等逐渐复温,但要防止烫伤,同时注意保暖。

3.泌尿系统感染和结石

(1)留置导尿管或间歇导尿管:在脊髓休克期间应留置导尿管,持续引流尿液并记录尿量,以防膀胱过度膨胀。2~3周后改为每4~6小时开放1次尿管,或白天每4小时导尿1次,晚间6小时导尿1次,以防膀胱萎缩。

(2)排尿训练:根据脊髓损伤部位和程度不同,3周后部分患者排尿功能可逐渐恢复,但是脊髓完全损伤者则需要进行排尿功能训练。当膀胱胀满时,鼓励患者增加腹压,用右手由外向内按摩下腹部,待膀胱缩成球状,紧按膀胱底向前下方挤压,在膀胱排尿后用左手按在右手背上加压,待尿不再排出时,可松手再加压1次,待尿排尽,训练自主性膀胱排尿,争取早日拔去导尿管,这种方法对马尾神经损伤者特别有效。同时,根据患者病情训练膀胱的反射排尿功能。

(3)预防感染:鼓励患者每天饮水量最好达3 000 mL以上,以稀释尿液;尽量排尽尿液,减少残余尿;每天清洁会阴部;根据需要更换尿袋及导尿管;必要时做膀胱冲洗,以冲出膀胱中积存的沉渣;定期检查残余尿量、尿常规和中段尿培养,及时发现泌尿系统感染征象。一旦发生感染,抬高床头,增加饮水或输液量,持续开放导尿管,遵医嘱使用广谱抗生素。需长期留置尿管而又无法控制泌尿系统感染者,教会患者遵循无菌操作方法进行间歇导尿,也可作永久性耻骨上膀胱造瘘术。

4.便秘

指导患者多食富含膳食纤维的食物、新鲜水果和蔬菜,多饮水。在餐后30分钟做腹部按摩,从左到右,沿大肠行走的方向,以刺激肠蠕动。对顽固性便秘者可遵医嘱给予灌肠或缓泻剂。部分患者通过持续的训练可逐渐建立起反射性排便,方法为用手指按压肛门周围或者扩张肛门,刺激括约肌,反射性引起肠蠕动。当反射建立后用手指按压肛门时即可有大便排出。

5.压疮预防

卧床患者保持床铺平整、松软、清洁、干燥,保持皮肤的清洁;条件允许的情况下,最好每天用温水擦浴,使局部皮肤血液循环得到改善,定时翻身,防止局部长期受压。在为患者翻身、按摩、床上使用大小便器时,应注意不要推、拉、拖,以免损伤局部皮肤,增加营养,多食富含高蛋白,脂肪,维生素等营养食物,增强机体抵抗能力。必要时卧气垫床。

(四)心理护理

帮助患者掌握正确的应对技巧,提高其自我护理能力,发挥其最大潜能。家庭成员和医护人员相信并认真倾听患者的诉说。可让患者和家属参与制订护理计划,帮助患者建立有效的社会支持系统,包括家庭成员、亲属、朋友、医护人员等。

(五)健康教育

(1)指导患者出院后继续康复锻炼,并预防并发症的发生。

(2)指导患者练习床上坐起,使用轮椅、拐杖或助行器等移动工具,练习上下床和行走方法。

(3)指导患者和家属应用清洁导尿术进行间歇导尿,预防长期留置导尿管而引起泌尿系统感染。

(4)告知患者需定期返院检查,进行理疗有助于刺激肌肉收缩和功能恢复。

五、护理效果评估

(1)患者能否保持呼吸道通畅,维持正常呼吸功能。

(2)患者的体温能否维持在正常范围。

(3)患者是否能有效排尿或建立膀胱的反射性排尿功能。

(4)患者是否能有效排便。

(5)患者的皮肤是否清洁、完整,未发生压疮。

(6)患者是否能接受身体及生活改变的现实。

(宋世芳)

第十一节　肩胛骨骨折

一、概述

肩胛骨贴附于胸廓后外侧,界于2～7肋骨之间,是三角形的扁骨,有三缘、三角及两面。肩胛骨为肌肉所包裹保护,骨折不常见,其中体部骨折最多见,占49%～89%,多为直接暴力引起,骨折严重移位者,可有肩部塌陷、肩峰隆起呈方肩畸形。伤后肩胛区压痛,局部肿胀,或伴有皮肤挫伤。患侧肩部外展活动受限,内收屈肘时疼痛加重,患者常用健侧手托住患肢以固定保护患侧。X线检查可明确诊断。

二、主要治疗

(一)非手术治疗

用弹力带、三角巾悬吊患肢,适用于无移位骨折、轻度移位骨折。患肢外展皮牵引,适用于肩胛颈骨折无明显移位或移位不大、粉碎性骨折。尺骨鹰嘴牵引,适用于骨折移位明显、嵌插骨折或不稳定骨折。

(二)手术治疗

切开复位钢板内固定术,适用于骨折移位较多、畸形明显或肩关节下沉较多者。

三、护理规范

(一)入院前

入院时详细询问病史,了解患者的生活习惯,认真观察患者疼痛性质及患肢末梢感觉、运动情况。

(二)入院后

入院后需牵引者指导其练习床上大小便,准备手术者还应进行俯卧训练,每天 2 次,每次1～2 小时。

(三)牵引

牵引患者要注意牵引的角度、重量及患者的感觉,保证有效牵引。牵引重量 3～6 kg,牵引时肩外展 90°、屈肘 90°,将患肢抬高 10 cm。皮牵引时注意观察患肢末梢血液循环,行骨牵引时要注意保护钉眼处不被污染,钢针不移动,并保持有效牵引,一般牵引 3～4 周去除牵引后下床。

(四)饮食护理

牵引或手术前,根据患者的饮食习惯,指导其进食高维生素、清淡可口、易消化食物,如新鲜蔬菜、香蕉、米粥、面条等,忌生冷、辛辣、油腻、煎炸食物。牵引或手术后根据患者具体情况嘱其进食高蛋白、高营养食物,如牛奶、鸡蛋、排骨汤、瘦肉、水果、新鲜蔬菜等,注意饮食节制,以利骨折愈合。

(五)体位护理

一般采取平卧位,合并肋骨骨折者半卧位,尽量使患者卧位舒适。

(六)病情观察

手术后严密观察刀口渗血情况,记录大小便次数,并与术前对比,如有异常情况及时报告医师处理。

(七)防止发生并发症

(1)便秘:多食含粗纤维食物及润肠通便食物,如芹菜、萝卜、香蕉、蜂蜜水等,同时指导或协助患者沿结肠走向做腹部按摩,每天 2 次。

(2)压疮:每 2 小时按摩受压部位 1 次,必要时用气垫床。

(八)功能锻炼

手法复位固定或手术患者自麻醉消失后开始做腕关节及手指各关节轻度活动,24 小时后做握拳、伸指活动,腕关节做掌屈、背伸活动,肘关节做伸屈活动、前臂做内旋外旋活动,每天 2～3 次,每次 5～10 分钟。2～3 周后用健手扶持患肢前臂肩关节轻度活动,如耸肩,肩关节外展、内收,肘关节屈曲等。4 周后逐渐增加活动量及次数,以不感到疲劳为宜。牵引患者去除牵引后开始进行肘关节及肩关节活动。对老年患者,应鼓励其尽早进行功能锻炼。

（九）出院指导

（1）按医嘱服用接骨续筋药物，以促进骨折愈合。出院时将所带药物的名称、剂量、时间、用法、注意事项，向患者介绍清楚。

（2）嘱患者加强营养，多食胡桃、瘦肉、骨头汤、山芋肉、黑芝麻等补肝肾强筋骨之食品。

（3）功能锻炼：带悬吊带或三角巾出院的患者，应告诉患者保持有效的悬吊，遵医嘱撤除。解除外固定后可做手指爬墙运动，肩关节外展、内收活动，反复多次，循序渐进，不可操之过急，以恢复肩关节的功能为宜。

（4）慎起居，避风寒，注意休息，保持心情愉快，勿急躁。

（5）手法复位后1周复查1次，术后伤口愈合的患者2～4周复查1次，未拆线者1周来院复查1次，如有不适随时来诊。

（6）3个月可恢复正常活动，并逐渐恢复工作。

（马俊清）

第十二节　锁　骨　骨　折

一、概述

锁骨位于胸廓前上方，呈横S形，是唯一联系肩胛骨与躯干的支架。锁骨骨折是常见的骨折之一，各种年龄均可发生，但多见于青壮年及儿童。骨折后局部疼痛，肿胀明显，锁骨上、下窝变浅消失，骨折处异常隆起，功能障碍。患肩下垂并向前内侧倾斜。如幼儿不愿活动上肢，穿衣伸袖时哭闹，提示有锁骨骨折的可能。

二、主要治疗

（一）非手术治疗

手法复位，锁骨带、"8"字绷带或弹力带固定，适用于新生儿、儿童及成年人无移位骨折。

（二）手术治疗

切开复位钢板、锁骨钩内固定术，适用于粉碎性骨折、螺旋或横断骨折，或复位不满意者、锁骨外1/3骨折、陈旧性骨折不愈合、锁骨骨折合并血管神经损伤者。

三、护理规范

（一）询问病史

详细询问病史，了解患者的生活习惯，认真观察患者疼痛性质及患肢末梢感觉、运动情况。

（二）饮食护理

整复或手术前，尊重患者的生活习惯，建议进食高蛋白、高维生素、高纤维易消化饮食，每天饮鲜牛奶250～500 mL，手术当天根据麻醉方式选择进食时间，术后第2天根据患者的饮食习惯，宜食高维生素、清淡味鲜、易消化食物，如新鲜蔬菜、香蕉、米粥、面条等，忌生冷辛辣、油腻、煎炸食物。以后根据患者食欲及习惯进食高蛋白食物，如牛奶、鸡蛋、排骨汤、瘦肉、水果、新鲜蔬菜等,注意饮食节制。

(三)体位护理

复位固定后,站立时保持挺胸提肩、两手叉腰,卧位时应去枕仰卧于硬板床上,两肩胛骨中间垫一窄枕以使两肩后伸、外展,维持良好的复位位置。

(四)病情观察

整复或手术后,严密观察刀口渗血及患肢末梢感觉、运动情况,如有异常情况及时报告医师处理。

(五)防止发生并发症

(1)气胸:患者出现憋气、呼吸频率加快、呼吸困难的情况时,应高度警惕气胸的发生。

(2)臂丛神经损伤:观察患侧肢体、手指的感觉及运动功能,有异常时报告医师。

(六)功能锻炼

复位固定1～3周,做手部及腕、肘关节的各种活动,如抓空增力,左右侧屈,肘部伸屈,每天2～3次,每次5～10分钟,时间因人而异,以不感到疲劳为宜。复位固定3～4周后,做肩部后伸、屈肘耸肩活动,每天2～3次,逐渐增加次数及活动量,以不感到疲劳为宜。小儿4周、成人6周后,去除外固定,逐渐做肩关节各个方向的活动,重点做肩外展和旋转活动,防止肩关节粘连。在骨折未愈合前,严禁做抬臂动作,以防产生剪切力而影响骨折愈合。

(七)出院指导

(1)按医嘱服用接骨续筋药物,以促进骨折愈合。出院时将所带药物的名称、剂量、时间、用法、注意事项等,向患者介绍清楚。

(2)嘱患者加强营养,多食胡桃、瘦肉、骨头汤、山芋肉、黑芝麻等补肝肾强筋骨之食品。

(3)手法复位后儿童外固定2～3周,成人外固定4周,粉碎性骨折固定6周。手术后前臂悬吊带或前臂悬吊上臂贴胸固定带固定患肢5～6周,除必须卧位保持复位和固定的患者均可下地活动,宜多卧硬板床。

(4)复位固定即出院的患者,应告诉其保持正确姿势,早期禁做肩前屈动作,防止骨折移位。解除外固定出院的患者,应告诉其全面练习肩关节的活动,并嘱其活动时勿过快过猛,逐渐增加活动次数,不要操之过急。

(5)注意休息,保持心情愉快,勿急躁。

(6)出院1周复查1次,如有不适随时来诊。

(7)3个月后可恢复正常活动,并逐渐恢复工作。

(马俊清)

第十三节　肱骨干骨折

一、疾病概述

(一)概念

肱骨干骨折是发生在肱骨外髁颈下1～2 cm至肱骨髁上2 cm段内的骨折。在肱骨干中下

1/3 段后外侧有桡神经沟,此处骨折最容易发生桡神经损伤。

(二)相关病理生理

骨折的愈合过程。①血肿炎症极化期:在伤后 48～72 小时,血肿在骨折部位形成。由于创伤后,骨骼的血液供应减少,可引起骨坏死。死亡细胞促进成纤维细胞和成骨细胞向骨折部位移行,迅速形成纤维软骨,形成骨的纤维愈合。②原始骨痂形成期:由于血管和细胞的增殖,骨折后的 2～3 周骨折断端的周围形成骨痂。随着愈合的继续,骨痂被塑造成疏松的纤维组织,伸向骨内。常发生在骨折后 3 周～6 个月。③骨板形成塑形期:在骨愈合的最后阶段,过多的骨痂被吸收,骨连接完成。随着肢体的负重,骨痂不断得到加强,损伤的骨组织逐渐恢复到损伤前的结构强度和形状。这个过程最早发生在骨折后 6 周,可持续一年。

影响愈合的因素如下。①全身因素:如年龄、营养和代谢因素、健康状况;②局部因素:如骨折的类型和数量、骨折部位的血液供应、软组织损伤程度、软组织嵌入及感染等;③治疗方法:如反复多次的手法复位、骨折固定不牢固、过早和不恰当的功能锻炼、治疗操作不当等。

(三)病因与诱因

肱骨干骨折可由直接暴力或间接暴力引起。直接暴力常由外侧打击肱骨干中部,致横形或粉碎性骨折。间接暴力常由于手部或肘部着地,外力向上传导,加上身体倾斜所产生的剪式应力,多导致中下1/3骨折。

(四)临床表现

1.症状

患侧上臂出现疼痛、肿胀、皮下瘀斑,上肢活动障碍。

2.体征

患侧上臂可见畸形、反常活动、骨摩擦感、骨擦音。若合并桡神经损伤,可出现患侧垂腕畸形、各手指关节不能背伸、拇指不能伸直、前臂旋后障碍、手背桡侧皮肤感觉减退或消失。

(五)辅助检查

X 线拍片可确定骨折类型、移位方向。

(六)治疗原则

1.手法复位外固定

在止痛、持续牵引和肌肉放松的情况下复位,复位后可选择石膏或小夹板固定。复位后比较稳定的骨折,可用 U 形石膏固定。中、下段长斜形或长螺旋形骨折因手法复位后不稳定,可采用上肢悬垂石膏固定,宜采用轻质石膏,以免因重量太大导致骨折端分离。选择小夹板固定者可屈肘 90°,用三角巾悬吊,成人固定 6～8 周,儿童固定 4～6 周。

2.切开复位内固定

在切开直视下复位后用加压钢板螺钉内固定或带锁髓内针固定。内固定可在半年以后取出,若无不适也可不取。

二、护理评估

(一)一般评估

1.健康史

(1)一般情况:了解患者的年龄、职业特点、运动爱好、日常饮食结构、有无酗酒等。

(2)受伤情况:了解患者受伤的原因、部位和时间,受伤时的体位和环境,外力作用的方式、方向与性质,骨折轻重程度及有无合并桡神经损伤,急救处理的过程等。

(3)既往史:重点了解与骨折愈合有关的因素,如患者有无骨折史,有无药物滥用、服用特殊药物及药物过敏史,有无手术史等。

2.生命体征(T、P、R、BP)

按护理常规监测生命体征。

3.患者主诉

受伤的原因、时间、外力方式与性质、骨折轻重程度及有无合并桡神经损伤、受伤时的体位和环境、急救处理的过程等。

4.相关记录

外伤情况及既往史;X线拍片及实验室检查等结果记录。

(二)身体评估

1.术前评估

(1)视诊:患侧上臂出现疼痛、肿胀、皮下瘀斑,可见畸形,若合并桡神经损伤,可出现患侧垂腕畸形。

(2)触诊:患侧有触痛,骨摩擦感或骨擦音,若合并桡神经损伤,手背桡侧皮肤感觉减退或消失。

(3)动诊:可见反常活动,若合并桡神经损伤,各手指关节不能背伸,拇指不能伸直,前臂旋后障碍。

(4)量诊:患肢有无短缩、双侧上肢周径大小、关节活动度。

2.术后评估

(1)视诊:患侧上臂出现肿胀、皮下瘀斑减轻或消退;外固定清洁、干燥,保持有效固定。

(2)触诊:患侧触痛减轻或消退;若合并桡神经损伤者,手背桡侧皮肤感觉改善或恢复正常。

(3)动诊:反常活动消失;若合并桡神经损伤者,各手指关节能背伸,拇指能伸直,前臂旋后正常。

(4)量诊:患肢无短缩、双侧上肢周径大小相等、关节活动度无差异。

(三)心理-社会评估

患者突然受伤骨折,患侧肢体活动障碍,生活自理能力下降,疼痛刺激及外固定的使用,易产生焦虑、紧张及自身形象紊乱等心理变化。

(四)辅助检查阳性结果评估

X线拍片结果确定骨折类型、移位方向。

(五)治疗效果的评估

(1)局部无压痛及纵向叩击痛。

(2)局部无反常活动。

(3)X线拍片显示骨折处有连续骨痂通过,骨折线已模糊。

(4)拆除外固定后,成人上肢能胸前平举 1 kg 重物持续达 1 分钟。

(5)连续观察 2 周骨折处不变形。

三、主要护理诊断(问题)

(一)疼痛

与骨折、软组织损伤、肌痉挛和水肿有关。

(二)潜在并发症

肌萎缩、关节僵硬。

四、主要护理措施

(一)病情观察与体位护理

1.疼痛护理

及时评估患者疼痛程度,遵医嘱给予止痛药物。

2.体位

用吊带或三角巾将患肢托起,以促进静脉回流,减轻肢体肿胀、疼痛。

(二)饮食护理

指导患者进食高蛋白、高维生素、高热量、高钙和高铁的食物。

(三)生活护理

指导患者进行力所能及的活动,必要时为其帮助。

(四)心理护理

向患者和家属解释骨折的愈合是一个循序渐进的过程,充分固定能为骨折断端连接提供良好的条件。正确的功能锻炼可以促进断端生长愈合和患肢功能恢复。

(五)健康教育

1.指导功能锻炼

复位固定后尽早开始手指屈伸活动,并进行上臂肌肉的主动舒缩运动,但禁止做上臂旋转运动。2~3周后,开始主动的腕、肘关节屈伸活动和肩关节的外展、内收活动,逐渐增加活动量和活动频率。6~8周后加大活动量,并做肩关节旋转活动,以防肩关节僵硬或萎缩。

2.复查

告知患者若骨折远端肢体肿胀或疼痛明显加重,肢体感觉麻木、肢端发凉,夹板或外固定松动,应立即到医院复查并评估功能恢复情况。

3.安全指导

指导患者及家属评估家庭环境的安全性,妥善放置可能影响患者活动的障碍物。

五、护理效果评估

(1)患者是否主诉骨折部位疼痛减轻或消失,感觉舒适。

(2)患侧肢端能否维持正常的组织灌注,皮肤温度和颜色正常,外周动脉搏动有力。

(3)能否避免出现肌萎缩、关节僵硬等并发症发生。一旦发生,能否及时发现和处理。

(4)患者在指导下能否按计划进行有效的功能锻炼,患肢功能恢复情况及有无活动障碍。

(马俊清)

第十四节 肱骨髁上骨折

一、疾病概述

(一)概念

肱骨髁上骨折是指肱骨干与肱骨髁交接处发生的骨折。在肱骨干中下 1/3 段后外侧有桡神经沟,此处骨折最容易发生桡神经损伤。肱骨髁上骨折多发生于 10 岁以下儿童,占小儿肘部骨折的 30%~40%。

(二)相关病理生理

在肱骨髁内、前方有肱动脉和正中神经,肱骨髁的内侧和外侧分别有尺神经和桡神经,骨折断端向前移位或侧方移位可损伤相应神经血管。在儿童期,肱骨下端有骨骺,若骨折线穿过骺板,有可能影响骨骺发育,导致肘内翻或外翻畸形。

骨筋膜室综合征:骨筋膜室是由骨、骨间膜、肌间膜和深筋膜形成的密闭腔隙。骨折时,骨折部位骨筋膜室内的压力增高,导致肌肉和神经因急性缺血而产生一系列早期综合征,主要表现为 5P 征:疼痛、苍白、感觉异常、麻痹及脉搏消失。

(三)病因和诱因

肱骨髁上骨折多为间接暴力引起。根据暴力类型和骨折移位方向,可分为屈曲型和伸直型。

(四)临床表现

1.症状

受伤后肘部出现疼痛、肿胀和功能障碍,肘后凸起,患肢处于半屈曲位,可有皮下瘀斑。

2.体征

局部明显压痛和肿胀,有骨擦音及反常活动,肘部可扪到骨折断端,肘后三角关系正常。

(五)辅助检查

肘部正、侧位 X 线拍片能够确定骨折的存在以及骨折移位情况。

(六)治疗原则

1.手法复位外固定

对受伤时间短,局部肿胀轻,没有血液循环障碍者,可进行手法复位外固定。复位后用后侧石膏托在屈肘位固定 4~5 周,屈肘角度以能清晰地扪到桡动脉搏动,无感觉运动障碍为宜。伤后时间较长,局部组织损伤严重,出现骨折部严重肿胀时,应卧床休息,抬高患肢,或用尺骨鹰嘴悬吊牵引,牵引重量 1~2 kg,同时加强手指活动,待 3~5 天肿胀消退后进行手法复位。

2.切开复位内固定

手法复位失败或有神经血管损伤者,在切开直视下复位后内固定。

二、护理评估

(一)一般评估

1.健康史

(1)一般情况:了解患者的年龄、运动爱好、日常饮食结构等。

(2)受伤情况:了解患者受伤的原因、部位和时间,受伤时的体位和环境,外力作用的方式、方向与性质,骨折轻重程度及有无合并神经血管损伤,急救处理的过程等。

(3)既往史:重点了解与骨折愈合有关的因素,如患者有无骨折史,有无药物过敏史,有无手术史等。

2.生命体征(T、P、R、BP)

按护理常规监测生命体征。

3.患者主诉

受伤的原因、时间、外力方式与性质,骨折轻重程度及有无合并桡神经损伤、受伤时的体位和环境、急救处理的过程等。

4.相关记录

外伤情况及既往史;X线拍片及实验室检查等结果记录。

(二)身体评估

1.术前评估

(1)视诊:受伤后肘部出现肿胀和功能障碍,患肢处于半屈曲位,可有皮下瘀斑。若肱动脉挫伤或受压,可因前臂缺血而表现为局部肿胀、剧痛、皮肤苍白、发凉、麻木。

(2)触诊:患肢有触痛、骨摩擦音,肘部可扪到骨折断端,肘后关系正常。若合并正中神经、尺神经或桡神经损伤,可有手臂感觉异常。

(3)动诊:可见反常活动,若合并正中神经、尺神经或桡神经损伤,可有运动障碍。

(4)量诊:患肢有无短缩、双侧上肢周径大小、关节活动度。

2.术后评估

(1)视诊:受伤后肘部肿胀、皮下瘀斑减轻或消退;外固定清洁、干燥,保持有效固定。若肱动脉挫伤或受压者,前臂缺血改善,局部肿胀减轻或消退、皮肤的颜色、温度、感觉正常。

(2)触诊:患侧触痛减轻或消退;骨摩擦音消失;肘部可不能扪到骨折断端。若合并正中神经、尺神经或桡神经损伤者,手臂感觉恢复正常。

(3)动诊:反常活动消失。若合并正中神经、尺神经或桡神经损伤者,运动正常。

(4)量诊:患肢无短缩,双侧上肢周径大小相等、关节活动度无差异。

(三)心理-社会评估

患者突然受伤骨折,患侧肢体活动障碍,生活自理能力下降,疼痛刺激及外固定的使用,易产生焦虑、紧张及自身形象紊乱等心理变化。

(四)辅助检查阳性结果评估

肘部正、侧位 X 线拍片结果确定骨折类型、移位方向。

(五)治疗效果的评估

(1)局部无压痛及纵向叩击痛。

(2)局部无反常活动。

(3)X线拍片显示骨折处有连续骨痂通过,骨折线已模糊。

(4)拆除外固定后,成人上肢能胸前平举1kg重物持续达1分钟。

(5)连续观察2周骨折处不变形。

三、主要护理诊断

(一)疼痛

与骨折、软组织损伤、肌痉挛和水肿有关。

(二)外周神经血管功能障碍的危险

与骨和软组织损伤、外固定不当有关。

(三)不依从行为

与患儿年龄小、缺乏对健康的正确认识有关。

四、主要护理措施

(一)病情观察与体位护理

1.疼痛护理

及时评估患者疼痛程度,遵医嘱给予止痛药物。

2.体位

用吊带或三角巾将患肢托起,以促进静脉回流,减轻肢体肿胀疼痛。

3.患肢缺血护理

观察石膏绷带或夹板固定的松紧度,必要时及时调整,以免神经、血管受压,影响有效组织灌注。观察前臂肿胀程度及手的感觉运动功能,如出现高张力肿胀、手指发凉、感觉异常、手指主动活动障碍、被动伸直剧痛、桡动脉搏动减弱或消失,即可确定骨筋膜室高压存在,须立即通知医师,并做好手术准备。如已出现5P征,及时手术也难以避免缺血性肌挛缩,从而遗留爪形手畸形。

(二)饮食护理

指导患者进食高蛋白、高维生素、高热量、高钙和高铁的食物。

(三)生活护理

指导患者进行力所能及的活动,必要时为其帮助。

(四)心理护理

向患者和家属解释骨折的愈合是一个循序渐进的过程,充分固定能为骨折断端连接提供良好的条件。正确的功能锻炼可以促进断端生长愈合和患肢功能恢复。

(五)健康教育

1.指导功能锻炼

复位固定后尽早开始手指及腕关节屈伸活动,并进行上臂肌肉的主动舒缩运动,有利于减轻水肿。4~6周后外固定解除,开始肘关节屈伸活动。手术切开复位且内固定稳定的患者,术后2周即可开始肘关节活动。若患者为小儿,应耐心向患儿及家属解释功能锻炼的重要性,指导锻炼的方法,使家属能协助进行功能锻炼。

2.复查

告知患者及家属若骨折远端肢体肿胀或疼痛明显加重,肢体感觉麻木、肢端发凉,夹板或外固定松动,应立即到医院复查并评估功能恢复情况。

3.安全指导

指导患者及家属评估家庭环境的安全性,妥善放置可能影响患者活动的障碍物。

五、护理效果评估

(1)患者是否主诉骨折部位疼痛减轻或消失,感觉舒适。

(2)患侧肢端能否维持正常的组织灌注,皮肤温度和颜色正常,末梢动脉搏动有力。

(3)能否避免因缺血性肌挛缩导致爪形手畸形的发生。一旦发生骨筋膜室综合征,能否及时发现和处理。

(4)患者在指导下能否按计划进行有效的功能锻炼,患肢功能恢复情况及有无活动障碍。

(马俊清)

第十五节　尺桡骨干双骨折

一、疾病概述

(一)概念

尺桡骨干双骨折较多见,占各类骨折的 6% 左右,以青少年多见。因骨折后常导致复杂的移位,使复位十分困难,易发生骨筋膜室综合征。

(二)相关病理生理

骨筋膜室综合征:骨筋膜室是由骨、骨间膜、肌间膜和深筋膜形成的密闭腔隙。骨折时,骨折部位骨筋膜室内的压力增高,导致肌肉和神经因急性缺血而产生一系列早期综合征,主要表现为5P 征。

(三)病因与诱因

尺桡骨干双骨折多由于直接暴力、间接暴力和扭转暴力致伤。

1.直接暴力

多由于重物直接打击、挤压或刀伤引起。特点为两骨同一平面的横形或粉碎性骨折,多伴有不同程度的软组织损伤,包括肌肉、肌腱断裂、神经血管损伤等,整复对位不稳定。

2.间接暴力

常为跌倒时手掌着地,由于桡骨负重较多,暴力作用向上传到后首先使桡骨骨折,继而残余暴力通过骨间膜向内下方传导,引起低位尺骨斜形骨折。

3.扭转暴力

跌倒时手掌着地,同时前臂发生旋转,导致不同平面的尺桡骨螺旋形骨折或斜形骨折,尺骨的骨折线多高于桡骨的骨折线。

(四)临床表现

1.症状

受伤后,患侧前臂出现疼痛、肿胀、畸形及功能障碍。

2.体征

可发现畸形、反常活动、骨摩擦感。尺骨上 1/3 骨干骨折可合并桡骨小头脱位,称为孟氏(Monteggia)骨折。桡骨干下 1/3 骨干骨折合并尺骨小头脱位,称为盖氏(Galeazzi)骨折。

(五)辅助检查

X 线拍片检查应包括肘关节或腕关节,可发现骨折部位、类型、移位方向,以及是否合并有桡骨头脱位或尺骨小头脱位。

(六)治疗原则

1.手法复位外固定

手法复位成功后采用石膏固定,即用上肢前、后石膏夹板固定,待肿胀消退后改为上肢管型石膏固定,一般 8～12 周可达到骨性愈合。也可以采用小夹板固定,即在前臂掌侧、背侧、尺侧和桡侧分别放置四块小夹板并捆扎,将前臂放在防旋板上固定,再用三角巾悬吊患肢。

2.切开复位内固定

在骨折部位选择切口,在直视下准确对位,用加压钢板螺钉固定或髓内针固定。

二、护理评估

(一)一般评估

1.健康史

(1)一般情况:了解患者的年龄、职业特点、运动爱好、日常饮食结构、有无酗酒等。

(2)受伤情况:了解患者受伤的原因、部位和时间,受伤时的体位和环境,外力作用的方式、方向与性质,骨折轻重程度,急救处理的过程等。

(3)既往史:重点了解与骨折愈合有关的因素,如患者有无骨折史,有无药物滥用、服用特殊药物及药物过敏史,有无手术史等。

2.生命体征(T、P、R、BP)

按护理常规监测生命体征。

3.患者主诉

受伤的原因、时间、外力方式与性质,骨折轻重程度及有无合并桡神经损伤、受伤时的体位和环境、急救处理的过程等。

4.相关记录

外伤情况及既往史;X 线拍片及实验室检查等结果记录。

(二)身体评估

1.术前评估

(1)视诊:患侧前臂出现肿胀、皮下瘀斑。

(2)触诊:患肢有触痛、骨摩擦音或骨擦感。

(3)动诊:可见反常活动。

(4)量诊:患肢有无短缩、双侧上肢周径大小、关节活动度。

2.术后评估

(1)视诊:患侧前臂出现肿胀、皮下瘀斑减轻或消退;外固定清洁、干燥,保持有效固定。

(2)触诊:患侧触痛减轻或消退;骨摩擦音或骨擦感消失。

(3)动诊:反常活动消失。

（4）量诊：患肢无短缩，双侧上肢周径大小相等、关节活动度无差异。

（三）心理-社会评估

患者突然受伤骨折，患侧肢体活动障碍，生活自理能力下降，疼痛刺激及外固定的使用，易产生焦虑、紧张及自身形象紊乱等心理变化。

（四）辅助检查阳性结果评估

肘关节或腕关节 X 线拍片结果确定骨折类型、移位方向，以及是否合并有桡骨头脱位或尺骨小头脱位。

（五）治疗效果的评估

（1）局部无压痛及纵向叩击痛。

（2）局部无反常活动。

（3）X 线拍片显示骨折处有连续骨痂通过，骨折线已模糊。

（4）拆除外固定后，成人上肢能平举 1 kg 重物持续达 1 分钟。

（5）连续观察 2 周骨折处不变形。

三、主要护理诊断

（一）疼痛

与骨折、软组织损伤、肌痉挛和水肿有关。

（二）外周神经血管功能障碍的危险

与骨和软组织损伤、外固定不当有关。

（三）潜在并发症

肌萎缩、关节僵硬。

四、主要护理措施

（一）病情观察与体位护理

1.疼痛护理

及时评估患者疼痛程度，遵医嘱给予止痛药物。

2.体位

用吊带或三角巾将患肢托起，以促进静脉回流，减轻肢体肿胀疼痛。

3.患肢缺血护理

观察石膏绷带或夹板固定的松紧度，必要时及时调整，以免神经、血管受压，影响有效组织灌注。观察前臂肿胀程度及手的感觉运动功能，如出现高张力肿胀、手指发凉、感觉异常、手指主动活动障碍、被动伸直剧痛、桡动脉搏动减弱或消失，即可确定骨筋膜室高压存在，须立即通知医师，并做好手术准备。如已出现 5P 征，及时手术也难以避免缺血性肌挛缩，从而遗留爪形手畸形。

4.局部制动

支持并保护患肢在复位后体位，防止腕关节旋前或旋后。

（二）饮食护理

指导患者进食高蛋白、高维生素、高热量、高钙和高铁的食物。

（三）生活护理

指导患者进行力所能及的活动,必要时提供帮助。

（四）心理护理

向患者和家属解释骨折的愈合是一个循序渐进的过程,充分固定能为骨折断端连接提供良好的条件。正确的功能锻炼可以促进断端生长愈合和患肢功能恢复。

（五）健康教育

1.指导功能锻炼

复位固定后尽早开始手指伸屈和用力握拳活动,并进行上臂和前臂肌肉的主动舒缩运动。2周后局部肿胀消退,开始练习腕关节活动。4周以后开始练习肘关节和肩关节活动。8～10周后拍片证实骨折已愈合,才可进行前臂旋转活动。

2.复查

告知患者及家属若骨折远端肢体肿胀或疼痛明显加重,肢体感觉麻木、肢端发凉、夹板或外固定松动,应立即到医院复查并评估功能恢复情况。

3.安全指导

指导患者及家属评估家庭环境的安全性,妥善放置可能影响患者活动的障碍物。

五、护理效果评估

（1）患者是否主诉骨折部位疼痛减轻或消失,感觉舒适。

（2）患侧肢端能否维持正常的组织灌注,皮肤温度和颜色正常,外周动脉搏动有力。

（3）能否避免因缺血性肌挛缩导致爪形手畸形的发生。一旦发生骨筋膜室综合征,能否及时发现和处理。

（4）患者在指导下能否按计划进行有效的功能锻炼,患肢功能恢复情况及有无活动障碍。

（马俊清）

第十六节　桡骨远端骨折

一、疾病概述

（一）概念

桡骨远端骨折是指距桡骨远端关节面3 cm以内的骨折,常见于有骨质疏松的中老年妇女。

（二）病因与分类

多为间接暴力引起。根据受伤的机制不同,可发生伸直型骨折和屈曲型骨折。

（三）临床表现

1.症状

伤后腕关节局部疼痛和皮下瘀斑、肿胀、功能障碍。

2.体征

患侧腕部压痛明显,腕关节活动受限。伸直型骨折由于远折端向背侧移位,从侧面看腕关节呈"银叉"畸形;又由于其远折端向桡侧移位,从正面看呈"枪刺样"畸形。屈曲型骨折者受伤后腕部出现下垂畸形。

(四)辅助检查

X线拍片可见典型移位。

(五)治疗原则

1.手法复位外固定

对伸直型骨折者,手法复位后在旋前、屈腕、尺偏位用超腕关节石膏绷带固定或小夹板固定2周。水肿消退后,在腕关节中立位改用前臂管型石膏或继续用小夹板固定。屈曲型骨折处理原则基本相同,复位手法相反。

2.切开复位内固定

严重粉碎性骨折移位明显、手法复位失败或复位后外固定不能维持复位者,可行切开复位,用松质骨螺钉、T形钢板或钢针固定。

二、护理评估

(一)一般评估

1.健康史

(1)一般情况:了解患者的年龄、职业特点、运动爱好、日常饮食结构、有无酗酒等。

(2)受伤情况:了解患者受伤的原因、部位和时间,受伤时的体位和环境,外力作用的方式、方向与性质,骨折轻重程度,急救处理的过程等。

(3)既往史:重点了解与骨折愈合有关的因素,如患者有无骨折史,有无药物滥用、服用特殊药物及药物过敏史,有无手术史等。

2.生命体征(T、P、R、BP)

按护理常规监测生命体征。

3.患者主诉

受伤的原因、时间、外力方式与性质,骨折轻重程度及有无合并桡神经损伤、受伤时的体位和环境、急救处理的过程等。

4.相关记录

外伤情况及既往史;X线拍片及实验室检查等结果记录。

(二)身体评估

1.术前评估

(1)视诊:患侧腕关节出现肿胀、皮下瘀斑;伸直型骨折从侧面看腕关节呈"银叉"畸形,从正面看呈"枪刺样"畸形;屈曲型骨折者受伤后腕部出现下垂畸形。

(2)触诊:患侧腕关节压痛明显。

(3)动诊:患侧腕关节活动受限。

(4)量诊:患肢有无短缩、双侧上肢周径大小、关节活动度。

2.术后评估

(1)视诊:患侧腕关节出现肿胀、皮下瘀斑减轻或消退;外固定清洁、干燥,保持有效固定。

(2)触诊:患侧腕关节压痛减轻或消退。

(3)动诊:患侧腕关节活动改善或恢复正常。

（4）量诊：患肢无短缩，双侧上肢周径大小相等、关节活动度无差异。

（三）心理-社会评估

患者突然受伤骨折，患侧肢体活动障碍，生活自理能力下降，疼痛刺激及外固定的使用，易产生焦虑、紧张及自身形象紊乱等心理变化。

（四）辅助检查阳性结果评估

肘腕关节 X 线拍片结果确定骨折类型、移位方向。

（五）治疗效果的评估

（1）局部无压痛。

（2）局部无反常活动。

（3）X 线拍片显示骨折处有连续骨痂通过，骨折线已模糊。

（4）拆除外固定后，成人上肢能胸前平举 1 kg 重物持续达 1 分钟。

（5）连续观察 2 周骨折处不变形。

三、主要护理诊断

（一）疼痛

疼痛与骨折、软组织损伤、肌痉挛和水肿有关。

（二）外周神经血管功能障碍的危险

外周神经血管功能障碍的危险与骨和软组织损伤、外固定不当有关。

四、主要护理措施

（一）病情观察与体位护理

1.疼痛护理

及时评估患者疼痛程度，遵医嘱给予止痛药物。

2.体位

用吊带或三角巾将患肢托起，以促进静脉回流，减轻肢体肿胀疼痛。

3.患肢缺血护理

观察石膏绷带或夹板固定的松紧度，必要时及时调整，以免神经、血管受压，影响有效组织灌注。观察前臂肿胀程度及手的感觉运动功能，如出现高张力肿胀、手指发凉、感觉异常、手指主动活动障碍、被动伸直剧痛、桡动脉搏动减弱或消失，即可确定骨筋膜室高压存在，须立即通知医师，并做好手术准备。

4.局部制动

支持并保护患肢在复位后体位，防止腕关节旋前或旋后。

（二）饮食护理

指导患者进食高蛋白、高维生素、高热量、高钙和高铁的食物。

（三）生活护理

指导患者进行力所能及的活动，必要时提供帮助。

（四）心理护理

向患者和家属解释骨折的愈合是一个循序渐进的过程，充分固定能为骨折断端连接提供良好的条件。正确的功能锻炼可以促进断端生长愈合和患肢功能恢复。

(五)健康教育

1.指导功能锻炼

复位固定后尽早开始手指伸屈和用力握拳活动,并进行前臂肌肉的主动舒缩运动。4～6周后可去除外固定,逐渐开始关节活动。

2.复查

告知患者及家属若骨折远端肢体肿胀或疼痛明显加重,肢体感觉麻木、肢端发凉,夹板或外固定松动,应立即到医院复查并评估功能恢复情况。

3.安全指导

指导患者及家属评估家庭环境的安全性,妥善放置可能影响患者活动的障碍物。

五、护理效果评估

(1)患者是否主诉骨折部位疼痛减轻或消失,感觉舒适。

(2)患侧肢端能否维持正常的组织灌注,皮肤温度和颜色正常,外周动脉搏动有力。

(3)能否避免因缺血性肌挛缩的发生。一旦发生,能否及时发现和处理。

(4)患者在指导下能否按计划进行有效的功能锻炼,患肢功能恢复情况及有无活动障碍。

(马俊清)

第十七节　股骨干骨折

一、疾病概述

(一)概念

股骨干骨折是至股骨转子以下、股骨髁以上部位的骨折,包括粗隆下 2～5 cm 至股骨髁上 2～5 cm 的骨干。约占全身骨折 6％。

(二)相关病理生理

股骨是人体最粗、最长、承受应力最大的管状骨,股骨干血运丰富,一旦骨折,常有大量失血。股骨干为 3 组肌肉所包围,其中伸肌群最大,由股神经支配;屈肌群次之,由坐骨神经支配;内收肌群最小,由闭孔神经支配,由于大腿的肌肉发达,骨折后多有错位及重叠。股骨干周围的外展肌群,与其他肌群相比其肌力稍弱,外展肌群位于臀部附着在大粗隆上,由于内收肌的作用,骨折远端常有向内收移位的倾向,已对位的骨折,常有向外弓的倾向,这种移位和成角倾向,在骨折治疗中应注意纠正和防止。

一般股骨上 1/3 骨折时,其移位方向比较规律,骨折近端因受外展、外旋肌群和髂腰肌的作用而出现外展、外旋和屈曲等向前、外成角突起移位,骨折远端则向内、向后、向上重叠移位。股骨中 1/3 骨折时,除原骨折端向上重叠外,移位多随暴力方向而异,一般远折端多向后向内移位。股骨下 1/3 骨折时,近折端因受内收肌的牵拉而向后倾斜成角突起移位,有损伤腘窝部动、静脉及神经的危险。

（三）病因与分类

多数骨折由强大的直接暴力所致，如撞击、挤压等；一部分骨折由间接暴力所致，如杠杆作用、扭转作用、由高处跌落等。正常股骨干在遭受强大外力才发生骨折。多数原因是车祸、行人相撞、摩托车车祸、坠落伤与枪弹伤等高能量损伤。

股骨干骨折由于部位不同可分为上 1/3 骨折，中 1/3 骨折和下 1/3 骨折，以中下 1/3 交界处骨折最为多见。

（四）临床表现

1.症状

受伤后患肢疼痛、肿胀，远端肢体异常扭曲，不能站立和行走。

2.体征

患肢明显畸形，可出现反常活动、骨擦音。单一股骨干骨折因失血较多者，可能出现休克前期表现；若合并多处骨折，或双侧股骨干骨折，发生休克的可能性很大，甚至可以出现休克表现。若骨折损伤腘动脉、腘静脉、胫神经或腓总神经，可出现远端肢体相应的血液循环、感觉和运动障碍。

（五）辅助检查

X 线正、侧位拍片可明确骨折部位、类型和移位情况。

（六）治疗原则

1.非手术治疗

（1）牵引法。①皮牵引：适用于 3 岁以下儿童。②骨牵引：适于成人各类型股骨骨折。由于需长期卧床、住院时间长、并发症多，日前已逐渐少用。牵引现在更多的是作为常规的术前准备或其他治疗前使用。

（2）石膏支具：离床治疗和防止髋人字石膏引起膝关节、髋关节挛缩导致石膏支具的发展。石膏支具在理论上有许多特点，它允许逐渐负重，可以改善肌肉和关节的功能，增加骨骼的应力刺激，促进骨折愈合。

2.手术治疗

采用切开复位内固定。由于内固定器械的改进，手术技术的提高及人们对骨折治疗观念的改变，股骨干骨折多趋向于手术治疗。内固定的选择应考虑到患者的全身情况、软组织情况及骨折损伤类型。内固定材料包括钢板螺钉固定和髓内钉固定。

二、护理评估

（一）一般评估

1.健康史

（1）一般情况：了解患者的年龄、职业特点、运动爱好、日常饮食结构、有无酗酒等。

（2）受伤情况：了解患者受伤的原因、部位和时间，受伤时的体位和环境，外力作用的方式、方向与性质，骨折轻重程度，急救处理的过程等。

（3）既往史：重点了解与骨折愈合有关的因素，如患者有无骨折史，有无药物滥用、服用特殊药物及药物过敏史，有无手术史等。

2.生命体征（T、P、R、BP）

密切观察患者的生命体征及神志，警惕休克发生。

3.患者主诉

受伤的原因、时间、外力方式与性质,骨折轻重程度及有无合并血管神经损伤、受伤时的体位和环境、急救处理的过程等。

4.相关记录

外伤情况及既往史;X线拍片及实验室检查等结果记录。

(二)身体评估

1.术前评估

(1)视诊:肢体肿胀,缩短,由于肌肉痉挛,常有明显的扭曲畸形。

(2)触诊:局部皮温可偏高,明显压痛。完全骨折有骨擦音。触诊患肢足背动脉、腘窝动脉搏动情况。

(3)动诊:可见反常活动,膝、髋关节活动受限,不能站立和行走。

(4)量诊:患肢有无短缩、双侧下肢周径大小、关节活动度。

2.术后评估

(1)视诊:牵引患者患肢保持外展中立位;外固定清洁、干燥,保持有效固定。

(2)触诊:患肢局部压痛减轻或消退。

(3)动诊:患肢根据愈合情况进行如活动足部、踝关节及小腿。

(4)量诊:患肢无短缩,双侧上肢周径大小相等、关节活动度无差异。

(三)心理-社会评估

评估心理状态,了解患者社会背景,致伤经过及家庭支持系统,对疾病的接受程度,是否承受心理负担,能否有效调节角色转换。

(四)辅助检查阳性结果评估

X线拍片结果明确骨折具体部位、类型、稳定性及损伤程度。

(五)治疗效果的评估

1.非手术治疗评估要点

(1)消肿处理效果的评估:观察患肢肿胀变化;使用冷疗技术后效果;末梢感觉异常者避免冻伤。联合药物静脉使用时密切观察穿刺部位,谨防药物外渗引起局部组织损害。

(2)保持有效牵引效果评估:骨牵引穿刺的针眼有无出现感染征,注意观察患者有无足下垂情况,并注意膝关节外侧腓总神经有无受压。小儿悬吊牵引时无故哭闹时仔细查找原因,调整牵引带,经常检查双足的血液循环和感觉有无异常,皮肤有无破损、溃疡。

(3)观察石膏松紧情况,有无松脱、过紧、污染、断裂。长期固定有无出现关节僵硬、肌肉萎缩、肺炎、压疮、泌尿系统感染等并发症。

2.手术治疗评估要点

(1)评估术区伤口敷料有无渗血、渗液,评估早期功能锻炼的掌握情况。

(2)观察患肢末梢血液循环、活动、感觉,及早发现术后并发症。

三、主要护理诊断

(一)疼痛

与骨折有关。

(二)躯体移动障碍

与骨折或牵引有关。

(三)潜在并发症

低血容量休克。

四、主要护理措施

(一)病情观察与并发症预防

1.病情观察

由于股骨干骨折失血量较大,观察患者有无脉搏增快、皮肤湿冷、血压下降等低血容量性休克表现。因骨折可损伤下肢重要神经或血管,观察患肢血液供应,如足背动脉搏动和毛细血管充盈情况,并与健肢比较,同时观察患肢是否出现感觉和运动障碍等。一旦发生异常,及时报告医师并协助处理。

2.疼痛护理

及时评估患者疼痛程度,遵医嘱给予止痛药物。

3.牵引护理

(1)保持有效牵引,定期测量下肢的长度和力线,以免造成过度牵引和骨端旋转。

(2)注意牵引针是否有移位,若有移位应消毒后调整。

(3)预防腓总神经损伤,在膝外侧腓骨头处垫纱布或棉垫,防止腓总神经受压,经常检查足部背伸运动,询问是否有感觉异常等情况。

(4)长期卧床者,骶尾处皮肤受压易发生压疮,给予睡气垫床,定时按摩受压处皮肤,足跟悬空。

(二)饮食

给予患者高热量、高蛋白、高纤维素、高钙、富含维生素及果胶成分饮食。如牛奶、鸡蛋、海米、虾皮、鱼汤、骨头汤、新鲜蔬菜和水果等。

(三)用药护理

了解药物不良反应,对症处理用药时观察其用药后效果。根据疼痛程度使用止痛药,并评估不良反应。

(四)心理护理

向患者和家属解释骨折的愈合是一个循序渐进的过程,充分固定能为骨折断端连接提供良好的条件。正确的功能锻炼可以促进断端生长愈合和患肢功能恢复。鼓励患者表达自己的思想,减轻患者及其家属的心理负担。

(五)健康教育

1.指导功能锻炼

患肢固定后,可在持续牵引下做股四头肌等长舒缩运动,并活动足部、踝关节和小腿。卧床期间鼓励患者利用牵引架拉手环或使用双肘、健侧下肢三点支撑抬起身体使局部减轻压力。在X线拍片证实有牢固的骨折愈合后,才能取消牵引,进行较大范围的运动。有条件时,也可在8~10周后,有外固定架保护,早起不负重活动,以后逐渐增加负重。股骨中段以上骨折,下床活动时始终应注意保持患肢的外展体位,以免因负重和内收肌的作用而发生继发性向外成角突起畸形。

2.复查

告知患者及家属若骨折远端肢体肿胀或疼痛明显加重,肢体感觉麻木、肢端发凉,应立即到医院复查并评估功能恢复情况。

3.安全指导

指导患者及家属评估家庭环境的安全性,妥善放置可能影响患者活动的障碍物。

五、护理效果评估

(1)患者是否主诉骨折部位疼痛减轻或消失,感觉舒适。

(2)患侧肢端能否维持正常的组织灌注,皮肤温度和颜色正常,末梢动脉搏动有力。

(3)能否避免低血容量休克等并发症的发生。一旦发生,能否及时发现和处理。

(4)患者在指导下能否按计划进行有效的功能锻炼,患肢功能恢复情况及有无活动障碍。

(马俊清)

第十八节 胫腓骨干骨折

一、疾病概述

(一)概念

胫腓骨干骨折指胫骨平台以下至踝以上部分发生的骨折,占全身骨折的 13%～17%。

(二)相关病理生理

胫腓骨是长管状骨中最常发生骨折的部位,10 岁以下儿童尤为多见,其中以胫腓骨双骨折最多,胫骨骨折次之,单纯腓骨骨折最少。胫腓骨由于部位的关系,遭受直接暴力打击、压轧的机会较多,又因胫骨前内侧紧贴皮肤,所以开放性骨折较多见。严重外伤、创口面积大、骨折粉碎、污染严重、组织遭受挫裂伤为本病的特点。

(三)病因与分类

1.病因

(1)直接暴力:多为重物撞击伤、车轮碾轧等直接暴力损伤,可引起胫腓骨同一平面的横形、短斜形或粉碎性骨折。

(2)间接暴力:多为高处坠落后足着地,身体发生扭转所致。可引起胫骨、腓骨螺旋形或斜形骨折,软组织损伤较小,腓骨的骨折线高于胫骨骨折线。儿童胫腓骨干骨折常为青枝骨折。

2.分类

胫腓骨干骨折可分为:①胫腓骨干双骨折;②单纯胫骨干骨折;③单纯腓骨骨折。

(四)临床表现

1.症状

患肢局部疼痛、肿胀,不敢站立和行走。

2.体征

患肢可有反常活动和明显畸形。由于胫腓骨表浅,骨折常合并软组织损伤,形成开放性骨折,可见骨折端外露。胫骨上 1/3 骨折可致胫后动脉损伤,引起下肢严重缺血甚至坏死。胫骨中 1/3 骨折可引起骨筋膜室压力升高,胫前区和腓肠肌区可有张力增加。胫骨下 1/3 骨折由于血运差,软组织覆盖少,容易发生延迟愈合或不愈合。腓骨颈有移位的骨折可损伤腓总神经,可出现相应感觉和运动功能障碍。骨折后期,若骨折对位对线不良,使关节面失去平行,改变了关节的受力面,易发生创伤性关节。小儿青枝骨折表现为不敢负重和局部压痛。

(五)辅助检查

X 线检查应包括膝关节和踝关节,可确定骨折的部位、类型和移位情况。

(六)治疗原则

1.非手术治疗

(1)手法复位外固定:稳定的胫腓骨骨干横形骨折或短斜形骨折可在手法复位后用小夹板或长腿石膏固定,6～8 周可扶拐负重行走。单纯胫骨干骨折由于有完整腓骨的支撑,石膏固定 6～8 周后可下地活动。单纯胫骨干骨折若不伴有胫腓上、下关节分离,也无须特殊治疗。为减少下地活动时疼痛,用石膏固定 3～4 周。

(2)牵引复位:不稳定的胫腓骨骨干双骨折可采用腿骨结节牵引,纠正缩短畸形后手法复位,小夹板固定。6 周后去除牵引,改用小腿功能支架固定,或行长腿石膏固定,可下地负重行走。

2.手术治疗

手法复位失败、损伤严重或开放性骨折者应切开复位,选择钢板螺钉或髓内针固定。若固定牢固,手术 4～6 周后可负重行走。

二、护理评估

(一)一般评估

1.健康史

(1)一般情况:了解患者的年龄、职业特点、运动爱好、日常饮食结构、有无酗酒等。

(2)受伤情况:了解患者受伤的原因、部位和时间,受伤时的体位和环境,外力作用的方式、方向与性质,骨折轻重程度,急救处理的过程等。

(3)既往史:重点了解与骨折愈合有关的因素,如患者有无骨折史,有无药物滥用、服用特殊药物及药物过敏史,有无手术史等。

2.生命体征(T、P、R、BP)

(1)发热:骨折患者体温一般在正常范围。损伤严重或因血肿吸收,可出现低热但一般不超过 38 ℃。开放性骨折出现高热,多由感染引起。

(2)休克:因骨折部位大量出血、剧烈疼痛或合并内脏损伤引起失血性或创伤性休克,多见于严重的开放性骨折。

3.患者主诉

受伤的原因、时间、外力方式与性质,骨折轻重程度及有无合并血管神经损伤、受伤时的体位和环境、急救处理的过程等。

4.相关记录

外伤情况及既往史;X 线拍片及实验室检查等结果记录。

(二)身体评估

1.术前评估

(1)视诊:肢体肿胀,有明显畸形。

(2)触诊:局部皮温可偏高,明显压痛;有骨擦音。

(3)动诊:可见反常活动,不能站立和行走。

(4)量诊:患肢有无短缩、双侧下肢周径大小、关节活动度。

2.术后评估

(1)视诊:牵引患者患肢保持外展中立位;外固定清洁、干燥,保持有效固定。

(2)触诊:患肢局部压痛减轻或消退。

(3)动诊:患肢根据愈合情况进行如活动足部、踝关节及小腿。

(4)量诊:患肢无短缩,双侧上肢周径大小相等、关节活动度无差异。

(三)心理-社会评估

评估心理状态,了解患者社会背景,致伤经过及家庭支持系统,对疾病的接受程度,是否承受心理负担,能否有效调节角色转换。

(四)辅助检查阳性结果评估

X线拍片结果明确骨折具体部位、类型、稳定性及损伤程度。

(五)治疗效果的评估

(1)局部无压痛及叩击痛。

(2)局部无反常活动。

(3)内固定治疗者,X线拍片显示骨折处有连续骨痂通过,骨折线已模糊。

(4)X线拍片证实骨折愈合后可正常行走或负重行走。

(5)连续观察2周骨折处不变形。

三、主要护理诊断

(一)疼痛

与骨折、软组织损伤、肌痉挛和水肿有关。

(二)外周神经血管功能障碍的危险

与骨和软组织损伤、外固定不当有关。

(三)潜在并发症

肌萎缩、关节僵硬。

四、主要护理措施

(一)病情观察与并发症预防

1.病情观察

因骨折可损伤下肢重要神经或血管,观察患肢血液供应,如足背动脉搏动和毛细血管充盈情况,并与健肢比较,同时观察患肢是否出现感觉和运动障碍等。一旦发生异常,及时报告医师并协助处理。

2.疼痛护理

及时评估患者疼痛程度,遵医嘱给予止痛药物。

3.牵引护理

（1）保持有效牵引，定期测量下肢的长度和力线，以免造成过度牵引和骨端旋转。

（2）注意牵引针是否有移位，若有移位应消毒后调整。

（3）预防腓总神经损伤，经常检查足部背伸运动，询问是否有感觉异常等情况。

（4）长期卧床者，骶尾处皮肤受压易发生压疮，给予睡气垫床，定时按摩受压处皮肤，足跟悬空。

（二）饮食

给予患者高热量、高蛋白、高纤维素、高钙、富含维生素及果胶成分饮食，如牛奶、鸡蛋、海米、虾皮、鱼汤、骨头汤、新鲜蔬菜和水果等。

（三）用药护理

了解药物不良反应，对症处理用药时观察其用药后效果。根据疼痛程度使用止痛药，并评估不良反应。

（四）心理护理

向患者和家属解释骨折的愈合是一个循序渐进的过程，充分固定能为骨折断端连接提供良好的条件。正确的功能锻炼可以促进断端生长愈合和患肢功能恢复。鼓励患者表达自己的思想，减轻患者及其家属的心理负担。

（五）健康教育

1.指导功能锻炼

复位固定后尽早开始趾间和足部关节的屈伸活动，做四头肌等长舒缩运动及髌骨的被动运动。有夹板外固定者可进行踝关节和膝关节活动，但禁止在膝关节伸直情况下旋转大腿，以防发生骨不连。去除牵引或外固定后遵医嘱进行膝关节和踝关节的屈伸练习和髋关节各种运动，逐渐下地行走。

2.复查

告知患者及家属若骨折远端肢体肿胀或疼痛明显加重，肢体感觉麻木、肢端发凉，应立即到医院复查并评估功能恢复情况。

3.安全指导

指导患者及家属评估家庭环境的安全性，妥善放置可能影响患者活动的障碍物。

五、护理效果评估

（1）患者是否主诉骨折部位疼痛减轻或消失，感觉舒适。

（2）患侧肢端能否维持正常的组织灌注，皮肤温度和颜色正常，外周动脉搏动有力。

（3）能否避免低血容量休克等并发症的发生。一旦发生，能否及时发现和处理。

（4）患者在指导下能否按计划进行有效的功能锻炼，患肢功能恢复情况及有无活动障碍。

（马俊清）

第十九节 脊 柱 骨 折

一、疾病概述

(一)概念

脊柱骨折占全身各类骨折的 5%～6%,可以并发脊髓或马尾神经损伤,特别是颈椎骨折-脱位合并有脊髓损伤时能严重致残甚至丧失生命。

(二)相关病理生理

脊柱分为前、中、后 3 柱。中柱和后柱包裹了脊髓和马尾神经,该区的损伤可以累及神经系统,特别是中柱损伤,碎骨片和髓核组织可以突入椎管的前半部而损伤脊髓。胸腰段脊柱(T_{10}～L_2)处于两个生理弧度的交汇处,是应力集中之处,也是常见骨折之处。

(三)病因与诱因

主要原因是暴力,多数由间接暴力引起,少数因直接暴力所致。当从高处坠落时,头、肩、臀部或足部着地,地面对身体的阻挡,使身体猛烈屈曲,所产生的垂直分力可导致椎体压缩性骨折,水平分力较大时,可同时发生脊椎脱位。直接暴力所致的脊椎骨折多见于战伤、爆炸伤、直接撞伤等。

1.病理和分类

暴力的方向可以通过 X、Y、Z 轴牵拉和旋转,在 X 轴上有屈、伸和侧方移动,在 Z 轴上则有侧屈和前后方向移动。因此,胸腰椎骨折和颈椎骨折分别可以有六种类型损伤。

2.胸、腰椎骨折的分类

(1)单纯性楔形压缩性骨折:脊柱前柱损伤,椎体成楔形,脊柱仍保持稳定。

(2)稳定性爆破型:前柱、中柱损伤。通常是高处坠落时,脊柱保持正直,胸腰段脊柱的椎体因受力、挤压而破碎;后柱不损伤,脊柱稳定。但破碎的椎体与椎间盘可突出于椎管前方,损伤脊髓而产生神经症状。

(3)不稳定性爆破型:前柱、中柱、后柱同时损伤。由于脊柱不稳定,可出现创伤后脊柱后突和进行性神经症状。

(4)Chance 骨折:椎体水平状撕裂性损伤。如从高空仰面落下,背部被物体阻挡,脊柱过伸,椎体横形裂开;脊柱不稳定。

(5)屈曲-牵拉型:前柱部分因受压缩力而损伤,而中柱、后柱同时因牵拉的引力而损伤,造成后纵韧带断裂、脊椎关节囊破裂、关节突脱位、半脱位或骨折,是潜在性的不稳定型骨折。

(6)脊柱骨折-脱位:又名移动性损伤。脊柱沿横面移位,脱位程度重于骨折。此类损伤较严重,伴脊髓损伤,预后差。

3.颈椎骨折的分类

(1)屈曲型损伤:前柱因受压缩力而损伤,而后柱因牵拉的张力而损伤。①前方半脱位(过屈型扭伤):后柱韧带完全或不完全性破裂。完全性者可有棘突上韧带、棘间韧带、脊椎关节囊破裂和横韧带撕裂。不完全性者仅有棘上韧带和部分棘间韧带撕裂。②双侧脊椎间关节脱位:因过度屈曲,中后柱韧带断裂,脱位的关节突超越至下一个节段小关节的前方与上方。大多数患者伴有脊髓损伤。③单纯椎体楔形(压缩性)骨折:较常见,除椎体压缩性骨折外,还有不同程度的后方韧带结构破裂。

(2)垂直压缩损伤多数发生在高空坠落或高台跳水者。①第一颈椎双侧前、后弓骨折:也称Jefferson骨折。②爆破型骨折:颈椎椎体粉碎性骨折,多见于第5、6颈椎椎体。破碎的骨折片可凸向椎管内,瘫痪发生率高达80%。

(3)过伸损伤。①过伸性脱位:前纵韧带破裂,椎体横行裂开,椎体向后脱位。②损伤性枢椎椎弓骨折:暴力来自颏部,使颈椎过度仰伸,枢椎椎弓垂直状骨折。

(4)齿状突骨折:机制不清,暴力可能来自水平方向,从前向后经颅骨至齿状突。

(四)临床表现

(1)有严重的外伤史,如高空坠落,重物撞击腰背部,塌方事件被泥土、矿石掩埋等。

(2)胸腰椎损伤后,主要症状为局部疼痛,站立及翻身困难。腹膜后血肿刺激了腹腔神经节,合并肠蠕动减慢,常出现腹痛、腹胀,甚至肠麻痹症状。

(3)检查时要详细询问病史、受伤方式、受伤时姿势、伤后有无感觉及运动障碍。

(4)注意多发伤:多发伤患者往往合并有颅脑、胸、腹脏器的损伤。要先处理紧急情况,抢救生命。

(5)检查脊柱时暴露面应足够,必须用手指从上至下逐个按压棘突,如发现位于中线部位局部肿胀和明显的局部压痛,提示后柱已有损伤;胸腰段脊柱骨折常可摸到后凸畸形。

(五)辅助检查

1.影像学检查

(1)X线检查:有助于明确脊椎骨折的部位、类型和移位情况。

(2)CT检查:用于检查椎体的骨折情况,椎管内有无出血及碎骨片。

(3)MRI检查:有助于观察及确定脊髓损伤的程度和范围。

2.肌电图

测量肌肉的电传导情况,鉴别脊髓完整性的水平。

3.实验室检查

除常规检查外,血气分析检查可判断有通气不足危险患者的呼吸状况。

(六)治疗原则

1.抢救生命

脊柱损伤患者伴有颅脑、胸、腹脏器损伤或并发休克时,首先处理紧急问题,抢救生命。

2.卧硬板床

胸腰椎骨折和脱位,单纯压缩骨折椎体压缩不超过1/3者,可仰卧于木板床,在骨折部加枕垫,使脊柱过伸。

3.复位固定

较轻的颈椎骨折和脱位者用枕颌带做卧位牵引复位,明显压缩移位者做持续颅骨牵引复位。牵引重量3~5 kg,复位后用头颈胸支具固定3个月。胸腰椎复位后用腰围支具固定。也可用两桌法或双踝悬吊法复位,复位后不稳定或关节交锁者,可手术治疗,做植骨和内固定。

4.腰背肌锻炼

胸腰椎单纯压缩骨折,椎体压缩不超过1/3者,在受伤后1~2天开始进行,利用背伸肌的肌力及背伸姿势,使脊柱过伸,借椎体前方的前纵韧带和椎间盘纤维环的张力,使压缩的椎体自行复位,恢复原形状。严重的胸、腰椎骨折和骨折脱位,可通过腰背肌功能锻炼,使骨折获一定程度的复位。

二、护理评估

(一)一般评估

1.健康史

(1)一般情况:了解患者的年龄、职业特点、运动爱好、日常饮食结构、有无酗酒等。

(2)受伤情况:了解患者受伤的原因、部位和时间,受伤时的体位、症状和体征,搬运方式、现场及急诊室急救情况,有无昏迷史和其他部位复合伤等。

(3)既往史与服药史:有无脊柱受伤或手术史。

2.生命体征(T、P、R、BP)与意识

评估患者的呼吸、血压、脉搏、体温及意识情况。其包括呼吸形态、节律、频率、深浅、呼吸道是否通畅、患者能否有效咳嗽和排除分泌物;有无心动过缓和低血压;有无出汗,患者皮肤的颜色、温度;有无体温调节障碍。对伴有颅脑损伤的患者,可用格拉斯哥昏迷量表评估患者的意识情况。排尿和排便情况:患者有无尿潴留或充盈性尿失禁,尿液颜色、量和比重,有无便秘或大便失禁。

3.患者主诉

受伤的时间、原因和部位,受伤时的体位、症状和体征,搬运方式,现场及急诊室急救的情况,有无昏迷史和其他部位的合并伤。患者既往健康情况,有无脊柱受伤或手术史,近期有无因其他疾病而服用药物,以及应用的剂量、时间和疗程。

4.相关记录

疼痛评分、全身皮肤及其他外伤情况。

(二)身体评估

1.视诊

受伤部位有无皮肤组织破损,局部肤色和温度,有无活动性出血及其他复合性损伤的迹象。

2.触诊

评估感觉和运动情况:患者的痛、温、触及位置觉的丧失平面及程度。

3.叩诊

患肢神经反射是否正常。

4.动诊

肢体感觉、活动和肌力的变化,双侧有无差异,有无腹胀和麻痹性肠梗阻征象。

(三)心理-社会评估

评估患者有无恐惧、紧张心理;评估患者和亲属对疾病的心理承受能力和对相关康复知识的认知程度,家庭及社会支持情况。

(四)辅助检查阳性结果评估

评估患者的影像学检查和实验室检查结果有无异常,以帮助判断病情和预后。

(五)治疗效果的评估

手术治疗评估要点。

1.术前评估要点

(1)术前实验室检查结果评估:血常规及血生化、腰椎片、心电图等。

(2)术前术区皮肤、饮食、肠道、用药准备情况。

(3)患者准备:评估患者对手术过程的了解程度,有无过度焦虑或者担忧;对预后的期望值等。

2.术后评估要点

(1)生命体征的评估:术后 24 小时内,密切观察生命体征的变化,进行床边心电监护,每0.5～1.0 小时记录 1 次,观察有无因术中出血、麻醉等引起血压下降。

(2)体位评估:是否采取正确的体位,以保持脊柱功能位及舒适为标准。

(3)术后感觉、运动和各项功能恢复情况。

(4)功能锻炼情况,如患者是否按计划进行功能锻炼及有无活动障碍引起的并发症出现。

三、护理诊断(问题)

(一)有皮肤完整性受损的危险

与活动障碍和长期卧床有关。

(二)潜在并发症

脊髓损伤。

(三)有失用综合征的危险

与脊柱骨折长期卧床有关。

四、主要护理措施

(一)病情观察与并发症预防

1.脊髓损伤的观察和预防

观察患者肢体感觉、运动、反射和括约肌功能是否随着病情发展而变化,及时发现脊髓损伤征象,报告医师并协助处理。尽量减少搬动患者,搬运时保持患者的脊柱中立位,以免造成或加重脊髓损伤。对已发生脊髓损伤者做好相应护理。

2.疼痛护理

及时评估患者疼痛程度,遵医嘱给予止痛药物。

3.预防压疮

(1)定时翻身:间歇性解除压迫是有效预防压疮的关键,故在卧床期间应每 2～3 小时翻身1 次。翻身时采用轴线翻身法:胸腰段骨折者双臂交叉放于胸前,两护士分别托扶患者肩背部和腰腿部翻至侧卧位;颈段骨折者还需一人托扶头部,使其与肩同时翻动。患者自行翻身时,应先挺直腰背部再翻身,以利用绷紧的躯干肌肉形成天然内固定夹板。侧卧时,患者背后从肩到臀用枕头抵住以免腰胸部脊柱扭转,上腿屈髋屈膝而下腿伸直。两腿间垫枕以防髋内收。颈椎骨折患者不可随意低头、抬头或转动颈部,遵医嘱决定是否垫枕及枕头放置位置。避免在床上拖拽患者,以减少局部皮肤剪切力。

(2)合适的床铺:床单清洁干燥和舒适,有条件的可使用特制翻身床、明胶床垫、充气床垫、波纹气垫等。注意保护骨突出部位,使用气垫或棉圈等使骨突部位悬空,定时对受压的骨突部位进行按摩。保持个人清洁卫生和床单清洁干燥。

（3）增加营养：保证足够的营养摄入，提高机体抵抗力。

4.牵引护理

（1）颅骨牵引时，每班检查牵引，并拧紧螺母，防止牵引弓脱落。

（2）牵引重锤保持悬空，不可随意增减或移去牵引重量，定期测量下肢的长度和力线，以免造成过度牵引和骨端旋转。

（3）注意牵引针是否有移位，若有移位应消毒后调整。

（4）保持对抗牵引力：颅骨牵引时，应抬高床头，若身体移位，抵住了床头，及时调整，以免失去反牵引作用。

（5）告知患者和家属牵引期间牵引方向与肢体方向应成直线，以达到有效牵引。

（二）饮食护理

给予患者高热量、高蛋白、高纤维素、高钙、富含维生素及果胶成分饮食，如牛奶、鸡蛋、海米、虾皮、鱼汤、骨头汤、新鲜蔬菜和水果等。

（三）用药护理

了解药物不良反应，对症处理用药时观察其用药后效果。根据疼痛程度使用止痛药，并评估不良反应。

（四）心理护理

向患者和家属解释骨折的愈合是一个循序渐进的过程，充分固定能为骨折断端连接提供良好的条件。正确的功能锻炼可以促进断端生长愈合和患肢功能恢复。鼓励患者表达自己的思想，减轻患者及其家属的心理负担。

（五）健康教育

1.指导功能锻炼

脊柱损伤后长期卧床可导致失用综合征，故应根据骨折部位、程度、康复治疗计划，指导、鼓励患者早期活动和功能锻炼。单纯压缩骨折患者卧床 3 天后开始腰背部肌肉锻炼，开始臀部左右活动，然后要求做背伸动作，使臀部离开床面，随着腰背肌力量的增加，臀部离开床面的高度也逐渐增高。2 个月后骨折基本愈合，第 3 个月可以下地少量活动，但仍以卧床休息为主，3 个月后逐渐增加下地活动时间。除了腰背肌锻炼，还应定时进行全身各个关节的全范围被动或主动活动，每天数次，以促进血液循环，预防关节僵硬和肌萎缩。鼓励患者适当进行日常活动能力的训练，以满足其生活需要。

2.复查

告知患者及家属局部疼痛明显加重或不能活动，应立即到医院复查并评估功能恢复情况。

3.安全指导

指导患者及家属评估家庭环境的安全性，妥善放置可能影响患者活动的障碍物。

五、护理效果评估

（1）患者是否主诉骨折部位疼痛减轻或消失，感觉舒适。

（2）患者皮肤是否保持完整，能否避免压疮发生。

（3）能否避免脊髓损伤等并发症的发生，一旦发生，能否及时发现和处理。

（4）患者在指导下能否按计划进行有效的功能锻炼，能否避免失用综合征的发生。

（马俊清）

第二十节 骶骨骨折

一、骶骨骨折机制及特征

骶骨骨折常与骨盆骨折伴发,单纯骶骨骨折很少见。骨盆骨折患者中骶骨骨折的发病率为 35%（4%～74%）。正常情况下,骶骨抗压缩应力很强,而抗剪力和张力较弱;而在骨盆环完整时,除了直接暴力外骶骨只能受到压缩应力作用,所以骶骨骨折常伴发于骨盆骨折。骶骨骨折常常是单侧下肢或者单侧躯体的暴力沿髋骨间接作用于骶骨所致,最常见的应力是张力和剪力。

旋转力:伴发耻骨联合分离或者耻骨、坐骨支骨折的严重暴力。作用于下肢的、强大的过伸张力导致髋骨沿骶髂关节的水平轴旋转,如果骶髂关节不旋转（骶髂关节抗这种应力的能力很强）,就会发生经 $S_{1\sim2}$ 的骶孔骨折。骨折后髂后上棘上移而髋骨不上移。反方向的髋骨旋转可见耻骨联合端上移,这种损伤相对少见。

杠杆作用:一旦骨盆环的前方被破坏,骨盆的两个半环产生明显分离,常见于碾压伤或者下肢极度外展。骶髂关节张开到极限,就会产生经骶骨翼的骨折;骨折常常介于第 1、第 2 骶孔水平之间。其机制类似于完全张开的合页将固定螺钉拔出。反方向的损伤导致耻骨联合端相互重叠,相对少见。

剪切力:坐位时暴力作用于膝部,使半侧骨盆直接向后移位。这种暴力更容易导致髋关节后脱位;但是如果受伤时髋关节轻度外展,就可能导致半侧骨盆向后向上移位,导致骶椎侧块承受剪切力而骨折。

具体到某一例患者各种应力结合到一起并占不同的比例,因此不可能精确地分析某种应力的作用。例如在坠落伤时,身体的重力和下肢、骨盆传导地面的抵抗力共同作用于骶骨水平,使骨盆沿水平轴旋转同时骶骨则受到来自身体重力的作用而产生垂直向尾侧移位的倾向,从而导致骶骨的横行骨折。

二、骶骨骨折诊断

(一)骶骨骨折的分类

目前,尚无统一的骶骨骨折分类方法。骶骨骨折分类总体而言可以分为 3 种。

第一种分类方法是将骶骨骨折作为骨盆环损伤的一部分。Letournel、Tile 等将骨盆骨折按照损伤机制和骨盆的稳定程度分为 3 种类型,在此基础上发展成为 AO-ASIF 分类。①A 型骨折:单纯髂骨骨折或骶尾骨骨折,由于骨盆后弓仍保持完整,骨盆稳定性不受影响。②B 型骨折:由旋转暴力而致伤,骨盆环的完整性受到不完全破坏,骨折表现为旋转不稳。B1 型为单侧翻书样外旋损伤;B2 型为侧方挤压性内旋损伤,骶骨前方受到撞击而发生压缩骨折,同时合并对侧或双侧的耻骨支骨折;B3 型则损伤更为严重,表现为双侧的翻书损伤或内旋损伤。③C 型骨折:一侧或双侧骨盆环的完全性断裂,不仅表现为旋转不稳,而且存在后方及垂直不稳。此时骶骨骨折已不应被作为孤立性损伤来对待,而是应将其作为不稳定性骨盆骨折的一部分来处理。

第二种骶骨骨折分类方法针对累及腰骶交界的骨折,这类骨折非常不容易诊断。腰骶韧带非常坚强,除非有骨质疏松,这个节段的损伤通常只发生于高能量外伤。Isler 根据主要骨折线相对于 $L_5 \sim S_1$ 椎小关节的位置,以及腰骶交界稳定性将这种损伤分为 3 型(图 5-1)。① Ⅰ 型,$L_5 \sim S_1$ 椎小关节外侧的经骶骨翼的骨折,这种骨折不影响腰骶的稳定性,但是可能影响骨盆环稳定性;② Ⅱ 型,经 $L_5 \sim S_1$ 椎小关节的骨折,这种骨折可能会影响腰骶稳定性及骨盆的稳定性,可伴有不同程度移位和神经损伤;③ Ⅲ 型:累及椎管的骨折,这类骨折都不稳定,如果是双侧骨折则可以导致腰骨盆分离,需要予以固定。

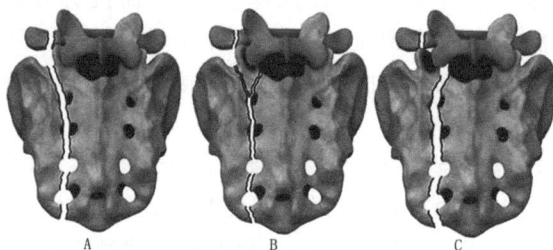

图 5-1　骶骨骨折的 Isler 分型

最后一种骶骨骨折分型强调骶骨的内在特征。根据 Denis 分区对骶骨骨折进行分类,即 1 区(骶孔外侧)骨折、2 区(累及骶孔但未累及骶管)骨折和 3 区(累及骶管)骨折。

Roy-Camille、Strange-Vognsen 和 Lebch 将 Denis Ⅲ 区的横行骨折进一步进行分类(图 5-2)。Ⅰ 型损伤最轻,表现为后凸畸形而没有移位或者轻度移位;Ⅱ 型骨折表现为后凸畸形,骶骨不完全向前脱位;Ⅲ 型表现为骶骨完全脱位;Ⅳ 型骨折包含的范围比较大,包括伴有 S_1 椎体粉碎性骨折的全部上述 3 个类型的骨折,这种类型的骶骨骨折非常少见。Roy-Camille 的骨折分型仅考虑到发生于 $S_{1 \sim 2}$ 的横行骨折,但是在少数情况下,横行骨折也可以发生于 S_3 以下。根据横行骨折发生的位置,又将发生于 $S_{1 \sim 2}$ 的骨折称为高位骶骨骨折,发生于 S_3 以下的骨折称为低位骶骨骨折。

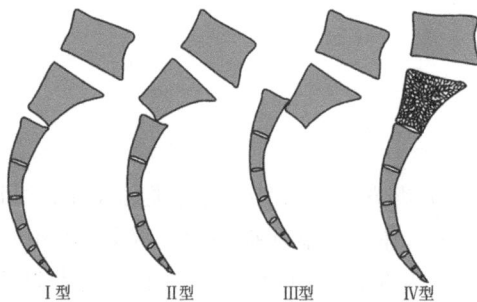

图 5-2　骶骨骨折的 Ryo-Camille 分型

而 Gibbons 等则将 Denis Ⅲ 型骨折又分为两型:纵行和横行骨折。纵行常伴有严重的骨盆损伤;横行常见于高处坠落伤和交通伤,常伴有严重的神经损伤,又称为跳跃者骨折,或自杀者骨折。当横行骨折同时伴有纵行骨折时,根据骨折线的形状,可以将骶骨骨折分成 H、U、L 及 T 形骨折(图 5-3)。

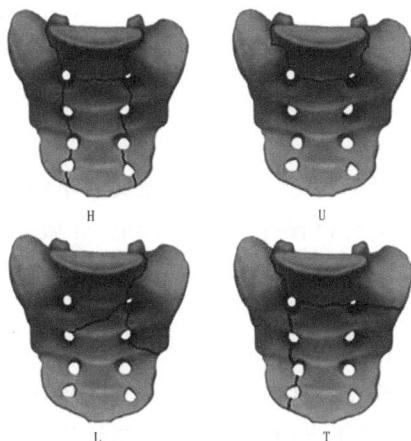

图 5-3　按骨折线形状对骶骨骨折进行分型

此外,根据骶骨骨折的原因不同还可分为暴力性骨折和骶骨不全骨折(SIF)。骶骨不全骨折是指非肿瘤因素引起的骶骨强度下降而发生的应力性骨折,好发于 60 岁以上的女性。

(二)物理检查

据报道,有 24%～70% 的骶骨骨折患者在首诊时被漏诊。骶骨骨折的延误诊断可能会对患者的预后产生不良影响。骶骨骨折的患者常常有多发损伤。对于高能量钝性损伤的患者必须进行全面的物理检查;尤其是对于有骨盆周围疼痛的患者更应该高度警惕骶骨损伤,应全面检查骨盆环的稳定性。

除了检查患者的运动和感觉功能及下肢的反射,神经系统检查还应当包括肛门指诊,并记录肛门括约肌的自发收缩和最大主动收缩的力量,肛周 $S_{2\sim5}$ 支配区轻触觉和针刺觉的情况,以及肛周刺激收缩反射、球海绵体反射和提睾反射的情况。女性患者怀疑有骶骨骨折时应当考虑进行阴道检查。除了支配膀胱和直肠的神经受损外,外伤和骨折移位也可能会损伤支配生殖系统功能的神经。必要时需要请泌尿外科及妇科医师会诊。

骶骨骨折,尤其是伴有神经系统损伤时需要对双侧下肢的血供进行检查。除了评估远端的动脉搏动情况外,还应当测量踝臂指数。发现异常时应当考虑行下肢血管造影。

骨盆周围有软组织损伤时应当考虑到有骶骨骨折的可能性。如果有皮下积液,提示腰骶筋膜脱套伤,应当特别重视;因为经该区域的手术感染风险很高、切口不易愈合。

骶骨骨折的患者常常伴发胸腰椎骨折,在进行神经损伤评估时,应当全面地检查分析。

(三)影像学检查

常规的骨盆 X 线正侧位片表现为骶孔线、椎间盘线的异常,如模糊、中断、消失、结构紊乱、硬化、左右不对称等征象。

1.脊髓造影检查

脊髓造影解决了脊神经根不能显影的困难,同时理想的脊髓造影片也可对 S_1、S_2 以上的脊神经根袖内的部分神经显影,而对于 S_2 以下骶神经根、硬脊膜外神经根、骶丛神经、坐骨神经均不能显影。

2.CT 检查

CT 检查能很好地显示骨结构,确定骨折部位,显示椎管形态及椎管内有无骨折块。

3.MRI 检查

MRI 较其他影像技术对神经、软组织有良好的显像,采用先进的 MRI 技术,使用适当的表面线圈和脉冲序列能够获得较清楚的周围神经影像。

4.放射性核素扫描(^{99m}Tc)

该检查诊断骶骨不全骨折(SIF)的敏感性很高,表现为单侧或双侧骶骨翼上位于骶髂关节与骶孔之间核素异常浓聚。不过此种检查特异性差,炎症、肿瘤也可有浓聚征。

三、骶骨骨折的治疗

处理骶骨骨折患者时,必须首先遵循创伤患者诊治的总体原则。骶骨骨折时常伴有骨盆环的破坏、神经根损伤、马尾神经损伤及脊柱的损伤,它们之间相互影响。总体而言,应当根据骨盆环和腰骶的稳定性、神经损伤情况及患者的全身状况来制订治疗方案。

骶骨骨折应当初步分为以下四类:伴有稳定或不稳定性骨盆环损伤,伴有腰骶椎小关节损伤,伴有腰骶分离,伴有神经损伤及马尾神经或脊髓压迫。

(一)伴有骨盆环损伤的骶骨骨折

此种骨折必须对骨盆环的稳定性进行评估。当存在明显的骨盆环不稳定时,需要对骨盆环进行初步的复位和固定;方法包括骨牵引、外固定架、骨盆固定带、骨盆钳等。这些方法都可以达到复位骨折、减少出血的目的。如果患者的血流动力学不稳定,可以考虑进行血管造影栓塞。

对于骨盆环稳定的患者,并且无神经损伤、软组织损伤也较轻,保守治疗效果比较好。具体方法:对于无移位的稳定骨折采用卧床休息,早期不负重下床活动;对于移位的骶骨骨折可手法复位后行骨牵引,牵引复位时需要准确地设计好牵引的方向和力量。牵引重量一般为患者自身体重的 1/5～1/4,牵引时间应在伤后 24 小时内完成且不少于 8 周。

(二)伴有腰骶椎小关节损伤的骶骨骨折

Isler 第一个提出了腰骶交界损伤与不稳定性骶骨骨折的关系。他提出骨折线经过 S_1 上关节突或者位于 S_1 上关节突内侧的垂直型骶骨骨折会影响腰骶交界的稳定性。他还发现腰骶交界损伤与半骨盆脱位有关。这种类型的损伤见于 38% 的垂直不稳定型骶骨骨折和 3.5% 的旋转不稳定型骶骨骨折。

但是 Isler 可能低估了伴有腰骶椎小关节损伤的骶骨骨折的发病率,因为限于那个时代的影像学检查条件,很多病例可能漏诊了。对于经骶孔的尤其是伴有移位的骶骨骨折,应当考虑腰骶交界损伤的可能,应当行进一步检查。一旦确诊,应进行手术固定。

(三)腰骶脱位的骶骨骨折

腰骶脱位也称为创伤性腰骶前脱位,非常少见。临床表现为腰椎滑脱至骶骨前方,可能伴有双侧 L_5～S_1 椎小关节脱位、同侧的椎小关节骨折或者经骶骨椎体的骨折。可能有多种受伤机制,都属于高能量损伤。

腰骶脱位非常少见、表现通常不典型,而且患者的病情通常都非常重,所以腰骶脱位在首诊时常漏诊。脊柱骨盆分离(也称为 U 型骶骨骨折)的损伤与此类似,治疗相当困难。它们的共同特征是骶骨与腰椎及骨盆分离,都是高能量损伤所致,患者存活的概率很小。这种损伤高度不稳定。

固定方法包括骶髂螺钉、接骨板螺钉及腰椎-骨盆桥接固定等。因为发病率很低,虽然各种方法都有一定的临床应用效果的报道,但是各种固定方法的优缺点及临床适应证目前还无法准确评价。

(四)伴有神经损伤和压迫的骶骨骨折

神经损伤的情况对治疗方法的选择也有指导作用。马尾神经完全横断的患者减压固定手术的重要性比马尾神经不完全断裂患者就差一些。

骶骨骨折手术治疗指征:有神经损伤的表现同时存在神经压迫的客观证据,伴有软组织裂伤以及广泛的腰骶结构损伤。对于多发伤患者固定骶骨骨折后早期活动,可作为相对手术指征,有利于患者康复。手术的目的是稳定骨折、恢复腰骶对线、改善神经状态、充分的软组织覆盖及改善全身状况。

(五)减压

骶骨骨折时神经损伤的程度不同;轻者可为单一神经根病变,重者可能马尾神经完全横断。横行骶骨骨折时马尾神经完全断裂的发生率是35%。根据骶骨骨折的移位和成角情况,骶神经根可能会受压、挫伤或者受牵拉。因此,可以通过骨折复位间接减压,也可以通过椎板切除或骶孔扩大来直接减压。对于马尾神经横断或者骶神经根撕脱的患者,单纯减压是没有意义的。

减压手术没有绝对的适应证,术后的结果也无法预测。然而对于伴有神经损伤的骶骨骨折患者,骨折愈合后神经周围纤维化、骶管及骶孔内瘢痕的形成会令骶神经根减压更加困难。因此,神经减压最好在受伤后72小时内完成。对于伴有足下垂的患者行保守治疗或者延期手术,75%的患者预后差。尽管L_5神经根在骶骨水平位于椎管外,但是骶骨翼的骨折块向上向后移位可能会导致L_5神经根受牵拉、压迫甚至卡压于骨折块与L_5横突之间,需要手术减压。

(六)固定

骨折的手术固定通常是与减压同时进行的,因为减压本身就可能会加重不稳定。固定手术指征包括伴有骨盆环或腰骶不稳定以及软组织裂伤的骶骨骨折。固定方法包括前方骨盆固定、骶髂螺钉、骶骨直接固定及腰骨盆固定等。建议对大多数骶骨骨折患者采用骶髂螺钉固定。

对于需要手术固定的骶骨骨折,应当首先考虑到恢复骨盆前环的稳定性。利用接骨板、外固定架等固定骨盆前环,可以增加骨盆后方结构(包括骶骨)的稳定性。在俯卧位行后路手术时,前方固定还可以起到保护骨盆的作用。但是对伴有垂直不稳定骨盆骨折的骶骨骨折,单独固定骨盆前环并不能为骶骨骨折提供足够的稳定性,还应当手术固定骶骨骨折。

骶骨固定方法的选择不单纯取决于骨折的移位程度和生物力学需要,还应当考虑到局部软组织条件。理想的固定系统应当能够提供足够的生物力学稳定性,同时对软组织刺激小、软组织并发症(如伤口裂开、感染等)少。大多数的骶骨骨折都可以用骶髂螺钉固定。

1.骶髂螺钉

最初设计用于骶髂关节损伤的骶髂螺钉在治疗垂直型骨盆后方损伤及骶骨骨折时非常有用,在U形骶骨骨折的治疗中也取得了很好的疗效,但是很少用于横行骶骨骨折。患者仰卧位或俯卧位,可以在透视条件下经皮植入螺钉。螺钉的植入高度依赖于透视成像。这种技术的安全性已经得到广泛验证。相对常见的并发症包括骨折复位的丢失和骨折复位不良,神经损伤或肠道结构损伤非常少见。考虑到骶孔可能会受损,应当避免加压。骶骨翼及骶骨斜坡的解剖存在变异,这种解剖变异可能会导致植入螺钉过程中的神经损伤。此外,经皮骶髂螺钉固定不适用于腰骶严重解剖异常及无法闭合复位的患者。

2.骶骨棒

后路骶骨棒固定手术简单、安全、创伤小。缺点:①过度加压可能致骶骨压缩骨折加重,损伤骶神经。②双侧骶髂关节脱位或骨折不适用。③对髂后上棘损伤也不适用。骶骨棒适用于Denis Ⅰ型骨折,如用于 Denis Ⅱ型、Denis Ⅲ型骨折,骶骨棒的横向加压作用可能引起或加重骶神经损伤。骶骨棒加外支架治疗也可用于治疗 Tile C 型骨折,能够达到很好的复位固定,也可将骶骨棒穿过髂骨、骶骨,然后穿过对侧髂骨固定,用于双侧骶髂关节脱位或骨折、中度分离骨折,甚至产后骨盆带不稳定者。由骶骨棒和 CD 棒组合而成的 π 棒也可用于治疗骶骨骨折,由于有 CD 棒的纵向支撑对抗骶骨的垂直移位,骶骨棒无须加压过紧,对于Ⅱ、Ⅲ型骨折来说可使用在髂后棘内侧的螺帽防止过度加压,从而避免损伤骶神经。由于骶骨的复杂化和个体变化大,骶骨棒固定方法操作复杂、难度大、技术要求高,术前应仔细设计骶骨棒的通道。

3.三角接骨术

三角接骨术即联合应用椎弓根螺钉系统和骶骨横行固定系统(骶髂螺钉或骶骨接骨板),适用于治疗垂直剪力引起的骶骨骨折,提供了多平面的稳定,术后即可下床,疗效良好。对于垂直不稳定骶骨骨折治疗,三角固定接骨较单独应用骶髂螺钉固定更稳定。三角固定为静力固定,虽然固定牢靠,但可能产生应力遮挡效应而影响骨愈合,且手术创伤大。

4.接骨板

后路或前路接骨板固定骨盆前环骨折合并骶髂关节骨折,可采用后侧小块接骨板局部固定骶髂关节骨折,单纯后侧接骨板固定的抗分离及抗旋转能力与单枚骶髂螺钉固定相近,但比 2 枚骶髂螺钉固定差。也可采用 2 块 3~4 孔重建接骨板前路固定,前路接骨板固定可解剖复位,提高关节的稳定性,其缺点:①对骨折仅起连接作用,抗旋转作用差,不能早期下地。②手术创伤大,前路显露困难,操作复杂,出血多。

5.锁定加压接骨板

随着内固定器材的发展,锁定加压接骨板的出现,微创技术的要求及骨质疏松症患者的增多,近来出现了引入内支架治疗骶骨骨折的理念,将 LCP 用于骶骨骨折治疗。LCP 可用于骨质疏松症患者或骨质薄的患者(Denis Ⅱ型、Denis Ⅲ型骨折及粉碎性骨折)。LCP 固定创伤小,不足之处在于费用较高。

6.腰椎-骨盆桥接固定

在改良 Galveston 技术基础上发展而来的腰椎-骨盆固定技术包括 $L_3 \sim S_2$ 椎弓根螺钉、髂骨钉、骶髂钉、Jackson 棒、纵向的连接棒及横联构成,适用于伴腰骶不稳定的骶骨骨折。通过腰椎-骨盆桥接提供腰骶及骶骨骨盆间的稳定性。患者可以不借助支具早期活动。手术过程中可以进行广泛的神经根减压,还可以与骶髂螺钉联合应用。对于腰骶交界部骨折及 $L_5 \sim S_1$ 椎间盘突出的患者还可以行 $L_5 \sim S_1$ 的椎间融合。近年来,该方法得到不断改进,应用也越来越多,但是该技术对软组织条件要求高,内固定断裂、深部感染、切口愈合困难等并发症不容忽视。

(七)骶骨不全骨折的治疗

几乎所有学者都认为卧床休息是最好的治疗方法,可有效控制疼痛,一般 1 个月内疼痛缓解,6~12 个月疼痛消失。同时应针对骨质疏松治疗。但也有学者主张早期下床活动,因为骶骨不全骨折属于稳定性骨折,不需手术,且患者多为老年人,卧床休息时间过长将导致肌肉、心脏、呼吸、消化、泌尿生殖、血管、内分泌等系统的并发症,严重影响患者的治疗效果和生活质量,某些并发症甚至会导致患者死亡。在控制疼痛、严密监控的情况下,让患者借助支撑物早期下床活动将会有效减少上述并发症,并可减少患者的住院时间和费用。近年来兴起的骶骨成形术为治疗提供了新的选择,这项技术可以达到即刻缓解疼痛的目的,但是目前还没有随机对照的临床研究和长期临床应用结果的报道。

(马俊清)

第二十一节 骨盆骨折

一、疾病概述

(一)概念

骨盆骨折多由直接暴力挤压骨盆所致,多伴有并发症和多发伤。

(二)相关病理生理

骨盆的血管及静脉丛丰富,内有重要脏器和血管,骨折常合并静脉丛、动脉出血及盆腔内脏器损伤并导致相应的病理生理变化。

(三)病因

常见原因有交通事故、意外摔倒或高处坠落等。年轻人骨盆骨折主要是由于交通事故和高处坠落引起,老年人骨盆骨折最常见的原因是摔倒。

(四)分类

目前,国际上常用的骨盆骨折分类为 Young&Burgess 分类,共 4 种类型。

1.分离型(APC)

APC 由前后挤压伤所致,常见耻骨联合分离,严重时造成骶髂前后韧带损伤;根据骨折严重程度不同又分为Ⅰ、Ⅱ、Ⅲ 3 个亚型。

2.压缩型(LC)

LC 由侧方挤压伤所致,常造成骶骨骨折(侧后方挤压)及半侧骨盆内旋(侧前方挤压);也根据骨折严重程度不同又分为Ⅰ、Ⅱ、Ⅲ 3 个亚型。

3.垂直型(VS)

VS 因剪切外力损伤,由垂直或斜行外力所致,常导致垂直或旋转方向不稳定。

4.混合外力(CM)

CM 因侧方挤压伤及剪切外力损伤,导致骨盆前环及前后韧带的损伤占骨盆骨折的14%。

该分类的优点是有助于损伤程度的判断及对合并损伤的估计可以指导抢救判断预后,根据文献统计,分离型骨折合并损伤最严重,病死率也最高,压缩型次之,垂直型较低;而在出血量上的排序依次是分离型、垂直型、混合型、压缩型。

(五)临床表现

1.症状

患者髋部肿胀、疼痛,不敢坐起或站立。有畸形、疼痛、肿胀、瘀斑、活动障碍、休克、后腹膜后血肿、直肠肛管及女性生殖道损伤、尿道膀胱损伤、神经损伤、脏器损伤。

2.体征

(1)骨盆分离试验与挤压试验阳性:检查者双手交叉撑开患者的两髂嵴,使两骶髂关节的关节面更紧贴,而骨折的骨盆前环产生分离,如出现疼痛即为骨盆分离试验阳性。双手挤压患者的两髂嵴,伤处仍出现疼痛为骨盆挤压试验阳性。

(2)肢体长度不对称:用皮尺测量胸骨剑突与两髂前上棘之间的距离,骨盆骨折向上移位的一侧长度较短。也可测量脐孔与两侧内踝尖端的距离。

(3)会阴部瘀斑:耻骨和坐骨骨折的特有体征。

(六)辅助检查

X线和CT检查能直接反映是否存在骨盆骨折及其类型。

1.X线检查

(1)骨盆正位片:常规、必需的基本检查,90%的骨盆骨折可经正位片检查发现。

(2)骨盆入口位片:拍摄时球管向头端倾斜40°,可以更好地观察骶骨翼骨折、骶髂关节脱位、骨盆前后及旋转移位、耻骨支骨折、耻骨联合分离等。

(3)骨盆出口位片:拍摄时球管向尾端倾斜40°,可以观察骶骨、骶孔是否有骨折,骨盆是否有垂直移位。

2.CT检查

一旦患者的病情平稳,应尽早行CT检查。对于骨盆后方的损伤尤其是骶骨骨折及骶髂关节损伤,CT检查更为准确,伴有髋臼骨折时也应行CT检查,CT三维重建可以更真实地显示骨盆的解剖结构及骨折之间的位置关系,形成清晰逼真的三维立体图像,对于判断骨盆骨折的类型和决定治疗方案均有较高价值。CT还可以同时显示腹膜后及腹腔内出血的情况。

(七)治疗原则

首先处理休克和各种危及生命的并发症,再处理骨折。

1.非手术治疗

(1)卧床休息:骨盆边缘性骨折、骶尾骨骨折应根据损伤程度卧硬板床休息3~4周,以保持骨盆的稳定。髂前上棘骨折患者置于屈髋位,坐骨结节骨折置于伸髋位。

(2)复位与固定:不稳定骨折可用骨盆兜带悬吊牵引、髋人字石膏、骨牵引等方法达到复位与固定的目的。

2.手术治疗

(1)骨外固定架固定术:适用于骨盆环双处骨折患者。

(2)切开复位钢板内固定术:适用于骨盆环两处以上骨折患者,以保持骨盆的稳定。

二、护理评估

(一)一般评估

1.健康史

(1)一般情况:了解患者的年龄、职业特点、运动爱好、日常饮食结构、有无酗酒等。

(2)受伤情况:了解患者受伤的原因、部位和时间,受伤时的体位和环境,外力作用的方式、方向与性质等。

(3)既往史:有无药物滥用、服用特殊药物及药物过敏史,有无手术史等。

2.生命体征(T、P、R、BP)

每1小时监测体温、脉搏、呼吸、血压1次,详细记录,特别是血压情况,以防发生低血容量性休克,为抢救提供有力的依据。

3.患者主诉

有无疼痛,排尿、排便等情况。

4.相关记录

皮肤完整性,排尿及排便情况,双下肢感觉、运动、末梢血运、肿胀、畸形等情况。

(二)身体评估

1.术前评估

(1)视诊:有无活动受限,会阴部、腹股沟、臀部有无淤血、瘀斑,有无骨盆变形、肢体不等长等现象。

(2)触诊:有无按压痛,有无异常活动及骨擦音等。

(3)叩诊:有无叩击痛。

(4)动诊:骨盆分离试验与挤压试验。

(5)量诊:肢体长度是否对称。用皮尺测量胸骨剑突与两髂前上棘之间的距离,向上移位的一侧长度较短,也可测量脐孔与两侧内踝尖端之间的距离。

2.术后评估

(1)视诊:观察患者神志,局部伤口有无红肿热痛,有无渗血、渗液情况,引流液的颜色、量、性质。

(2)触诊:足背及股动脉搏动情况,肢端皮温、颜色、毛细血管充盈情况。

(3)动诊:进行相应的感觉运动检查,有无麻木异样感、部位、程度;观察踝关节及足趾的活动情况。

(4)量诊:肢体长度是否对称。

(三)心理-社会评估

患者在疾病治疗过程中的心理反应与需求,家庭及社会支持情况,引导患者正确配合疾病的治疗与护理。

(四)辅助检查阳性结果评估

(1)骨盆X片、CT等可显示骨折的损伤机制。

(2)血常规检验提示有无血容量不足、肝肾功能、电解质等。

(五)治疗效果的评估

1.非手术治疗评估要点

复位固定好,疼痛减轻,骨折端愈合良好。

2.手术治疗评估要点

对旋转不稳定骨折提供足够的稳定,以促使骨折愈合,并为早期负重提供所需的稳定。

三、护理诊断(问题)

(一)组织灌注量不足

与骨盆损伤、出血等有关。

(二)排尿和排便形态异常

与膀胱、尿道、腹内脏器或直肠损伤有关。

(三)有皮肤完整性受损的危险

与骨盆骨折和活动障碍有关。

(四)躯体活动障碍

与骨盆骨折有关。

(五)疼痛

与骨折、软组织创伤等有关。

(六)潜在并发症

(1)术后感染:与损伤机制及手术有关。

(2)深静脉血栓:与盆腔静脉的损伤及制动有关。

(3)神经损伤:与骶髂关节脱位时的骶神经受牵拉和骶骨骨折时嵌压损伤有关。

(4)肺部感染:与长期卧床、无法改变体位有关。

(5)泌尿系统感染:与长期卧床、泌尿系统损伤有关。

四、主要护理措施

(一)术前护理

1.急救护理

危及生命时应先抢救生命,对休克患者进行抗休克治疗,然后处理骨折。

(1)观察生命体征:骨盆骨折常合并静脉丛及动脉出血,出现低血容量性休克。应注意观察患者的意识、脉搏、血压和尿量,及时发现和处理血容量不足。

(2)建立静脉输液通路:及时按医嘱输血和补液,纠正血容量不足。

(3)及时止血和处理腹腔内脏器损伤:若经抗休克治疗和护理仍不能维持血压,应及时通知医师,并协助做好手术准备。

2.维持排尿、排便通畅

(1)观察:患者有无排尿困难,尿量及色泽;有无腹胀和便秘的情况。

(2)导尿管护理:对于尿道损伤致排尿困难者,予以导尿管或留置导尿管导尿,并加强尿道口和导尿管的护理;保持导尿管通畅。

3.饮食护理

术前加强饮食营养,宜高蛋白、高维生素、高钙、高铁、粗纤维食物,以补充失血过多导致的营养失调。食物应易消化,且根据受伤程度决定膳食种类,若合并直肠损伤或有腹胀腹痛,则应酌情禁食。必要时静脉高营养治疗。

4.卧位

不影响骨盆环完整的骨折,可取仰卧与侧卧交替,侧卧时健侧在下,严禁坐立,伤后应平卧硬板床,且应减少搬动。必须搬动时则由多人平托,以免引起疼痛,增加出血。

(二)术后护理

1.病情观察

(1)生命体征:术后严密观察生命体征及神志,与麻醉科医师交班,了解患者术中情况,心电监护;留置导尿管,准确记录尿量。

(2)切口护理:观察切口敷料情况及切口愈合情况,有无红肿热痛、渗液。切口感染者,协助其做好分泌物培养,加强换药。

(3)切口引流管护理:妥善固定,变换体位时注意牵拉,保持通畅;观察引流液的量、色、性质。及时记录。

(4)导尿管的护理:观察尿液的量、色、性状。如无膀胱尿道损伤应间歇夹导尿管,训练膀胱功能,尽早停导尿管。如有膀胱尿道损伤,术后需持续开放导尿管,根据医嘱停导尿管。留置导尿管者一天 2 次会阴护理,鼓励患者每天饮水 1 500 mL 以上。

2.皮肤护理

(1)保持个人卫生清洁:注意卧床患者的皮肤护理,保持皮肤清洁、健康和床单平整干燥;按时按摩受压部位;防止发生压疮。

(2)体位:协助患者更换体位,绝对卧床,根据医嘱决定是否可以抬高床头或下床。可适当翻身,骨折愈合后方可向患侧卧位。

3.协助指导患者合理活动

根据骨折的稳定性和治疗方案,与患者一起制订适宜的锻炼计划并指导其实施。部分患者在手术后几天内即可完全负重,行牵引的患者需 12 周以后才能负重。长时间卧床的患者须练习深呼吸、进行肢体肌肉的等长舒缩,每天多次,每次 5～20 分钟。允许下床后,可使用助行器或拐杖,以使上下肢共同分担体重。

4.疼痛护理

(1)有效控制疼痛,保证足够的睡眠。

(2)宣教:疼痛的评分方法、疼痛引起的原因及减轻疼痛的方法,如正确翻身、放松疗法、转移注意力、药物控制,提高患者疼痛阈值,减轻心理负担。

(3)疼痛＞5 分,分析疼痛原因,针对疼痛引起的原因,给予相应的处理。如调整体位,解除局部皮肤卡压。

(4)疼痛原因明确者,按医嘱尽早给予止痛药,30 分钟后观察止痛效果。

5.饮食护理

术后 6 小时可进食,多饮水,多吃水果、蔬菜;高蛋白饮食,保持大便通畅。

6.功能锻炼

(1)不影响骨盆环完整的骨折:①单纯一处骨折,无合并伤,又不需复位者,卧床休息,仰卧与侧卧交替(健侧在下)。早期在床上做上肢伸展运动、下肢肌肉收缩及足踝活动。②伤后 1 周后半卧及坐位练习,并做髋关节、膝关节的伸屈运动。③伤后 2～3 周,如全身情况尚好,可下床站立并缓慢行走,逐渐加大活动量。④伤后 3～4 周,不限制活动,练习正常行走及下蹲。

(2)影响骨盆环完整的骨折:①伤后无并发症者,卧硬板床休息,并进行上肢活动。②伤后第 2 周开始半坐位,进行下肢肌肉收缩锻炼,如股四头肌收缩、踝关节背伸和跖屈、足趾伸屈等活动。③伤后第 3 周在床上进行髋、膝关节的活动,先被动,后主动。④伤后第 6～8 周(即骨折临床愈合),拆除牵引固定,扶拐行走。⑤伤后第 12 周逐渐锻炼,并弃拐负重步行。

(三)术后并发症的观察及护理

1.神经损伤

了解有无神经损伤,并观察各神经支配的感觉运动的进展情况。骶骨管骨折脱位可损伤支配括约肌及会阴部的马尾神经。骶骨孔部骨折可损伤坐骨神经根,骶 1 侧翼骨折可损伤腰 5 神经,坐骨大切迹部或坐骨骨折可伤及坐骨神经,耻骨支骨折偶可损伤闭孔神经或股神经。髂前上棘撕脱骨折可伤及骨外皮神经。

2.感染

观察生命体征、血常规,观察创面有无红肿热痛、渗液,有局部引流时,观察引流液的量、色、性状,保持局部引流通畅。及早发现处理合并伤,合理适用抗生素。直肠肛管损伤常常是盆腔感染的主要来源,可形成化脓性骨髓炎、骨盆周围脓肿、包括髋关节在内的一侧骨盆、臀部、腹股沟的严重化脓感染;阴道破裂与骨折相同,可引起深部感染。

3.肺栓塞

观察神志、生命体征、氧饱和度、胸闷、胸痛情况。其典型表现为咳嗽、胸痛、呼吸困难、低氧血症、意识改变。但大部分患者缺乏典型症状或以一种症状为主或无症状,不注意时易被忽略。小心搬运,患肢抬高放置,预防感染和防治休克,纠正酸中毒,给氧。如有严重骨折创伤、明显低血氧,又不能用其他原因解释者,有明显的诊断次要指标(如贫血、血小板减少等)可以初步诊断,应及时通知医师,密切观察,立即展开治疗。

4.下肢深静脉血栓形成

观察下肢有无疼痛、肿胀、静脉扩张、腓肠肌压痛等症状。加强小腿肌肉静态收缩和踝关节的活动、理疗、预防性抗凝治疗。血栓形成后,避免患肢活动,忌做按摩、理疗等,按医嘱予抗凝溶栓治疗,注意观察抗凝药的不良反应。

5.肌肉萎缩、关节僵硬

早期进行肌肉收缩锻炼。根据患者的活动能力,尽早进行股四头肌收缩和踝关节伸屈等活动。

6.压疮

观察患者疼痛的部位,皮牵引或石膏支具对皮肤的卡压情况,注意牵引部位或边缘皮肤有无破损或出现水疱。注意尾骶部皮肤情况。卧床患者定时翻身、抬臀,及时调整皮牵引,皮牵引时可在足跟部预防性贴水胶体敷料。

7.便秘

评估患者的饮食结构、排便习惯、目前的排便情况、活动情况。很多患者不习惯床上排便,怕给别人造成麻烦,应消除患者的心理顾虑,宣教便秘及便秘防治的相关知识,宣教保持大便通畅的重要性;多吃含粗纤维多的蔬菜、水果,多饮水;予手法按摩腹部;必要时给予药物治疗。

(四)心理护理

(1)术前了解患者家庭支持情况,心理、社会、精神状况;患者对疾病的认知程度;患者伤势较重,易产生恐惧心理。应以娴熟的抢救技术控制病情发展,减少患者的恐惧。病情稳定后,可让患者和家属与同种手术成功的患者交谈,从心理上认清接受手术治疗的必要性,对手术要达到的目的及可能发生的并发症与意外事项有一定的心理准备。

(2)术后心理支持,鼓励患者保持良好的心态,正确对待疾病。

(五)健康教育

(1)体位与活动:卧床,按医嘱循序渐进功能锻炼。不同部位的骨折,愈合时间不同,须严格按医嘱,不能自行过早负重。

(2)饮食:鼓励进高热量、高蛋白、富含维生素易消化的饮食。

(3)心理支持:鼓励患者保持良好精神状态。

(4)劝导戒烟。

(5)介绍药物的名称、剂量、用法、作用和不良反应。

(6)出院后继续功能锻炼。

(7)指导患者定时门诊复查,并说明复查的重要性。如出现病情变化,及时来医院就诊。

五、护理效果评估

(1)生命体征平稳,疼痛缓解。

(2)牵引复位或手术固定有效。

(3)合并腹膜后血肿和腹内脏器损伤得到有效处理,无相关并发症出现。

(4)根据指导进行适当有效的功能锻炼。

（马俊清）

第六章 助产室护理

第一节 助产操作技术

一、观察宫缩

（一）目的

定时连续观察子宫收缩持续时间、间歇期时间、强度及节律，并及时记录。这是了解产程进展的重要手段，若发现异常及早处理。

（二）物品准备

无须特殊物品准备。

（三）操作步骤

（1）评估当时孕妇产程进展情况，了解宫口开大、先露下降、是否破膜等。

（2）助产士坐在产妇一侧，将手掌放于产妇腹壁宫底处，感觉宫缩时宫体部隆起变硬，间歇期松弛变软，连续观察3次宫缩持续时间、强度、间歇时间及规律性，方可记录。

（3）产程中每1～2小时观察记录1次。

（四）注意事项

（1）在连续3次宫缩观察期间，助产士的手不得离开产妇腹壁，手掌自然放松，不得施压刺激子宫。

（2）宫缩观察记录包括子宫收缩持续时间、间歇期时间、强度及节律。

（3）产程开始时子宫收缩持续时间较短（约30秒）且弱，间歇期时间较长（5～6分钟），随着产程进展，持续时间渐长（50～60秒）且强度不断增加，间歇期时间渐短（2～3分钟）。

二、四步触诊法

（一）目的

通过对孕妇的腹部触诊，评估宫底高度、胎儿大小、胎方位、胎先露是否入盆或衔接。

（二）物品准备

测量用皮尺。

(三)操作步骤

(1)操作者洗手后至孕妇床旁,向孕妇解释四步触诊检查的目的。

(2)指导孕妇平卧,双腿屈膝,解开衣服暴露出腹部。

(3)触诊操作检查步骤。①第一步:检查者站在孕妇右侧,双手置于宫底部,了解子宫底部形状,用皮尺测量子宫底高度,评估胎儿大小与妊娠周数是否相符。用手相对在子宫底轻轻触摸,分辨子宫底部胎儿部分是头还是臀。②第二步:检查者双手平放于孕妇腹部两侧,一手固定,另一手轻按检查,两手交替辨别胎背及四肢,如触到平坦部分即为胎儿背部。③第三步:检查者右手置于耻骨联合上方,拇指与其他四指分开,轻轻深按并握住胎儿先露部,进一步查清是头或臀,左右推动胎先露确定是否与骨盆衔接。若胎儿先露部仍可左右移动,表示尚未衔接入盆。若不能移动,表明先露已衔接入盆。④第四步:检查者面向孕妇足端,两手放于先露部两侧,轻轻向骨盆入口方向深压,再次核对胎先露部分与第一步手法判断是否相符,并确定胎先露部入盆程度。

(4)检查完毕,协助孕妇整理好衣服,取舒适卧位或将孕妇扶起。

(5)检查者洗手,告诉孕妇检查结果并记录。

(四)注意事项

(1)检查者温暖双手后方可操作,避免孕妇感觉不适。

(2)检查时注意遮挡孕妇保护隐私。

(3)检查时注意为孕妇保暖,减少不必要的暴露。

(4)检查时注意动作轻柔。

三、阴道检查

(一)目的

检查宫口开大情况,了解产程进展、骨盆内径线、胎先露下降水平及胎方位等。

(二)物品准备

无菌敷料罐一个,无菌纱布若干放于敷料罐中。聚维酮碘原液一瓶,将适量的聚维酮碘原液倒入上述敷料罐中,以浸透纱布为宜,无菌镊子罐(干罐)一个。

(三)操作步骤

(1)检查者戴好帽子、口罩。

(2)按六步洗手法将双手洗干净,戴单只无菌手套(检查者右手)。

(3)用聚维酮碘原液纱布消毒外阴部。外阴消毒范围和顺序为阴裂、双侧小阴唇、双侧大阴唇、会阴体、肛门。

(4)检查者用右手示指和中指轻轻进入阴道进行检查。检查内容:宫口扩张程度,是否有水肿,胎先露下降程度,胎膜是否破裂,骨盆内壁形态、径线等。

(5)检查完毕,脱去手套,帮助孕妇整理衣服,告知检查结果并记录。

(四)注意事项

(1)检查时注意为孕妇保暖,注意保护孕妇隐私(可使用隔帘或屏风)。

(2)注意检查时手法,避免阴道检查时造成人工剥膜和人工破膜。

四、产时会阴冲洗(分娩或阴道操作前的会阴清洁和消毒)

(一)目的

在进行阴道或宫腔无菌操作前,对外阴进行清洁和消毒,避免阴道、宫腔检查和接产时造成生殖道上行感染。产时会阴冲洗临床通常应用于接产、内诊、人工破膜、阴道手术操作、宫腔操作等技术之前的准备。

(二)物品准备

冲洗盘1个,内有盛39～41 ℃温水500 mL的容器2个、无菌镊子罐1个、无菌镊子4把、无菌敷料罐2个(其中1个盛放10％～20％肥皂水纱布,另1个盛放聚维酮碘纱布)、无菌接生巾1块、一次性冲洗垫1个、污水桶1个。

(三)操作步骤

(1)向孕妇或产妇解释操作内容,目的是取得她们的配合。协助孕妇或产妇取仰卧位,脱去裤子和内裤,双腿屈曲分开充分暴露外阴部,操作人员站在床尾部或右侧。

(2)将产床调节成床尾稍向下倾斜的位置,并将孕妇或产妇腰下的衣服向上拉,以免冲洗时打湿衣服。

(3)清洁操作:用第1把镊子夹取肥皂水纱布一块,清洁顺序为阴阜→左右腹股沟→左右大腿内侧上1/3～1/2处→会阴体→两侧臀部,擦洗时稍用力,要将皮肤处的血迹、污物等清洁干净,然后弃掉纱布。从无菌敷料罐中取第2块肥皂水纱布,需使用无菌镊子传递,按下列顺序清洁擦洗:阴裂→左右小阴唇→左右大阴唇→会阴体(该处稍用力,反复擦洗)→肛门,弃掉纱布及第一把镊子,此过程需要2分30秒。用温水由外至内缓慢冲净肥皂,约需1分钟。

第2把无菌镊子夹肥皂水纱布:再按(1)、(2)、(3)程序重复冲洗一遍。

(4)消毒操作:第3把无菌镊子夹取聚维酮碘纱布一块,擦洗外阴一遍。顺序:阴裂→左右小阴唇→左右大阴唇→阴阜→腹股沟→大腿内上1/3～1/2处→左右臀部→会阴体→肛门,消毒范围不要超出肥皂擦洗清洁范围,弃掉镊子。

(5)撤出臀下一次性会阴垫,垫好无菌接生巾。

(四)注意事项

(1)注意为孕妇或产妇保暖和遮挡。

(2)用水冲洗前,操作者应先测试水温,可将水倒在操作者的手腕部测水温,水温为39～41 ℃,以产妇感觉适合为宜。

(3)所有冲洗用物均为灭菌物品,每天更换一次,并注明开启时间和日期,操作者严格无菌操作。

(4)冲洗过程中要注意与孕妇或产妇交流和观察产程进展,发现异常应及时告知医师,并遵医嘱给予相应处理。

五、铺产台

(一)目的

使新生儿分娩在无菌区域内,减少产妇及新生儿的感染机会,使无菌技术得以实施。

(二)物品准备

产包内有一号包皮1个、内包皮1个、产单1个、接生巾4～6块、长裤2只、计血器1个、持针器1把、齿镊1把、止血钳3把(其中至少有1把直钳)、断脐剪1把、脐带卷1个、敷料碗2个、长棉签4个、纱布7块、尺子1把、洗耳球1个、尾纱1个。

(三)操作步骤

(1)在宫缩间歇,向孕妇解释操作内容和目的,取得孕妇配合。

(2)打开新生儿辐射台提前预热(调节到28～30℃,早产儿需要调节的温度更高)。

(3)接产者刷手后,取屈肘手高姿势进入产房(注意手不能高过头部,不能低于腰部)。

(4)助手按无菌原则将产包内、外包皮逐层打开。

(5)接产者穿隔离衣,检查产包内灭菌指示剂是否达消毒标准,接产者双手拿住产单的上侧两角,用两端的折角将双手包住,嘱孕妇抬起臀部,将产单的近端铺于孕妇臀下,取长裤(由助手协助抬起孕妇左腿),将一只长裤套于孕妇左腿上,助手尽量拉长裤开口处至孕妇大腿根部,在大腿外侧打结。用同样方法穿右侧长裤。

(6)接产者戴无菌手套,将一块接生巾打开,一侧反折盖于腹部,第2块接生巾折叠后放于孕妇会阴下方,用于保护会阴。另取2块接生巾,按新生儿复苏要求放置于新生儿辐射台上,一块做成肩垫,另一块用于擦拭新生儿。其余物品和器械,按接产使用顺序依次摆好,用无菌接生巾覆盖。

(7)助手将新生儿襁褓准备好,室温保持26～28℃。

(四)注意事项

(1)准备物品时,检查产包有无潮湿、松散等被污染的情况,如有上述情况应更换。

(2)向孕妇解释相关内容,以取得配合。

(3)嘱孕妇及陪产家属勿触摸无菌敷料和物品。

(4)注意为孕妇保暖。

(5)铺台时接产者要注意产程进展,与孕妇保持交流,使其安心,指导孕妇宫缩时屏气用力。

六、胎心监护

(一)目的

通过描记的胎心基线、胎动时胎心变化,动态观察胎儿在宫腔内的反应。

(二)物品准备

胎心监护仪、超声耦合剂、腹带(固定探头用)。

(三)操作步骤

(1)向孕妇解释做胎心监护的目的。

(2)协助孕妇取仰卧位或坐位。

(3)用四步触诊手法了解胎方位,将胎心探头、宫腔压力探头固定于孕妇腹部,胎心探头应放在胎心最清晰的部位,宫腔压力探头应放在近宫底处。

(4)胎儿反应正常时,胎心监护只需做20分钟,异常时可根据情况酌情延长监护时间(胎动反应不佳时可以给予腹部适当的声音刺激或触摸刺激,促进胎动)。

(5)医师作出报告,并将所做胎心监护曲线图粘贴于病历报告单上保存。

(6)帮助孕妇整理好衣服,取舒适的卧位或坐位。

(7)整理胎心监护用物。

(四)注意事项

(1)帮助孕妇采取舒适体位,告知大约所需时间。

(2)固定胎心探头和宫腔压力探头时松紧应适度,避免孕妇不舒适。

(3)刺激胎动时,动作要轻柔适度。

(4)胎心监护结束后将结果告知孕妇。

(5)腹带应每天更换、清洁备用。

七、正常分娩接产术

(一)操作目的

规范操作流程,按分娩机转娩出胎儿,适时保护会阴,保障母婴安全。

(二)操作评估

1.适应证

评估能自然分娩的孕妇。

2.禁忌证

头盆不称;异常胎位,如臀位、面先露或胎位不清;无阴道分娩条件,如骨盆狭窄、产道梗阻;宫口未开全。

(三)操作准备

1.用物准备

接生台、无菌器械包、一次性产包、消毒棉球、脐带夹(气门芯)、20 mL 针筒、长针头、2%利多卡因、生理盐水、可吸收缝线、无影灯。

2.环境准备

关门窗,调节室温 24～28 ℃;注意保护隐私。

3.人员准备

操作者着装规范、修剪指甲、外科洗手、戴口罩;孕妇意识清醒能配合,排空膀胱。

(四)操作步骤

(1)向孕妇解释操作目的、签署阴道分娩知情同意书。

(2)评估孕妇的精神状况、合作程度、产程进展情况及胎儿情况,做好沟通,取得配合。

(3)孕妇取舒适的自由体位,会阴消毒,铺无菌操作台。

(4)接产。操作者外科洗手,穿无菌手术衣,戴无菌手套,两人清点器械纱布,摆放好物品。阴道检查:评估会阴条件、胎方位及骨盆情况等。正确把握接生时机,正确指导产妇配合用力,一手适度控制胎儿娩出速度,一手适度保护会阴,尽可能在宫缩间歇期娩出胎头。胎头娩出后,以左手自鼻根向下颏挤压,挤出口鼻内的黏液和羊水。协助复位和外旋转,操作者左手下压胎儿颈部,协助前肩自耻骨弓下娩出,再托胎颈向上使后肩缓缓娩出(或左右手分别放置颈部上下,先左手向下轻压胎儿颈部娩前肩,再右手托胎颈向上娩出后肩)。将储血器置产妇臀下以准确计量出血量。

(5)新生儿护理:如新生儿有窒息,立即按新生儿复苏流程。①初步复苏:擦干保暖、摆正体位、清理呼吸道、刺激。②脐部护理:用气门芯或脐带夹断脐。WHO 建议晚扎脐带。③分娩后1 小时内做好新生儿早吸吮。④进行新生儿常规体检及护理。

(6)协助胎盘娩出:①确认胎盘剥离。②正确手法协助胎盘娩出:宫缩时左手轻压宫底,右手牵拉脐带,当胎盘娩出至阴道口时,用双手捧住胎盘,向同一个方向边旋转边向外牵拉,直至胎盘完全娩出。③检查胎盘、胎膜是否完整,脐带有无异常及有无副胎盘,测量胎盘大小及脐带长度。

(7)检查软产道,如有裂伤或会阴切开,按解剖进行缝合修复(见会阴切开缝合术和会阴裂伤缝合术)。

(8)准确评估出血量。

(9)整理用物,再次双人清点纱布。

(10)协助产妇取舒适体位,整理床单位,注意保暖。

(11)给予相关健康教育指导并协助早吸吮。

(12)分类处置用物。

(13)洗手、记录。

(五)健康指导

1.操作前

解释此项操作的目的,取得孕妇的理解与配合,排空膀胱。

2.操作中

注意与孕产妇沟通,指导配合方法,保持放松状态。

3.操作后

做好饮食、活动、排尿及母乳喂养指导;告知保持会阴部清洁。注意阴道流血,若流血多、肛门有坠胀感或切口疼痛剧烈,应及时告诉医护人员。

(六)注意事项

(1)操作前做好沟通,取得孕妇的配合;排空膀胱,必要时行导尿术。

(2)操作中注意保暖和隐私保护,注意人文关怀。

(3)操作者应遵循自然分娩理念,不亦过早、过多地干预产程。

(4)接产过程中应严密观察宫缩和胎心,及时评估母儿状况,适时接产。

(5)协助胎盘娩出时,不应在胎盘未完全剥离前用力按压子宫和用力牵拉脐带,以免发生拉断脐带,甚至造成子宫内翻。

(6)接产过程严格无菌操作规程。

八、胎头吸引器助产术

(一)操作目的

利用负压原理,通过外力按分娩机转进行牵引,配合产力,达到协助胎儿娩出的目的。

(二)操作评估

1.适应证

第二产程延长,包括持续性枕横位,硬膜外麻醉导致孕妇用力差;需要缩短第二产程时间,如产妇心脏病、高血压等内科疾病,胎儿宫内窘迫等;瘢痕子宫,有子宫手术史,不宜过分使用腹压者;轻度头盆不称,胎头内旋转受阻者。

2.禁忌证

头盆不称;异常胎位,如臀位、面先露或胎位不清;无阴道分娩条件,如骨盆狭窄、产道梗阻;子宫脱垂或尿瘘修补术后;孕周较小的早产(<34周);怀疑胎儿凝血功能异常;产钳助产失败后;胎头未衔接;宫口未开全或胎膜未破者。

(三)操作准备

1.用物准备

胎头吸引器、导尿管、无菌器械包(同会阴侧切术)、聚维酮碘棉球、20 mL 针筒、长针头、麻醉药、生理盐水。

2.环境准备

关闭门窗,调节室温 24～28 ℃,注意保护隐私,必要时围帘或屏风遮挡。

3.人员准备

操作者着装规范、修剪指甲、戴口罩、外科洗手;孕妇意识清醒能配合,排空膀胱。

(四)操作步骤

(1)向产妇解释操作目的,做好沟通,取得配合。签署知情同意书。

(2)评估孕妇的精神状况、产程进展及胎儿情况,排除禁忌证。

(3)注意保暖和隐私保护。

(4)协助孕妇取膀胱截石位,会阴消毒,铺无菌操作台。

(5)操作者外科洗手,穿无菌手术衣,戴无菌手套,检查胎头吸引器有无损坏、漏气,器械组装是否严密。

(6)阴道检查:评估会阴条件、胎方位及骨盆情况等。

(7)检查是否排空膀胱,必要时导尿。

(8)放置胎头吸引器:吸引杯头端消毒,涂无菌液状石蜡,左手分开两侧小阴唇,暴露阴道外口,以左手中、示指掌侧向下撑开阴道后壁,右手持吸引器将吸引杯头端向下压入阴道后壁前方,然后左手中、示指掌面向上,分开阴道壁右侧,使吸引杯右侧缘滑入阴道内,继而手指转向上,提拉阴道前壁,使吸引杯上缘滑入阴道内,最后拉开左侧阴道壁,使吸引杯完全滑入阴道内与胎头顶部紧贴。

(9)抽吸负压:①电动吸引器抽气法,胎头位置低可用 40.0 kPa(300 mmHg)负压,胎头位置高或胎儿偏大可用 60.0 kPa(450 mmHg)负压,一般情况用 50.7 kPa(380 mmHg)负压;②注射器抽吸法,一般由助手用50 mL空针缓慢抽气,一般抽出空气 150 mL 左右;③一次性整体负压胎吸装置,反复按压抽吸至负压标尺达绿色区域[60.0～80.0 kPa(450～600 mmHg)]。

(10)牵引:右手握持牵引柄,左手中指、示指顶住胎头枕部,缓慢牵引。牵引方向根据胎先露平面,循产轴方向在宫缩时进行,先向下向外牵引,协助胎头俯屈,当胎头枕部抵达耻骨联合下方时,逐渐向上向外牵引,使胎头仰伸直至双顶径娩出。宫缩间歇期停止牵引,但保持牵引器不随胎头回缩。胎位不正时,牵引同时应顺势旋转胎头,每次宫缩旋转 45°为宜,必要时辅助腹部外倒转进行。

(11)取下吸引器:看到胎儿颌骨时,可拨开橡皮管或放开气管夹,或按压泄气阀,消除吸引器内负压,取出吸引器。

(12)按分娩机转娩出胎儿,处理同正常分娩接产术。

(13)协助产妇穿好衣裤,取舒适体位。

(14)胎盘娩出和新生儿处理同正常分娩接产术。

(15)准确评估出血量。

(16)整理用物,再次双人清点纱布。

(17)协助产妇取舒适体位,整理床单位,注意保暖。

(18)给予相关健康教育指导并协助早吸吮。

(19)分类处置用物。

(20)洗手、记录。

(五)健康指导

1.操作前

解释此项操作的目的,取得产妇的理解与配合,嘱产妇排空膀胱,并签署知情同意书。

2.操作中

注意与产妇沟通,指导配合方法,保持放松状态。

3.操作后

做好饮食、活动、排尿及母乳喂养指导;关注新生儿情况,如有异常及时告知医护人员。

(六)注意事项

(1)操作前做好沟通,取得产妇的配合,签署知情同意书;排空膀胱,必要时行导尿术。

(2)操作前评估,全面排除禁忌证。

(3)操作中注意保暖和隐私保护;注意人文关怀,指导配合。

(4)放置胎头吸引器位置正确:①吸引杯中心应位于胎头"俯屈点",即矢状缝上,后囟前方二横指(约 3 cm)处;②吸引器纵轴应与胎头矢状缝一致,并可作为旋转的标志(整体吸引装置除外);③牵引前应再次检查吸引杯附着位置,右手中、示指伸入阴道,沿吸引杯与胎头衔接处触摸 1 周,检查是否紧密连接,避免阴道壁及宫颈组织夹入。

(5)把握吸引持续时间和次数:大多数文献报道胎吸助产的牵引次数应不超过 3 次,持续时间不超过 20 分钟。

(6)仔细检查新生儿有无头皮气肿、头皮血肿等产伤。

九、肩难产接产术

(一)操作目的

规范操作手法,掌握肩难产处理技术,保障母婴安全。

(二)操作评估

适应证:阴道分娩过程中发生的肩难产。

(三)操作准备

1.用物准备

接生台、无菌器械包、一次性产包、消毒棉球、脐带夹(气门芯)、20 mL 针筒、长针头、2%利多卡因、生理盐水、可吸收缝线、无影灯、新生儿复苏用物。

2.环境准备

关门窗,调节室温 24~28 ℃;注意隐私保护。

3.人员准备

增加 3 名操作人员,操作者着装规范、外科洗手、戴口罩;孕妇意识清醒能配合,排空膀胱。

(四)操作步骤

(1)胎头娩出后,发生娩肩困难,快速判断肩难产征兆。

(2)立即启动肩难产处理流程(HELPERR 操作法)。

H(寻求支援):呼叫上级医师、新生儿医师、助产士等到位。

E(评估会阴):是否行会阴切开或扩大会阴切口。

L(屈大腿):协助孕妇大腿向腹壁屈曲。

P 为耻骨上加压配合接生者牵引胎头。

E(阴道内操作)。①Rubin 手法:助产者的示、中指放在前肩的背侧将肩膀向胸椎方向推动,使胎儿前肩内收压缩肩围;②Woods 手法:助产者的示、中指紧贴胎儿后肩的前侧,将后肩向侧上旋转,至前肩位置娩出;③Rubin+Woods 联合旋转、反向旋转:当正常旋转方向不能实施时,可以尝试反向旋转。

R(先娩后肩):沿后肩探及肘关节,进而探及前臂,牵引前臂使肘关节屈曲于胸前,以洗脸的方式从胸前娩出后臂,再常规牵引胎头娩出前肩。注意牵引时不能牵引腕关节。

R(翻转孕妇):协助孕妇翻转呈四肢着地位,使双手双膝关节着地。常规牵引胎头,依靠重力作用,先娩出胎儿后肩。

最后方法:不建议采用,仅在上述方法无效时试行,需充分病情告知。方法有胎儿锁骨切断法、耻骨联合切开术、经腹子宫切开术、胎头复位剖宫产(Zavanelli)。

(3)胎儿娩出后处理同正常分娩接产术,如新生儿有窒息,立即按新生儿复苏流程操作。

(4)检查新生儿有无骨折等产伤发生。

(五)健康指导

1.操作前

解释此项操作的目的,取得产妇的理解。

2.操作中

注意与产妇沟通,协助产妇变换体位,指导其与助产人员主动配合。

3.操作后

告知新生儿情况,做好饮食、活动、排尿及心理指导。

(六)注意事项

(1)操作前评估孕妇情况,识别肩难产高危因素:既往有肩难产史、妊娠期糖尿病、过期妊娠、巨大儿、孕妇身材矮小及骨盆解剖异常、产程缓慢、行胎头吸引术或产钳助产术。

(2)正确判断肩难产征兆:胎头娩出后在会阴部伸缩(乌龟征),按常规助产方法不能娩出胎肩(建议60秒为宜)。一旦发生,立即呼叫救援人员,启动 HELPERR 流程。

(3)操作中要不断评估胎心情况,避免先剪断脐带的操作。

(4)耻骨联合加压时注意,手放在胎儿前肩的后部,手掌向下,向侧方用力,使前肩内收。建议压力先持续,后间断,禁忌宫底加压。

(5)每项操作耗时建议以 30~60 秒为宜,做好抢救时间、步骤与结果的记录。

(6)做好新生儿复苏抢救准备。

(7)操作前后告知病情,做好沟通,取得产妇的配合。

十、软产道检查

(一)操作目的

阴道分娩后常规检查,及时发现宫颈裂伤、阴道裂伤及有无血肿等,及时处理,预防和减少产后出血的发生。

（二）操作评估

适应证:阴道分娩后常规检查。

（三）操作准备

1.用物准备

聚维酮碘液、无菌纱布、无菌垫巾、无菌手套、无影灯、无齿卵圆钳、阴道拉钩、导尿管。

2.环境准备

关门窗,调节室温 24～28 ℃;注意隐私保护,必要时围帘或屏风遮挡。

3.人员准备

操作者着装规范、修剪指甲、戴口罩、外科洗手;产妇意识清醒能配合。

（四）操作步骤

(1)核对产妇姓名、住院号,向产妇解释操作目的,评估产妇情况、自理能力及合作程度。

(2)注意保暖和隐私保护。

(3)协助取仰卧膀胱截石位,外阴常规消毒,铺无菌巾,必要时导尿排空膀胱。

(4)操作者戴好无菌手套,左手分开阴道,暴露阴道壁,右手持纱布擦干阴道壁血迹,查看阴道壁有无损伤及程度。若裂伤严重,需用阴道拉钩充分暴露宫颈和阴道。

(5)宫颈检查:持宫颈钳夹住宫颈前唇、固定,再持三把无齿卵圆钳顺时针方向依次查看整个宫颈有无裂伤及损伤程度。

(6)宫颈探查后,助手再用拉钩暴露宫颈的前后穹隆和两侧穹隆,以及阴道伤口的顶端和阴道的四周。

(7)如有裂伤,按解剖组织逐层缝合。

(8)缝合后常规肛查,肠线有无穿过直肠黏膜及血肿,发现异常,及时处理。

(9)准确评估出血量。

(10)协助产妇穿好衣裤,取舒适体位。

(11)整理床单位,注意保暖。

(12)给予相关健康指导。

(13)整理用物并分类处置。

(14)洗手、记录。

（五）健康指导

1.操作前

解释此项操作的目的,取得产妇的理解与配合,嘱产妇排空膀胱。

2.操作中

注意与产妇沟通,指导配合方法,保持放松状态。

3.操作后

做好饮食、活动、排尿指导;告知保持会阴部清洁;注意阴道流血,若流血多、肛门有坠胀感或切口疼痛剧烈,应及时告诉医护人员。

（六）注意事项

(1)操作前做好沟通,取得产妇的配合;排空膀胱,必要时行导尿术。

(2)操作中注意保暖和隐私保护。

(3)严格无菌操作规程,暴露充分。

(4)操作中注意人文关怀,动作轻柔,对裂伤严重者,必要时行麻醉镇痛。

十一、会阴切开术

(一)操作目的

阴道分娩时,为了避免会阴严重裂伤,减少会阴阻力,以利于胎儿娩出,缩短第二产程,保护盆底功能,减少母婴并发症等。

(二)操作评估

初产头位会阴紧、会阴部坚韧或发育不良、炎症、水肿,估计有严重撕裂者;需产钳助产、胎头吸引器助产或初产臀位经阴道分娩者;巨大儿、早产、胎儿生长受限或胎儿窘迫需减轻胎头受压并及早娩出者;产妇患心脏病或高血压等疾病需缩短第二产程者。

(三)操作准备

1.用物准备

聚维酮碘液、无菌棉球和纱布、麻醉药物(1%利多卡因)、20 mL 注射器、长穿刺针、器械产包(侧切剪、线剪、持针器、有齿镊、血管钳、小量杯)、无菌纱布、有尾纱布、可吸收肠线等。

2.环境准备

关门窗,调节室温 24～28 ℃;注意隐私保护,必要时围帘或屏风遮挡。

3.人员准备

操作者着装规范、修剪指甲、戴口罩、外科洗手;产妇意识清醒能配合。

(四)操作步骤

(1)向产妇解释操作目的,评估产妇情况、自理能力及合作程度。

(2)产妇取膀胱截石位,注意保暖和隐私保护。

(3)操作者外科洗手、穿无菌衣、戴无菌手套,双人清点纱布。

(4)再次评估产妇产程进展情况、会阴条件及胎儿情况,掌握会阴切开指征,签署知情同意书。

(5)未实施硬膜外镇痛者,采用阴部神经阻滞麻醉。

(6)麻醉起效后,适时行会阴切开。左手中、示指伸入胎先露和阴道侧后壁间,右手持剪刀在会阴后联合正中偏左 0.5 cm 处,与正中线呈 45°,于宫缩时剪开皮肤和黏膜 3～4 cm(正中切开时沿会阴正中线向下切开 2～3 cm)。用纱布压迫止血,必要时结扎小动脉止血。

(7)胎儿胎盘娩出后,会阴切口缝合。检查软产道有无裂伤,阴道内置有尾纱条。

(8)按解剖结构逐层缝合。①缝合阴道黏膜:暴露阴道黏膜切口顶端,用 2/0 可吸收缝线自顶端上方 0.5 cm 处开始,间断或连续缝合阴道黏膜及黏膜下组织,至处女膜环对合打结。②缝合肌层:用 2/0 可吸收缝线间断或连续缝合会阴部肌层、皮下组织。③缝合皮肤:用 3/0 或 4/0可吸收缝线连续皮内缝合。

(9)取出有尾纱布,检查缝合处有无出血或血肿。

(10)肛诊检查肠线是否穿过直肠黏膜及有无阴道后壁血肿。

(11)准确评估出血量。

(12)整理用物,再次双人清点纱布。

(13)协助产妇取舒适体位,整理床单位,注意保暖。

(14)给予相关健康教育指导。

(15)分类处置用物。

(16)洗手、记录。

(五)健康指导

1.操作前

解释此项操作的目的,取得产妇的理解与配合,嘱产妇排空膀胱。

2.操作中

注意与产妇沟通,指导配合方法,保持放松状态。

3.操作后

做好饮食、活动及排尿指导;告知保持会阴部清洁;注意阴道流血,若流血多、肛门有坠胀感或切口疼痛剧烈,应及时告诉医护人员。

(六)注意事项

(1)操作前做好沟通,取得产妇的配合;排空膀胱,必要时行导尿术。

(2)操作中注意保暖和隐私保护。

(3)严格掌握会阴切开术的适应证和切开时机,切开不宜过早,一般预计在2～3次宫缩胎儿可娩出。

(4)切开时剪刀应与皮肤垂直,会阴皮肤与黏膜切口整齐、内外一致;宫缩时,侧切角度宜在60°左右。

(5)正中切开的切口易向下延伸,伤及肛门括约肌。故手术助产、胎儿较大或接产技术不够熟练者不宜采用。

(6)缝合时按解剖结构逐层缝合,注意止血,不留无效腔;从切口顶端上0.5 cm缝合第一针。缝合时缝针不宜过密过紧,一般针距为1 cm。

(7)缝合后仔细检查有无渗血和血肿,肠线有无穿过直肠黏膜,发现异常,及时处理。

十二、会阴裂伤修复术(Ⅰ、Ⅱ度)

(一)操作目的

按解剖结构修复损伤的会阴组织,达到止血、防止伤口感染的目的。

(二)操作评估

1.适应证

不同程度的会阴裂伤。

2.禁忌证

伤口急性感染期。

(三)操作准备

1.用物准备

阴道纱条、聚维酮液、无菌手套、2/0可吸收线、3/0可吸收线、持针器、线剪、血管钳、麻醉药物。

2.环境准备

关门窗,调节室温24～28 ℃;注意隐私,必要时围帘或屏风遮挡。

3.人员准备

操作者着装规范、修剪指甲、戴口罩、外科洗手;产妇意识清醒能配合。

（四）操作步骤

（1）核对产妇姓名、住院号，向产妇解释操作目的，评估产妇情况、自理能力及合作程度。

（2）注意保暖和隐私保护。

（3）协助产妇取仰卧膀胱截石位，外阴常规消毒，铺无菌巾，必要时导尿排空膀胱。

（4）操作者外科洗手、穿无菌衣、戴无菌手套，双人清点纱布。

（5）未实施硬膜外镇痛者，采用阴部神经阻滞麻醉或局部麻醉。

（6）操作者左手分开阴道，暴露阴道壁，右手持纱布擦干阴道壁血迹，查看阴道壁损伤程度，置有尾纱条。

（7）Ⅰ度裂伤修复：用 2/0 可吸收缝线间断或连续缝合阴道黏膜；3/0 或 4/0 可吸收缝线连续皮内缝合或 4 号丝线间断缝合皮肤。

（8）Ⅱ度裂伤修复：暴露阴道黏膜切口顶端，自顶端上方 0.5 cm 处开始，用 2/0 可吸收缝线间断或连续缝合阴道黏膜和黏膜下组织，裂伤较深者建议间断缝合；用 2/0 可吸收缝线间断缝合会阴部肌层；3/0 或4/0 可吸收缝线连续皮内缝合或 4 号丝线间断缝合皮肤。

（9）取出有尾纱布，检查缝合处有无出血或血肿。

（10）肛诊检查肠线是否穿过直肠黏膜及有无阴道后壁血肿。

（11）准确评估出血量。

（12）整理用物，再次双人清点纱布。

（13）协助产妇穿好衣裤，取舒适体位。

（14）整理床单位。

（15）给予相关健康指导。

（16）整理用物并分类处置。

（17）洗手、记录。

（五）健康指导

1.操作前

解释此项操作的目的，取得产妇的理解与配合，嘱产妇排空膀胱。

2.操作中

注意与产妇沟通，指导配合方法，保持放松状态。

3.操作后

强调饮食指导，给予无渣半流质或流质 3 天，后根据伤口愈合情况修改饮食；做好活动及排尿指导；告知保持会阴部清洁；注意阴道流血，若流血多、肛门有坠胀感或切口疼痛剧烈，应及时告诉医护人员。

（六）注意事项

（1）操作前做好沟通，取得产妇的配合；排空膀胱，必要时行导尿术。

（2）操作中注意保暖和隐私保护。

（3）正确评估裂伤程度，按解剖结构对合整齐，逐层修复。

（4）选择正确的麻醉方式，对充分暴露、修复组织及镇痛有着重要作用。

（5）缝合后仔细检查有无渗血和血肿，肠线有无穿过直肠黏膜，发现异常，及时处理。

（6）缝合时从伤口顶端上 0.5 cm 缝合第一针，缝合时缝针不宜过密过紧，一般针距为 1 cm，注意止血，不留无效腔。

(7)完善术后谈话和病历书写完整,加强饮食指导。

十三、新生儿窒息复苏

(一)目的

新生儿问世的瞬间有时是十分危急的,产科和儿科的医护人员,尤其是产房的医务人员应熟练掌握新生儿窒息复苏技能和流程,在新生儿出现窒息时能立即得以实施复苏技术,并能相互配合。

(二)物品准备

氧气湿化瓶、氧气管、新生儿复苏气囊(自动充气式或气流充气式)、婴儿低压吸引器、各种型号的气管插管、吸痰管、新生儿喉镜(带有为足月儿和早产儿应用的2个叶片)、肾上腺素、生理盐水、胶布、新生儿辐射台、胎粪吸引管、听诊器、各种型号的空针、胃管、胶布等,连接好氧气装置,氧流量调节到每分钟5 L。

(三)操作步骤

1.评估复苏的适应证

新生儿出生时负责复苏的人员应明确有无以下问题。

(1)羊水情况,有无胎粪污染:胎粪污染,新生儿没有活力时,清理呼吸道应气管插管连接胎粪吸引管,将污染的羊水吸出。

(2)有无呼吸或哭声:出生后没有呼吸或只有喘息时需要复苏。

(3)肌张力情况:肌张力差,没有呼吸时,应实施复苏。

(4)是否足月:早产儿发生窒息的风险更大,不足月时更应做好复苏的准备。

2.复苏的最初步骤(A——建立通畅的气道)

(1)保暖:新生儿娩出前应关闭门窗、空调,避免空气对流。出生后放在辐射保暖台上(新生儿辐射台应提前预热),摆正体位(鼻吸气位)。

(2)摆正体位,清理呼吸道。接生者可以在胎头娩出时,用手将口鼻中的大部分黏液挤出,清理鼻腔黏液时应两侧鼻孔交替进行。胎儿娩出后,使其仰卧在辐射台上,将新生儿颈部轻度仰伸呈鼻吸气状,可使用肩垫(肩垫高度2~3 cm)抬高肩部,使呼吸道通畅,更有助于保持最佳复苏体位。黏液多的新生儿,则应把头部转向一侧,使黏液积聚在口腔一侧,并尽快吸出。

吸引黏液时,应先清除口腔黏液,后吸鼻腔黏液,以免刺激新生儿呼吸,将羊水或黏液吸入肺部。吸引的负压和吸引管插入的深度都要适度。用吸引管吸引时要边吸边转动吸管,以避免吸管持续吸在一处黏膜上造成损伤。用吸球者,应先捏瘪吸球,排出球腔内的空气再吸,这样可避免气流把黏液推入深部。用电动吸引器的负压应不高于13.3 kPa(100 mmHg),负压过大易致新生儿气道黏膜损伤。

对于羊水有胎粪污染者,应在胎头娩出产道时即用手法将胎儿口鼻中的黏液挤出,待新生儿全身都娩出后,迅速置于辐射台上,再次用手挤口鼻黏液。如新生儿有活力(新生儿有活力的定义为哭声响亮或呼吸好,肌张力好,心率>100次/分),则新生儿不需特殊处理,常规给予吸痰法清理呼吸道。反之,新生儿无活力(新生儿有活力的定义中任何一项被否定时称之为无活力),负责新生儿复苏的儿科或产科医师应立即用新生儿喉镜暴露气管,使用一次性气管插管吸净呼吸道羊水和胎粪,然后再继续下一步。

(3)迅速擦干:待吸净气道后,用毛巾迅速擦干新生儿全身羊水、血迹,注意头部擦干,并将湿巾撤掉。如果此时新生儿仍没有哭声或呼吸,重新摆正体位(新生儿仰卧,头部轻度仰伸——鼻吸气位)。

(4)触觉刺激,诱发呼吸:新生儿被擦干、刺激以后仍没有呼吸或哭声时,可给予触觉刺激诱发呼吸。触觉刺激的方法有两种:①操作者用一只手轻柔地摩擦新生儿背部或躯体两侧;②轻弹或轻拍足底。新生儿大声啼哭,表示呼吸道已通畅,诱发呼吸成功。

上述步骤又称新生儿初步处理,应在30秒内完成。初步处理完成后,应对新生儿进行评估,评估内容为呼吸、心率、皮肤颜色。

常压给氧的原则:如果新生儿给予触觉刺激诱发呼吸成功,就进行常规护理。若新生儿有呼吸,但躯干皮肤发绀,应观察数分钟左右,如没有改善应给予常压吸氧,氧流量调节到每分钟5 L。对于触觉刺激2次无效者(不能诱发新生儿呼吸),应立即改用气囊面罩复苏器进行人工呼吸(正压通气)。复苏时短期常压给氧者,可用鼻导管给氧,氧流量以每分钟5 L为宜。长时间给氧者,氧气要预热并湿化,以防止体温丢失和气道黏膜干燥,有条件者应检测新生儿血氧浓度。

3.气囊面罩正压通气(B——建立呼吸)

(1)正压通气的指征:新生儿在给予初步处理后,仍然呼吸暂停或喘息;或心率<100次/分。

(2)自动充气式复苏气囊组成:由面罩(有不同大小,使用时可根据新生儿体重及孕周选择)、气囊、储氧器、减压阀组成。

(3)面罩的安置:操作者位于新生儿的头侧或一侧,新生儿头部轻度仰伸,即鼻吸气位使气道通畅。操作者右手持复苏器,面罩放置时按下颏、口、鼻的顺序放置,注意解剖形面罩要把尖端放在鼻根上。操作者一手拇指和中指呈"C"字形环绕在面罩边缘帮助密闭,其余手指注意不要压迫颈部致使气道受阻,另一只手挤压气囊。操作者将面罩紧贴患儿面部形成密闭的空间,但不可过分用力压紧面罩,致使新生儿体位改变和眼部、面部损伤。面罩放置正确后,可挤压气囊加压给氧。加压给氧时,要注意观察胸廓有无起伏,若挤压气囊,胸廓随之起伏,说明面罩密闭良好,此时两肺可闻及呼吸音。如果胸廓抬高呈深呼吸状或听到减压阀开启的声音,则说明充气过量,应减少用力,以防新生儿发生气胸。如观察到上腹部隆起,是气体进入胃内所致,应置胃管将胃内气体、液体抽出。

若挤压气囊,胸廓起伏不明显,应检查原因。可能的原因:①面罩密闭不良,常见于鼻背与面颊间有漏气者;②新生儿体位不当;③口鼻内有黏液阻塞,导致气道受阻;④新生儿口未张开;⑤按压气囊的压力不足。

(4)挤压气囊的速率与压力:气囊正压通气的速率为40～60次/分,与胸外按压配合时速率为30次/分,首次呼吸所需压力为2.94～3.92 kPa(30～40 cmH$_2$O),以后挤压气囊的压力为1.47～1.96 kPa(15～20 cmH$_2$O)。

注意:为很好地控制正压通气的频率,操作者应大声计数(大声数1、2、3,当数到1时,按压气囊,数到2、3时,松开气囊)。

(5)气囊面罩正压通气实施30秒后,必须对新生儿状况进行评价,评价内容包括若心率>100次/分,皮肤红润且有自主呼吸,可停止加压给氧,改为常压吸氧,并给予触觉刺激使其大声啼哭。若心率60～100次/分;应继续正压通气;若心率低于60次/分,则需继续正压人工呼吸,并同时插入心脏按压。

正压通气使用超过2分钟时,应插胃管吸净胃内容物,并保留胃管至正压人工呼吸结束。插入胃管的长度为从新生儿鼻梁部至耳垂再至剑突和脐之间连线中点的距离。胃管插入后用20 mL注射器吸净胃内容物,取下空针将胃管用胶布固定在新生儿面部,保持胃管外端开放,以便进入胃内的空气继续排出。

4.胸外心脏按压(C——建立正常的循环)

胸外按压必须与正压通气有效配合。

(1)胸外按压的指征:经过30秒有效的正压通气后,对新生儿进行评价,评价内容同上。新生儿如心率低于60次/分时,应在实施正压通气的同时实施胸外心脏按压。

(2)胸外按压的方法:胸外按压时新生儿仍需保持头部轻度仰伸鼻吸气位。操作者可位于新生儿一侧,站在能接触到新生儿胸部并能正确摆放手的位置,不干扰另一位复苏者的正压通气。按压部位在胸骨下 1/3 处,即两乳头连线与剑突之间(避开剑突)按压深度为新生儿前后胸直径的 1/3。按压手法有拇指法和双指法两种。①拇指法:操作者用双手环绕新生儿胸廓,双手拇指端并排或重叠放置胸骨下 1/3 处,其余手指托住新生儿背部,而且拇指第一指关节应稍弯曲直立,使着力点垂直胸骨。②双指法:操作者用一只手的中指和示指或中指和无名指,手指并拢指端垂直向下按压胸骨下 1/3 处,另一只手放在新生儿背部做支撑。

(3)按压频率:每按压 3 次,正压通气 1 次,4 个动作为一个周期,耗时 2 秒,故 1 分钟 90 次胸外按压,30 次正压通气。胸外按压与正压通气的比例为 3∶1。

(4)胸外按压注意事项:要有足够的压力使胸骨下陷达前后胸直径 1/3,然后放松,放松时用力的手指抬起,但不离开胸壁皮肤,否则每次按压都需要重新定位,不仅耗时,而且按压的深度、速率和节律不易掌控。

注意:胸外按压与正压通气相配合时,由胸外按压的人大声计数,负责正压通气的人进行配合。负责胸外按压的人大声计数:"1、2、3、吸"。数到"1、2、3"同时给予 3 次胸外按压,当数到"吸"时,负责胸外按压的人手抬起使胸壁回弹,但手指不离开皮肤,负责正压通气的人同时挤压气囊给予一次正压通气。

(5)评估:有效的胸外按压和正压通气实施 30 秒后,应对新生儿情况进行评价(评估内容同前),以决定下一步的复苏该如何进行。

可用听诊器测心率,为节约时间,每次听心率 6 秒,当心率已达 60 次/分以上时,胸外按压可以停止,正压通气仍需继续。若心率仍低于 60 次/分,心脏按压和正压通气应继续实施,同时给予肾上腺素(遵医嘱给药)。心率达到 100 次/分或以上,新生儿又有自主呼吸,应停止正压通气给予常压给氧。

5.复苏后的护理

新生儿经过复苏,生命体征恢复正常以后仍有可能恶化,应给予严密观察和护理。护理分为常规护理、观察护理、复苏后护理。

(1)常规护理:新生儿出生前没有危险因素,羊水清、足月,出生后只接受了初步复苏步骤就能正常过渡者,可将新生儿放在母亲胸前进行皮肤接触,并继续观察呼吸、活动和肤色。

(2)观察护理:新生儿出生前有危险因素,羊水污染,出生后呼吸抑制、肌张力低、皮肤发绀,新生儿经过复苏后应严密观察,密切评估生命体征,必要时转入新生儿室进行心肺功能和生命体征的监测。病情稳定后,允许父母去探望,抚摸和搂抱新生儿。

(3)复苏后护理:应用正压人工呼吸或更多复苏措施的新生儿需要继续给予支持,他们有再次恶化的可能,应转送到新生儿重症监护室。复苏后护理包括温度控制,生命体征、血氧饱和度、心率、血压等监测。

气管插管的指征:需长时间正压通气、气囊面罩正压通气无效或效果不佳、需要气管内给药及可疑膈疝者。

(四)复苏时注意事项

(1)复苏前做好复苏人员和物品的准备,尤其在胎儿娩出前已经出现胎儿宫内缺氧迹象。

(2)复苏设备应处于备用、完整状态。

(3)实施复苏时应按照复苏流程进行,不可省略复苏步骤。

(4)物品准备时,应将肩垫准备好,辐射台提前打开预热。

(5)正压通气时,操作者一定要大声计数,以保证正压通气的频率。

(6)胸外按压时,按压的手指垂直下压,确保施力在胸骨下 1/3(压迫心脏)。

(7)正压通气和心脏按压应 2 人操作,并默契配合。

(8)给予肾上腺素时要注意浓度配比和剂量。

(9)复苏成功后,仍需严密观察新生儿情况,以防病情反复。

十四、产钳助产的配合

(一)目的

当子宫收缩乏力致第二产程延长;或产妇患有某些疾病,不宜在第二产程过度用力;或胎儿在宫内缺氧,产钳助产是一种应急处理方式,助产士与医师的配合可帮助产妇缩短产程,协助胎儿娩出。

(二)物品准备

无菌侧切包一个,无菌产钳一把,无菌油纱一块(将产钳用无菌油纱快速擦拭一遍待用)。

(三)操作步骤

(1)助产士常规进行会阴神经阻滞及会阴局部麻醉,行会阴侧切。

(2)助产士站在医师左侧,当医师按常规以"三左法则"放置产钳时协助固定先上的左叶,然后协助上好右叶。

(3)当医师在产妇宫缩牵拉产钳时,助产士左手协助胎儿俯屈,右手适时保护会阴。

(4)当胎儿双顶径通过阴道口时,示意医师停止牵拉,由医师依次卸下产钳右叶、左叶,助产士协助胎头娩出,然后进行外旋转,娩出胎肩。

(5)分娩结束后,与医师共同仔细检查宫颈和阴道有无裂伤及裂伤程度,共同评价新生儿有无产伤(包括锁骨骨折、头皮血肿、头皮撕裂或擦伤、面神经瘫痪等)。

(6)缝合会阴伤口。

(四)注意事项

(1)不要强行牵引,充分估计头盆情况,必要时改为剖宫产。

(2)紧急情况下,应尽快娩出胎儿,但不可粗暴操作。产钳术一般不超过 20 分钟,产钳牵拉不能超过 3 次。

(3)手术后要注意观察宫缩和阴道出血情况,如果宫颈或阴道裂伤,须立即止血和缝合。

(4)产妇产程较长,出现血尿可留置导尿管,并酌用抗感染药物。

(5)仔细检查新生儿后,报告儿科医师适当给予抗感染药。

十五、宫颈裂伤缝合术

（一）目的

防止由于宫颈裂伤造成的产后出血、陈旧的宫颈裂伤造成宫颈功能不全而致习惯性流产。

（二）准备用物

聚维酮碘原液的无菌纱布、阴道壁拉钩、卵圆钳2把、2/0带针可吸收缝合线、组织剪、线剪、持针器、无菌接生巾、无菌纱布。

（三）操作步骤

（1）用聚维酮碘原液的纱布消毒阴道壁黏膜，清除血迹。

（2）铺无菌接生巾，保证整个操作不被污染。有良好的光源或充足的照明。

（3）以阴道拉钩扩开阴道，用宫颈钳或两把卵圆钳钳夹宫颈，并向下牵拉使之充分暴露。

（4）直视下用卵圆钳循序交替，按顺时针或逆时针方向依次检查宫颈一周，如发生裂伤处，将两把卵圆钳夹于裂口两侧，自裂伤的顶端上0.5 cm开始用2/0可吸收线向子宫颈外口方向做连续或间断缝合。

（5）宫颈环形脱落伴活动性出血，可循宫颈撕脱的边缘处，用3/0号可吸收线做连续锁边缝合。

（四）注意事项

（1）充分暴露宫颈，寻找裂伤顶端，查清裂伤部位，缝合的第一针必须在裂伤的顶端0.5～1.0 cm，以防回缩的血管漏缝。

（2）当裂伤深达穹隆、子宫下段甚至子宫破裂，从阴道缝合困难时，应行开腹缝合。

（3）伤及子宫动静脉或其分支，引起严重的出血或形成阔韧带内血肿，需要剖腹探查。

（4）较浅的宫颈裂伤，没有活动性出血，可不做处理。

（5）偶尔可见到宫颈环形裂伤或脱落，即使出血不多，也应进行缝合。

（6）宫颈裂伤超过3 cm以上，需要缝合。

十六、臀助产

（一）目的

使软产道充分扩张，并按照臀位分娩机制采用一系列手法使胎儿顺利娩出。

（二）物品准备

无菌产包、会阴侧切包、缝合线、20 mL注射器、7号长针头、0.9％生理盐水、2％盐酸利多卡因、隔离衣、无菌手套。

（三）操作步骤

（1）检查者戴好帽子、口罩。

（2）按六步洗手法将双手洗干净，常规刷手。

（3）穿隔离衣，戴无菌手套。

（4）消毒会阴，铺产台。

（5）"堵臀"：当胎臀在阴道口拨露时，用一无菌接生巾堵住阴道口，直至手掌感到压力相当大，阴道充分扩张。

（6）导尿。

(7)局麻：阴部神经阻滞麻醉,会阴局部麻醉。

(8)行会阴侧切术。上肢助产滑脱法：右手握住胎儿双足,向前上方提,使后肩显露于会阴,左手示指、中指伸入阴道,由后肩沿上臂至肘关节处,协助后肩及肘关节沿胸前滑出阴道,将胎体放低,前肩由耻骨弓自然娩出。旋转胎体法：用接生巾包裹胎儿臀部,双手紧握,两手拇指在背侧,另4指在腹侧,将胎体按逆时针方向旋转,同时稍向下牵拉,右肩及右臂娩出,再将胎体顺时针旋转,左肩及左臂娩出。

(9)胎头助产。①将胎背转至前方,使胎头矢状缝于骨盆出口前后径一致。②将胎体骑跨在术者左前臂上,同时术者左手中指伸入胎儿口中,示指及无名指扶于两侧上颌骨。③术者右手中指压低胎头枕部使其俯屈,示指及无名指置于胎儿两侧锁骨上,向下牵拉,使胎头保持俯屈。④当胎头枕部抵于耻骨弓时,逐渐将胎体上举,以枕部为支点,娩出胎头,记录时间。

(10)断脐。

(11)新生儿初步处理。

(12)协助娩出胎盘,并检查是否完整。

(13)检查软产道,缝合侧切伤口。

(14)清洁整理用物。

(四)注意事项

(1)术前必须确定无头盆不称、宫口开全、胎臀已入盆,并查清臀位的种类。

(2)充分堵臀。

(3)脐部娩出后2～3分钟内娩出胎头,最长不超过8分钟。

(4)操作动作不可粗暴。

(5)胎头娩出困难时,可由助手在耻骨联合上向下、向前轻推胎头,或产钳助产。

(6)准备好新生儿复苏设备,仔细检查新生儿有无肩臂丛神经损伤和产道损伤。

十七、新生儿与母亲皮肤接触

(一)目的

分娩后尽快母婴皮肤接触可以提高新生儿体温,能够增加母婴感情,促进乳汁分泌。通过触摸、温暖和气味这些感官刺激,促进母乳分泌。

(二)操作步骤

母婴皮肤接触应在出生后60分钟以内开始,接触时间不得少于30分钟。助产士协助产妇暴露出乳房,用毛巾擦拭产妇的双乳及胸部,新生儿娩出后如无异常即刻将其趴在产妇的胸腹部,身体纵轴与母亲保持一致。新生儿双臂及双腿分开放于产妇身体两侧。头偏向一侧防止阻塞呼吸道造成窒息。将新生儿衣被盖于身上,注意保暖,同时勿污染无菌区域。

为保证新生儿安全,嘱产妇双手放于新生儿臀部抱好,防滑落。

(三)注意事项

(1)操作时注意为母婴保暖,并注意保护产妇隐私。

(2)密切观察新生儿有无异常变化,如有异常即刻将新生儿取下进行紧急处理。

(3)母婴皮肤接触时,应有目光交流。

(韩建萍)

第二节 正常分娩期产妇的护理

一、第一产程的临床经过及护理

(一)临床经过

1.规律宫缩

分娩开始时,子宫收缩力较弱,持续时间较短(约 30 秒),间歇时间较长(5～6 分钟)。随着产程进展,宫缩持续时间逐渐延长,间歇时间逐渐缩短。子宫口接近开全时,持续时间可达 60 秒及以上,间歇时间1～2 分钟,且强度不断增加。

2.宫颈口扩张

临产后宫缩规律并逐渐增强,使宫颈口逐渐扩张,胎先露逐渐下降。宫颈口扩张规律是先慢后快,分为潜伏期和活跃期。

(1)潜伏期:从规律宫缩开始至宫颈口扩张 3 cm,此期宫颈口扩张速度较为缓慢,约需 8 小时,最大时限为 16 小时。

(2)活跃期:从宫颈口扩张 3 cm 至宫颈口开全。此期宫颈口扩张速度较快,约需 4 小时,最大时限为 8 小时。

3.胎先露下降

胎先露下降程度作为判断分娩难易的指标之一。潜伏期胎头下降不明显,进入活跃期胎头下降速度加快。判断胎头下降程度是以坐骨棘平面为标志,胎头颅骨最低点达坐骨棘时,记为 "0",在坐骨棘平面上 1 cm 时记为 "-1",在坐骨棘平面下 1 cm 时记为 "+1",依此类推。图 6-1 所示为胎头高低判断示意图。根据每次检查的结果绘制成产程图。产程图是连续描记子宫口扩张和胎先露下降情况的坐标图。它以临产时间(h)为横坐标,以子宫口扩张程度(cm)和胎先露下降程度(cm)为纵坐标,画出子宫口扩张曲线和胎先露下降曲线,便于直观地了解产程进展情况(图 6-2)。

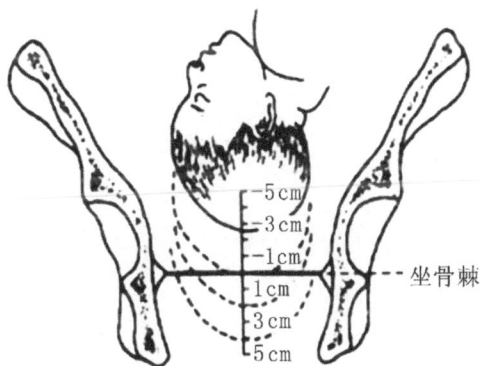

图 6-1 胎头高低判断

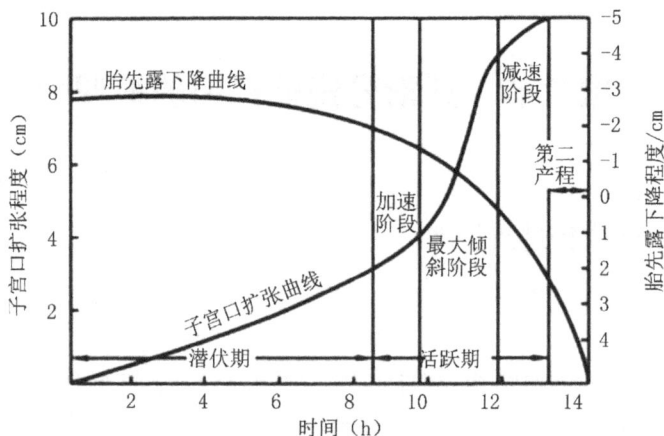

图 6-2 产程

4.胎膜破裂

胎膜破裂(简称破膜)。随着子宫口逐渐开大,胎先露逐渐下降将羊水阻隔为前、后两部分,形成前羊膜囊。胎先露进一步下降使前羊膜囊压力逐渐升高,当压力增高至一定程度时,胎膜自然破裂,多发生在第一产程末期子宫口接近开全或开全时。

(二)护理评估

1.健康史

根据产前检查记录了解待产妇的一般情况,包括年龄、体重、身高、营养情况、既往史、过敏史、月经史、婚育史、分娩史等。了解本次妊娠的经过,孕期有无阴道流血、流液及有无内外科合并症等。了解宫缩出现的时间、强度及频率,了解胎位、胎先露、骨盆测量值及胎心情况。

2.身体状况

观察生命体征,了解胎心情况、宫缩、子宫口扩张和胎头下降情况,以及是否破膜,羊水颜色、性状及流出量。

3.心理-社会状况

由于第一产程时间较长,对分娩的认知及对疼痛的耐受性因人而异,且担心胎儿及自身的健康状况,产妇和家属容易产生紧张、焦虑和急躁情绪。

(三)护理问题

1.知识缺乏

缺乏分娩相关知识。

2.焦虑

与疼痛及担心分娩结局有关。

3.急性疼痛

与宫缩、子宫口扩张有关。

(四)护理措施

1.心理护理

讲解相关知识,减轻焦虑:主动热情接待产妇,耐心回答产妇提出的有关问题,适当讲解分娩相关知识,鼓励产妇积极配合分娩,减轻产妇及家属的焦虑情绪。

2.观察产程进展

(1)监测胎心:用胎心听诊器、多普勒仪于宫缩间歇时听胎心。潜伏期每1～2小时听1次，进入活跃期每15～30分钟听1次，并注意心率、心律、心音强弱。若胎心率超过160次/分或低于120次/分或不规律，提示胎儿宫内窘迫，应立即给产妇吸氧并报告医师。

(2)观察宫缩:医护人员将一手掌放于产妇腹壁子宫体近子宫底处，宫缩时子宫体部隆起变硬，宫缩间歇时松弛变软，一般需连续观察3次，每隔1～2小时观察1次。观察并记录宫缩间歇时间、持续时间及强度。

(4)观察破膜及羊水情况:一旦破膜，应立即监测胎心，记录破膜时间和羊水性状、颜色及量。若破膜后胎头未入盆或胎位异常应嘱产妇卧床并抬高臀部，并注意观察有无脐带脱垂征象。破膜超过12小时尚未分娩者，遵医嘱给予抗生素预防感染。

(5)观察生命体征:每隔4～6小时测量生命体征1次，发现异常应酌情增加测量次数，并予相应处理。

3.生活护理

(1)补充能量和水分:鼓励产妇进食易消化、高热量的清淡食物，摄入足量水分，维持水、电解质平衡，保证充足的体力。

(2)活动与休息:临产后胎膜未破且宫缩不强时，鼓励产妇在室内适当进行活动，以促进宫缩，利于子宫口扩张和胎先露下降。初产妇子宫口近开全或经产妇子宫口扩张4 cm时应取左侧卧位休息。

(3)清洁卫生:协助产妇擦汗、更衣，保持外阴部清洁、干燥。

(4)排便、排尿:鼓励产妇2～4小时排尿1次，并及时排便，以免影响宫缩及产程进展。

(五)护理评价

(1)产妇是否了解分娩过程的相关知识。

(2)在产程中焦虑是否缓解，并主动配合医护人员。

(3)疼痛不适感是否减轻。

二、第二产程的临床经过及护理

(一)临床经过

1.宫缩增强

此期宫缩强度进一步增强，频率进一步加快，宫缩持续时间可达1分钟甚至更长，间歇时间仅1～2分钟。

2.胎儿下降及娩出

子宫口开全后，胎头下降至骨盆出口压迫盆底组织时，产妇出现排便感，不自主向下屏气用力。会阴部逐渐膨隆变薄，阴唇张开，肛门松弛。宫缩时胎头显露于阴道口，间歇时又缩回，称胎头拨露(图6-3)。经过几次胎头拨露以后，胎头双顶径已超过骨盆出口，宫缩间歇不再回缩，称胎头着冠(图6-4)。此时，会阴极度扩张，胎头继续下降，当胎头枕骨抵达耻骨弓下方后，以此为支点进行仰伸、复位及外旋转，胎儿前肩、后肩、胎体相继娩出，羊水随即涌出。经产妇的第二产程较短，有时仅仅几次宫缩即可完成上述过程。

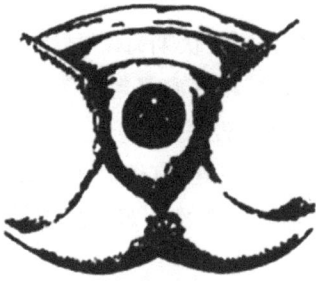

图 6-3　胎头拔露

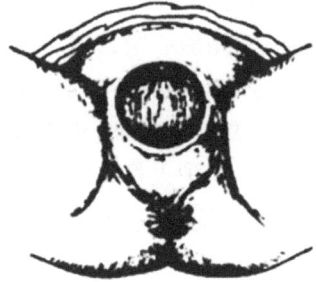

图 6-4　胎头着冠

(二)护理评估

1.健康史

详细了解第一产程经过及处理情况,并注意了解产妇及胎儿情况。

2.身体状况

了解宫缩及胎心情况、产妇用力方法,观察胎头拔露及胎头着冠情况,评估有无会阴切开指征。

3.心理-社会状况

因剧烈疼痛及对分娩缺乏信心,同时担心胎儿安危而焦虑不安。

4.辅助检查

用胎儿监护仪监测胎心率基线与宫缩的变化。

(三)护理问题

1.焦虑

与担心分娩是否顺利及胎儿健康有关。

2.疼痛

与宫缩及会阴伤口有关。

3.有受伤的危险

与可能的会阴裂伤、新生儿产伤有关。

(四)护理措施

1.观察产程

严密观察宫缩强度和频率;了解胎先露下降情况;每 5～10 分钟听胎心 1 次,仔细观察胎儿有无急性缺氧,发现异常及时通知医师并给予相应处理。

2.缓解焦虑

医护人员应给予产妇安慰和鼓励,并及时告之产程进展情况,同时协助产妇擦汗、饮水等,缓解产妇紧张、焦虑情绪。

3.正确指导产妇使用腹压

子宫口开全后指导产妇双足蹬在产床上,双手握住产床把手,宫缩时深吸气屏住,随后如排大便样向下屏气用力,宫缩间歇时放松休息,宫缩再现时重复上述动作。至胎头着冠后,指导产妇宫缩时张口哈气,宫缩间歇时稍向下用力使胎儿缓慢娩出。

4.接生准备

初产妇子宫口开全或经产妇子宫口扩张至 3～4 cm 时,将产妇送至产房做好消毒接生准备。产妇取膀胱截石位,双腿屈曲分开,臀下置便盆或橡胶单,分 3 步进行外阴擦洗及消毒(图 6-5):

①先用消毒肥皂水棉球擦洗外阴,顺序为阴阜、大腿内上 1/3、大小阴唇、会阴和肛门周围;擦洗顺序为由上向下、由外向内;②然后将消毒干棉球盖于阴道外口(防止擦洗液进入阴道),再用温开水冲去肥皂水;③最后用 0.5% 聚维酮碘棉球消毒,顺序为大小阴唇、阴阜、大腿内上 1/3、会阴和肛门周围。消毒完后移去阴道口棉球及臀下的便盆或橡胶单,铺消毒巾于臀下。检查好接生及新生儿抢救所需的所有用品后,接生者按无菌操作规程行外科洗手、穿手术衣、戴无菌手套、打开产包、铺消毒巾,准备接生。

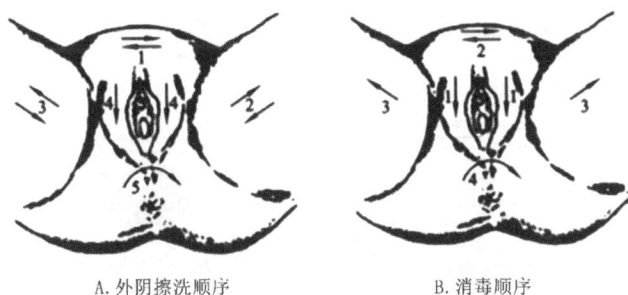

A. 外阴擦洗顺序   B. 消毒顺序

图 6-5　外阴擦洗及消毒

5.接生前评估

行阴道检查了解胎位是否异常,并了解会阴条件及胎头大小,必要时行会阴切开。

6.接生步骤

接生者站在产妇右侧,当胎头拨露使阴唇后联合紧张时开始保护会阴。会阴部盖消毒巾,接生者右肘支在产床上,右手拇指与其余四指分开,利用手掌大鱼际肌压住会阴部,当宫缩时应向上内方托压,左手适度下压胎头枕部,协助胎头俯屈和缓慢下降,宫缩间歇时右手放松但不离开会阴部,以免压迫过久致会阴水肿。当胎头枕骨在耻骨弓下露出时,嘱产妇宫缩时张口哈气,在宫缩间歇时稍用力,待胎头双顶径娩出时,左手协助胎头仰伸,使胎头缓慢娩出。胎头完全娩出后,右手继续保护会阴,左手拇指自胎儿鼻根向下颏挤压,其余四指自喉部向下颌挤压,挤出口鼻内的黏液和羊水,然后协助胎头复位及外旋转,左手将胎儿颈部向下轻压,使前肩自耻骨弓下完全娩出,再轻托胎颈向上,协助娩出后肩(图 6-6)。双肩娩出后松开右手,然后双手协助胎体及下肢以侧位娩出。

7.脐带绕颈的处理

胎头娩出后若有脐带绕颈 1 周且较松时,应将脐带顺肩上推或从胎头滑下;若缠绕过紧或绕颈 2 周以上,则用两把止血钳夹住后从中间剪断,注意勿使胎儿受伤。

(五)护理评价

(1)产妇情绪是否稳定。

(2)疼痛是否缓解。

(3)产妇是否有严重会阴裂伤,新生儿是否发生产伤。

三、第三产程的临床经过及护理

(一)临床经过

1.宫缩胎儿娩出后

子宫底下降至平脐部,宫缩暂停,产妇顿感轻松,几分钟后宫缩再现。

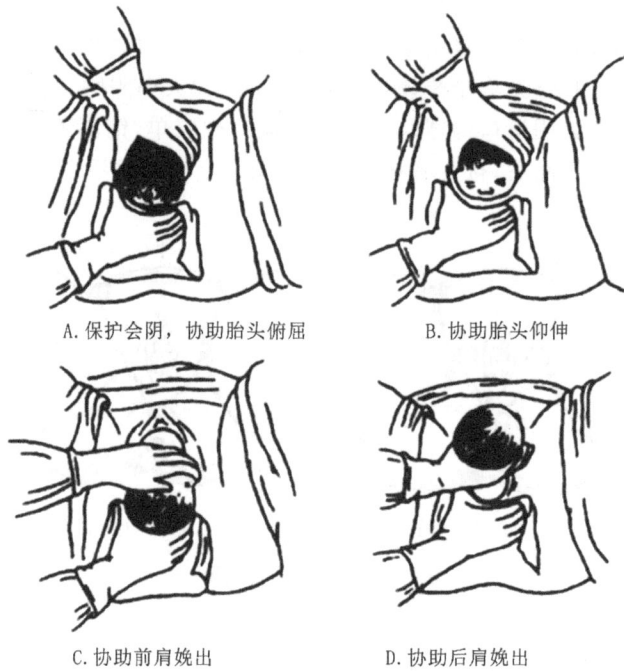

A.保护会阴，协助胎头俯屈   B.协助胎头仰伸

C.协助前肩娩出   D.协助后肩娩出

图 6-6 　接生步骤

2.胎盘娩出

由于宫缩，附着于子宫壁的胎盘不能相应缩小而与子宫壁发生错位剥离，剥离面出血形成胎盘后血肿。子宫继续收缩，胎盘剥离面越来越大，最终完全剥离而排出。

(二)护理评估

1.健康史

内容同第一、二产程，并了解第二产程的临床经过及处理。

2.新生儿身体状况

(1)Apgar 评分：用于判断新生儿有无窒息及窒息的严重程度。以出生后 1 分钟的心率、呼吸、肌张力、喉反射及皮肤颜色五项体征为依据，每项为 0～2 分(表 6-1)。

表 6-1 　新生儿 Apgar 评分法

体征	0分	1分	2分
每分钟心率	0	<100 次	≥100 次
呼吸	0	浅、慢而不规则	佳
肌张力	松弛	四肢稍屈曲	四肢活动好
喉反射	无反射	有少量动作	咳嗽、恶心
皮肤颜色	全身苍白	躯干红，四肢青紫	全身红润

(2)一般情况评估：测量身长、体重及头径，判断是否与孕周相符，有无胎头水肿及头颅血肿，体表有无畸形如唇裂、多指/趾、脊柱裂等。

3.母亲身体状况

(1)胎盘娩出评估,包括胎盘剥离征象及胎盘娩出的方式。

胎盘剥离征象:①子宫底上升至脐上,子宫体变硬呈球形(图6-7)。②阴道少量流血。③阴道口外露的脐带自行下移延长。④用手掌尺侧按压产妇耻骨联合上方,子宫体上升而外露的脐带不回缩。

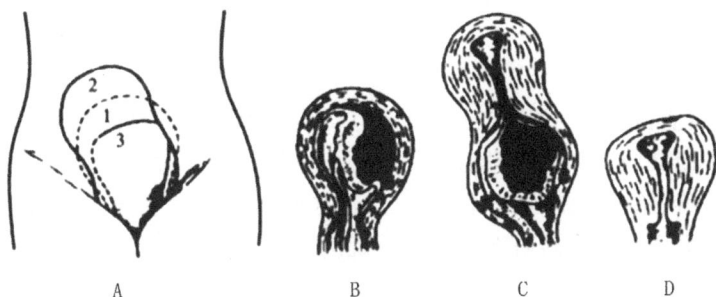

图 6-7　胎盘剥离时子宫位置、形状

胎盘娩出的方式有以下 2 种。①胎儿面娩出式:胎盘从中央开始剥离,而后向周边剥离,其特点是先胎盘娩出,后有少量阴道流血,较多见。②母体面娩出式:胎盘从边缘开始剥离,血液沿剥离面流出,其特点是先有较多阴道流血,后胎盘娩出,较少见。

(2)宫缩及阴道流血量评估:正常情况下,胎儿娩出后宫缩迅速,经短暂间歇后,再次收缩致胎盘剥离。胎盘排出后,若宫缩良好,了宫底下降至脐卜两横指,子宫壁坚硬,轮廓清楚,呈球形。若子宫轮廓不清、子宫底位置高为宫缩乏力的表现。阴道出血量多者,多由宫缩乏力、软产道损伤或胎盘残留等因素引起。

(3)软产道检查:胎盘娩出后,应仔细检查会阴、小阴唇内侧、尿道口周围、阴道和宫颈有无裂伤。

(三)护理问题

1.潜在并发症

如新生儿窒息、产后出血等。

2.有母儿依恋关系改变的危险

与产后疲惫及对新生儿性别不满意有关。

(四)护理措施

1.新生儿处理

(1)清理呼吸道:新生儿娩出后应立即置于辐射台保暖,用吸痰管清除口鼻腔内黏液和羊水,保持呼吸道通畅。若新生儿仍不啼哭,可轻抚背部或轻弹足底使其啼哭。

(2)进行 Apgar 评分:出生后 1 分钟进行评分,8～10 分为正常;4～7 分为轻度窒息,缺氧较严重,除一般处理外需采用人工呼吸、吸氧、用药等措施;0～3 分为重度窒息,又称苍白窒息,为严重缺氧,需紧急抢救。缺氧新生儿 5 分钟、10 分钟后应再次评分并进行相应处理,直至连续 2 次大于或等于 8 分为止。

(3)脐带处理:用 75％乙醇或 0.5％聚维酮碘消毒脐根及其周围直径约 5 cm 的皮肤,在距脐根 0.5 cm 处用粗棉线结扎第一道,距脐根 1 cm 处结扎第二道(注意必须扎紧脐带以防出血,但要避免过度用力致脐带断裂),距脐根 1.5 cm 处剪断脐带,挤出残余血,用饱和高锰酸钾溶液消毒断面(药液切勿触及新生儿皮肤,以免灼伤),待干后以无菌纱布覆盖,再用脐带卷包裹。目前,还有用气门芯、脐带夹、血管钳等方法结扎脐带。处理脐带时注意新生儿保暖。

(4)一般护理:评估新生儿一般情况后,擦净足底胎脂,盖新生儿的足印及产妇拇指印于新生儿记录单上,系上标明母亲姓名、住院号、床号、新生儿性别及体重和出生时间的手圈。用抗生素眼药水滴眼以预防结膜炎。如无禁忌证,产后半小时内进行母婴皮肤早接触、早吸吮,注意新生儿保暖及安全。

2.协助胎盘娩出

胎盘未完全剥离前,切忌牵拉脐带或按摩子宫。当出现胎盘剥离征象时,接生者左手轻压子宫底,右手轻拉脐带使其向外牵引,当胎盘下降至阴道口时,双手捧住胎盘向一个方向旋转并缓慢向外牵拉,协助胎盘、胎膜完整娩出(图 6-8)。若这期间发现胎膜部分断裂,用血管钳夹住断裂上端的胎膜,继续沿原方向旋转直至胎膜完全娩出。

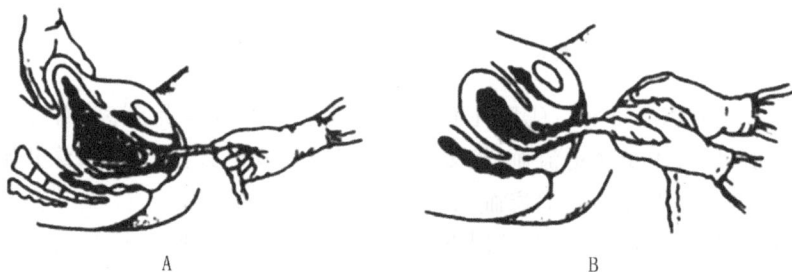

A   B

图 6-8　协助胎盘、胎膜完整娩出

3.检查胎盘、胎膜

胎盘娩出后应立即检查胎盘小叶有无缺损、胎膜是否完整。若疑有副胎盘、胎盘小叶或大部分胎膜残留,应及时行子宫腔探查并取出。

4.检查软产道

胎盘娩出后,应仔细检查软产道,如有裂伤立即予以缝合。

5.预防产后出血

胎儿前肩娩出后立即静脉注射缩宫素 10～20 U,加强宫缩促进胎盘迅速娩出。胎盘娩出后,按摩子宫刺激宫缩,必要时遵医嘱予缩宫素或麦角新碱肌内注射。

6.心理护理

及时告知产妇分娩情况及新生儿情况,给予心理安慰和鼓励,协助母婴接触,建立母子感情。

7.产后 2 小时护理

胎盘娩出后产妇继续留在产房内观察 2 小时。严密观察血压、脉搏、宫缩、子宫底高度、膀胱充盈及会阴切口情况。如发现宫缩乏力、阴道流血量多、会阴血肿等立即报告医师并给予相应处理。观察 2 小时无异常后,方可送产妇回休养室休息。

(五)护理评价

(1)是否发生了产后出血或新生儿窒息等并发症。

(2)产妇是否接受新生儿并进行皮肤接触和早吸吮。

(韩建萍)

第三节 催产、引产的观察与护理

一、概述

(一)定义

1.催产

催产是指正式临产后因宫缩乏力需用人工及药物等方法,加强宫缩促进产程进展,以减少由于产程延长而导致母儿并发症。催产常用方法包括人工破膜、缩宫素应用、刺激乳头、自然催产法(如活动、变换体位、进食饮水、放松等)。

2.引产

引产是指在自然临产之前通过药物等手段使产程发动,达到分娩的目的,是产科处理高危妊娠常用的手段之一。引产是否成功主要取决于宫颈成熟程度。但如果应用不得当,将危害母儿健康,因此,应严格掌握引产的指征、规范操作,以减少并发症的发生。促宫颈成熟的目的是促进宫颈变软、变薄并扩张,降低引产失败率、缩短从引产到分娩的时间。若引产指征明确但宫颈条件不成熟,应采取促宫颈成熟的方法。

(二)主要作用机制

1.催产

通过输入人工合成缩宫素和/或刺激内源性缩宫素的分泌,增加缩宫素与体内缩宫素受体的结合,达到诱发和增强子宫收缩的目的。

2.引产

通过在宫颈口放置前列腺素制剂,改变宫颈状态,宫颈变软、变薄并扩张;或通过人工破膜、机械性扩张等,刺激内源性前列腺素释放,诱发宫缩,从而促使产程发动,达到分娩的目的。

(三)原则

严格掌握催产引产的指征、规范操作,以减少并发症的发生。

二、护理评估

(一)健康史

既往病史、孕产史、分娩史、月经周期及末次月经、本次妊娠经过,查看历次产前检查记录,核对孕周。

(二)生理状况

1.评价宫颈成熟度

目前公认的评估成熟度常用的方法是 Bishop 评分法,包括宫口开大、宫颈管消退、先露位置、宫颈硬度、宫口位置五项指标,满分 13 分,评分≥6 分提示宫颈成熟。评分越高,引产成功率越高。评分<6 分提示宫颈不成熟,需要促宫颈成熟。

2.产科检查

判断是否临产及产程进展(有规律宫缩及每小时 1 cm 的宫口开大)、母儿头盆关系。

3.辅助检查

行胎心监护,了解胎儿宫内状况;行超声检查,了解胎盘功能及胎儿成熟度。

(三)适应证和禁忌证

1.引产的主要指征

(1)延期妊娠(妊娠已达41周仍未临产者)或过期妊娠。

(2)妊娠期高血压疾病:达到一定孕周并具有阴道分娩条件者。

(3)母体合并严重疾病需提前终止妊娠,如严重的糖尿病、高血压、肾病等。

(4)足月妊娠胎膜早破,2小时以上未临产者。

(5)胎儿及其附属物因素,如严重胎儿生长受限、死胎及胎儿严重畸形;附属物因素如羊水过少、生化或生物物理监测指标提示胎盘功能不良,但胎儿尚能耐受宫缩者。

2.引产绝对禁忌证

(1)孕妇严重合并症及并发症,不能耐受阴道分娩者或不能阴道分娩者(如心功能衰竭、重型肝肾疾病、重度子痫前期并发器官功能损害者等)。

(2)子宫手术史,主要是指古典式剖宫产术、未知子宫切口的剖宫产术、穿透子宫内膜的肌瘤剔除术、子宫破裂史等。

(3)完全性及部分性前置胎盘和前置血管。

(4)明显头盆不称,不能经阴道分娩者。

(5)胎位异常,如横位,初产臀位估计经阴道分娩困难者。

(6)宫颈浸润癌。

(7)某些生殖道感染性疾病,如疱疹感染活动期。

(8)未经治疗的HIV感染者。

(9)对引产药物过敏者。

(10)其他,包括生殖道畸形或有手术史,软产道异常,产道阻塞,估计经阴道分娩困难者;严重胎盘功能不良,胎儿不能耐受阴道分娩;脐带先露或脐带隐性脱垂。

3.引产相对禁忌证

(1)臀位(符合阴道分娩条件者)。

(2)羊水过多。

(3)双胎或多胎妊娠。

(4)分娩次数≥5次者。

4.催产主要适应证

宫颈成熟的引产;协调性子宫收缩乏力;死胎,无明显头盆不称者。

5.缩宫素应用禁忌证

(1)胎位异常或子宫张力过大如羊水过多、巨大儿或多胎时避免使用。

(2)多次分娩史(6次以上)避免使用。

(3)瘢痕子宫(既往有古典式剖宫产术史)且胎儿存活者禁用。

6.前列腺素制剂应用禁忌证

(1)孕妇有下列疾病,包括哮喘、青光眼、严重肝肾功能不全;急性盆腔炎;前置胎盘或不明原因阴道流血等。

(2)有急产史或有3次以上足月产史的经产妇。

（3）瘢痕子宫妊娠。

（4）有宫颈手术史或宫颈裂伤史。

（5）已临产。

（6）Bishop 评分≥6 分。

（7）胎先露异常。

（8）可疑胎儿窘迫。

（9）正在使用缩宫素。

（10）对地诺前列酮或任何赋形剂成分过敏者。

（四）心理-社会因素

（1）渴望完成分娩，难以忍受缓慢的产程进展，管理不确定有困难。

（2）担心孩子在子宫内的情况，又担心催产、引产方法及药物对孩子不好。

（3）害怕疼痛，自感无力应对，担心强烈的子宫收缩会导致子宫破裂。

（4）担心引产不成功，要做剖宫产。

三、护理措施

（一）引产的护理

（1）核对预产期，确定孕周。

（2）查看医师查房记录和辅助检查结果，了解宫颈成熟度、胎儿成熟度、头盆关系、妊娠合并症及并发症的防治方案。

（3）协助完成胎心监护和超声检查，了解胎儿宫内状况。

（4）若胎肺未成熟，遵医嘱，先完成促胎肺成熟治疗后引产。

（5）根据医嘱准备药物。①可控释地诺前列酮栓：一种可控制释放的前列腺素 E_2 栓剂，含有 10 mg 地诺前列酮，以 0.3 mg/h 的速度缓慢释放，需低温保存。②米索前列醇：一种人工合成的前列腺素 E_1 制剂，有 100 μg 和 200 μg 两种片剂。

（6）做好预防并发症的准备，包括阴道助产及剖宫产的人员和设备准备。

（二）用药护理

协助医师完成药物置入，并记录上药时间。

1.可控释地诺前列酮栓促宫颈成熟

（1）方法：外阴消毒后将可控释地诺前列酮栓置于阴道后穹隆深处，并旋转 90°，使栓剂横置于阴道后穹隆，在阴道口外保留 2～3 cm 终止带以便于取出。

（2）护理：置入地诺前列酮栓后，嘱孕妇平卧 20～30 分钟以利栓剂吸水膨胀；2 小时后经复查，栓剂仍在原位，孕妇可下地活动。

2.米索前列醇促宫颈成熟

（1）方法：外阴消毒后将置米索前列醇于阴道后穹隆深处，每次阴道内放药剂量为 25 μg，放药时不要将药物压成碎片。

（2）护理：用药后，密切监测宫缩、胎心率及母儿状况。

3.药物取出指征

出现下列情况，应通知医师评估后取出药物。①规律宫缩，Bishop 评分≥6 分。②自然破膜或行人工破膜术。③子宫收缩过频（每 10 分钟 5 次及以上的宫缩）。④置药 24 小时。⑤有胎儿出现不良状况的证据:胎动减少或消失、胎动过频、电子胎心监护结果分级为Ⅱ类或Ⅲ类。⑥出现不能用其他原因解释的母体不良反应,如恶心、呕吐、腹泻、发热、低血压、心动过速或者阴道流血增多。

(三)催产护理

根据产程评估情况,选择催产方法,并准备相应设备、用具和药品。

(1)选择人工破膜者,按人工破膜操作准备。

(2)选择自然催产法者,提供活动放松、变换体位、进食饮水的支持和指导。

(3)选择应用缩宫素者,则遵医嘱准备药物及溶酶、胎心监护仪,安排专人守护。

(四)用药护理

缩宫素应用。

(1)开放静脉通道。先接入乳酸钠林格液 500 mL(不加缩宫素),行静脉穿刺,按 8 滴/分调节好滴速。

(2)遵医嘱,配置缩宫素。将 2.5 U 缩宫素加入 500 mL 林格液或生理盐水中,充分摇匀,配成0.5%浓度的缩宫素溶液,相当于每毫升液体含 5 mU 缩宫素,以每毫升 15 滴计算相当于每滴含缩宫素0.33 mU。从每分钟 8 滴开始。若使用输液泵,起始剂量为 0.5 mL/min。

(3)根据宫缩、胎心情况调整滴速,一般每隔 20 分钟调整 1 次。应用等差法,即从每分钟 8 滴(2.7 mU/min)调整至 16 滴(5.4 mU/min),再增至 24 滴(8.4 mU/min);为安全起见也可从每分钟 8 滴开始,每次增加 4 滴,直至出现有效宫缩(10 分钟内出现 3 次宫缩,每次宫缩持续30~60 秒)。最大滴速不得超过 40 滴/分即 13.2 mU/min,如达到最大滴速仍不出现有效宫缩,可增加缩宫素的浓度,但缩宫素的应用量不变。增加浓度的方法是以乳酸钠林格注射液 500 mL中加 5 U 缩宫素变成 1%缩宫素浓度,先将滴速减半,再根据宫缩情况进行调整,增加浓度后,最大增至每分钟 40 滴(26.4 mU),原则上不再增加滴数和缩宫素浓度。

(4)专人守护,密切监测宫缩情况、产程进展及胎心率变化,有条件者建议使用胎儿电子监护仪连续监护。

(五)心理护理

(1)关注孕妇焦虑、紧张程度并分析原因;营造安全舒适的环境,缓解紧张情绪,降低焦虑水平。

(2)向孕产妇及家人讲解催产引产相关知识,做到知情选择。

(3)专人守护,增加信任度和安全感,降低发生风险的可能。

(4)允许家人陪伴,可降低孕产妇焦虑水平。

(六)危急状况处理

若出现宫缩过强/过频(连续两个 10 分钟内都有 6 次或以上宫缩,或者宫缩持续时间超过120 秒)、胎心率变化(>160 次/分或<110 次/分,宫缩过后不恢复)、子宫病理性缩复环、孕产妇呼吸困难等,应进行下述处理。

(1)立即停止使用催产引产药物。

(2)立即改变体位呈左侧或右侧卧位;面罩吸氧 10 L/min;静脉输液(不含缩宫素)。

(3)报告责任医师,遵医嘱静脉给予宫松弛剂,如利托君或 25%硫酸镁等。

(4)立即行阴道检查,了解产程进展,未破膜者给予人工破膜术,观察羊水有无胎粪污染及其程度。

（5）如果胎心率不能恢复正常,进行可能剖宫产的准备。

（6）如母儿情况、时间及条件允许,可考虑转诊。

四、健康指导

（1）向孕妇及家人讲解催产引产的目的、药物和方法选择,达到充分知情,理性选择。

（2）讲解催产、引产的注意事项:①不得自行调整缩宫素滴注速度。②未征得守护医护人员的允许,不得自行改变体位及下床活动。

（3）随时告知临产、产程及母儿状况的信息,增强缩宫引产成功的信心。

（4）孕产妇在催产、引产期间须经守护的医护人员判断,符合如下条件:①缩宫素剂量稳定。②孕产妇情况稳定,没有并发症。③胎儿情况稳定,没有窘迫的征象时,才被允许活动、改变体位。

（5）指导孕产妇利用呼吸的方法来放松及减轻宫缩痛。

五、注意事项

（1）严格掌握适应证及禁忌证,杜绝无指征的引产。

（2）催产、引产前,一定要认真阅读病历资料,仔细核对预产期,尽量避免被动、单纯执行医嘱,防止人为的早产和不必要的引产。

（3）严格遵循操作规范,正确选择催产方法,尽量应用自然催产法。

（4）遵医嘱准备和使用药物时,认真核对药物名称、用量、给药途径及方法,确保操作准确无误,不能随意更改和追加药物剂量、浓度及速度。

（5）密切观察母儿情况,包括宫缩强度、频率、持续时间、产程进展及胎心率变化,有条件的医院,应常规进行胎心监护并随时分析监护结果,及时记录。

（6）对于促宫颈成熟引产者,如需加用缩宫素,应该在米索前列醇最后一次放置后 4 小时以上,并阴道检查证实药物已经吸收;地诺前列酮栓取出至少 30 分钟后方可。

（7）应用米索前列醇者应在产房观察,监测宫缩和胎心率,如放置后 6 小时仍无宫缩,在重复使用米索前列醇前应行阴道检查,重新评估宫颈成熟度,了解原放置的药物是否溶化、吸收,如未溶化和吸收者则不宜再放。每天总量不得超过 50 μg,以免药物吸收过多。一旦出现宫缩过频,应立即进行阴道检查,并取出残留药物。

（8）因缩宫素个体敏感度差异极大,应用时应特别注意:①要有专人观察宫缩强度、频率、持续时间及胎心率变化并及时记录,调好宫缩后行胎心监护。破膜后要观察羊水量及有无胎粪污染及其程度。②应从小剂量开始循序增量。③禁止肌内、皮下、穴位注射及鼻黏膜用药。④输液量不宜过大,以防止发生水中毒。⑤警惕变态反应。⑥宫缩过强应及时停用缩宫素,必要时使用宫缩抑制剂。

（9）因缩宫素的应用可能会影响体内激素的平衡和产后子宫收缩,而愉悦的心情会增加内源性缩宫素的分泌,故应创造条件,改变分娩环境,允许产妇家人陪伴,让产妇愉快、舒适、充满自信,保持内源性缩宫素的分泌,尽量少用或不用缩宫素。

（韩建萍）

第四节　分娩期焦虑及疼痛产妇的护理

一、焦虑产妇的护理

分娩是一个生理过程,但对产妇而言却是一个持久而强烈的应激源。由于分娩阵痛的刺激及对分娩结局的担忧、产室环境陌生、分娩室的紧张氛围等常使产妇处于焦虑不安甚至恐惧的心理状态。其护理要点如下。

(一)心理护理

建立良好的护患关系,尊重产妇并富有同情心,态度和蔼,耐心听取并解答产妇及家属的疑惑,促使产妇积极配合。允许家属陪伴,减轻产妇的焦虑心理。

(二)产前教育

认真仔细地向产妇讲明妊娠和分娩的经过、可能的变化及出现的问题,帮助产妇了解分娩的过程,还要教给产妇一些分娩过程中的放松技术,使产妇对分娩有充分的思想准备,增强顺利分娩的信心,以减轻产妇的焦虑、恐惧心理。勤测胎心音和监测产妇的生命体征,让产妇休息好,鼓励产妇在宫缩间歇期间,少量多次进食易消化、富有营养的食物,供给足够的饮水,以保证分娩时充沛的精力和体力。

(三)产时指导

指导或帮助按摩下腹部及腰骶部以减轻疼痛,避免消耗过多的体力。第一产程适时鼓励产妇下地活动,促进产程进展。第二产程指导产妇正确使用腹压,使产妇保持信心,顺利娩出胎儿。待产妇有过度换气时,指导其进行深而慢的呼吸,并应用放松技巧,转移其注意力。

(四)做好家属的宣教工作

发挥社会支持系统的作用,产前向产妇的丈夫、父母讲解有关知识和信息,如分娩过程及必要的检查、治疗等,鼓励家人参与及配合,帮助产妇减轻焦虑情绪。

二、疼痛产妇的护理

分娩疼痛主要来自宫缩、宫颈扩张、盆底组织受压、阴道扩张、会阴拉长等,产妇对疼痛的感受因人而异。通过药物性或非药物性干预,疼痛可以减轻。其护理要点如下。

(一)心理支持

态度和蔼,认真听取产妇有关疼痛的诉说,对其予以同情和理解。让产妇的丈夫、家人或医务人员陪伴在旁以便让其随时诉说疼痛,有助于缓解疼痛。

(二)产前教育

向产妇解释分娩过程可能产生的疼痛及原因、疼痛出现的时间及持续时间,使产妇有充分的思想准备,增加自信性和自控感。指导产妇减轻分娩疼痛的方法(如呼吸训练)和放松的方法。

(三)产时指导

在活跃期后,除指导产妇做深呼吸外,医务人员可按压腰骶部的酸胀处或按摩子宫下部,减轻产妇的疼痛感。

（四）暗示、转移方法

通过让产妇听音乐、看相关图片，或与产妇进行谈话等方法转移产妇对疼痛的注意，也可用按摩、热敷、淋浴等方法减轻疼痛。

（五）配合应用镇痛药、麻醉药

按医嘱给予镇静止痛剂可缓解疼痛。用药前应认真评估，并取得产妇同意；用药时应注意剂量、时间、方法；用药后观察产妇及胎儿对药物的反应，发现异常应及时报告医师并进行相应护理。

（李爱红）

第五节　分娩期非药物镇痛的应用及护理

一、概述

（一）定义

1.分娩痛

分娩痛是分娩时子宫平滑肌生理性收缩的独具特征，分娩痛伴随着分娩的发动而出现，分娩的结束而消失，因有节律性，也称分娩阵痛。

2.分娩期非药物镇痛

分娩期非药物镇痛是帮助孕产妇应对分娩疼痛的有用的工具和方法，可用来替代类阿片活性肽和硬膜外镇痛或作为其辅助手段而使母婴受益。常用方法：①自然分娩法（于20世纪30年代由Dick-Read创建）。②Lamaze呼吸减痛分娩法（于1951年由法国产科医师Lamaze创建）。③陪伴分娩（于20世纪80年代提出，已作为现代助产服务模式的基本内容之一）。④自由体位。⑤水疗法（20世纪80年代开始出现在产科文献上）。⑥针刺或经皮电刺激法（中国传统治疗方法之一）。

（二）主要镇痛机制

1.自然分娩法

认为分娩痛源于社会诱导的期待，"恐惧-紧张-疼痛"综合征是大部分分娩痛的原因，通过产程教育，纠正关于分娩痛的错误期待，将呼吸技巧与放松技巧结合应用，并鼓励丈夫参与，共同面对，达到疼痛缓解。

2.Lamaze呼吸减痛分娩法

Lamaze呼吸减痛分娩法又称精神预防性无痛分娩法、心理助产法，是一种分娩预备和训练方法，将孕产妇的正条件反射和产程教育结合起来，通过训练放松来缓解肌肉的紧张，通过集中精力于呼吸的调整来建立新的注意中心，分散对产痛的注意，达到呼吸的频率与宫缩的节律相一致；呼吸的深度与宫缩的强度相协调，从而于宫缩时放松身体，增加子宫肌的供氧，达到缓解疼痛的效果。

3.陪伴分娩

通过陪伴者持续的情感支持（陪伴、倾听、承诺、鼓励、分享信息等）来降低产妇的情绪紧张和焦虑，从而缓解疼痛。

4.自由体位

产妇通过频繁变换身体姿势,找到相对舒适的体位,增加产妇的自我控制能力和自主的感受,达到减轻疼痛的效果。

5.水疗法

通过浮力、流体静压及特殊的热量,达到镇静和放松的作用。

6.针刺或经皮电刺激法

针刺疗法通过纠正"气"的不平衡来缓解分娩痛;经皮电刺激通过电刺激传入神经系统来阻断痛觉的传导,达到止痛的效果。

(三)原则

所有措施必须安全、无不良反应。WHO 提倡非药物性镇痛。

二、护理评估

(一)健康史

既往病史、孕产史、分娩史、月经周期及末次月经、本次妊娠经过,查看历次产前检查记录,核对孕周。

(二)生理状况

1.临床表现

(1)疼痛评估与分级:可选用 McGill 疼痛调查表或简易疼痛评估量表。

(2)产程进展情况:评估宫颈变化及宫颈口扩张情况;宫缩持续时间、间隔时间、节律性、极性;胎先露下降程度及速度;胎方位及头盆关系等。

(3)胎儿情况:大小、胎心率及胎儿宫内状况。

2.适应证和禁忌证

非药物镇痛技术适用于所有孕产妇,没有禁忌证。

3.辅助检查

行胎心监护,了解胎儿宫内状况;行超声检查,了解胎盘功能及胎儿成熟度;实验室检查,血尿常规及出凝血时间。

(三)心理-社会因素

(1)孕产妇对自然分娩是否充满信心及对产痛的恐惧程度。

(2)孕产妇及家人对分娩期非药物镇痛技术的了解及接受程度。

(3)家人的支持以及孕产妇配合程度。

(4)医院能否提供单间产房、分娩陪伴及责任制助产服务等。

三、护理措施

(一)一般护理

同分娩期妇女的护理。

(二)分娩期非药物镇痛的护理

1.自然分娩法的应用

(1)做好正常分娩产程教育,纠正错误的分娩观念。

(2)进行肌肉放松和呼吸技巧的训练。

(3)提供条件让丈夫参与训练,并教其在产妇分娩中紧紧围绕。

2.Lamaze 呼吸减痛分娩法的应用

(1)廓清式呼吸的训练。①目标:身体真正放松。②应用时间:每项运动开始和结束前。③训练方法:坐、躺皆可,眼睛注视一个焦点,身体完全放松,用鼻慢慢吸气至腹部,用口唇像吹蜡烛一样慢慢呼气。④检查判断放松的程度:将检查的部位(一般选择上肢和下肢)慢慢抬起时会感觉肢体的重量,放开时,被抬起的部位会因重力作用而重重下垂,则表示完全松弛;否则应继续练习,直到孕妇完全放松。

(2)神经-肌肉控制运动。①目标:通过缩紧身体的某一部位,模拟子宫收缩,同时训练身体其他部位的放松,直到形成条件反射,一旦宫缩真正来临,即可在子宫收缩时,达到身体放松。②应用时间:妊娠期间,≥1 次/天,15～20 分钟/次。③训练方法:廓清式呼吸-缩紧身体的某一部位(右臂、左臂、右腿、左腿、右手右腿、左手左腿、右手左腿、左手右腿,每次一个部位)-放松-廓清式呼吸。

(3)呼吸运动。①目标:用意志控制呼吸,建立新的注意中心。②应用时间:妊娠满 7 个月后至分娩时。将产程分为 4 个阶段,即初步阶段(生产早期,收缩波不太规则,宫口开大约 3 cm)、加速阶段(收缩波高且持久,宫口开 4～8 cm)、转变阶段(收缩波起伏而尖锐,宫口开 8～10 cm)、胎儿娩出阶段。不同阶段采用不同呼吸模式,呼吸时间与宫缩时间一致。③训练方法:初步阶段胸式呼吸,由鼻孔吸气口吐气,腹部保持放松,一次吸气吐气过程 8～10 秒;加速阶段浅而慢加速胸式呼吸,随子宫收缩增强而加速呼吸,随子宫收缩减缓而减慢呼吸,每次缩短 2～4 秒,至宫缩峰位时快速吸吐,宫缩减弱时每次增加 2～4 秒,直到平常状态呼吸;转变阶段浅的胸部高位呼吸,微张嘴快速吸吐,气流在喉头处打转发出"嘻嘻"音,又称"嘻嘻轻浅式呼吸",完全用口呼吸,吸气与呼气相等量,避免换气过度;胎儿娩出阶段,学会聆听身体的感受,直到有不由自主用力地冲动,大口吸气,憋气(下巴往前缩,眼睛看肚脐),往下用力(像解大便一样),吐气(预产期前 3 周开始练习,只可模拟不要真的用力);哈气运动,嘴巴张开,像喘息式急促呼吸,同时全身放松,直至想用力地冲动过去。训练时偶尔下口令:"不要用力",及时哈气,达到快速的本能反应。

(4)体操运动。①运动种类:腿部运动、盘腿坐式、脊柱伸展运动、产道肌肉收缩运动、腰部运动、膝胸卧式。②训练方法:在日常起居中有意识进行,随时可做。③目标:锻炼腹肌、臀肌、肛提肌、会阴肌群等分娩中使用的组织和器官,增加其韧性与支撑力,有利于分娩正常进行。

3.陪伴分娩的应用

分娩过程中有一个支持伙伴是帮助孕产妇处理疼痛的最成功方式之一。

4.自由体位的应用

分娩时常用体位有立位、行走、跪立、双手双膝位、蹲坐位、仰卧及侧卧位。①完成孕期自然分娩教育,教会使用各种分娩支持工具(分娩球、助行车等)。②分娩时,为产妇提供各种分娩支持工具,供选择分娩体位时使用。③按常规监测孕产妇及胎儿情况,并做好记录。

5.水疗法的应用

(1)提供水疗环境和设备。

(2)调节好水温。

(3)保持水的清洁,防止交叉感染。

6.针刺或经皮电刺激法的应用

针刺法因效果缺乏实证资料且操作有创而要求高,临床几乎不用;经皮电刺激法伴随技术的改进与革新,有一定的应用空间,详见相关设备及技术的说明或相应的培训。

(三)心理护理

(1)鼓励产妇表达自己的感受与需求,加强与医护人员的沟通,消除紧张恐惧情绪。

(2)提供陪伴支持,充分发挥陪伴的作用,应用各种非药物镇痛技术,增加分娩信心。

四、健康指导

(1)讲解分娩的生理过程。

(2)解读分娩痛,让孕妇认识分娩痛的性质,了解分娩痛的影响因素及分娩痛对母儿健康的意义和影响。

(3)详细介绍分娩期非药物镇痛的原理、方法、效果、适用性和局限性、分娩的帮助、相关要求及注意事项,取得孕产妇及家人的认同。

(4)指导并示范 Lamaze 呼吸减痛分娩法,鼓励陪伴者共同参与,以便更有效地帮助孕产妇。

(5)在孕妇学校学会使用各种分娩支持工具。

五、注意事项

(1)客观评价孕产妇疼痛的程度及耐受水平,做好记录。

(2)根据孕产妇对分娩痛知识的了解、孕期教育训练程度、镇痛的愿望及可提供的镇痛技术选择镇痛方法。

(3)非药物镇痛,目的不是消除分娩痛,而是通过心理暗示、转移注意力、放松技巧、呼吸运动等将疼痛降低到可以忍受的程度。因此,应预先告知,非药物镇痛不能达到绝对无痛。

(4)Lamaze 呼吸减痛分娩法的原理是条件反射,强调充分的教育和训练,其效果与技巧的掌握和训练程度密切相关,因此特别强调孕期训练。

(5)分娩期非药物镇痛方法彼此不相冲突,应结合产程不同阶段,产妇的信念、意愿和偏好,综合应用各种方法,并提供帮助。

(6)分娩痛易受精神心理因素的影响,家属的支持及工作人员良好的态度是一剂好的镇痛剂,因此应努力改善分娩环境、允许家属陪产。

(7)产房环境安全、舒适、洁净,可满足分娩活动的需要。

(李爱红)

第六节　硬膜外麻醉分娩镇痛的观察及护理

一、概述

(一)定义

硬膜外麻醉分娩镇痛是指通过向硬膜外腔隙置管后,选择注入局麻药、阿片类药和/或肾上腺素及一些新药,以达到阻滞分娩过程中痛觉神经的传导,解除由于子宫收缩引起的疼痛,用于阴道分娩及剖宫产分娩。常用方法:①连续硬膜外麻醉镇痛。②产妇自控硬膜外麻醉镇痛。

③腰麻-硬膜外联合阻滞等。

(二)主要机制

1.分娩致痛机制

造成疼痛的原因尚不明确。一般认为,分娩痛有如下几种可能的原因:①收缩致子宫肌缺氧。②交锁的肌束压迫宫颈和下段神经节。③宫颈扩张中的牵拉。④宫底覆盖腹膜的牵拉。

2.分娩痛的神经传导机制

分娩痛的主要感觉神经传导至 $T_{11}\sim S_4$ 脊神经后,经脊髓上传至大脑痛觉中枢。因此,阴道分娩麻醉镇痛需将神经阻滞范围控制在 $T_{11}\sim S_4$。

3.分娩镇痛机制

通过药物的应用,阻断特定神经纤维的传导作用,抑制痛觉向中枢的传递,达到解除疼痛的作用。

(三)原则

理想的分娩镇痛技术的应用,应对维护母婴健康有意义。基本原则:①简便;②安全;③对胎循环无影响。

二、护理评估

(一)健康史

既往病史、孕产史、分娩史、月经周期及末次月经、本次妊娠经过,查看历次产前检查记录,核对孕周。

(二)生理状况

1.临床表现

疼痛评估与分级;宫缩情况、宫口开大、产程阶段及进展情况;胎儿大小、胎方位、胎心率及胎儿宫内状况。

2.适应证和禁忌证

(1)适应证:①无剖宫产适应证。②无硬膜外麻醉禁忌证。③产妇自愿。

(2)禁忌证:①产妇拒绝。②凝血功能障碍、接受抗凝治疗期间。③局部皮肤感染和全身感染未控制。④产妇难治性低血压及低血容量、显性或隐性大出血。⑤原发性或继发性宫缩乏力和产程进展缓慢。⑥对所使用的药物过敏。⑦已经过度镇静。⑧合并严重的基础疾病,包括神经系统严重病变引起的颅内压增高、严重主动脉瓣狭窄和肺动脉高压、上呼吸道水肿等。

3.辅助检查

行胎心监护,了解胎儿宫内状况;行超声检查,了解胎盘功能及胎儿成熟度;实验室检查,血尿常规及出凝血时间。

(三)高危因素

(1)孕产妇基础疾病、妊娠分娩合并症及并发症。

(2)麻醉的问题:直立性低血压、胃食管反流、药物过敏、麻醉意外。

(3)知情不够充分。

(四)心理-社会因素

(1)孕产妇的身心状态、对产痛的恐惧程度及对镇痛技术的渴求。

(2)孕产妇及家人对分娩镇痛观念的认同、技术的了解及接受程度。

(3)家人的支持及孕产妇配合程度。

三、护理措施

(一)一般护理

同分娩期妇女的护理。

(二)硬膜外麻醉镇痛的护理

(1)评估孕产妇疼痛的程度、耐受性、镇痛愿望及身心状态等,做好记录。

(2)详细介绍硬膜外麻醉镇痛的适应证、禁忌证、镇痛效果及利弊,同时介绍可以提供的其他分娩镇痛的方法(包括药物镇痛和非药物镇痛),让孕产妇知情选择。

(3)备麻醉穿刺间,配齐麻醉穿刺及急救所有物品和设备,包括多普勒听诊仪、胎心监护仪、正压通气复苏囊、给氧面罩、喉镜(母儿各1套)、气管导管(多种型号)、吸氧装置及氧源、吸痰装置、自控式给药泵、分娩支持工具、紧急呼叫系统。

(4)若孕产妇选择硬膜外麻醉分娩镇痛,则由专业麻醉师完成术前谈话,签署知情同意书。做好下列准备:①常规建立输液通道。②留取血标本,进行血常规及出凝血时间检查,并进行交叉配血备用。③监护孕产妇生命体征及胎儿情况。④协助孕产妇摆好麻醉体位。

(5)麻醉术后配合麻醉师,严密监测生命体征,防止并发症发生。

(6)密切观察产程进展及母儿情况变化,完善各项记录。

(7)做好接产、可能剖宫产及新生儿复苏的准备。

(三)心理护理

(1)鼓励产妇表达自己的感受、意愿与需求,加强与医护人员的沟通,消除紧张恐惧情绪。

(2)提供陪伴支持,增加分娩信心。

(四)危急状况处理

主要是麻醉相关并发症的处理与预防。

1.麻醉相关并发症

低血压(心血管虚脱);局麻药毒性反应;高位阻滞;麻醉意外。

2.处理

(1)配合麻醉医师进行相应急救处理(麻醉医师应在产妇身边守护)。

(2)团队协作,包括助产士、产科医师、麻醉师、新生儿医师。

3.预防

(1)要避免与麻醉相关的并发症和产妇死亡,需要对麻醉医师进行良好的培训、选择恰当的麻醉药物、仔细谨慎地用药。

(2)倡导非药物镇痛。

四、健康指导

(1)讲解分娩的生理过程。

(2)告诉孕产妇及其家属一般情况下,分娩痛属生理性的,可以承受且不构成伤害,然而,分娩时剧烈的疼痛也可以导致体内一系列神经内分泌反应,对产妇及胎儿产生相应的影响。

(3)逐项介绍分娩镇痛的方法、效果、适用性和局限性、对母儿健康的影响、相关要求及注意事项,包括非药物镇痛、药物镇痛和麻醉镇痛等镇痛技术的利与弊,达到充分知情,理性选择。

五、注意事项

(1)客观评价孕产妇疼痛的程度及耐受水平,做好记录。

(2)掌握疼痛评估技术,并能正确评价、解读分娩痛。

(3)客观解读硬膜外麻醉分娩镇痛技术的效果及注意事项,不可夸大宣传和刻意引导,孕妇及家属在知情基础上理性选择。

(4)熟悉理想的分娩镇痛的标准,能合理选择分娩镇痛技术并有效实施。理想的分娩镇痛的标准:①对产妇及胎儿不良反应小。②药物起效快,作用可靠,便于给药。③避免运动阻滞,不影响子宫收缩和产妇活动。④产妇清醒,能配合分娩过程。⑤能满足整个产程镇痛要求。

(5)严格执行操作规程,不可小视风险的存在,做好充分应对风险的准备。

(6)尽量让产妇避免持续仰卧位。

(7)实施麻醉分娩镇痛时,麻醉医师必须坚守在产妇身边,不时地检查并与产妇交谈,对药物滴注速度或局麻药的浓度进行必要的调整,及时识别任何导管进入血管或蛛网膜下腔的迹象,并与产科医师、助产士密切合作,共同监测,注意药物的不良反应。

(8)注意产程进展,不严格控制第2产程,经产妇分娩镇痛者允许达3小时,初产妇分娩镇痛者允许达4小时。

(9)做好可能剖宫产、新生儿复苏及产妇抢救准备。

(李爱红)

第七章 儿科护理

第一节 小儿惊厥

惊厥的病理生理基础是脑神经元的异常放电和过度兴奋。惊厥是由多种原因所致的大脑神经元暂时性功能紊乱的一种表现。惊厥发作时全身或局部肌群突然发生阵挛或强直性收缩,多伴有不同程度的意识障碍。惊厥是小儿常见的急症,有 5%~6% 的小儿发生过高热惊厥。

一、病因

小儿惊厥可由众多因素引起,凡能造成脑神经元兴奋性功能紊乱的因素(如脑缺氧、缺血、低血糖、脑炎症、水肿、中毒变性、坏死)均可导致惊厥的发生。其病因可归纳为以下几类。

(一)感染性疾病

1.颅内感染性疾病

该类疾病包括细菌性脑膜炎、脑血管炎、颅内静脉窦炎、病毒性脑炎、脑膜脑炎、脑寄生虫病、各种真菌性脑膜炎。

2.颅外感染性疾病

该类疾病包括呼吸系统感染性疾病、消化系统感染性疾病、泌尿系统感染性疾病、全身性感染性疾病、某些传染病、感染性病毒性脑病、脑病合并内脏脂肪变性综合征。

(二)非感染性疾病

1.颅内非感染性疾病

该类疾病包括癫痫、颅内创伤、颅内出血、颅内占位性病变、中枢神经系统畸形、脑血管病、神经皮肤综合征、中枢神经系统脱髓鞘病和变性疾病。

2.颅外非感染性疾病

(1)中毒:如氰化钠、铅、汞中毒,急性乙醇中毒及各种药物中毒。

(2)缺氧:如新生儿窒息、溺水、麻醉意外、一氧化碳中毒、心源性脑缺血综合征等。

(3)先天性代谢异常疾病:如苯丙酮尿症、黏多糖病、半乳糖血症、肝豆状核变性、尼曼-匹克病。

（4）水电解质紊乱及酸碱失衡：如低钙血症、低钠血症、高钠血症及严重代谢性酸中毒。

（5）全身及其他系统疾病并发症：如系统性红斑狼疮、风湿病、肾性高血压脑病、尿毒症、肝性脑病、糖尿病、低血糖、胆红素脑病。

（6）维生素缺乏症：如维生素 B_6 缺乏症、维生素 B_6 依赖综合征、维生素 B_1 缺乏性脑病。

二、临床表现

（一）惊厥发作形式

1.强直-阵挛发作

患儿在惊厥发作时突然意识丧失、摔倒、全身强直、呼吸暂停、角弓反张、牙关紧闭、面色青紫、持续 10～20 秒，转入阵挛期；不同肌群交替收缩，致肢体及躯干有节律地抽动，口吐白沫（若咬破舌头可吐血沫）。患儿呼吸恢复，但不规则，数分钟后肌肉松弛而缓解，可有尿失禁，然后入睡，醒后可有头痛、疲乏，对发作不能回忆。

2.肌阵挛发作

肌阵挛发作是由肢体或躯干的某些肌群突然收缩（或称电击样抽动），表现为头、颈、躯干或某个肢体快速抽搐。

3.强直发作

强直发作表现为肌肉突然强直性收缩，肢体可固定在某种不自然的位置，持续数秒钟，躯干四肢姿势可不对称，有强直表情，眼及头偏向一侧，睁眼或闭眼，瞳孔散大，可伴呼吸暂停、意识丧失。发作后意识较快恢复，不出现发作后嗜睡。

4.阵挛性发作

阵挛性发作时全身性肌肉抽动，左右可不对称，肌张力可升高或降低，有短暂意识丧失。

5.限局性运动性发作

发作时无意识丧失，常表现为下列形式。

（1）某个肢体或面部抽搐：口、眼、手指对应的脑皮层运动区的面积大，因而这些部位易受累。

（2）杰克逊（Jackson）癫痫发作：发作时大脑皮层运动区异常放电灶逐渐扩展到相邻的皮层区。抽搐也按皮层运动区对躯干支配的顺序扩展：面部→手→前臂→上肢→躯干→下肢。若进一步发展，可成为全身性抽搐，此时可有意识丧失。杰克逊癫痫发作常提示颅内有器质性病变。

（3）旋转性发作：发作时头和眼转向一侧，躯干也随之强直性旋转，或一侧上肢上举，另一侧上肢伸直，躯干扭转等。

6.新生儿轻微惊厥

新生儿轻微惊厥是新生儿期常见的一种惊厥形式。发作时新生儿呼吸暂停，两眼斜视，眼睑抽搐，有频频的眨眼动作，伴流涎、吸吮或咀嚼样动作，有时还出现上肢下肢类似游泳或蹬自行车样的动作。

（二）惊厥的伴随症状及体征

1.发热

发热为小儿惊厥最常见的伴随症状。例如，单纯性或复杂性高热惊厥患儿，于惊厥发作前均有 38.5 ℃甚至 40 ℃以上高热。由上呼吸道感染引起者，还可有咳嗽、流涕、咽痛、咽部出血、扁桃体肿大等表现。如惊厥为其他器官或系统感染所致，绝大多数患儿有发热及其相关的症状和体征。

2.头痛及呕吐

头痛为小儿惊厥常见的伴随症状。年长儿能正确叙述头痛的部位、性质和程度,婴儿常表现为烦躁、哭闹、摇头、抓耳或拍打头部。患儿多伴有频繁的喷射状呕吐,常见于颅内疾病及全身性疾病,如各种脑膜炎、脑炎、中毒性脑病、瑞氏综合征,颅内占位性病变。患儿还可出现程度不等的意识障碍,颈项抵抗,前囟饱满,颅神经麻痹,肌张力升高或减弱,克氏征、布鲁津斯基征及巴宾斯基征呈阳性。

3.腹泻

重度腹泻病可导致水、电解质紊乱及酸碱失衡,出现严重低钠血症或高钠血症,低钙血症、低镁血症。补液不当造成水中毒,也可出现惊厥。

4.黄疸

当出现胆红素脑病时,不仅皮肤、巩膜高度黄染,还可有频繁性惊厥。重症肝炎患儿肝衰竭,出现惊厥前可见到明显黄疸。在瑞氏综合征、肝豆状核变性等的病程中,均可出现黄疸,此类疾病初期或中末期均能出现惊厥。

5.水肿、少尿

各类肾炎或肾病为儿童时期常见多发病。水肿、少尿为该类疾病的首起表现。当部分患儿出现急性、慢性肾衰竭或肾性高血压脑病时,可有惊厥。

6.智力低下

常见于新生儿窒息所致缺氧缺血性脑病,颅内出血患儿,病初即有频繁惊厥,其后有不同程度的智力低下。智力低下亦见于先天性代谢异常疾病患儿,如未经及时、正确治疗的苯丙酮尿症、枫糖尿症患儿。

三、诊断依据

(一)病史

了解惊厥的发作形式、持续时间、伴随症状、诱发因素及有关的家族史,了解患儿有无意识丧失。

(二)体检

给患儿做全面的体格检查,尤其是神经系统的检查,检查神志、头颅、头围、囟门、颅缝、脑神经、瞳孔、眼底、颈抵抗、病理反射、肌力、肌张力、四肢活动等。

(三)实验室及其他检查

1.血尿粪常规

血白细胞数显著升高,通常提示细菌感染。血红蛋白含量很低,网织红细胞数升高,提示急性溶血。尿蛋白含量升高,提示肾炎或肾盂肾炎。粪便镜检可以排除痢疾。

2.血生化等检验

除常规查肝功能、肾功能、电解质外,还应根据病情选择有关检验。

3.脑脊液检查

对疑有颅内病变的惊厥患儿,应做脑脊液常规、脑脊液生化、脑脊液培养或有关的特殊化验。

4.脑电图

阳性率可达 80%～90%。小儿惊厥患儿的脑电图上可表现为阵发性棘波、尖波、棘慢波、多棘慢波等多种波型。

5.CT 检查

对疑有颅内器质性病变的惊厥患儿,应做脑 CT 扫描。高密度影见于钙化灶、出血灶、血肿及某些肿瘤;低密度影常见于水肿、脑软化、脑脓肿、脱髓鞘病变及某些肿瘤。

6.MRI 检查

MRI 对脑、脊髓结构异常反映较 CT 更敏捷,能更准确地反映脑内病灶。

7.单光子反射计算机体层成像(SPECT)

SPECT 可显示脑内不同断面的核素分布图像,对癫痫病灶、肿瘤定位及脑血管疾病提供诊断依据。

四、治疗

(一)止惊治疗

1.地西泮

每次 0.25～0.50 mg/kg,最大剂量为 10 mg,缓慢静脉注射,1 分钟不多于 1 mg。必要时可在 15～30 分钟后重复静脉注射 1 次。之后可口服维持。

2.苯巴比妥钠

新生儿的首次剂量为 15～20 mg,给药方式为静脉注射。维持量为 3～5 mg/(kg·d)。婴儿、儿童的首次剂量为 5～10 mg/kg,给药方式为静脉注射或肌内注射,维持量为5～8 mg/(kg·d)。

3.水合氯醛

每次 50 mg/kg,加水稀释成 5%～10% 的溶液,保留灌肠。惊厥停止后改用其他止惊药维持。

4.氯丙嗪

剂量为每次 1～2 mg/kg,静脉注射或肌内注射,2～3 小时后可重复 1 次。

5.苯妥英钠

每次 5～10 mg/kg,肌内注射或静脉注射。遇到癫痫持续状态时,可给予 15～20 mg/kg,速度不超过 1 mg/(kg·min)。

6.硫苯妥钠

该药有催眠作用,大剂量有麻醉作用。每次 10～20 mg/kg,稀释成 2.5% 的溶液,肌内注射。也可缓慢静脉注射,边注射边观察,惊厥停止即停止注射。

(二)降温处理

1.物理降温

可用 30%～50% 乙醇擦浴。在患儿的头部、颈、腋下、腹股沟等处放置冰袋,亦可用冷盐水灌肠。可用低于体温 3～4 ℃ 的温水擦浴。

2.药物降温

可用其滴鼻,对大于 3 岁的患儿,每次滴2～4 滴。

(三)降低颅内压

惊厥持续发作引起脑缺氧、缺血,易导致脑水肿;如惊厥由颅内感染引起,疾病本身即有脑组织充血、水肿,颅内压增高,因而应及时降低颅内压。常用 20% 的甘露醇溶液,每次 5～10 mL/kg,静脉注射或快速静脉滴注(10 mL/min),6～8 小时重复使用。

(四)纠正酸中毒

惊厥频繁或持续发作过久,可导致代谢性酸中毒,如果血气分析发现血 pH<7.2,BE(碱剩余)为 15 mmol/L,可用 5%碳酸氢钠 3～5 mL/kg,稀释成 1.4%的等张溶液,静脉滴注。

(五)病因治疗

对惊厥患儿应通过了解病史、全面体检及必要的化验检查,争取尽快地明确病因,给予相应治疗。对可能反复发作的病例,还应制订预防复发的措施。

五、护理

(一)护理诊断

(1)有窒息的危险。

(2)有受伤的危险。

(3)潜在并发症有脑水肿、酸中毒、呼吸系统衰竭、循环系统衰竭。

(4)患儿家长缺乏关于该病的知识。

(二)护理目标

(1)患儿不发生误吸或窒息。

(2)患儿未发生并发症。

(3)患儿家长情绪稳定,能掌握止痉、降温等应急措施。

(三)护理措施

1.一般护理

(1)护理人员应将患儿平放于床上,取头侧位。保持安静,治疗操作应尽量集中进行,动作轻柔、敏捷,禁止一切不必要的刺激。

(2)护理人员应把患儿的头侧向一边,及时清除呼吸道分泌物;对发绀的患儿供给氧气;患儿窒息时施行人工呼吸。

(3)物理降温可用沾有温水或冷水的毛巾湿敷额头,每 5～10 分钟更换 1 次毛巾,必要时把冰袋放在额部或枕部。

(4)护理人员应注意患儿的安全,预防损伤,清理好周围物品,防止患儿坠床和碰伤。

(5)护理人员应协助做好各项检查,及时明确病因;根据病情需要,于惊厥停止后,配合医师做血糖、血钙、腰椎穿刺、血气分析及血电解质等针对性检查。

(6)护理人员应保持患儿的皮肤清洁、干燥,衣、被、床单清洁、干燥、平整,以防皮肤感染及压疮的发生。

(7)护理人员应关心、体贴患儿,熟练、准确地操作,以取得患儿的信任,消除其恐惧心理;说服患儿及家长主动配合各项检查及治疗,使诊疗工作顺利进行。

2.临床观察内容

(1)惊厥发作时,护理人员应观察惊厥患儿抽搐的时间和部位,有无其他伴随症状。

(2)护理人员应观察病情变化,尤其随时观察呼吸、面色、脉搏、血压、心音、心率、瞳孔大小、对光反射等重要的生命体征,如发现异常,及时通报医师,以便采取紧急抢救措施。

(3)护理人员应观察体温变化,如患儿有高热,及时做好物理降温及药物降温;如体温正常,应注意为患儿保暖。

3.药物观察内容

(1)护理人员应观察止惊药物的疗效。

(2)使用地西泮、苯巴比妥钠等止惊药物时,护理人员应注意观察患儿呼吸及血压的变化。

4.预见性观察

若惊厥持续时间长,频繁发作,护理人员应警惕有脑水肿、颅内压增高。收缩压升高,脉率减慢,呼吸节律慢而不规则,则提示颅内压增高。如未及时处理,可进一步发生脑疝,表现为瞳孔不等大、对光反射消失、昏迷加重、呼吸节律不整,甚至呼吸骤停。

六、康复与健康指导

(1)护理人员应做好患儿的病情观察,准备好急救物品,教会家长正确的退热方法,提高家长的急救技能。

(2)护理人员应加强患儿营养与体育锻炼,做好基础护理等。

(3)护理人员应向家长详细交代患儿的病情、惊厥的病因和诱因,指导家长掌握预防惊厥的方法。

(国红霞)

第二节 小儿病毒性脑炎和脑膜炎

病毒性脑炎和脑膜炎是由病毒引起的中枢神经系统感染性疾病。由乙型脑炎病毒引起的病毒性脑炎好发于 10 岁以下儿童,在夏季、秋季流行,称为流行性乙型脑炎。其他常见病毒包括柯萨奇病毒、埃可病毒、单纯疱疹病毒、腺病毒、腮腺炎病毒和淋巴细胞性脉络丛脑膜炎病毒等。病毒性脑炎常呈弥漫性脑实质病变,也可呈局灶性病变(又称局灶性脑炎);病毒性脑膜炎则以软脑膜病变为主。

一、临床表现

病情轻重程度差异较大,与神经系统受累部位、病毒致病力强弱、患儿的免疫反应等因素有关。

(一)前驱症状或伴随症状

前驱症状多表现为呼吸道或消化道症状,如咽痛、咳嗽、呕吐、腹泻、食欲缺乏。某些病毒感染可伴特殊表现。例如,腮腺炎病毒感染时腮腺肿大,埃可病毒和柯萨奇病毒感染时常有皮肤斑丘疹或黏膜疹,单纯疱疹病毒感染时可有皮肤黏膜疱疹。

(二)发热

发热一般为低等至中等程度发热。流行性乙型脑炎常急性发病,出现高热或超高热。

(三)脑炎的表现

1.意识障碍

发生意识障碍(或称脑症状),轻者反应淡漠、迟钝或烦躁、嗜睡;重者出现谵妄、昏迷。

2.惊厥

惊厥可为局限性、全身性或持续性的。

3.颅内压增高症

(1)年长儿持续性头痛及频繁呕吐,婴儿常表现为易激惹、烦躁、尖叫或双眼凝视。该病常伴不同程度的意识障碍。

(2)四肢肌张力升高或出现强直(去大脑强直为伸性强直和痉挛,角弓反张;去皮质强直为一侧或双侧上肢痉挛伴屈曲状,下肢伸性痉挛)。

(3)血压升高,脉搏减慢,呼吸不规则甚至暂停。

(4)婴儿前囟隆起、张力升高,继而颅缝分离,头围和前囟增大。

(5)视盘水肿,但在急性颅内压增高时常缺如,在婴儿中少见。

(6)意识障碍、瞳孔扩大、血压升高伴缓脉三联征提示为颅内压增高危象,常为脑疝的前兆。

4.锥体束征阳性

巴氏征阳性。

5.局限性脑症状

局限性脑症状与受累部位有关。

(1)脑干受损:呼吸改变,脑神经麻痹,瞳孔变化。

(2)基底核受损:震颤,多动,肌张力改变。

(3)小脑受损:共济失调。

(4)额叶受损:精神行为异常,运动性失语。

(5)颞叶受损:中枢性失聪。

(6)枕叶受损:中枢性失明。

(7)脑皮质运动功能区受损:中枢性单侧或单肢瘫痪。

(四)脑膜炎的表现

(1)有头痛、呕吐等颅内压增高的表现。

(2)脑膜刺激征:颈强直、克氏征和布氏征阳性。

(3)惊厥少见,意识障碍比较轻微。

二、实验室检查

(一)脑脊液常规检查

脑脊液外观多清亮,偶尔微微混浊,蛋白质含量正常或轻度升高,细胞计数为$(0\sim500)\times10^6/L$,早期以中性粒细胞为主,但很快转为以淋巴细胞为主,糖和氯化物含量正常,脑脊液培养,无细菌生长。

(二)病原学检查

将脑脊液送去做病毒分离。应用分子生物学技术(如聚合酶链式反应)检测脑脊液中相应病毒的基因。

(三)其他检查

1.脑电图检查

脑炎早期即有脑电图改变,出现弥漫性或局限性慢波,也可见尖波、棘波、尖慢复合波或棘慢复合波。

2.影像学检查

头颅 CT 检查可发现脑水肿、脑软化灶、脑膜炎等。

三、治疗

(一)抗病毒治疗

对某些病毒感染可选用相应抗病毒药物。例如,对单纯疱疹病毒引起的脑炎可用阿昔洛韦,推荐剂量:每次 10~15 mg/kg,静脉滴注,8 小时 1 次,共用 14~21 天。

(二)一般治疗

(1)重症监护。

(2)对昏迷的患儿防止痰阻。患儿尿潴留时辅助其排尿。

(3)患儿需要补充的液体量为 30~60 mL/(kg·d),总张力为 1/5~1/4 N。对重症脑炎患儿在补液 12 小时左右可给予清蛋白 0.5~1.0 g/kg,最大量为每次 25 g;或给予血浆,对贫血患儿给全血,每次 10 mL/kg,以增加血浆胶体渗透压,维持组织脱水。

(4)保证热量供给,维持电解质、酸碱平衡。

(三)恢复期及康复治疗

在恢复期可选用促进脑细胞代谢药,如脑活素。脑炎患儿易遗留各种神经系统后遗症,应及时予以相应康复治疗。

四、护理措施

(一)休息与运动

患儿在急性期要卧床休息,在缓解期和恢复期可做床上被动运动或床边活动。

(二)饮食护理

护理人员应给予患儿高热量、高蛋白质、高维生素、易消化的清淡流食或半流食,保证能量供给,维持水、电解质平衡。根据患儿的意识状态及年龄,护理人员应采取适宜的营养供给方式,对经口进食者避免呛咳及呕吐,对鼻饲者按鼻饲护理常规操作,对应用静脉营养者按静脉输液常规操作。

(三)用药护理

静脉用药时,护理人员应根据患儿的年龄、病情及药物性质调整合适的输液速度,必要时使用输液泵控制速度;静脉应用甘露醇时要快速滴入,把 250 mL20％的甘露醇在 50 分钟内静脉输入完毕,避免药物外渗。护理人员应注意观察抗惊厥发作和抗病毒等药物的不良反应。

(四)心理护理

护理人员应加强沟通,消除患儿及其家长的焦虑及恐惧情绪,增强患儿战胜疾病的信心和对治疗护理的依从性。

(五)病情观察与护理

护理人员应监测患儿生命体征的变化,观察患儿神志、囟门、瞳孔的改变,警惕惊厥、脑水肿、脑疝及呼吸衰竭等的发生,备齐抢救药品及器械,加强巡视、密切观察、详细记录,以便及早发现,给予急救处理。

(六)健康教育

(1)护理人员应给患儿做身体按摩和被动功能训练,而后让患儿逐渐下床活动。

（2）护理人员应指导患儿遵医嘱服药。

（3）护理人员应向患儿及其家长讲解关于疾病治疗、护理的知识及影响预后的相关因素，提高患儿及其家长对治疗护理的依从性，帮助患儿及其家长树立战胜疾病的信心。

（4）有肢体瘫痪的患儿应保持肢体功能位，及早进行肌肉按摩和被动功能训练以促进康复。护理人员应指导家长协助有语言障碍的患儿进行语言训练。

（5）患儿应遵医嘱定期复查脑电图，一旦出现头痛、呕吐、惊厥等症状及早就医，以免延误病情。

（国红霞）

第三节　小儿心包炎

心包炎可分感染性和非感染性两类，且多为其他疾病（婴儿常见于败血症、肺炎、脓胸，学龄儿童多见于结核病、风湿病）的一种表现。

一、临床特点

（一）症状

较大儿童常有心前区刺痛，平卧时加重，取坐位或前倾位时可减轻，疼痛可向肩背及腹部放射。婴儿表现为烦躁不安。患儿同时有原发病的症状表现，常有呼吸困难、咳嗽、发热等。

（二）体征

早期可听到心包摩擦音，多在胸骨左缘第3～4肋间最清晰，但多为一过性。有心包积液时心音遥远、低钝，出现奇脉。当心包积液达一定量时，心包舒张受限，出现颈静脉怒张、肝大、肝颈反流征阳性、下肢水肿、心动过速、脉压变小。

（三）辅助检查

1.X线检查

心影呈烧瓶样增大，肺血大多正常。

2.心电图

心电图显示窦性心动过速，低电压，广泛 ST 段、T 波改变。

3.超声心动图

超声心动图能提示心包积液的部位、量。

4.实验室检查

红细胞沉降率加快。CRP（C 反应蛋白）含量升高。血常规结果显示白细胞、中性粒细胞含量升高。

二、护理评估

（一）病史

了解患儿近期有无感染性疾病，以及有无结核、风湿热病史。

（二）症状、体征

评估患儿有无发热、胸痛，胸痛与体位的关系。评估有无心包填塞症状，如呼吸困难、心率加快、颈静脉怒张、肝大、水肿、心音遥远及奇脉。听诊心脏，注意有无心包摩擦音。

（三）社会、心理

评估家长对疾病的了解程度和态度。

（四）辅助检查

了解并分析胸部 X 线片、心电图、超声心动图等检查结果。

三、常见护理问题

（一）疼痛

与心包炎性渗出有关。

（二）体温异常

与炎症有关。

（三）气体交换受损

与心包积液、心脏受压有关。

（四）合作性问题

急性心包填塞。

四、护理措施

（一）休息与卧位

患儿应卧床休息，宜取半卧位。

（二）饮食

护理人员应给予患儿高热量、高蛋白、高维生素、易消化的半流质或软食，限制患儿的钠盐摄入，嘱其少食易产气的食物（如薯类），多食芹菜、海带等富含纤维素的食物，以防止肠内产气过多而引起腹胀及便秘，导致膈肌上抬。

（三）高热护理

护理人员应及时做好降温处理，测定体温并及时记录体温。

（四）吸氧

护理人员应对胸闷、气急严重者给予氧气吸入。

（五）对症护理

对有心包积液的患儿，护理人员应做好解释工作，协助医师进行心包穿刺。在操作过程中护理人员应仔细观察生命体征的变化，记录抽出液体的性质和量，穿刺完毕，局部加压数分钟后无菌包扎。把患儿送回病床后，护理人员应继续观察有无渗液、渗血，必要时给局部用沙袋加压。

（六）病情观察

（1）呼吸困难为急性心包炎和慢性缩窄性心包炎主要的突出症状，护理人员应密切观察患儿的呼吸频率和节律。

（2）当患儿静脉压升高，面色苍白、发绀，烦躁不安，肝脏在短期内增大时，护理人员应及时报告医师，并做好心包穿刺准备。

(七)心理护理

护理人员应肯定患儿对疼痛的描述,并设法分散其注意力,减轻其不适感觉。

(八)健康教育

(1)护理人员应向家长讲解舒适的体位、休息和充足的营养供给是治疗该病的良好措施。

(2)若需要进行心包穿刺时,护理人员应向家长说明必须配合和注意的事宜。

五、出院指导

(1)护理人员应遵医嘱及时、准确地使用药物并定期随访。

(2)由于心包炎患儿的抵抗力减弱,出院后患儿应坚持休息半年左右,并加强营养,以利于心功能的恢复。

(王　玲)

第四节　小儿病毒性心肌炎

一、概述

病毒性心肌炎是由病毒感染引起的心肌间质炎症细胞浸润和邻近的心肌细胞坏死、变形,有时病变也可累及心包或心内腹。该病可导致心肌损伤、心功能障碍、心律失常和周身症状。该病可发生于任何年龄,是儿科常见的心脏疾病之一,近年来发病率有增大的趋势。

(一)病因

近年来,病毒学及免疫病理学迅速发展,通过大量动物试验及临床观察,证明多种病毒可引起心肌炎。其中柯萨奇病毒 B6(1～6 型)常见,其他病毒(如柯萨奇病毒 A、埃可病毒、脊髓灰质炎病毒、流感病毒、副流感病毒、腮腺炎病毒、水痘病毒、单纯疱疹病毒、带状疱疹病毒及肝炎病毒)也可能致病。柯萨奇病毒具有高度亲心肌性和流行性,据报道很多原因不明的心肌炎和心包炎由柯萨奇病毒 B 所致。

病毒性心肌炎在一定条件下才发病。例如,当机体继发细菌感染(特别是链球菌感染)、发热、缺氧、营养不良、接受类固醇或放疗而抵抗力低下时,可发病。

医师对病毒性心肌炎的发病原理至今未完全了解,目前提出病毒学说、免疫学说等几种学说。

(二)病理

病毒性心肌炎病理改变轻重不等。轻者常以局灶性病变为主,而重者则多呈弥漫性病变。局灶性病变者的心肌外观正常,而弥漫性病变者的心肌苍白、松软,心脏呈不同程度的扩大、增重。镜检可见病变部位的心肌纤维变性或断裂,心肌细胞溶解、水肿、坏死。心肌间质有不同程度的水肿,淋巴细胞、单核细胞和少数多核细胞浸润。左室及室间隔的病变显著。病变可波及心包、心内膜及心脏传导系统。

慢性病例的心脏扩大,心肌间质炎症浸润,心肌纤维化,有瘢痕组织形成,心内膜呈弥漫性或局限性增厚,血管内皮肿胀。

二、临床表现

病情轻重悬殊。轻者可无明显自觉症状,仅有心电图改变。重者可出现严重的心律失常、充血性心力衰竭、心源性休克,甚至死亡。大约1/3以上的病例在发病前1~3周或发病的同时有呼吸道或消化道病毒感染,伴有发热、咳嗽、咽痛、周身不适、腹泻、皮疹等症状,继而出现心脏症状,如年长儿常诉心悸、气短、胸部及心前区不适或疼痛、有疲乏感。发病初期患儿常有腹痛、食欲缺乏、恶心、呕吐、头晕、头痛等表现。3个月以内婴儿有拒乳、苍白、发绀、四肢凉、两眼凝视等症状。心力衰竭者呼吸急促、突然腹痛、发绀、水肿。心源性休克者烦躁不安、面色苍白、皮肤发花、四肢厥冷或末梢发绀。发生窦性停搏或心室纤颤时患儿可突然死亡。如病情拖延至慢性期,常表现为进行性充血心力衰竭、全心扩大,可伴有各种心律失常。

体格检查:多数心尖区第一音低钝。一般无器质性杂音,仅在胸前或心尖区闻及Ⅰ~Ⅱ级吹风样收缩期杂音。有时可闻及奔马律或心包摩擦音。该病严重者心脏扩大,脉细数,颈静脉怒张,肝大并有压痛,有肺部啰音,面色苍白,四肢厥冷,皮肤发花,指/趾发绀,血压下降。

三、辅助检查

(一)实验室检查

(1)白细胞总数为$(10.0\sim20.0)\times10^9/L$,中性粒细胞数偏高。红细胞沉降率、抗链“O”大多正常。

(2)血清肌酸磷酸激酶、乳酸脱氢酶及其同工酶、谷草转氨酶的含量在病程早期可升高。超氧化歧化酶在急性期降低。

(3)若从心包、心肌或心内膜中分离到病毒,或用免疫荧光抗体检查找到心肌中特异的病毒抗原,电镜检查心肌发现有病毒颗粒,可以确定诊断。

(4)测定补体结合抗体及用分子杂交法或聚合酶链式反应检测心肌细胞内的病毒核酸也有助于病原诊断。部分病毒性心肌炎患儿有抗心肌抗体,一般于短期内恢复,如抗体量持续提高,表示心肌炎病变处于活动期。

(二)心电图检查

心电图在急性期有多变与易变的特点,对可疑病例应反复检查,以助于诊断。其主要变化为ST-T改变,有各种心律失常和传导阻滞。恢复期多见各种类型的期前收缩。少数慢性期患儿可有房室肥厚的改变。

(三)X线检查

心影正常或不同程度地增大,多数为轻度增大。若该病迁延不愈或合并心力衰竭,则心脏扩大明显。该病合并心力衰竭可见心搏动减弱,伴肺淤血、肺水肿或胸腔少量积液。有心包炎时,有积液征。

(四)心内膜心肌活检

心内膜心肌活检在成人患者中早已开展,该检查用于小儿患者是近年才有报道的,这为心肌炎的诊断提供了病理学依据。据报道,心内膜心肌活检证明约40%原因不明的心律失常、充血性心力衰竭患者患有心肌炎。该检查的临床表现和组织学相关性较差,原因是取材很小且局限,取材时不一定是最佳机会;心内膜心肌活检本身可导致心肌细胞收缩,而出现一些病理性伪迹。

因此,心内膜心肌活检无心肌炎表现者不一定无心肌炎,临床医师不能忽视临床诊断。此项检查在一般医院尚难开展,不作为常规检查项目。

四、诊断与鉴别诊断

(一)诊断要点

1.病原学诊断依据

(1)确诊指标:检查患儿的心内膜、心肌、心包或心包穿刺液,发现以下之一者可确诊心肌炎由病毒引起。①分离到病毒。②用病毒核酸探针查到病毒核酸。③特异性病毒抗体呈阳性。

(2)参考依据:有以下之一者结合临床表现可考虑心肌炎由病毒引起。①从患儿的粪便、咽拭子或血液中分离到病毒,并且恢复期血清同型抗体滴度是患儿入院检测的第一份血清的 5 倍或比患儿入院检测的第一份血清同型抗体滴度降低 25% 以上。②病程早期患儿血中特异性 IgM 抗体呈阳性。③用病毒核酸探针从患儿的血中查到病毒核酸。

2.临床诊断依据

(1)患儿有心功能不全、心源性休克或心脑综合征。

(2)心脏扩大。

(3)心电图改变:以 R 波为主的 2 个或 2 个以上主要导联(Ⅰ、Ⅱ、aVF、V_5)的 ST-T 改变持续 4 天以上伴动态变化,窦房传导滞后,房室传导阻滞,完全性右束支或左束支阻滞,成联律、多型、多源、成对或并行性期前收缩,非房室结及房室折返引起异位性心动过速,有低电压(新生儿除外)及异常 Q 波。

(4)CK-MB(肌酸肌酶同工酶)含量升高或心肌肌钙蛋白(cTnI 或 cTnT)呈阳性。

3.确诊依据

(1)具备 2 项临床诊断依据,可临床诊断为心肌炎。发病的同时或发病前 1~3 周有病毒感染的证据支持诊断。

(2)同时具备病原学诊断依据之一,可确诊为病毒性心肌炎,具备病原学参考依据之一,可临床诊断为病毒性心肌炎。

(3)不具备确诊依据,应给予必要的治疗或随诊,根据病情变化,确诊或排除心肌炎。

(4)应排除风湿性心肌炎、中毒性心肌炎、先天性心脏病、结缔组织病、代谢性疾病的心肌损害、甲状腺功能亢进症、原发性心肌病、原发性心内膜弹力纤维增生症、先天性房室传导阻滞、心脏自主神经功能异常、β 受体功能亢进及药物引起的心电图改变。

4.临床分期

(1)急性期:新发病,症状及检查的阳性发现明显且多变,一般病程为半年以内。

(2)迁延期:临床症状反复出现,客观检查指标迁延不愈,病程多为半年以上。

(3)慢性期:进行性心脏增大,反复心力衰竭或心律失常,病情时轻时重,病程为 1 年以上。

(二)鉴别诊断

在考虑九省市心肌炎协作组制定的心肌炎诊断标准时,应首先排除其他疾病,包括风湿性心肌炎、中毒性心肌炎、结核性心包炎、先天性心脏病、结缔组织病、代谢性疾病、代谢性疾病的心肌损害、原发性心肌病、先天性房室传导阻滞、高原性心脏病、克山病、川崎病、良性期前收缩、神经功能紊乱、电解质紊乱及药物等引起的心电图改变。

五、治疗、预防、预后

该病尚无特殊治疗方法。应结合患儿的病情采取有效的综合措施。

(一)一般治疗

1.休息

急性期患儿应至少卧床休息至热退 3~4 周；心功能不全或心脏扩大的患儿，更应绝对卧床休息，以减轻心脏负荷及减少心肌耗氧量。

2.抗生素

抗生素虽对引起心肌炎的病毒无直接作用，但因细菌感染是病毒性心肌炎的重要条件，故在开始治疗时，应适当使用抗生素。一般肌内注射青霉素 1~2 周，以清除链球菌和其他敏感细菌。

3.保护心肌

大剂量维生素 C 具有增加冠状血管血流量、心肌糖原、心肌收缩力，改善心功能，清除自由基，修复心肌损伤的作用。剂量为 100~200 mg/(kg·d)，溶于 10~30 mL 10%~25% 的葡萄糖注射液，静脉注射，每天 1 次，15~30 天为 1 个疗程；抢救心源性休克患儿时，第 1 天可用 3~4 次。

极化液、能量合剂及 ATP 因难进入心肌细胞内，故疗效差。近年来多推荐以下几种药物：①辅酶 Q_{10}，1 mg/(kg·d)，口服，可连用 1~3 个月。②1,6-二磷酸果糖，0.7~1.6 mL/kg，静脉注射，最大量不超过 2.5 mL/kg，静脉注射速度为 10 mL/min，每天 1 次，10~15 天为 1 个疗程。

(二)激素治疗

肾上腺皮质激素可用于抢救危重病例及其他治疗无效的病例。口服泼尼松1.0~1.5 mg/(kg·d)，用 3~4 周，症状缓解后逐渐减量停药。对反复发作或病情迁延者，可考虑较长期的激素治疗，疗程不少于半年。对于急重抢救病例可采用大剂量，如地塞米松0.3~0.6 mg/(kg·d)，或氢化可的松 15~20 mg/(kg·d)，静脉滴注。

(三)免疫治疗

动物试验及临床研究均发现丙种球蛋白对心肌有保护作用。从 1990 年开始，在美国波士顿及洛杉矶的儿童医院已将丙种球蛋白作为病毒性心肌炎治疗的常规用药。

(四)抗病毒治疗

动物试验中联合应用利巴韦林和干扰素可提高生存率，目前欧洲正在进行干扰素治疗心肌炎的临床试验，其疗效尚待确定。环孢霉素 A、环磷酰胺目前尚无肯定疗效。

(五)控制心力衰竭

心肌炎患儿对洋地黄类药物耐受性差，易出现中毒而发生心律失常，故应选用快速作用的洋地黄类药物，如毛花苷 C(西地兰)或地高辛。病重者静脉滴注地高辛，一般病例口服地高辛，饱和量为常规量的 1/2~2/3，心力衰竭不重、发展不快者可每天口服维持量。应早用和少用利尿剂，同时注意补钾，否则易导致心律失常。注意供氧，保持安静。若患儿烦躁不安，可给镇静剂。患儿发生急性左心功能不全时，除短期内并用毛花苷 C(西地兰)、利尿剂、镇静剂、吸入氧气外，应给予血管扩张剂(如酚妥拉明 0.5~1.0 mg/kg 加入 50~100 mL 10% 的葡萄糖注射液内)，快速静脉滴注。紧急情况下，可先用半量，以 10% 的葡萄糖注射液稀释，静脉缓慢注射，然后静脉滴注其余半量。

（六）抢救心源性休克

抢救心源性休克需要吸氧、扩容,使用大剂量维生素 C、激素、升压药,改善心功能及心肌代谢等。

近年来,应用血管扩张剂——硝普钠取得良好疗效,常用剂量为 $5\sim10$ mg,溶于 100 mL 5% 的葡萄糖注射液中,开始时以 0.2 μg/(kg·min)滴注,以后每隔 5 分钟增加 0.1 μg/kg,直到获得疗效或血压降低,最大剂量不超过 5 μg/(kg·min)。

（七）纠正严重心律失常

对轻度心律失常(如期前收缩、一度房室传导阻滞),多不用药物纠正,而主要是针对心肌炎本身进行综合治疗。若发生严重心律失常(如快速心律失常、严重传导阻滞),应迅速、及时地纠正,否则威胁生命。

六、护理

（一）护理诊断

1.活动无耐力

与心肌功能受损、组织器官供血不足有关。

2.胸闷

与心肌炎症有关。

3.潜在并发症

心力衰竭、心律失常、心源性休克。

（二）护理目标

(1)患儿的活动量得到适当控制,休息得到保证。

(2)患儿的胸闷缓解或消失。

(3)患儿无并发症或有并发症,但能被及时发现和适当处理。

（三）护理措施

1.休息

(1)急性期患儿要卧床休息至热退后 $3\sim4$ 周,以后根据心功能恢复情况逐渐增加活动量。

(2)心功能不全的患儿或心脏扩大的患儿应绝对卧床休息。

(3)总的休息时间为 $3\sim6$ 个月。

(4)护理人员应创造良好的休息环境,合理安排患儿的休息时间,保证患儿的睡眠时间。

(5)护理人员应主动提供服务,满足患儿的生活需要。

2.胸闷的观察与护理

(1)护理人员应观察患儿的胸闷情况,注意诱发和缓解因素,必要时给予吸氧。

(2)护理人员应遵医嘱给予心肌营养药,促进患儿的心肌恢复正常。

(3)患儿要保证休息,减少活动。

(4)护理人员应控制输液的速度和输液总量,减轻患儿的心肌负担。

3.并发症的观察与护理

(1)护理人员应密切注意患儿的心率、心律、呼吸、血压和面色改变,有心力衰竭时给予吸氧、镇静、强心等处理。应用洋地黄类药物时要密切观察患儿有无洋地黄中毒表现,如出现新的心律失常、心动过缓。

（2）护理人员应注意有无心律失常，一旦心律失常发生，需及时通知医师并给予相应处理。例如，对高度房室传导阻滞者给异丙肾上腺素和阿托品来提升心率。

（3）护理人员应警惕心源性休克，注意血压、脉搏、尿量、面色等的变化，一旦出现心源性休克，立即给患儿取平卧位，配合医师给予大剂量维生素 C 或肾上腺皮质激素来治疗。

（四）康复与健康指导

（1）护理人员应给患儿家长讲解病毒性心肌炎的病因、病理、发病机制、临床特点及诊断、治疗措施。

（2）护理人员应强调休息的重要性，指导患儿控制活动量，建立合理的休息制度。

（3）护理人员应讲解该病的预防知识，如预防上呼吸道感染和肠道感染。

（4）护理人员应对有高度房室传导阻滞者讲解安装心脏起搏器的必要性。

七、展望

近年来，心肌炎已成为常见心脏病之一，对人类健康构成了威胁，因而对该病的诊治研究也日益受到重视。心脏扩大、心律失常或心力衰竭为心脏明显受损的表现，心电图 ST-T 改变与异位心律或传导阻滞反映心肌病变的存在。但对于怀疑为病毒性心肌炎的患者，提倡进行心脏活检，行病理学检查。

但分离病毒检查或特异性荧光抗体检查存在以下几个问题。

（1）患儿不易接受。

（2）炎性组织在心肌中呈灶状分布，活检标本小而致病灶标本不一定取到。

（3）提取 RNA 的质量和检测方法的敏感性不同。

（4）心脏中有病毒，而从血液中不一定检出抗原或抗体；心脏中无病毒，而从心脏中检出抗原或抗体；即使抗原或抗体呈阳性反应，也不足以证实有病毒性心肌炎；只有当感染某种病毒并引起相应的心脏损害时，心脏和血液检查呈阳性反应才有意义。在检查血液中抗原或抗体时，因检测试剂、检查方法、操作技术不同而结果迥异。

因此，病毒性心肌炎的确诊相当困难。由于抗病毒药物的疗效不显著，目前建议采用中西医结合疗法。有人用以黄芪、牛磺酸及一般抗心律失常药物为主的中西医结合方法治疗病毒性心肌炎，取得了比较满意的效果。中药黄芪除具有抗病毒、免疫调节、保护心肌的作用，还可以抑制内向钠-钙交换电流，改善部分心电活动，清除氧自由基，而广泛应用于临床。牛磺酸是心肌游离氨基酸的重要成分，也可通过抑制病毒复制，抑制病毒感染心肌细胞引起的钙电流增大，使受感染而降低的最大钙电流膜电压及外向钾电流趋于正常，使心肌细胞钙内流减少，在病毒性心肌炎动物模型及临床病毒性心肌炎患者中，具有保护心肌、改善临床症状等作用。

（王　玲）

第五节　小儿原发性心肌病

原发性心肌病是指病因不明、病变局限于心肌的一组疾病。依据临床和病理改变可分为扩张型心肌病、肥厚型心肌病、限制型心肌病，以前两类常见。临床上以缓慢进展的心脏增大、心律失常及心功能不全为主要表现。病因尚不清楚,可能与遗传因素、免疫因素及感染因素有关,个别柯萨奇病毒所致心肌炎可转化为心肌病。该病的预后不良,患儿常并发心力衰竭而死亡。

一、临床特点

(一)扩张型心肌病

扩张型心肌病(dilated cardiomyopathy,DCM)又称充血型心肌病(congestive cardiomyopathy,CCM),主要表现为慢性充血性心力衰竭。

1.症状与体征

较大儿童表现为乏力,食欲减退,不爱活动,腹痛,活动后呼吸困难、心动过速,尿少,水肿。婴儿出现喂养困难、体重不增、吮奶时呼吸困难、多汗、烦躁不安、食量减少。约10%的患儿会发生晕厥。体检时患儿的心率、呼吸加快,脉搏细弱,血压正常或偏低,有的患儿可有奔马律,可闻及Ⅱ~Ⅲ/Ⅵ级收缩期杂音,肝大,下肢水肿。

2.辅助检查

(1)X线检查:心脏增大,并以左心室为主或普遍性增大,呈球形。心搏减弱,肺淤血明显。

(2)心电图:左心肥厚,出现心律失常及非特异性ST-T改变。

(3)超声心电图:左心房、左心室明显扩大,左心室流出道增宽,心室壁活动减弱。

(二)肥厚型心肌病

肥厚型心肌病(hypertrophic cardiomyopathy,HCM)是一种遗传性疾病,其特征为心室肥厚,心腔无扩大。临床表现具有多变性。

1.症状与体征

患有该病的婴儿常见的症状有呼吸困难、心动过速、喂养困难。较重者发生心力衰竭。患有该病的儿童多无明显症状,常因心脏杂音而首次就诊。少数儿童有呼吸加快、乏力、心绞痛、晕厥,并可于活动后发生猝死。体检时,有的患儿可听到奔马律,有的患儿在胸骨左缘下端及心尖部可听到Ⅰ~Ⅲ/Ⅵ级收缩期杂音。

2.辅助检查

(1)X线检查:可见左心室轻度到中度增大。

(2)心电图:左心室肥厚伴劳损,可有ST-T改变、病理性Q波及各种心律失常。

(3)超声心动图:室间隔非对称性肥厚,室间隔厚度与左心室后壁厚度之比大于或等于1.3。左心室流出道狭窄。

(三)限制型心肌病

限制型心肌病(restrictive cardiomyopathy,RCM)常见于儿童及青少年,预后不良。

1.症状与体征

起病缓慢,表现为原因不明的心力衰竭。右心病变主要表现为静脉压升高、颈静脉怒张、肝大、腹水及下肢水肿,与缩窄性心包炎相似。左心病变表现为呼吸困难、咳嗽、咯血、胸痛,有时伴有肺动脉高压的表现。

2.辅助检查

(1)X线检查:心影扩大,肺血减少。

(2)心电图:可见心房肥大、房性期前收缩、心房颤动、ST-T改变、PR间期延长及低电压。

(3)超声心动图:左心房、右心房明显扩大(左心房尤为明显),左心室腔、右心室腔正常或变小。

二、护理评估

(一)健康史
询问患儿的家族史和发病前有无感染的病史。

(二)症状、体征
测量生命体征,评估心率、心律、呼吸、血压、心功能。

(三)社会、心理
了解患儿及其家长对疾病的性质、预后的认识程度,了解他们的心理需求。

(四)辅助检查
分析 X 线、心电图、超声等各种检查的结果。

三、常见护理问题

(一)心排血量减少
与心室扩大、肥厚致心肌收缩力减弱有关。

(二)体液过多
与肾灌注量减少、水钠潴留、尿量排出减少有关。

(三)有感染的危险
与机体抵抗力降低有关。

(四)合作性问题
猝死。

四、护理措施

(一)限制活动
护理人员应嘱患儿应卧床休息,让患儿保持愉悦的心情。

(二)饮食护理
护理人员应嘱患儿选择低盐饮食,增加维生素、蛋白质、微量元素的摄入;应鼓励服用利尿剂的患儿多进食含钾丰富的食物,如香蕉。

(三)供氧
护理人员应根据缺氧程度给予鼻导管或面罩吸氧。

(四)密切观察病情
护理人员应监测患儿的血压、脉搏、呼吸、心律、尿量及意识状态,注意观察心力衰竭的早期表现,有无心律失常及栓塞症状。

(五)用药护理
应用强心药、利尿剂、扩血管药物时护理人员应观察其疗效及不良反应。患儿对洋地黄类药物耐受性差,故护理人员应警惕患儿发生中毒。

(六)预防诱因
心力衰竭者应避免过度劳累。饮食清淡,忌暴饮暴食,预防便秘,以免用力大便而诱发心力衰竭。护理人员应控制输液速度,保持病房安静、整洁、舒适,保持病房内空气新鲜和温度适宜,防止患儿呼吸道感染。

(七)健康教育

(1)护理人员应向家长解释该病的病程长及预后等情况。

(2)护理人员应合理安排患儿的活动与休息时间。

(3)当患儿出现心悸、呼吸困难时应立即停止活动,并取平卧位,必要时吸氧。

五、出院指导

(1)患儿要调整情绪,促进身心健康。

(2)饮食要易消化、低盐、富含维生素。少食多餐。

(3)扩张型心肌病患儿应避免劳累,宜长期卧床休息,减轻与延缓心脏扩大,促进心功能的恢复。肥厚型心肌病患儿要避免剧烈运动、情绪激动、突然用力或提取重物。

(4)该病进展缓慢,应定期复查及合理用药。

(5)家长要经常给患儿的居室通风;不让患儿去人群集中的公共场所;注意气候变化,及时给患儿增减衣服,避免其受凉。

(王美莹)

第六节 小儿高血压

高血压分为原发性高血压和继发性高血压两类。小儿高血压大多为继发性高血压,且以肾性高血压(占 75%～80%)最常见,其他继发性高血压主要见于嗜铬细胞瘤、先天性肾上腺皮质增生症、原发性醛固酮增生症、主动脉缩窄、肾动脉狭窄等。

一、临床特点

(一)症状

轻度高血压患儿常无明显症状,仅于体检时发现高血压。血压明显升高时可有头痛、眩晕、恶心、呕吐和视力改变。继发性高血压往往有各种基础疾病的临床表现。部分患儿可出现高血压脑病,表现有呕吐、运动失调、惊厥、失语、偏瘫和昏迷。

(二)体征

足月新生儿的血压超过 12.0/8.0 kPa(90/60 mmHg)。早产儿的血压超过 10.7/5.3 kPa(80/40 mmHg)。婴幼儿的血压超过 13.3/8.0 kPa(100/60 mmHg)。学龄前儿童的血压超过 14.7/9.3 kPa(110/70 mmHg)。学龄儿童的血压超过 16.0/10.7 kPa(120/80 mmHg)。13 岁和 13 岁以上患儿的血压超过 18.7/12.0 kPa(140/90 mmHg)。任何年龄组的患儿的血压超过 20.0/13.3 kPa(150/100 mmHg),则为重度高血压。

(三)辅助检查

(1)肾性高血压患儿的尿中出现红细胞、蛋白质。血尿素氮、肌酐含量升高,血电解质发生变化。先天性肾上腺皮质增生症患儿的尿 17-羟皮质类固醇、17-酮类固醇的含量升高。嗜铬细胞瘤患儿 24 小时尿香草苦杏仁酸值升高。

(2)胸部 X 线片、心电图、超声心动图、肾脏 B 超、静脉肾盂造影、同位素肾图及肾扫描可出现结果。

(3)肾活体病理检查可有阳性结果。

二、护理评估

(一)健康史
了解原发病情况、高血压的程度、患儿的饮食结构,了解有无家族史。

(二)症状、体征
测量生命体征,评估患儿有无头晕、恶心、视力改变。

(三)社会、心理
评估家庭支持系统对患儿的影响程度、患儿的心理状态。

(四)辅助检查
分析尿常规、血常规、心电图、B 超等各种检查的结果。

三、常见护理问题

(一)舒适的改变
与血压升高导致头痛、头晕、恶心、呕吐有关。

(二)合作性问题
高血压危象。

(三)知识缺乏
患儿及其家长缺乏关于高血压的保健知识。

四、护理措施

(一)休息
血压较高、症状明显者应卧床休息。

(二)饮食
应适当控制钠盐及动物脂肪的摄入,避免高胆固醇食物,多食富含纤维素、蛋白质的食物,适当控制食量和总热量,以清淡、无刺激的食物为宜。

(三)严密观察病情
对有心、脑、肾并发症的患儿护理人员应严密观察血压波动的情况,如患儿的血压急剧升高,同时出现头痛、呕吐等症状,应考虑发生高血压危象的可能,立即通知医师并让患儿卧床、吸氧,同时准备快速降压药物、脱水剂等,监测其心率、呼吸、血压、神志等。如患儿抽搐、躁动,护理人员应注意安全。

(四)用药护理
护理人员应观察各种药物的疗效及不良反应,及时采取措施。

(五)心理护理
护理人员应了解患儿的性格特征,有无引起精神紧张的心理社会因素;根据患儿不同的性格特征给予指导,训练其自我控制能力;指导家长要尽力避免各种可能导致患儿精神紧张的因素,尽可能减轻患儿的心理压力。

(六)健康教育

1.疾病知识的宣教

护理人员应教患儿及其家长有关高血压的知识和讲解服用降压药物时应注意的事项。例如,使用可引起直立性低血压的降压药物(如钙通道阻滞剂)时,变换体位的动作应尽量缓慢,特别是在夜间起床如厕时更应注意,以免动作过快致血压骤降,引起晕厥而发生意外。

2.饮食与运动

护理人员应协助患儿安排合理的饮食和适当的体育活动,注意改进饮食结构,减少钠、脂肪的摄入,多吃富含钾、钙的食物,并补充优质蛋白质。

3.自我保健的教育

护理人员应对患儿及其家长进行关于高血压的自我保健的教育,并协助制订个体化的自我保健计划,指导患儿及家长掌握自测血压的方法。

五、出院指导

(1)护理人员应教患儿及其家长有关高血压病的知识;嘱患儿合理安排生活,注意劳逸结合,定期测量血压;提高患儿的社会适应能力,嘱其维持心理平衡,避免各种不良刺激。

(2)注意控制和调节饮食,减少钠盐、动物脂肪的摄入。

(3)保持大便通畅。

(4)适当参与运动。

(5)血压持续升高或出现头晕、头痛、恶心等症状时,应及时就医。

(6)保持心理平衡,避免情绪激动。生气和愤怒可诱发血压的升高。

(7)护理人员应指导患儿遵医嘱准时服药,不可自行改变剂量或增减药物,不可突然停药,以免造成血压突然升高;嘱其如果服药时出现不良反应,应及时就诊。

(王美莹)

第七节　小儿肠套叠

肠套叠指一部分肠管及其系膜套入邻近的肠管之中,临床上出现急性肠梗阻的症状。该病为婴儿期常见的急腹症,在2岁以下的婴幼儿中多见。患儿的男女之比为(2～3)∶1。该病在春季多见。

一、临床表现

小儿肠套叠的临床表现随年龄不同和类型不同而有差异,通常有四大特点:腹痛、呕吐、便血和腹部包块。

(1)急性腹痛:为突然发作的、剧烈的阵发性腹痛。患儿哭闹不安、面色苍白、出汗、四肢乱动、表情痛苦,疼痛缓解时可恢复安静或嗜睡,间歇10～20分钟又复发。随病情发展,疼痛时间延长,间歇期缩短。发生肠绞窄时,疼痛无间歇,伴腹胀及腹膜炎。

(2)呕吐:腹痛初期即可呕吐,呕吐物为胃内容物。晚期病例可吐出小肠液及粪便,因完全性肠梗阻,肠道积气、积液逆反入胃,形成反流性呕吐。

（3）便血:是早期症状。一般腹痛后6～12小时就可出现黏液血便,似果酱样,无特殊臭味。回结型、回盲型套叠早期即有血便,小肠型套叠少有血便或血便出现得较晚。

（4）腹部包块:约75%的病例腹部可触及肿块,肿块一般沿结肠走向分布。

（5）患儿全身情况、营养良好,但面色苍白,烦躁不安,晚期出现精神萎靡、表情呆钝、嗜睡、高热、严重脱水、休克等症状。

二、辅助检查

（一）X 线检查

空气灌肠后,X 线检查若见结肠内气柱前端呈杯口状、螺旋状阴影即可确诊。用稀钡剂灌肠,X 线检查看到的阴影更为清晰。

（二）超声检查

超声检查可探及横切面呈同心圆形的腹部包块。

三、鉴别诊断

在鉴别诊断中必须排除细菌性痢疾、急性胃肠炎、急性阑尾炎、出血性肠炎、肠蛔虫症、过敏性紫癜、流行性出血热(急腹症型)等。

四、治疗

（一）非手术治疗

在透视下空气灌肠或钡剂灌肠简便易行,复位可靠,适用于起病48小时以内、全身情况良好者。也可在 B 超监测下灌肠,灌肠复位后观察数小时,若患儿安静入睡,腹胀减轻,包块消失,让患儿口服活性炭 1 g,6 小时后由肛门排黑色炭末便,证实复位成功。在治疗过程中严格掌握灌肠复位的适应证和操作要领,90% 以上的病例都能一次复位成功。若复位失败或发生肠穿孔,可行急症手术。禁忌证:病程超过 48 小时,腹胀严重,且腹部透析可见多个巨大液平面,疑有腹膜刺激征或肠坏死;肿块超过脾曲,出血反复发作,疑有器质性病变。

（二）手术治疗

手术治疗适用于晚期灌肠复位失败,合并肠道疾病或慢性肠套叠的病例。术前准备应充分、细致,包括静脉输液、纠正水和电解质失衡、应用抗生素、输血、吸氧、退热、胃肠减压等。若无肠坏死,应先行手法复位。阑尾套入受压时可同时切除阑尾。合并肠坏死、肠穿孔时,应行肠切除吻合术。

五、护理措施

（一）非手术治疗护理/术前护理措施

（1）护理人员应向患儿家长讲解治疗方法及手术的必要性,减轻家长对手术的恐惧心理。

（2）护理人员应给予患儿补液治疗,补充血容量。

（3）护理人员应密切观察患儿腹痛、呕吐、腹部包块的情况。若患儿经空气(或钡剂)灌肠复位治疗后症状缓解,常表现为安静入睡,不再哭闹,停止呕吐;腹部肿块消失;拔出肛管后排出大量有臭味的黏液血便,继而变为黄色粪水。如患儿仍然烦躁不安、阵发性哭闹,腹部包块仍存在,应怀疑肠套叠还未复位或又重新发生肠套叠,应立即通知医师。

(4)护理人员应备好吸氧管、监护仪器等用物。

(5)术前用药:通常用安定、阿托品等注射药物以消除患儿的恐惧心理,减少呼吸道腺体的分泌,保持呼吸道通畅,保持胃管通畅,减少术后并发症。

(6)饮食护理:患儿要加强营养,食用高蛋白、粗纤维、易消化的食物,适当限制盐的摄入量,少食多餐。

(二)术后护理措施

1.一般护理

患儿麻醉清醒后,护理人员应给患儿取去枕平卧位,把患儿的头偏向一侧;注意防止患儿误吸呕吐物;定时监测血压、脉搏、心率并详细记录,观察 5 小时至平稳;如发现体温不升应给患儿保暖,对高热者进行降温。

2.疼痛护理

护理人员应安抚患儿,患儿疼痛时使用止痛泵,并告知家长使用方法,必要时使用镇静止痛药。

3.切口的护理

护理人员应观察伤口的渗血、渗液情况,保持伤口敷料的清洁、干燥。

4.引流管护理

护理人员应保持引流管通畅,妥善固定管道,防止扭曲、折叠及患儿抓脱;密切观察和记录胃液和引流液的性质、颜色和量。

(王美莹)

第八节　小儿先天性巨结肠

先天性巨结肠(congenital megacolon,Hirschsprung's disease,HD)是常见的胃肠道发育畸形,发病率为 1/5 000～1/2 000。患儿中男与女之比为 4：1。该病有遗传倾向,近年的调查显示家族性 HD 约为 4%。

HD 病变肠段神经节细胞缺如,这是一种发育停顿,目前认为是在多基因遗传因子的条件下,原胚肠发生了暂时性缺血、缺氧,故该病是遗传因素的产物。男性的发病率较高,是因为所需的基因型值较低。

神经节细胞缺如的肠段平滑肌持续收缩,呈痉挛状态,蠕动消失,形成非器质性肠狭窄,使粪便通过发生障碍。在无神经节细胞段近端正常肠段,粪便淤积,肠道将粪便推入痉挛部位,久之肠管有代偿性扩张、肥厚,形成巨大的扩张段。

一、新生儿巨结肠

(一)临床表现

约 2/3 的 HD 病例在出生后 1～6 天发生急性肠梗阻,临床表现如下。

(1)发生胎粪便秘,出生后 24～48 小时没有胎粪排出,或只有少量胎粪,必须灌肠或用其他方法处理才有胎粪排出。这是由于胎粪不能通过痉挛狭窄的乙状结肠、直肠。

（2）呕吐为常见的症状，可能呕吐次数不多，呕吐量少，但也可能呕吐频繁不止，呕吐物带有胆汁。

（3）腹部膨胀，大多数为中等程度的腹胀，部分病例腹部极度膨胀，压迫膈肌而引起呼吸困难。有时肠蠕动显著，听诊肠鸣音存在。

（4）直肠指诊对诊断颇有帮助，特点是在便秘情况下直肠壶腹空虚、无粪。指检还可激发排便反射，拔出手指后，随着胎粪或粪便排出，大量气体排除出，同时腹胀好转。

（二）并发症

1.肠梗阻

在便秘和部分性肠梗阻的基础上，逐渐或突然发展为完全性肠梗阻。如未及时积极治疗该病，新生儿往往死亡。

2.小肠结肠炎

这是新生儿 HD 最严重和常见的并发症，主要临床表现是腹泻。医师一般认为远端梗阻（包括失弛缓性内括约肌的作用）和因此而产生的结肠极度扩张及肠壁循环缺陷是基本原因。结肠扩大和壅滞有利于感染的扩散而加重病情。

小肠结肠炎发作时，患儿的全身情况突然恶化，高热，呕吐，多次腹泻，并迅速出现严重脱水征象，腹部异常膨胀，小肠尤其结肠极度充气扩张，引起呼吸窘迫和面色青紫。腹壁皮肤发红，似有感染状，做直肠指检或插肛管时有大量奇臭的粪液或气体溢出。小肠结肠炎的病死率很高。

3.肠穿孔、腹膜炎

患有 HD 的新生儿的结肠内压力经常很高。伴发小肠炎时，黏膜可有溃疡，肠腔扩张，肠壁薄，血运较差，某些薄弱点逐渐发生坏死，最后穿孔而发生腹膜炎。乙状结肠和盲肠穿孔多见。

4.全身并发症

患有 HD 的新生儿、婴儿、幼儿由于抵抗力低下，易发生感染和全身水肿等。

（三）辅助检查

新生儿出生后胎粪排出时间较晚（24 小时后），量较少，或经指检、灌肠才排出胎粪，并伴有腹胀和呕吐，应怀疑为先天性巨结肠症。

1.X 线检查

摄片前不灌肠，先拍平片，然后采用钡剂灌肠。

2.直立前后位平片

典型病例的直立前后位平片显示结肠低位肠梗阻的征象，有少数小肠段扩张及液平面阴影，显示扩张的降结肠；另一个有价值的征象是直肠内无气，表现为盆腔空虚。

3.钡剂灌肠摄片

常见型病变位于直肠和乙状结肠，诊断的准确率约为 80%。主要 X 线征象是无神经节细胞段与其近端结肠的直径有差别，直肠、乙状结肠扩张尚未形成，直径差异尚不显著，有时造成诊断困难。24 小时复查多见到钡剂滞留，对诊断有帮助。

（四）鉴别诊断

1.胎粪性便秘

胎粪特别稠厚聚集在直肠内，新生儿肠蠕动微弱不能将其排出，可于出生后数天无排便。直肠指检的刺激多能发动排便反射，用盐水灌肠能清除胎粪，之后不会再有便秘。

2.先天性肠闭锁

直肠指检仅见少量灰绿色分泌物,用盐水灌肠也不能排出大量胎粪。

3.新生儿腹膜炎

新生儿有腹胀、呕吐、大便少或腹泻等症状,与新生儿 HD 发生小肠结肠炎的病例极为相似,鉴别诊断困难。患有该病的新生儿出生后胎粪排出正常,根据其感染的表现、发展情况和 X 线检查结果多能确诊。

4.新生儿坏死性小肠结肠炎

很难区别新生儿坏死性小肠结肠炎与 HD 伴发小肠结肠炎。但患该病的多是早产儿。患该病的新生儿出生后有窒息、缺氧、休克的病史,且有便血。X 线平片显示肠壁囊肿和/或门静脉积气,这在新生儿巨结肠中极罕见。

(五)治疗原则

新生儿巨结肠的治疗方案有下列几种。

1.非手术疗法

该方法适用于诊断未完全确定和有感染或全身情况较差的小儿,待小儿体重达 8~10 kg 或 1 岁左右再做根治手术。

2.结肠造瘘术

许多学者认为,早期做结肠造瘘术是暂时处理新生儿 HD 较好的方法,待小儿 1 岁左右施行根治手术。

3.根治手术

对诊断肯定、情况良好的新生儿 HD,近年来采用一期根治手术者越来越多。根治手术的优点是免除前两种方法在等待期间的艰难护理,使患儿早期恢复健康;其缺点是新生儿盆腔小,解剖较困难。新生儿巨结肠的根治手术的死亡率略高于婴儿、儿童巨结肠的根治手术的死亡率。

二、婴儿和儿童巨结肠

(一)临床表现

婴儿和儿童 HD 病史相当典型:新生儿期或婴儿期就有便秘、腹胀和呕吐等情况,之后婴儿大便秘结,需要灌肠、塞肛栓或服泻剂,便秘越来越顽固。

查体最突出的体征为腹胀,肠的形状隐约可见。腹部扪诊,有时可在左下腹触及粪石,听诊结果为肠鸣音亢进。直肠指检发现壶腹空虚。粪便停留在扩张的乙状结肠内,此征对常见型先天性巨结肠的诊断颇有价值。

(二)诊断

儿童巨结肠的诊断不难,患儿一般有长期便秘和腹胀等体征。为确定诊断可做下列检查。

1.钡剂灌肠 X 线检查

小儿多年便秘,钡剂检查可见到明显的狭窄段和扩张段。在常见型病例中于狭窄段的近端可见到乙状结肠近端和降结肠明显扩张,有时处于中间的漏斗区清晰显影。在短段型病例中,狭窄段只有 6~8 cm。有时甚至看不出明显的狭窄段,似乎直肠从肛门上开始扩张。

2.直肠肛管测压法

测定直肠和肛管括约肌的反射性压力变化,对诊断 HD 和区别其他原因的便秘甚有价值。

3.活体检查

(1)直肠壁全层活检因需住院、全身麻醉,且损伤性大,故多不采用。

(2)直肠黏膜吸引活检:采用黏膜吸引活检钳在直肠后壁吸引、摘取小块黏膜和黏膜下层组织,进行组织学检查或乙酰胆碱酯酶组织化学检查,观察黏膜下层有无神经节细胞,诊断率接近 100%。

(三)鉴别诊断

1.特发性巨结肠

该病患儿有正常的神经节细胞。病因尚不完全明确,国外学者认为精神因素是主要原因,如小儿与父母关系不正常、恐惧。对该病文献上曾用不同名称,如"无动性直肠""功能性巨结肠""巨直肠""假性赫希施普龙病"。

2.继发性巨结肠

继发性巨结肠的形成乃继发于器质性原因的机械性不完全性肠梗阻。

3.其他原因的便秘

(1)呆小病患儿在婴儿期,甚至新生儿期,就开始有便秘和腹胀。

(2)大脑发育不良、大脑萎缩、小头畸形常伴有便秘和腹胀,可误诊为 HD。

三、特殊类型先天性巨结肠

(一)全结肠无神经节细胞症

该病的绝大多数患儿在新生儿期出现症状,胎粪排出延缓,呕吐,腹胀,与常见型 HD 不同,在直肠指检时多不能发生排便反射,无大量气体和胎粪排出。少数病例于新生儿期没有症状或症状极轻,之后才出现间歇性便秘,并有进行性加重,直到几个月后才发生明显的全结肠狭窄。结肠较正常的短缩,结肠袋不如正常的清楚,整个结肠壁似乎平坦、僵硬,没有正常结肠的活动度和柔软性。病理切片对确诊甚为重要。

(二)短段型 HD

无神经节细胞段局限于直肠末端 6~8 cm 者称为短段型 HD。短段型 HD 患儿在新生儿期即有便秘,少数略晚,症状略轻,早期腹胀不及常见型显著。钡剂灌肠摄片可见痉挛狭窄段仅占直肠末端的几厘米,其上即是扩张的直肠近端或乙状结肠。有时很难区别诊型与特发性巨结肠。短段型 HD 患儿的肛门直肠测压没有内括约肌松弛反射,组织化学黏膜固有膜乙酰胆碱酯酶呈强阳性。

(三)肠神经元性发育异常病

肠神经元性发育异常病是 HD 最多见的类缘病,临床表现酷似 HD。该病的病理特点:①肌间和黏膜下层神经丛增生。②交感神经发育不良。③乙酰胆碱酯酶活性升高。④黏膜肌层常有孤立的神经节细胞。

四、先天性巨结肠症的外科治疗

外科治疗的目的是将无神经节细胞的直肠和结肠切除,在这方面有 4 种常用的手术。现将 4 种手术简单说明。

(一)拖出型直肠、乙状结肠切除术(Swenon 手术)

切除无神经节直肠、结肠后,将近端结肠翻出肛门外做吻合。保留直肠前壁 3 cm,后壁 1 cm。

(二)结肠切除、直肠后结肠拖出术(Duhamel手术)

切除无神经节肠,于腹膜反折水平切断直肠,关闭直肠末端,把正常结肠从直肠后拖出,钳夹结肠前壁和直肠后壁。夹钳脱落后,吻合即形成。

(三)经腹直肠、乙状结肠切除术(Rehbein手术)

经腹切除无神经节结肠,于腹膜反折下1 cm切断结肠近端,与直肠吻合。

(四)直肠黏膜剥离、结肠于直肠肌层内拖出切除术(Soave手术)

游离无神经节结肠,将直肠黏膜剥离,直到肛门,从肛门经直肠肌鞘拖出结肠,切除直肠黏膜及游离的无神经节结肠,结肠与肛门吻合。

(五)短段型治疗

在麻醉下强力扩张肛门,继之连续3~6个月(每天或隔天1次)在无麻醉下做直肠扩张,同时应用针刺疗法。多数短段型病例在扩张和针刺时期即能排便,不需洗肠,在疗程后也能持久排便。扩肛效果不佳者可做直肠肌层部分切除术。

(六)全结肠型治疗

其原理是将正常回肠与无神经节细胞的结肠做侧-侧吻合术,借回肠的蠕动功能推进和排出粪便。也有人主张做全结肠切除术。

五、先天性巨结肠的护理

(一)术前护理

1.饮食护理

护理人员给予患儿高热量、高蛋白、高维生素、少渣饮食,术前2天改为流质饮食。

2.肠道准备

(1)术前2周开始,护理人员每天用生理盐水,回流灌肠,必要时每天2次,术前1天早上、下午、晚上及术晨需行回流清洁灌肠。

(2)术前3天,护理人员按医嘱给予患儿口服肠道细菌抑制剂(如庆大霉素、甲硝唑),同时给患儿补充维生素K_1 110 mg,肌内注射,每天1次。

(3)灌肠注意事项:①选择大小合适的肛管或者硅胶导尿管,应把管子通过狭窄段进入巨结肠的肠腔内,用38~41 ℃的生理盐水和甘油灌肠器行回流灌肠,必须将每次灌入的水全部排出,防止水中毒。②插管时动作要轻柔,不可用暴力,以免损伤肠壁,甚至造成肠穿孔。灌肠过程应不断调整肛管的位置和深度,同时以手法按摩患儿的腹部,向盆腔轻柔挤压,协助排便。③灌入水量应根据病情、年龄而定,一般为100~150 mL/kg。要分次灌入和抽出灌肠液。④灌肠时要注意患儿的生命体征及全身情况,洗肠后腹部变平软甚至凹陷,应用腹带给腹部加压包扎,以防止腹压突然降低引起虚脱。⑤如近直肠处有粪石,应用手指抠出后再行回流灌肠。

(二)术后护理

1.病情观察

术后患儿若有腹胀,护理人员应报告医师,可在医师的指导下行肛管排气,严禁灌肠。术后1周禁用肛表。

2.饮食护理

待肠蠕动恢复,停止胃肠减压后,患儿可进少量流质饮食,以后逐步改为半流质饮食。对营养不良的患儿,护理人员在短期内可实施胃肠外营养支持疗法。

3.引流管护理

术后患儿要禁食,如患儿有持续胃肠减压,护理人员应注意保持胃管通畅,观察引流液的颜色、性质、量,如有异常,立即报告医师。

4.肛门护理

术后护理人员应注意患儿肛门口肛塞的脱落时间,一般肛塞随第一次排便时一起排出;对肛塞未脱落者应于术后48小时后拔除,保持肛门周围皮肤的清洁、干燥;患儿每次大便后,用碘伏棉球清洗其肛周皮肤。

5.并发症护理

(1)大便失禁:术后护理人员应观察患儿的排便情况,对大便失禁的患儿,除做好肛门清洁、护理外,还要训练患儿养成排便习惯。

(2)小肠结肠炎:患儿出现高热、腹泻、腹胀,有水样奇臭大便,护理人员应考虑是小肠结肠炎,应协助医师抢救。

6.心理护理

护理人员应尽量减少对患儿的不良刺激,集中进行治疗和护理,保证患儿的充分睡眠;特别要做好家长的心理疏导以让家长配合治疗,树立对患儿治疗的信心。

7.健康教育

(1)护理人员应嘱患儿不要挑食,应多吃蔬菜、水果等粗纤维食物,少吃刺激性食物。

(2)护理人员应有意识地培养患儿按时排便的习惯,定期复查。

(3)护理人员应了解患儿有无肠吻合口狭窄,观察每次排便情况,若大便变细,说明有肠道狭窄,应扩肛。护理人员应教患儿家长先用手指扩肛,以后改用扩肛器扩肛,每天1次,逐渐减少次数,半年后带患儿来医院复查。

（王美莹）

第九节　小儿胆道闭锁

胆道闭锁是指各种原因引起胆道完全阻塞,因而胆汁排出有障碍。临床表现为阻塞性黄疸。该病患儿的男女比例约为1：2。20世纪60年代末,葛西教授成功治疗了不可矫治型胆道闭锁。近年来,随着早期诊断、手术技巧及术后处理的改进和提高,患儿预后明显改善,长期生存的病例数增加。

一、病因

胆道闭锁的病因复杂,有众多的学说,但至今确切的发病机制还不完全清楚。多数学者认为,该病不是单因素所致的疾病,很可能是不同的病因表现为相同的临床表现的疾病。该病与以下几个方面有关。

(1)隐性病毒感染主要有巨细胞病毒、肝炎病毒、轮状病毒和肠病毒感染。

(2)肝外胆管形态发育有缺陷。

(3)患儿的免疫系统异常。

（4）妊娠期妇女接触有毒物质。

（5）胎儿肝、胆的发育过程中血管发育异常。

二、病理

胆道闭锁的病理改变是进行性胆管炎症和肝纤维化。患儿胆道阻塞的范围差异较大，可累及肝内胆道系统、肝外胆道系统，并呈节段性，亦可发生在肝门部。肝内胆管，尤其是微细胆管常不受累。肝脏的组织病理学改变是多种多样的。肝脏早期增大，随病情发展肝脏逐渐变硬。至晚期，肝脏体积缩小，质地继续变硬，被胆汁染成深绿色，表面平滑或呈颗粒状。显微镜下，初期以胆汁淤积为主要特征，即在肝细胞和毛细胆管内有胆色素沉着。肝细胞有程度不等的变性，还出现肿胀、胞浆疏松、淡染，压迫肝窦，肝细胞内胆汁沉着，呈棕黄色细颗粒或粗颗粒。晚期肝外组织和器官胆汁淤积，汇管区及小叶间结缔组织增生，新生小胆管增多且发育不全。覆有立方上皮或柱状上皮的分化成熟的胆小管少见。

三、分型

葛西根据胆道闭锁患儿的病理检查和手术中所见，认为先天性胆道闭锁的肝外胆管的形态多种多样，而肝内胆管简单得多。葛西在 Gross 分型（基本型）的基础上又分出许多亚型。一般分为 3 型及 7 个亚型。

（一）Ⅰ型

Ⅰ型为胆总管闭锁型。此型属于可矫治型胆道闭锁。肝总管以上有管腔且通畅，含有胆汁，可供吻合。此型占 10％左右。进行肝总管与肠道的吻合手术，治疗的效果好。

（二）Ⅱ型

Ⅱ型为肝管闭锁型。此型有 3 个亚型。肝管呈闭锁形态，但其中有 2 个亚型肝内胆管发育，可行肝总管与肠道吻合。

（三）Ⅲ型

Ⅲ型位肝门部闭锁。肝门部虽然闭锁，但多数肝内胆管发育，而肝外胆道结构几乎完全不存在，呈闭锁形态。对此型以往不能行肝外胆道与肠道的吻合，故此型曾称为不可矫治型胆道闭锁。此型在临床上最常见，占近 90％。

四、临床表现

患儿出现黄疸的时间不一，早的在出生后 1～2 天巩膜开始出现黄疸，部分患儿的生理性黄疸比一般新生儿重，且从未完全消退。随年龄增长，巩膜黄疸加深，并且皮肤也逐渐出现黄疸。晚的在满月后出现黄疸。病情晚期患儿的皮肤为暗黄色或略带棕绿色，全身组织液亦呈黄色，小便呈深黄色，直至为浓茶色。在胎粪排干净后，大便颜色由正常大便的黄色转为淡黄色，甚至为白陶土色。大便的颜色与患儿进食的食物和药物有关，进食奶粉者的大便比食母乳者的颜色淡，服药者受药物的影响大便呈灰色、灰黑色等。因缺乏胆汁，患儿的大便含有很多的未消化的脂肪滴，大便稍发亮，而粘有大便的尿布很油腻。

初期患儿的进食不受影响，生长发育与同龄儿无明显的差异。随着胆汁不能排入消化道，患儿出现胃纳欠佳、消化功能差，腹胀甚至腹部膨隆，腹壁的静脉逐渐显露、怒张，肝脏和脾脏明显增大，肝大尤以右叶明显，并明显变硬，肝脏边缘清晰。因腹压高，超过半数的患儿出现腹股沟斜疝、睾丸鞘膜积液或脐疝。晚期出现脂溶性维生素缺乏,有出血的倾向;发生缺钙、佝偻病等。患儿还可出现生长发育缓慢甚至停止,有腹水,呼吸困难等一系列临床表现。未经治疗的胆道闭锁患儿多于1岁左右,因肝硬化、门静脉高压、肝性脑病、肝功能衰竭而死亡。

五、诊断与鉴别诊断

实验室检查发现谷丙转氨酶含量明显升高,血清结合胆红素和非结合胆红素含量均升高,以结合胆红素升高为主。晚期肝功能差,血清中清蛋白含量低,清蛋白与球蛋白的比例倒置。尿常规检查显示含大量胆红素,但无尿胆原和粪胆素。大便常规检查可见脂肪球。

目前对阻塞性黄疸的诊断方法有多种,但尚无一种方法是绝对可靠的。年龄越小,诊断越困难。

(一)B超检查

B超检查对肝外部分闭锁的可矫治型胆道闭锁有帮助。但对不可矫治型的胆道闭锁与婴儿肝炎的鉴别诊断则相当困难。对胆道闭锁的B超检查,常因胆囊空瘪或未发育而未发现胆囊或胆囊发育不良。还可通过观察进食前后胆囊的收缩情况,计算进食后胆囊缩小程度,如果缩小超过50%,可排除胆道闭锁。

(二)MRI检查

因小儿的特点,一般行不控制呼吸的磁共振胰胆管检查。磁共振胰胆管检查能清楚地显示胆道解剖、胰胆管合流异常,对扩张的胆道能显示清楚。肝炎患儿的MRI检查,可见包括胆囊、胆囊管、胆总管、总肝管、左肝管、右肝管及肝内二级肝管的胆道,而胆道闭锁的患儿的MRI检查仅能显示胆囊。另外,胆道闭锁患儿可见门静脉周围纤维性增厚,据此可作出诊断。据报道,MRI诊断胆道闭锁的准确率达98%,灵敏度为100%,特异性达到96%,因而MRI是一种可靠、非损伤性诊断方法。门静脉周围纤维性增厚为胆道闭锁的重要特征。对小婴儿不扩张胆道的显示,在技术上还需不断改进。在对婴儿和幼儿进行检查时,因检查室内无法用监护仪器,不适合进行基础麻醉。但每次成像时间较长、噪声大,使患儿在整个检查期间保持安静、不动,是非常困难的事情。

(三)放射性核素肝胆显像

静脉注射^{99m}Tc标记的乙酰替苯胺亚氮二醋酸(IDA)类化合物,由肝细胞从血液中摄取。^{99m}Tc-IDA类化合物与肝细胞膜上的阴离子结合膜载体结合,进入肝细胞内,再与细胞内的受体蛋白结合,进入毛细胆管,最后经胆道系统进入肠道。正常情况下注射化合物10分钟后,肝外胆管和肠道相继显影。出现胆道阻塞时,化合物可经肾异途径排出。虽然放射性核素肝胆显像诊断胆道闭锁的特异性较高,但有时会把婴儿肝炎误诊为胆道闭锁,其主要原因是胆红素水平过高,肝细胞受损,检查时患儿胆道正处于完全阻塞期。

(四)十二指肠引流

胆道闭锁患儿的胆汁不能从肝脏经胆道排出,再流入消化道,因而十二指肠液中没有胆红素,可对十二指肠液进行测定,进行胆道闭锁和婴儿肝炎的鉴别诊断。选用直径为2.5 mm的软质硅胶管作为十二指肠引流管,也可用带有金属头的引流管。方法是经鼻或口插入引流管,使其达十二指肠,为确保引流管进入十二指肠,应掌握引流管插入的深度。用自身标尺测量插管深度。患儿的鼻前庭至耳根,再从耳根经剑突到髂前上棘的距离即为鼻至十二指肠降部的距离。一般4个月的婴儿,此距离在40 cm以内。将导管插入胃后(约30 cm),帮患儿取右侧卧位约半小时,再插进约 10 cm。此时可用 pH 试纸测引流液,当引流液呈碱性时,引流管多已在十二指肠内(十二指肠液反流入胃者例外)。为确保引流管在十二指肠内,也可在 X 线观察下插管,必要时注入对比剂,证实引流管进入十二指肠后,抽液进行检查。

(五)内镜逆行胰胆管造影

内镜逆行胰胆管造影是在纤维十二指肠镜直视下通过十二指肠乳头将导管插入胆管和/或胰管内进行造影。用内镜逆行胰胆管造影对阻塞性黄疸的鉴别诊断,既可收集十二指肠液进行检查,又可通过造影显示胆道系统和胰腺导管的解剖和病变。

(六)腹腔镜检查

近年来,采用腹腔镜探查进行阻塞性黄疸的鉴别诊断,采用两孔或三孔的方法进行。分别在脐下和剑突下钻孔,必要时在右锁骨中线肋缘下加一孔。步骤包括用腹腔镜观察肝脏及肝外胆道、肝脏活检、穿刺胆囊行胆道造影和肝外胆道冲洗。胆道闭锁患儿的肝脏有明显的胆汁淤积,肝门区空虚,胆囊塌陷或找不到胆囊。找到塌陷的胆囊后,可沿胆囊向肝门区解剖,胆管及左右肝管均显示不清,只能看到蓝色的门静脉,用细针经胆囊底穿刺,无胆汁抽出。患有肝炎的婴儿胆囊比胆道闭锁患儿的胆囊充盈,用细针从胆囊底部穿刺可抽出黄色的胆汁,如穿刺未抽到黄色的液体,也可在注入少量盐水后,回抽到黄色的液体。再向胆囊注入稀释的亚甲蓝液体,可见肝外胆道和十二指肠内充满蓝色的液体。也可穿刺胆囊或经胆囊置管,行胆道造影,观察胆囊、肝内外胆道的情况。

六、治疗

对胆道闭锁的有效治疗方法唯有手术治疗,包括葛西手术及各种改良术式和肝移植术。葛西手术可为肝移植手术创造较为理想的条件。总而言之,在胆道闭锁的治疗中,葛西手术仍具有重要的、不可替代的作用,目前仍是治疗胆道闭锁首选的手术方法。必须根据当地医疗条件、医疗技术水平及患儿的具体情况来决定治疗方法。

葛西手术及各改良术式强调早期诊断、早期治疗。应在出生后 60 天以前,最好在出生后 40 天左右进行该类手术,最迟不能超过 90 天。该病造成的肝脏损害是进行性的,手术延迟,治疗效果就相应降低,出生 60 天以后手术每延迟 10 天,胆汁良好引流的机会就会减少一半。

患儿出生超过 90 天或葛西手术失败,或葛西手术后肝功能差,应进行肝移植。小儿肝移植术式为背驮式。小儿肝移植根据小儿的特点可进行减体积肝移植、亲属活体供肝肝移植、劈裂式肝移植。

七、护理措施

(一)术前护理

(1)护理人员应选择患儿易吸收的含有中链脂肪酸的奶粉,嘱进行母乳喂养的患儿母亲多吃豆制品以改善母乳的营养。

(2)护理人员应给患儿穿棉质的、透气性好的衣物(特别是衬衣和贴身衣服);勤为患儿擦洗身体,剪短指甲。

(3)护理人员应做好家长的心理护理,告知手术的必要性及手术的预后,把相同疾病恢复好的患儿介绍给家长认识,增强家长对手术的信心。

(4)手术前准备包括备皮、备血、做药敏试验、禁饮、禁食、使用胃肠减压。

（5）护理人员应告知家长喂养患儿的注意事项及日常护理要点。

（二）术后护理

1.呼吸道护理

术后 6 小时护理人员应给患儿取去枕平卧位，把患儿的头偏向一侧；术后 12 小时后可给患儿取斜坡卧位，通过鼻导管给氧，必要时雾化吸痰。

2.监测生命体征

护理人员应密切观察患儿的神志，15～30 分钟测量一次生命体征，病情平稳后 1～2 小时测一次生命体征；密切注意体温变化，对 38.5 ℃以下的发热予以物理降温，必要时遵医嘱使用退热药。

3.疼痛护理

护理人员应分散患儿的注意力，在不影响疾病恢复的情况下尽量选择让患儿舒适的体位；必要时遵医嘱使用镇静止痛药；指导家长在患儿咳嗽时用双手扶住切口两侧，以减轻切口张力增加而引起的疼痛。

4.维持机体需要量

患儿术后禁食、禁饮期间护理人员应根据患儿的体重静脉补充水、电解质和营养液，以维持内环境的稳定、促进康复；胃肠道恢复蠕动后改为半量母乳或配方奶，逐渐增加乳量。

5.切口及引流管的护理

护理人员应观察切口有无渗血、渗液及感染征象；妥善固定各引流管，保持引流通畅，观察和记录引流液的性状和量，若发现短时间内有较多新鲜血性液体流出（常提示有活动出血现象，常发生在术后 24 小时），应及时报告医师。护理人员应按时更换引流袋，留置腹腔引流管48～72 小时，适时拔管。小儿的腹腔容量相对较小，且腹壁薄弱，术后护理人员应常规行腹带包扎，以防伤口裂开，应注意腹带的松紧度，以免影响小儿的呼吸。

（王美莹）

第十节　小儿肾小球肾炎

一、急性肾小球肾炎

急性肾小球肾炎简称急性肾炎，指不同病原感染引起的一组免疫反应性急性弥漫性肾小球炎性病变。临床特征为水肿、少尿、血尿和高血压。该病可分为急性链球菌感染后肾小球肾炎和非链球菌感染后肾小球肾炎。本部分主要指急性链球菌感染后肾小球肾炎。该病多见于儿童和青少年，多见于 5～14 岁少年儿童，在小于 2 岁的婴幼儿中少见。

该病的绝大多数病原为 A 组 β 溶血性链球菌，较少见的病原体有肺炎链球菌、支原体和腮腺炎病毒等。该病病理属于弥漫性毛细血管内增生性肾炎。急性期为渗出性、增生性肾炎，恢复期为系膜增生性肾炎。

（一）临床表现

急性肾炎的临床表现轻重悬殊，轻者仅发现镜下血尿，无其他临床症状；重者可呈急进性过程,短期内出现肾功能不全。

1.前趋感染

发病前 1～4 周患儿常有上呼吸道感染、扁桃体炎、脓疱疮或猩红热等链球菌前驱感染史。

2.典型表现

(1)水肿:初始于眼睑和颜面,渐下行至四肢及全身,多为轻度或中度水肿,合并浆膜腔积液者少见。水肿一般为非凹陷性,与肾病性水肿明显不同。

(2)血尿:50%～70%的患儿有肉眼血尿。尿呈鲜红色或洗肉水样(中性或弱碱性尿者),也可呈浓茶色或烟灰样(酸性尿者)。持续 1～2 周,肉眼血尿转为镜下血尿。

(3)尿量减少,可有少尿或无尿。尿量越少则水肿越重。

(4)蛋白尿程度不等。

(5)30%～80%的病例有高血压。不同年龄组的高血压诊断标准不同:学龄儿童的血压≥17.3/12.0 kPa(130/90 mmHg),学龄前儿童的血压≥16.0/10.7 kPa(120/80 mmHg),婴幼儿的血压≥14.7/9.3 kPa(110/70 mmHg)。患儿可有头晕、头痛、恶心、呕吐和食欲缺乏等。

3.严重表现

除上述一般病例的表现外,少数患儿在疾病早期(2 周之内)可出现下列严重症状。

(1)严重循环充血:严重循环充血的表现有尿少加剧、心悸、气促、频咳、烦躁、不能平卧、呼吸深大、发绀、两肺湿啰音、心率增快,可有奔马律和肝脏进行性增大。

(2)高血压脑病:高血压脑病的表现有剧烈头痛、频繁呕吐、视物模糊、一过性失明、嗜睡、惊厥和昏迷。血压可高达 21.3～26.7/14.7～18.7 kPa(160～200/110～140 mmHg)。

(3)急性肾功能不全:急性肾功能不全的表现有少尿或无尿、水肿加剧、氮质血症、代谢性酸中毒和电解质紊乱。少尿标准:学龄儿童的每天尿量少于 400 mL,学龄前儿童的每天尿量少于 300 mL,婴幼儿的每天尿量少于 200 mL。无尿标准为每天尿量少于 50 mL。

(二)实验室检查

1.尿液检查

红细胞增多,有肾小球性血尿,尿蛋白多为＋～＋＋＋,可见管型,在疾病早期可有较多的白细胞。

2.血液检查

常见轻度贫血,多为血液稀释所致。白细胞计数多轻度升高或正常。红细胞沉降率加快。

3.血清补体测定

80%～90%的病例的血清补体 C_3 下降,多数于第 8 周恢复正常。若 8 周后,C_3 仍低,则应考虑其他肾小球疾病的可能。

(三)鉴别诊断

1.其他病原体感染的肾小球肾炎

多种病原体可以引起肾小球肾炎,可从原发感染灶及各自的临床特点相鉴别。

2.IgA 肾病

IgA 肾病以血尿为主要症状,表现为反复发作的肉眼血尿。患儿多在上呼吸道感染后 24～48 小时出现血尿,多无水肿、高血压,血清补体 C_3 正常。确诊靠肾活检病理检查。

3.慢性肾炎急性发作

既往肾炎史不详,无明显前期感染,除有肾炎症状外,还有贫血、肾功能异常、低比重尿或固定低比重尿,尿改变以蛋白增多为主。

4.特发性肾病综合征

具有肾病综合征表现的急性肾炎需要与特发性肾病综合征鉴别。若患儿呈急性起病,有明确的链球菌感染的证据,血清补体 C_3 降低,肾活检病理为毛细血管内增生性肾炎,有助于急性肾炎的诊断。

5.其他

应鉴别该病与急性肾炎或其他系统性疾病引起的肾炎,如紫癜性肾炎、狼疮性肾炎。

(四)治疗

1.一般治疗

(1)休息:患儿在病程前两周卧床休息,水肿消退、血压正常和肉眼血尿消失后可下床活动;红细胞沉降率正常后,可上学。

(2)饮食:对有水肿及高血压者应限制盐及水。食盐以 60 mg/(kg·d)为宜。水分一般以前一天尿量加不显性失水计算水分。有氮质血症者应限制蛋白质的摄入,可摄入优质动物蛋白 0.5 g/(kg·d)。

2.防治感染

为清除感染灶,护理人员可给予青霉素 10～14 天,对青霉素过敏者可改用大环内酯类抗生素。

3.对症治疗

(1)利尿:酌情选用下列一种或多种利尿剂。①氢氯噻嗪:每天 1～2 mg/kg,分 2～3 次口服。②呋塞米:每次 0.5～1.0 mg/kg,口服、肌内注射或静脉注射。

(2)降压:酌情选用下列一种或多种药物。①硝苯地平:开始剂量为 0.25 mg/(kg·d),最大剂量为 1 mg/(kg·d)。②卡托普利:初始剂量为 0.3～0.5 mg/(kg·d),最大剂量为 5～6 mg/(kg·d),分 3 次口服。

4.对严重循环充血的治疗

(1)矫正水钠潴留,恢复正常血容量,可注射呋塞米。对肺水肿者,除对症治疗外可加用硝普钠,5～20 mg 加入 100 mL 5%的葡萄糖注射液中,以 1 μg/(kg·min)静脉滴注。用药时严密监测血压,随时调整药液滴速,每分钟不宜超过 8 μg/kg,以防低血压,注意药物需要避光。

(2)对难治病例可采用腹膜透析或血液滤过来治疗。

(五)护理措施

1.病情观察

(1)护理人员应观察患儿的尿量、尿色,准确记录 24 小时出入量;应用利尿剂后每天测患儿的体重,每周做尿常规检查 2 次。患儿尿量增加、肉眼血尿消失提示病情好转;尿量持续减少,出现头痛、恶心、呕吐等,护理人员要警惕急性肾功能不全的发生,除限制水、钠摄入外,还要限制蛋白质及含钾食物的摄入,以免患儿发生氮质血症及高钾血症。患儿要绝对卧床休息,减轻心脏和肾脏负担。

(2)护理人员应观察血压变化,若出现血压突然升高、剧烈头痛、呕吐、眼花等(提示高血压脑病),应报告医师并配合医师积极救治。

(3)护理人员应密切观察呼吸、心率、脉搏等变化,若患儿出现明显气急、端坐呼吸、频咳、心率加快、肝大等,应警惕严重循环充血。

（4）护理人员应观察皮肤变化，应经常给患儿更换体位，防止压疮；做好生活护理，防止感染。

2.营养支持

（1）有水肿及高血压的患儿应限制钠盐的摄入，每天摄入食盐 1～2 g。

（2）患儿有氮质血症时应限制蛋白质的摄入量，每天摄入蛋白质 0.5 g/kg。护理人员可供给高糖饮食满足小儿对热量的需要。

（3）除非严重少尿或循环充血，一般不必严格限制水的摄入。

（4）在尿量增加、氮质血症消除后尽早恢复蛋白质供应，保证小儿生长发育的需要。

（5）水肿消退、血压正常后，恢复正常饮食。

3.用药护理

（1）应用降压药后护理人员应定时测量患儿的血压，检查降压效果，观察有无不良反应。

（2）患儿要避免突然起立，以防直立性低血压的发生。

（3）应用利尿剂尤其是静脉注射呋塞米后，护理人员应要注意患儿有无脱水、电解质紊乱等。

4.活动与休息

（1）休息能减轻心脏负担，改善心功能，增加心排血量，使肾血流量增加，提高肾小球滤过率，减少水、钠潴留，减少潜在并发症的发生。

（2）护理人员应向患儿及其家长强调休息的重要性并取得合作，鼓励患儿及其家长参与制订休息计划。一般起病 2 周内患儿应卧床休息。

（3）待水肿消退、血压降至正常、肉眼血尿消失时，患儿可下床轻微活动或到户外散步。

（4）患病后 2～3 个月，若离心尿中每高倍视野红细胞数少于 10 个、红细胞沉降率正常，患儿可上学，但应避免体育活动。

（5）患儿在 Addis 计数恢复正常后可恢复正常活动。

（6）护理人员应在患儿卧床期间给予生活上的帮助，在患儿开始活动时注意观察患儿是否疲劳。

（7）护理人员应创造良好的休息环境，尽量让患儿处于最佳状态，以促进患儿的恢复。

5.健康教育

（1）护理人员应向患儿及其家长宣传该病是一种自限性疾病，无特异疗法，主要是休息、对症处理和加强护理。

（2）患儿及家长应了解预防该病的根本方法是预防感染。因此，患儿应锻炼身体，增强体质，避免或减少呼吸道、皮肤感染。

（3）患儿出院后 1～2 个月适当限制活动，定期查尿常规。随访时间一般为半年。

二、急进性肾小球肾炎

急进性肾小球肾炎简称急进性肾炎，指一组病情发展急骤、凶险，由蛋白尿、血尿迅速发展为进行性急性肾衰竭，预后恶劣的肾炎。

该病可继发于全身性疾病，如系统性红斑狼疮、过敏性紫癜。该病也可为急性链球菌感染后肾小球肾炎所致，病因不明者称为原发性急进性肾炎。

病理特征是在肾小球鲍曼囊内有广泛新月体形成，故该病又称为新月体性肾小球肾炎。学者将该病分为以下 3 种类型。①Ⅰ型：抗肾小球基膜抗体型；②Ⅱ型：免疫复合物型；③Ⅲ型：微量免疫球蛋白沉积型。

(一)临床表现

(1)病前2～3周患儿可有疲乏、发热,30%～50%的患儿有上呼吸道感染。患儿既往无肾脏病史。

(2)该病隐匿起病或急骤起病,初起与急性肾炎相似。2～3周后水肿、血尿、蛋白尿和高血压加剧,持续性少尿或无尿,肾功能急剧减退,患儿出现尿毒症症状,如厌食、恶心、呕吐、面色苍白,可有鼻出血和紫癜等出血表现,呈中度或重度贫血貌,呼吸深大,表情淡漠,精神萎靡,病情危重。

(二)实验室检查

(1)尿液检查:持续性血尿,可有肉眼血尿和红细胞管型,有大量蛋白尿、管型尿,白细胞计数也常增多,尿比重和尿渗透压降低且固定。

(2)血常规:常呈严重贫血,进行性加重,白细胞和血小板计数可升高。

(3)血清补体 C_3 多正常,免疫复合物型的血清补体 C_3 可降低。

(4)肾功能和血电解质:多有肾功能损害,且多呈进行性加重。

(5)与分型有关的血液检查。①抗基膜抗体:在Ⅰ型可呈阳性。②抗中性粒细胞胞质抗体:3型均可呈阳性,以Ⅲ型最敏感。③冷球蛋白试验:在Ⅱ型可呈阳性。

(6)肾脏 B 超:可发现肾脏增大或正常大小,皮髓质分界不清。

(三)诊断标准

(1)发病3个月内肾功能急剧恶化。

(2)患儿进行性少尿或无尿。

(3)肾实质受累,表现为大量蛋白尿和血尿。

(4)患儿既往无肾脏病史。

(5)肾脏大小正常或轻度肿大。

(6)病理变化为50%以上肾小球呈新月体病变。

(四)鉴别诊断

1.急性链球菌感染后肾小球肾炎

其病初与急进性肾炎相似,但少尿和肾功能不全的持续时间较短,预后相对良好。该病急性期血清补体 C_3 明显降低,病理为毛细血管内增生性肾炎。

2.溶血尿毒综合征

溶血尿毒综合征有急性肾衰竭,贫血严重且为溶血性贫血,周围血红细胞呈现异形多彩性,可见较大量的破碎红细胞,血小板计数减少,有明显的出血倾向,这些有助于鉴别该综合征与急进性肾小球肾炎。

3.继发性急进性肾炎

继发性急进性肾炎有狼疮性肾炎、紫癜性肾炎等。鉴别要点在于提高对上述原发病的认识,尽早作出诊断。

(五)治疗

该病无特异治疗方法。近年来,皮质激素及细胞毒性药物被广泛应用,加之早期透析治疗,该病的预后已大为改善。

1.一般治疗

患儿要绝对卧床休息,采用无盐或低盐、低蛋白饮食,保护残存肾功能。护理人员注意纠正水与电解质紊乱,纠正代谢性酸中毒,积极防治感染。少尿早期可考虑使用利尿剂及血管扩张剂。对高血压者积极控制高血压。

2.甲泼尼龙冲击疗法

对病情进展迅速或较重者,多采用此法。甲泼尼龙剂量为 $15\sim30$ mg/(kg·d)(最大剂量不超过 1 g/d),溶于 $100\sim200$ mL 5%的葡萄糖注射液,静脉滴注 $1\sim2$ 小时。连用 3 天为 1 个疗程,或隔天 1 次,3 次为 1 个疗程。最多可用 3 个疗程,以后改为口服泼尼松维持。部分病例取得较满意的效果。但在冲击治疗前,必须积极治疗感染及控制高血压。少数患儿冲击治疗后,可发生严重的感染或高血压脑病,应引起注意。

3.环磷酰胺冲击疗法

近年来学者提出在甲泼尼龙冲击基础上加大剂量的环磷酰胺冲击治疗。环磷酰胺的剂量为 $0.5\sim1.0$ g/m²,每月 1 次,连用 $3\sim6$ 次,以后每 3 个月 1 次静脉滴注。同时可加用雷公藤 25 mg/d,口服,继而口服泼尼松来维持治疗,取得较好疗效。

4.激素的维持与减量

可在以上两种冲击治疗后,继续口服泼尼松 $1.0\sim1.5$ mg/(mg·d)来维持,待病情稳定后,再缓慢减量。

5.血浆置换疗法

血浆置换疗法主要用于该病Ⅰ型和Ⅱ型的治疗,可有效地清除血中抗肾抗体和抗原抗体复合物,减少和阻止免疫反应。

6.四联疗法

联合应用下列药物进行治疗。

(1)肝素:每次 $100\sim150$ U/kg,加入 $100\sim200$ mL 葡萄糖注射液中,静脉滴注,$4\sim6$ 小时 1 次,以延长凝血时间。

(2)双嘧达莫:每天 $5\sim10$ mg/kg,分 $2\sim3$ 次口服,疗程为 $5\sim10$ 天,病情好转后可改为皮下注射或口服华法林,持续较长时间。

(3)环磷酰胺或硫唑嘌呤:前者每天 $2.0\sim2.5$ mg/kg,后者每天 2 mg/kg,均分 $2\sim3$ 次口服。

(4)泼尼松:每天 2 mg/kg,分 $3\sim4$ 次口服。

7.透析疗法和肾移植

主张早期进行透析治疗。对疾病慢性化至终末期的病例可行肾移植。

(六)护理措施

1.心理护理

由于急进型肾小球肾炎的疗程长,患儿常会在治疗过程中产生焦虑、紧张等情绪。因此,护理人员应经常与患儿交流,缓解患儿的不良情绪。

2.饮食护理

护理人员应满足患儿每天的营养需求,适当补充蛋白质,提高患儿的免疫力,促进疾病的康复。

3.基础护理

护理人员应鼓励患儿进行适当运动,保持病房空气流通,控制探视人数,避免外部感染。

4.不良反应护理

若患儿服药后出现恶心、呕吐等症状,护理人员应及时报告医师,并采取相应的护理措施。

三、慢性肾小球肾炎

慢性肾小球肾炎指有多种病因的、病情呈缓慢进展的一组疾病。凡病程超过一年伴有不同程度的肾功能不全和/或持续性高血压的肾小球肾炎称为慢性肾炎。

(一)临床表现

(1)可以急性肾炎或肾病发病,亦可隐匿起病,易有急性发作倾向,不少病例无肾脏病史。

(2)水肿:多为凹陷性,重者可有肾病样水肿。

(3)高血压:见于多数患儿。持续性高血压多见。高血压也可为间歇性的。

(4)患儿乏力、头晕/痛、食欲缺乏和有中度以上的贫血,易并发感染。患儿可有多尿和夜尿增多。

(5)随着病程迁延肾功能损害日渐加重,患儿可有频繁呕吐和腹泻、鼻出血、消化道出血、尿量减少、精神萎靡或烦躁、呼吸急促且深大等尿毒症症状和体征。

(二)实验室检查

1.尿检查

尿蛋白＋～＋＋＋＋,多为镜下血尿,多见颗粒管型和透明管型,尿比重可进行性降低且固定在 1.010 左右。

2.血检查

有中度或重度贫血,红细胞沉降率增大。少数患儿的血清补体 C_3 降低,血二氧化碳结合力降低。肾病型者血清蛋白浓度降低,血胆固醇浓度升高。

3.肾功能检查

血尿素氮和血肌酐含量升高,内生肌酐清除率降低。

4.肾脏 B 超检查

可见双肾缩小,其结构紊乱。

(三)治疗

治疗原则为去除已知病因,防止或延缓肾功能恶化,缓解临床症状,防治急性发作和严重并发症。

1.限制蛋白质的摄入

可依每天 1.25～1.60 g/100 cal 计算小儿的蛋白质摄入量,注意给予低磷食物和优质动物蛋白。

2.控制高血压

酌情选用硝苯地平、肼苯达嗪和哌唑嗪等药物。

3.血管紧张素转化酶抑制剂

可选卡托普利或依那普利等。

4.抗凝血药和抗血小板聚集药物

对呈高凝状态和易引起高凝状态的病理类型,如膜性肾病和膜增生性肾炎,宜用这两类药物。

5.肾上腺皮质激素和细胞毒性药物

一般不应用这两类药物。若肾功能正常或仅轻度受损,肾脏体积正常,且尿蛋白≥2.0 g/24 h,可试用这两类药物。

（四）护理措施

1.休息与活动

（1）患儿应保证充分休息和睡眠，应有适度的活动。

（2）对明显水肿，有大量蛋白尿、血尿、血压高，合并感染、心力衰竭、肾衰竭，处于急性发作期的患儿，护理人员应限制其活动，让其卧床休息，这样有利于增加肾血流量和尿量，减少尿蛋白，改善肾功能。病情减轻后患儿可适当增加活动量，但应避免劳累。

2.饮食护理

（1）一般情况下不必限制饮食，若患儿肾功能减退，护理人员应给优质低蛋白、低磷饮食，饮食中50%以上为优质蛋白质。限盐，3～4 g/d。低蛋白饮食时，适当增加碳水化合物和脂肪，以满足机体生理代谢所需要的热量，避免发生负氮平衡。控制磷的摄入。

（2）护理人员应注意给患儿补充多种维生素及锌，因锌有刺激食欲的作用。

3.皮肤护理

（1）水肿患儿长期卧床，护理人员应防止患儿长压疮，每2小时翻身1次，避免局部长期受压。

（2）护理人员协助翻身时防止拖、拉、推等动作，避免造成皮肤破损。

（3）护理人员应用50%酒精按摩受压部位，或用沾有温水的毛巾湿敷体表水肿部位。

（4）护理人员应尽量减少各种注射和穿刺。

4.心理护理

慢性肾炎的病程较长，该病易反复发作。护理人员应关心、体贴患儿，鼓励其树立与疾病做斗争的信心，密切配合治疗，战胜疾病。

5.病情观察

（1）护理人员应密切观察血压的变化，因高血压可加剧肾功能的恶化。

（2）护理人员应准确记录患儿的24小时出入量，监测尿量、体重和腹围，观察水肿的消长情况。

（3）护理人员应注意患儿有无胸闷、气急及腹胀等。

（4）护理人员应监测患儿的尿量及肾功能变化，及时发现肾衰竭。

6.药物不良反应观察

（1）使用利尿剂时护理人员应注意有无电解质、酸碱平衡紊乱和高凝状态的出现，是否加重高脂血症。

（2）使用降压药时护理人员应严格按规定剂量，并防止直立性低血压，应以小剂量逐步增加至治疗量。

（3）应用血管紧张素转换酶抑制剂，护理人员应防止高血钾，观察患儿有无持续性干咳，如有，应及时提醒医师换药。

（4）用血小板解聚药时，护理人员应注意观察患儿有无出血倾向，监测出血时间、凝血时间等。

（5）应用激素或免疫抑制剂，护理人员应注意观察患儿有无继发感染、上消化道大量出血、水钠潴留、血压升高、肝功能损害、骨质疏松等。

（王美莹）

第十一节 小儿急性肾衰竭

急性肾衰竭(acute renal failure,ARF)是指肾脏自身原因和/或肾外原因引起的肾功能在短期内(数小时或数天)急剧下降的一组临床综合征。患儿出现氮质血症、水及电解质紊乱和代谢性酸中毒。

一、分类

急性肾衰竭常见的病因可分为肾前性、肾实质性和肾后性3类。

(一)肾前性肾衰竭

肾前性肾衰竭指有效血液循环量急剧降低,造成肾血流量不足、肾小球滤过率显著降低所导致的急性肾衰竭。

(二)肾实质性肾衰竭

肾实质性肾衰竭亦称肾性肾衰竭,指各种肾实质性病变所导致的肾衰竭,或由肾前性肾衰竭未能及时去除病因、病情进一步发展所致的肾衰竭。

(三)肾后性肾衰竭

各种原因所致的泌尿道梗阻引起的急性肾衰竭,称为肾后性肾衰竭。

二、临床表现

根据尿量减少与否,急性肾衰竭可分为少尿型和非少尿型。急性肾衰竭伴少尿或无尿表现者称为少尿型。非少尿型是指血尿素氮、血肌酐浓度迅速升高,肌酐清除率迅速降低,而不伴有少尿表现。临床常见少尿型急性肾衰竭,临床过程分为3期。

(一)少尿期

少尿期一般持续1～2周,长者可达4～6周,持续时间越长,肾损害越重。少尿期的系统症状:①水、钠潴留,出现全身水肿、高血压、肺水肿、脑水肿或心力衰竭等。②电解质紊乱,常见高钾、低钠、低钙、高镁、高磷等。③代谢性酸中毒,出现恶心、呕吐、呼吸深快、嗜睡,甚至昏迷。④出现尿毒症,因肾排泄障碍使各种毒性物质在体内积聚。可出现全身中毒症状,例如,消化系统表现为食欲缺乏、恶心、呕吐;循环系统可表现为高血压和心力衰竭等;神经系统可表现为嗜睡、神志混乱、焦虑不安、抽搐、昏迷等。

(二)利尿期

此期 ARF 患儿尿量逐渐增多,全身水肿减轻。一般持续1～2周,此期由于大量排尿,可出现脱水、低钠血症和低钾血症。早期氮质血症持续甚至加重,后期肾功能逐渐恢复。

(三)恢复期

利尿期后,肾功能改善,尿量恢复正常,血尿素氮和肌酐逐渐恢复正常,而肾浓缩功能需数月才能恢复正常。少数患儿遗留不可逆的肾功能损害。此期患儿可表现为虚弱无力、消瘦、营养不良、贫血和免疫功能低下。

三、实验室检查

(一)尿液检查

尿液检查有助于区别肾前性 ARF 和肾实质性 ARF。

(二)血生化检查

进行血生化检查时应注意监测电解质浓度的变化、血肌酐和尿素氮。

(三)肾影像学检查

肾影像学检查多采用腹平片、超声波、CT、磁共振等,有助于了解肾脏的大小、形态,血管、输尿管、膀胱有无梗阻,也可了解肾血流量、肾小球的功能或肾小管的功能。使用对比剂可能加重肾损害,需慎用。

(四)肾活检

对原因不明的 ARF,肾活检是可靠的诊断手段,可帮助诊断和评估预后。

四、诊断依据

(1)尿量显著减少,出现少尿(每天尿量<250 mL/m²)或无尿(每天尿量<50 mL/m²)。

(2)有氮质血症,血清肌酐$\geqslant176$ μmol/L,血尿素氮$\geqslant15$ mmol/L,或每天血肌酐增加量$\geqslant44$ μmol/L,或每天血尿素氮增加量$\geqslant3.57$ mmol/L。

(3)患儿有酸中毒、水电解质紊乱等表现。无尿量减少为非少尿型 ARF。

五、治疗

治疗原则是去除病因,积极治疗原发病,减轻症状,改善肾功能,防止并发症的发生。

(一)少尿期的治疗

1.去除病因和治疗原发病

对肾前性 ARF 应注意及时纠正全身循环血流动力学障碍,措施包括补液、输注血浆和清蛋白、控制感染等。严格掌握肾毒性抗生素的用药指征,并根据肾功能调节用药剂量,密切监测尿量和肾功能的变化。

2.饮食和营养

应给患儿提供高糖、低蛋白、富含维生素的食物,尽可能供给足够的能量。供给热量$210\sim250$ J/(kg·d),蛋白质 0.5 g/(kg·d)。应选择优质动物蛋白质。脂肪提供的热量占总热量的 $30\%\sim40\%$。

3.控制水和钠的摄入

坚持"量入为出"的原则,严格限制水、钠的摄入。如有透析支持则可适当放宽液体入量。每天液体的出入量为尿量+显性失水+不显性失水-内生水。无发热患儿每天不显性失水为 300 mL/m²,体温每升高 1 ℃,不显性失水增加 75 mL/m²;内生水在非高分解代谢状态为$250\sim350$ mL/m²。所用液体均为非电解质液。髓袢利尿剂(呋塞米)对少尿型 ARF 可短期试用。

4.纠正代谢性酸中毒

对轻度、中度代谢性酸中毒一般无须处理。当血浆 $HCO_3^-<12$ mmol/L 或动脉 pH<7.2,可补充 5%碳酸氢钠 5 mL/kg,提高 CO_2结合力 5 mmol/L。纠酸时宜注意防治低钙性抽搐。

5.纠正电解质紊乱

纠正电解质紊乱包括对高钾血症、低钠血症、低钙血症和高磷血症的处理。

6.透析治疗

凡上述保守治疗无效者,应尽早进行透析。透析的指征:①严重水潴留,有肺水肿、脑水肿的倾向。②血钾≥6.5 mmol/L。③血浆尿素氮＞28.6 mmol/L 或血浆肌酐＞707.2 μmol/L。④严重酸中毒,血浆 HCO_3^-＜12 mmol/L 或动脉 pH＜7.2。⑤药物或毒物中毒,该物质又能被透析去除。透析的方法包括腹膜透析、血液透析和连续动静脉血液滤过 3 种技术。对儿童常用腹膜透析。

（二）利尿期的治疗

利尿期早期,肾小球功能和肾小球滤过率尚未恢复,血肌酐、尿素氮、血钾的含量和酸中毒程度仍继续升高,伴随着多尿,还可出现低钾血症和低钠血症等电解质紊乱,故应注意监测尿量、电解质和血压变化,及时纠正水、电解质紊乱。当血浆肌酐接近正常水平时,应增加饮食中蛋白质的摄入量。

（三）恢复期的治疗

此期肾功能日趋恢复正常,但可遗留营养不良、贫血和免疫力低下,少数患儿遗留不可逆性肾功能损害,应注意休息和加强营养,防治感染。

六、护理措施

（一）一般护理

1.少尿期

(1)患儿应绝对卧床休息,注意肢体功能锻炼。

(2)护理人员应饮食给予患儿高糖、高维生素的半流质饮食,严格控制含钾食物的摄入。

(3)对有恐惧心理者,护理人员应以关心、安慰为主,多鼓励。

2.多尿期

(1)患儿应以卧床休息为主。

(2)护理人员应供给足够的热量和维生素,给予含钾多的食物。

3.恢复期

(1)护理人员应鼓励患儿逐渐恢复活动,防止肌肉无力。

(2)护理人员应给予患儿高热量、高蛋白饮食。

(3)护理人员应告知患儿及其家长要有充分的思想准备,定期到医院复查。

（二）特殊护理

1.少尿期的护理

(1)护理人员应严格限制液体入量。

(2)护理人员应做好患儿的口腔及皮肤护理,严格执行无菌操作。

(3)护理人员应遵医嘱监测电解质、肌酐、尿素氮等。

(4)护理人员应做好血液透析、血液滤过、腹膜透析的准备工作。

2.多尿期的护理

(1)护理人员应准确记录患儿的出入量,特别是尿量。

(2)护理人员应做好保护性隔离,保持病房内空气新鲜,避免患儿与易感人群接触,严格控制探视人员;在进行各种介入性操作时严格执行无菌操作。

3.恢复期的护理

(1)护理人员应嘱患儿避免劳累和一切加重肾脏负担的因素,如高血压。

(2)护理人员应遵医嘱给药,指导患儿勿乱用药物。

(三)病情观察

(1)少尿期:护理人员应观察患儿有无嗜睡、肌张力低下、心律不齐、恶心、呕吐等症状及血压变化,心功能不全,尿毒症脑病的先兆。

(2)多尿期:护理人员应注意监测血钾、血钠及血压的变化。

(3)恢复期:护理人员应注意用药不良反应。

(四)健康指导

(1)护理人员应指导患儿积极治疗原发病,增加抵抗力,减少感染的发生,避免使用损伤肾脏的食物、药物。

(2)护理人员应指导患儿观察尿量,如果发现 24 小时尿量少于 400 mL,应到医院就诊。

(3)护理人员应嘱患儿定期门诊复查肾功能。

（王美莹）

第十二节　小儿贫血

一、概述

贫血是指单位体积的外周血中红细胞、血红蛋白和血细胞比容低于正常或其中一项明显低于正常。贫血本身不是一种疾病而是多种疾病的伴随症状。世界卫生组织指出:6 个月至 6 岁儿童 Hb(血红蛋白)＜110 g/L,6～14 岁儿童 Hb＜120 g/L 为诊断儿童贫血的标准。我国小儿血液病学会暂定 6 个月以下婴儿贫血标准如下:新生儿 Hb＜145 g/L;1～4 个月婴儿 Hb＜90 g/L;4～6 个月婴儿 Hb＜100 g/L。贫血是儿童时期特别是婴幼儿时期的常见病,不但影响小儿生长发育,而且是一些感染性疾病的诱因。

临床上多根据红细胞(RBC)的数量和血红蛋白(Hb)的浓度分为轻度、中度、重度、极重度贫血,见表 7-1。

表 7-1　贫血的分类

指标及其单位	轻度	中度	重度	极重度
Hb/(g·L⁻¹)	120～90	90～60	60～30	＜30
RBC/(×10¹²·L⁻¹)	1～3	3～2	2～1	＜1

贫血根据病因分为造血原料缺乏性贫血、红细胞生成不良性贫血、溶血性贫血和失血性贫血。

形态上可根据红细胞平均体积(MCV)、红细胞平均血红蛋白量(MCH)、红细胞平均血红蛋白浓度(MCHC)的测定结果分类(表 7-2)。

表 7-2 贫血的形态分类

贫血类型	MCV(fL)	MCH(pg)	MCHC(%)	疾病
大细胞性贫血	>94	>32	32～38	巨幼红细胞贫血
正常细胞性贫血	80～94	28～32	32～38	急性失血性贫血
单纯小细胞性贫血	<80	<28	32～38	遗传性球形红细胞增多症
小细胞低色素性贫血	<80	<28	<28	缺铁性贫血

二、护理评估

(一)临床症状评估与观察

(1)询问患儿的病史及喂养史,起病的急缓,发病年龄,是否有偏食、挑食现象,是否未及时添加辅食,有无消化系统疾病(如消化道溃疡)。

(2)评估患儿有无贫血表现。①一般表现:皮肤黏膜苍白,口唇、结膜、甲床处明显。年长儿可诉全身无力、头晕、耳鸣、眼前发黑等。病程长者可出现易疲乏、毛发枯黄、营养低下及体格发育迟缓等。②造血器官反应:婴幼儿常出现骨髓外造血,导致肝、脾、淋巴结增大。年龄越小,病程越长,贫血越严重,肝、脾、淋巴结增大越明显。末梢血中出现核红细胞、幼稚粒细胞。③呼吸循环系统:心悸,血压升高,呼吸加快。重度失代偿时,可出现心脏扩大和充血性心力衰竭。④消化系统:胃肠道的蠕动和消化酶的分泌功能均受影响,可出现腹胀、便秘、食欲减退、恶心等。⑤神经系统:表现为精神不振、注意力不集中、头痛、眩晕或耳鸣等。

(3)评估不同贫血的表现特点,常见贫血类型的表现特点如下

缺铁性贫血:发生隐匿。皮肤、黏膜苍白。患儿易疲乏,活动后气短。与消化系统有关的症状有食欲缺乏、恶心、腹泻、口腔炎、舌乳头萎缩等,少数患儿有异嗜癖;与神经系统有关的症状有萎靡不振或易激惹、注意力不易集中、记忆力减退、学习成绩下降等;与循环系统有关的症状有心率加快,心脏扩大,出现心前区收缩期杂音,甚至发生心力衰竭;其他如细胞免疫功能降低,因上皮组织异常而出现指甲扁平、反甲等。

巨幼细胞性贫血:神经精神症状主要是表情呆滞,对周围反应迟钝,嗜睡,少哭,不笑,智力、动作发育落后甚至出现倒退现象;缺乏维生素 B_1 的患儿可出现乏力、手足对称性麻木、感觉障碍、步态不稳、行走困难,年幼儿表现为精神异常、无欲状。

溶血性贫血:①急性溶血,起病急骤,常伴发热、寒战、恶心、腹痛及腰背痛、苍白、黄疸、血红蛋白尿或胆红素尿。重者可发生心力衰竭、急性肾衰竭甚至休克。②慢性溶血,贫血多为轻度至中度,有时为重度,但一般情况下能耐受。多伴轻度黄疸,肝、脾轻度至中度肿大,多数血管外溶血患儿脾大,血管内溶血患儿肝脾肿大不明显,部分免疫性溶血患儿肝大明显。③细小病毒 B19 感染而表现贫血加重、网织红细胞减少、骨髓红系增生受抑制的现象是再生障碍危象。贫血突然加重伴黄疸、网织红细胞数升高为溶血危象。葡萄糖-6-磷酸脱氢酶缺乏症患儿常在服药、吃蚕豆、感染及接触樟脑丸等诱因作用下发生溶血,除贫血表现外,有黄疸、血红蛋白尿,严重者可出现少尿、无尿、酸中毒和急性肾衰竭。

遗传性球形红细胞增多症以不同程度的贫血、脾大、球形红细胞增多及红细胞渗透脆性增加为特征。地中海贫血多表现为慢性进行性溶血性贫血,严重者出现地中海贫血特殊面容,即头颅变大、额部隆起、颧骨变高、鼻梁塌陷、两眼距增宽。

(二)辅助检查评估

(1)血常规:根据红细胞和血红蛋白可判断贫血程度,根据红细胞大小、形态及染色情况判断疾病。红细胞较小,染色浅,中央淡染区扩大,多提示缺铁性贫血;红细胞大,中央淡染区不明显,多提示巨幼细胞性贫血;红细胞大小不等,染色浅并有异形、靶形,多提示地中海贫血。

(2)骨髓象:除再生障碍性贫血表现为增生低下外,其他贫血表现为增生活跃。缺铁性贫血为早幼红细胞及中幼红细胞比例升高,染色质颗粒致密,血红蛋白形成差。粒系细胞和巨核细胞正常。巨幼细胞性贫血骨髓增生活跃,红系细胞明显增多,有巨幼变,核浆发育不平衡。

(3)血生化检查:缺铁性贫血患儿血清铁含量降低 50 $\mu g/d$,总铁结合力升高为 360 $\mu g/d$,转铁蛋白饱和度降低为 15%,铁蛋白降低为 15 g/L。巨幼细胞性贫血患儿血清叶酸水平降低为 2.5 ng/mL,维生素 B_2 小于 100 pg/mL。

(4)特殊检查:红细胞脆性试验里示脆性升高,考虑遗传性球形红细胞增多症,红细胞脆性降低则见于地中海贫血。红细胞酶活力测定对溶血性贫血有诊断意义。

三、护理问题

(1)营养低于机体需要量与摄入铁不足、吸收障碍、需求增加、丢失过多有关。
(2)活动无耐力与缺铁性贫血引起全身组织缺血、缺氧有关。
(3)有感染的危险与机体免疫功能下降有关。
(4)潜在并发症为心力衰竭。

四、护理目标

(1)患儿的食欲增加,偏食得到纠正,体重增加,血清铁恢复正常。
(2)患儿的活动量增加。患儿在活动时无明显心悸、气促、无力等不适感觉。
(3)患儿/家长能说出预防感染的重要性,减少或避免感染的发生。
(4)患儿在住院期间不发生心力衰竭或发生心力衰竭时能被及时发现、处理。
(5)患儿在住院期间不发生药物不良反应或发生药物不良反应时能被及时发现、处理。

五、护理措施

(一)合理安排患儿饮食

(1)护理人员应嘱患儿家长改变不良的喂养方式,提倡合理的母乳喂养,及时添加含铁或维生素 B_{12} 及叶酸丰富的辅食,如动物肝脏、瘦肉、蛋黄、黄豆、海产品、黑木耳、绿叶蔬菜。

(2)护理人员应嘱患儿家长给患儿培养良好的饮食习惯,纠正偏食,采取措施为患儿提供色、香、味、形俱全的膳食,增加患儿的食欲。

(3)葡萄糖-6-磷酸脱氢酶缺乏症患儿应避免食用蚕豆及其制品,忌服有氧化作用的药物。

(二)用药的护理

1.对缺铁性贫血者补充铁剂的护理

(1)口服铁剂会刺激胃肠道,引起恶心等胃部不适,应从小剂量开始,逐渐增加至全量。在两餐之间服用铁剂,避免空腹服用以减少对胃的刺激。忌同时服用影响铁吸收的食品(如茶、咖啡、牛乳、谷类、钙片、植酸盐),也应避免同时服用抗酸药物及 H_2 受体拮抗剂。与稀盐酸和/或维生素 C、果糖等同服,可促进铁吸收。为避免牙齿及舌质被染黑,服用铁剂时可用吸管将药液吸至舌根部咽下,服药后漱口。护理人员应告知患儿及家长服用铁剂期间,患儿的粪便会变成黑色,是由于铁与肠内的硫化氢作用生成黑色的硫化铁,是正常现象,不必顾虑。

(2)如果需要肌内注射铁剂,应深部肌内注射,抽药和给药时必须使用不同的针头,以防铁剂渗入皮下组织,造成注射部位的疼痛及皮肤着色或局部炎症。首次注射右旋糖酐铁后应观察 1 小时,警惕发生过敏现象。

(3)应用铁剂的疗效判断:用药 3~4 天,网织红细胞数上升,7~10 天达高峰,1~2 周后血红蛋白含量逐渐上升,常于治疗 3~4 周达到正常。此时不能停药,应在血红蛋白含量恢复正常后再继续用药 6~8 周以增加铁储存。

2.对巨幼细胞贫血者补充维生素 B_{12} 和叶酸的护理

(1)补充维生素 B_2 和叶酸的同时口服维生素 C,恢复期加服铁剂。单纯维生素 B_2 缺乏时,不宜加用叶酸,以免加重神经、精神症状。

(2)药物疗效观察:用维生素 B_2 治疗 2~4 天,患儿精神好转,网织红细胞增加,6~7 天可达高峰,2 周左右降至正常,随后红细胞数、血红蛋白含量上升,一般 1~2 个月恢复正常。神经系统的症状恢复较慢。口服叶酸后 1~2 天食欲好转,网织红细胞数增加,4~7 天达高峰,随后红细胞数、血红蛋白含量增加,一般 2~6 周恢复正常。

(三)合理安排患儿的休息和活动

对轻度、中度贫血患儿,护理人员应让其规律地生活,安排患儿进行适合自身状态、力所能及的活动,限制有危险性、活动量大的活动,防止出现意外。对严重贫血者,护理人员应嘱其卧床休息以减少氧耗,减轻心脏负担,同时定时测量心率,观察有无心悸、呼吸困难等表现,必要时给氧。

(四)预防感染

患儿的居室应阳光充足,空气新鲜,温度、湿度适宜。患儿应根据气温变化及时增减衣服,尽量不到人群集中的公共场所。护理人员应鼓励患儿多饮水,保持口腔清洁,必要时每天进行 2 次口腔护理,预防舌炎、口腔炎;注意保持患儿皮肤的清洁;观察皮肤、黏膜、呼吸系统等有无感染迹象,及时给予治疗、护理。

(五)防止心力衰竭

护理人员应密切观察患儿的生命体征,注意心率、呼吸、面色、尿量等变化,若患儿出现心悸、气促、肝大等心力衰竭的症状和体征,应及时通知医师,并按心力衰竭患儿进行护理。给重症贫血患儿输血、输液时护理人员要根据病情严格控制输液速度,以防患儿心力衰竭。

(六)对急性溶血性贫血患儿的护理

护理人员要建立静脉通道并保持静脉通道的通畅,应使用输液泵均匀、准确地泵入液体,严格记录 24 小时出入量,密切观察患儿的尿量及尿色变化,并详细记录。

(七)健康教育

(1)护理人员应加强预防宣教,强调孕妇及哺乳期妇女预防小儿贫血,应提倡母乳喂养,及时添加辅食;对早产儿从 2 个月开始补充铁剂,对足月儿从 4 个月开始补充铁剂;用铁锅炒菜,选用富含铁的动物性食物,与富含维生素 C 的蔬菜搭配以利于铁的吸收;黄绿色蔬菜、蛋黄、肉类、动物内脏及紫菜中都含有较多的铁,可以根据孩子的消化能力及饮食习惯进行烹饪。

(2)护理人员要指导患儿家长掌握口服铁剂、补充叶酸、维生素 B_{12} 的方法及注意事项。

（3）护理人员要对患儿要多给予关怀、疏导、理解和鼓励；对有异食癖的患儿，应正确对待，不可责备。

（4）患儿要及时治疗各种慢性失血性疾病，避免服用可诱发疾病的各种食品和药品。

（王美莹）

第十三节　小儿营养不良

营养不良是指缺乏热量和/或蛋白质引起的一种营养缺乏症，多见于小于 3 岁婴幼儿。主要表现为体重下降，生长发育迟缓，消瘦及全身各系统的功能紊乱，常伴有多种营养素缺乏，易并发肺炎、腹泻等疾病。

一、临床特点

(一)体重不增

体重不增为最初表现，继而体重下降，皮下脂肪逐渐减少或消失。皮下脂肪减少或消失首先发生在腹部，接下来发生于躯干、臀部、四肢，最后发生于面颊部。随病情发展营养不良程度由轻变重。

1.轻度

患儿的体重下降，比正常小儿减轻 15％～25％。患儿的腹部皮下脂肪厚度为 0.8～0.4 cm，身高不受影响，皮肤干燥，精神状态正常。

2.中度

患儿的体重比正常小儿减轻 25％～40％，腹部皮下脂肪厚度小于 0.4 cm，身高较正常小儿降低，皮肤干燥、苍白，肌张力明显减低，肌肉松弛。

3.重度

患儿的体重比正常小儿减轻 40％以上，皮下脂肪消失，呈老人面容，皮包骨样，身高明显低于正常小儿，皮肤苍白、干燥无弹性，肌肉萎缩，肌张力低下，精神萎靡，烦躁与抑郁交替，对外界反应差。患儿常有低体温，脉细缓，血压低，心电图呈低电压、T 波，可低平。患儿的食欲低下，出现便秘或腹泻，血浆蛋白浓度降低而水肿。患儿常并发营养性贫血、低血糖及各种感染性疾病。

(二)分型

目前，国内根据患儿的体重及身高减少的情况将小儿营养不良分为 3 种类型。

1.体重低下型

患儿的体重低于同年龄、同性别正常小儿，提示患儿过去和/或现在有营养不良，但不能区分急性、慢性。

2.生长迟缓型

患儿的年龄和身高低于同年龄、同性别正常小儿，提示患儿过去或长期慢性营养不良。

3.消瘦型

患儿的身高和体重低于同年龄、同性别正常小儿，提示患儿近期患营养不良。

（三）辅助检查

血清总蛋白浓度下降,尤其是清蛋白浓度下降最明显,血糖、血胆固醇水平降低,多种维生素、微量元素缺乏。

二、护理评估

（一）健康史

询问患儿的喂养史,有无喂养不当、摄入不足;询问患儿有无急慢性病史(如慢性腹泻)、先天性畸形、各种传染病及消耗性疾病。

（二）症状、体征

评估患儿的体重、身长、皮下脂肪厚度、消瘦部位、精神状况、智力发育情况、有无肌张力下降及水肿。

（三）社会、心理

评估家庭经济状况,父母及保育者是否具备科学育儿知识。

（四）辅助检查

了解血清总蛋白、血清蛋白、血常规、血糖、微量元素、心电图等检查结果。

三、护理问题

（一）营养失调

与热能、蛋白质摄入不足和/或丢失、消耗过多有关。

（二）体温低下

与热能摄入不足、皮下脂肪减少致产热少、散热快有关。

（三）有感染的危险

与免疫功能下降有关。

（四）有低血糖发生的可能

与热量摄入不足及脂肪转化供能不够有关。

（五）有皮肤完整性受损的危险

与免疫力低下、各种维生素缺乏有关。

四、护理措施

（一）调整饮食,纠正营养失调

(1)对轻度营养不良者在基本维持原饮食的基础上,添加含蛋白质和高热量的食物。供给热量由每天418～502 kJ/kg逐渐递增。当供能达每天585 kJ/kg时,体重可获满意增长。体重接近正常后将供给热量恢复为小儿正常需要量。

(2)对中度、重度营养不良者供给热量从每天167～250 kJ/kg开始,逐渐增加至每天502～628 kJ/kg。待体重与身长接近正常后,将供给热量恢复至正常小儿生理需要量。

(3)给患儿适量补充维生素及矿物质,尤其是维生素A、钾、镁,可提供新鲜蔬菜和水果。

(4)对不能进食者可采用鼻饲法或静脉全营养。

（二）维持正常体温

护理人员应保持环境温度为22～24 ℃,勿使患儿过多暴露,可用保暖毯、热水袋、电保温箱保暖,操作时注意安全;监测体温,每 6 小时 1 次。

(三)预防感染

(1)对中度、重度营养不良患儿护理人员应做好保护性隔离。

(2)护理人员应保持床单位清洁,保持患儿的口腔黏膜清洁。

(3)每次患儿大便后,护理人员应用温水清洗患儿的臀部并擦干,涂鞣酸软膏。

(4)护理人员应定时给患儿翻身,避免拖、拉、拽等动作,防止皮肤损伤,在骨突处多加按摩。

(5)一切侵入性操作应严格无菌。

(四)健康教育

(1)护理人员应向患儿家长解释导致营养不良的原因。

(2)护理人员应向患儿家长介绍科学育儿知识,鼓励母乳喂养,指导混合喂养、人工喂养的方法,纠正患儿的不良饮食习惯。

(3)患儿合理安排生活作息制度,坚持户外活动,保证充足睡眠,按时预防接种,预防感染。

(4)先天性畸形患儿应及时手术治疗。护理人员要告诉患儿家长正确的护理方法。

(5)护理人员应定期监测体重,做好生长发育监测。

五、出院指导

(1)鼓励母乳喂养。

(2)对人工或混合喂养的患儿,开始可给予稀释牛奶,让患儿少食多餐,若吸收良好逐渐增加牛奶量及浓度。

(3)添加辅食应遵循从少到多、从软到硬、从稀到稠、从细到粗、从一种到多种的原则。根据患儿的食欲情况、月龄大小给予适合的饮食,尽可能给予高能量、高蛋白质饮食,如豆浆、蛋类、肝、肉末、鱼泥。

(4)对幼儿期及儿童期营养不良患儿应创造舒适的进食环境,鼓励患儿进食。

(5)每次调整饮食时,要注意患儿的食欲及消化情况。

(6)定期给患儿测体重,了解饮食调整效果。

(7)给患儿或指导患儿保持个人卫生。及时给患儿添加衣服,防止受凉。家长应少带年龄小的患儿或重度患儿去公共场所,防止交叉感染。

(王美莹)

第八章 预防接种

第一节 狂 犬 病

一、概述

狂犬病患者遇水或闻流水声即加剧痉挛,故又称"恐水病",是由狂犬病毒所致的一种自然疫源性疾病,全世界都有流行。病毒一旦侵入中枢神经,病死率极高,发病者几乎100%死亡,故引起人们的重视。目前,该病在我国仍然位列法定传染病病死率之首。人及所有温血动物都可被感染,被感染的动物唾液中含有大量病毒,人患狂犬病主要是被动物咬伤,病毒由咬伤伤口入侵机体,经过长短不同的潜伏期,沿神经纤维传至中枢神经,出现烦躁、痉挛等临床症状,直至中枢神经麻痹而死亡。

二、病原学

狂犬病毒在病毒分类学上属弹状病毒科,狂犬病毒属,系 RNA 病毒;形似子弹,大小为 180 nm×75 nm;其内为 40 nm 的核心,是单股不分节片的 RNA;外有致密包膜,外膜有许多7~8 nm 血凝素槌状突出物;包膜内为右旋单股核壳体,由膜蛋白组成,病毒颗粒含有 5 种蛋白。病毒在人或其他易感动物中枢神经细胞内复制时,在胞质内形成包涵体。1903 年,内基氏在感染动物脑细胞内发现一种呈嗜酸性球形单个或多个小体,称内基氏小体。该包涵体对狂犬病病理诊断有意义。

狂犬病病毒有 2 种主要抗原,一种是存在于外膜的蛋白抗原,此抗原可刺激机体产生保护性中和抗体;另一种抗原为病毒颗粒内部核蛋白抗原,此抗原刺激机体产生非保护性补体结合抗体。狂犬病病毒有两种类型,一种是从人与病兽分离出的狂犬病街毒,有嗜神经和嗜唾液腺的特性,人或动物感染后,患者临床症状以疯狂为主,称狂躁型狂犬病;另一种是在中、南美洲吸血蝙蝠分离出的狂犬病街毒,感染人和动物后,患者临床症状以瘫痪为主,称为瘫痪型狂犬病,这种病毒既嗜神经又嗜内脏,侵袭性比前一型弱,但可经气溶胶传播。

三、流行病学

(一)传染源

狂犬病是一种自然疫源性疾病，几乎所有温血动物都敏感，但敏感程度不一。野生动物为本病主要储存宿主，人、畜为偶然宿主，野生动物狼、豺、熊、臭鼬、蝙蝠以及一些啮齿类动物均可成为传染源。野生动物传播给家畜后，特别是犬，由于犬与人生活最接近，在临床症状前 3～5 天及发病期都具有很强的传染性，狂犬咬伤其他家畜，如马、牛、羊等，也成为重要传染源。

(二)易感者

人对狂犬病病毒普遍易感。人被狂犬咬伤后不一定全部发病，在狂犬病疫苗未使用以前，被可疑狂犬病动物咬伤后，一般发病率为 15％左右，被确诊为狂犬病动物咬伤后，发病率可高达 70％左右。被狂犬病动物咬伤后发病率的高低，取决于咬伤部位距中枢神经的距离、创面大小与深浅、伤及部位是否覆盖衣服等因素。一般咬伤手、面部发病率高。自 1998 年后，我国狂犬病发病率大幅度上升；2006 年，发病达到 3 303 例。

(三)传播途径

狂犬病的传播主要是通过发狂动物或带毒动物咬伤时，将唾液内的病毒带入新的动物机体。带毒动物通过牙齿咬伤或抓伤人的皮肤、黏膜，也可通过宰杀受染动物接触传染，亦可经呼吸道气溶胶传播，吸血动物（蝙蝠）传播狂犬病在我国未见报道。

50％～90％的发病动物唾液内含狂犬病病毒，一般症状发作 7 天唾液内可带毒，但有的在发生症状之前较长时间病毒已在唾液内出现，这时已有传染性。近些年我国南方一些省、市发现带狂犬病病毒的"健康"狂犬，其携带率为 5％～10％。这些所谓健康带狂犬病病毒犬，在流行病学方面的意义尚缺乏研究。

(四)地理分布

自古以来，狂犬病在世界各地广泛存在。近年，由于大众饲养犬类增多，狂犬病发病有增多趋势。自 1967 年后，WHO 进行了 10 次调查，全世界有狂犬病的国家占 67.6％，少数无狂犬病的国家或地区分两种情况，一是历来无狂犬病的南美洲、大洋洲的澳大利亚、新西兰和斐济等国，但澳大利亚 1978 年发生 1 例输入狂犬病；二是早年消灭了狂犬病的斯堪的纳维亚诸国，如挪威自 1885 年、瑞典自 1879 年先后消灭了狂犬病，这些国家采取了严格的动物检疫制度。晚期消灭狂犬病的国家和地区有日本、英国、新加坡等，近期控制狂犬病的国家有葡萄牙、以色列、荷兰、意大利等国。我国是狂犬病高发地区，以南方及东北居多，近些年每年有数千例病例。

四、发病机制

狂犬病病毒存在于病畜唾液腺内，可经多种途径感染。但最常发生的是以皮肤破伤处为入侵门户，病毒进入伤处的肌肉细胞内复制，复制到一定的量则排出到细胞间隙，进而侵入附近的神经，肌肉、肌腱的接头部，再感染周边的神经轴索，病毒在神经轴索中复制，并产生子代包涵体。

狂犬病病毒沿神经向脑脊髓的移行速度约每小时 3 mm，病毒到达脊髓背侧神经根（与咬伤部位相应的神经节）便开始大量复制，然后侵入脊髓有关节段，在 24 小时内可遍布于中枢神经系统。这时，在中枢神经组织及脑脊液中可查到病毒，并侵犯多处神经元，最后死亡。狂犬病病毒侵入大脑后，临床症状严重，中枢神经系统可发生广泛病理变化，特别是大脑海马角、延髓、基底神经节与脑桥、小脑最为严重。

五、临床特征

(一)潜伏期

狂犬病的潜伏期波动范围极大,从几天到10余年,潜伏期长短与咬伤部位、伤口的深浅及创面大小、伤者年龄等因素有关。一般情况下,近中枢的潜伏期短于远中枢的;创面大而深的潜伏期短于小而浅的;儿童的潜伏期短于成人,为18～60天。

(二)前驱期

初期常诉头痛、烦躁、失眠,有的病例有呕吐、体温略升高,有80％病例伤口已愈合处的伤痕处有麻木刺痛、瘙痒、蚁走感。此后,咽喉部有紧迫感,厌饮、厌食,咽喉部可现痉挛,尚能吞咽。这些症状持续2～3天。

(三)暴躁期

兴奋症状逐步发生,前驱期的症状加重。每当饮水时,因咽喉部剧烈痉挛而怕饮水,声门呼吸肌受累而致呼吸困难,恐水症状突出,对声、光、风敏感,痉挛加剧。患者常伴有全身性痉挛,颈项强硬,呈阵性发作。随着病情发展,症状逐步加重,发作越来越频繁,惊恐不安,暴躁异常,愤怒咆哮。患者神志清楚,唾液分泌增多,不时喷吐,瞳孔散大,脉快,体温升高可达39～40 ℃,1～3天进入麻痹期。

(四)麻痹期

由暴躁转为安静,皮肤对冷、热、痛刺激的敏感性减退,肌肉痉挛停止,似乎病情好转,但很快心力衰竭,呼吸浅表不规则,有时出现潮式呼吸,最后麻痹而死亡。此期一般经历2～18个小时。

六、免疫预防

(一)自动免疫

1.疫苗的研发

狂犬病疫苗是用于免疫预防的最悠久的疫苗之一。1882年,法国巴斯德用连续传代的方法减弱病毒的毒力,以适应制备疫苗。他以"街毒"连续传90代,改变了病毒某些生物学特性,使之成为"固定毒"以制备疫苗,用于被狂犬咬伤的人的免疫预防,获得成功。

狂犬病疫苗的发展历程大致分为三个阶段,神经组织疫苗、禽胚(鸡、鸭)疫苗和细胞培养疫苗。由于疫苗的安全性和保护效果欠佳,前两种疫苗被淘汰。目前采用不同细胞培养方法制备的疫苗,有人二倍体细胞疫苗和Vero细胞疫苗。人二倍体细胞疫苗是公认的安全性和效果最好的疫苗,现今在有些工业化国家的部分人群中应用。

原代地鼠肾细胞疫苗曾是我国及加拿大、俄罗斯等国应用最广的狂犬病疫苗,如今仍有此种产品市售。Vero细胞疫苗有其固有的优点,有取代原代地鼠肾细胞疫苗的趋势。此类疫苗是将狂犬病病毒固定毒接种于单层细胞上,经培养收获病毒液,灭活病毒,浓缩、纯化,加适宜的稳定剂和防腐剂(硫柳汞,不超过0.1 mg/mL),用于预防狂犬病。该类疫苗既往有加佐剂型和无佐剂型冻干剂两种,使用方法相同(现今我国均无佐剂)。

2.疫苗的应用

凡被疯动物咬伤、抓伤时,不分年龄、性别应立即处理伤口并及时按暴露后免疫程序接种疫苗。凡有接触狂犬病病毒危险的人群(如兽医、动物饲养员、林业人员、屠宰工人、狂犬病病毒实验室工作人员等),按暴露前免疫程序预防接种疫苗。狂犬病疫苗每1剂1.0 mL,效价≥2.5 U。

注射于上臂三角肌内,幼儿可注射于大腿外侧肌内。

(1)暴露前免疫程序:于 0、7、28 天各接种疫苗 1 剂,全程共接种 3 剂。

(2)暴露后免疫程序:被狂犬咬伤后,立即于 0 天(第 1 天)、3 天(第 4 天)、7 天、14 天、28 天各接种疫苗 1 剂,共 5 剂,儿童和成人用量相同。下列情况之一者,建议首剂疫苗剂量加倍:①接种疫苗前 1 个月内注射过免疫球蛋白或抗血清者;②先天性获得性免疫缺陷患者;③接受免疫抑制剂(包括抗疟药)治疗的患者、老年人及慢性病患者;④于暴露后 48 小时或更长时间才接种疫苗的人。

暴露后免疫程序按下述伤情及程度分级处理。①Ⅰ级暴露:触摸动物,被动物舐及无损皮肤,一般不需处理,不必注射疫苗。②Ⅱ级暴露:未出血的皮肤咬伤、抓伤,破损的皮肤被舐及,应按暴露后免疫程序接种疫苗。③Ⅲ级暴露:一处或多处出血性咬伤或被抓伤出血,可疑或确诊疯动物唾液污染黏膜,应立即按暴露后免疫程序接种疫苗及注射抗血清或免疫球蛋白。抗狂犬病血清按 40 U/kg 注射,或人特异抗狂犬病免疫球蛋白按 20 U/kg 注射,将尽可能多的抗狂犬病血清或抗狂犬病特异免疫球蛋白做咬伤局部浸润注射,剩余的行肌内注射。

(3)对曾经接种过狂犬病疫苗的人群需再接种疫苗的建议:①1 年内进行过全程疫苗接种(5 剂),被可疑动物咬伤者,应于 0 天和 3 天各接种 1 剂疫苗。②1 年前进行过全程疫苗接种(5 剂),被可疑动物咬伤者,则应进行全程疫苗再接种。③3 年内进行过全程疫苗接种,并且进行过加强免疫,被可疑动物咬伤者,则应于 0 天和 3 天各接种 1 剂疫苗。④进行过全程疫苗接种,并且进行过加强免疫,但超过 3 年,被可疑动物咬伤者,则应进行全程疫苗再接种。

3.疫苗的保护效果

疫苗的保护效果取决于疫苗的使用是否即时(咬伤后注射疫苗的时间),伤口创面是否按流程清洗,是否与抗狂犬病血清同时注射,咬伤部位与中枢神经的距离等因素。一般应在咬伤后立即按疫苗规定程序注射疫苗,若能与抗血清同时注射则效果更佳。

疫苗的保护效果还与疫苗的效价和剂型有关,既往市售原代地鼠肾细胞疫苗含有氢氧化铝佐剂,虽然可提高疫苗的免疫应答,但延迟了抗体的产生时间,无疑对免疫保护不利。学者曾临床研究市售含铝佐剂原代地鼠肾细胞疫苗和法国无铝佐剂 Vero 疫苗,证明前者产生抗体时间迟于后者,且抗体滴度也低于后者。学者采用小鼠中和试验检测血清抗体,以抗体水平$\geqslant 0.5$ U/mL作为保护水平,按 0、3、7、14、28 天5 针免疫程序免疫。从初免后 0 天(第 1 剂)到初免后 10 天,已注射 3 剂疫苗,完成了 0、3、7 程序;再到初免后 30 天,已注射 5 剂疫苗并完成了全程免疫。

4.疫苗的不良反应

接种地鼠肾细胞疫苗后,一般不良反应与疫苗中是否含有铝佐剂有关。含铝佐剂者反应轻微,局部红肿、硬结发生率为 10%~20%,偶有过敏性皮疹,无需医疗处置,可自愈。经浓缩后无铝佐剂者,发生率高于有铝佐剂者。异常反应主要是变态反应,临床表现有过敏性皮疹、荨麻疹、血管性水肿、过敏性紫癜、过敏性休克。报道其发生率悬殊,为 0.68%~1.00%。

5.疫苗禁忌证

由于狂犬病病死率极高,暴露后的免疫不考虑禁忌。暴露前免疫,遇有发热、急性疾病、严重慢性病、神经系统疾病、过敏性疾病或既往对抗生素、生物制品有过敏史者慎用;对哺乳期、孕期妇女推迟使用。

(二)被动免疫预防

1.抗血清

抗血清是用抗原(灭活狂犬病病毒固定毒)免疫马、骡等大动物,待抗体滴度达高峰时取其血浆,提纯、精制提取 IgG,即为抗血清。

2.抗血清的应用

被狂犬咬伤后,尽早按 0.1～0.5 mL/kg(体重)肌内注射,必要时取一半剂量抗血清在伤口周围作浸润注射。

抗血清应用前需做常规过敏试验。过敏试验方法:用 1∶10 或 1∶100 稀释血清 0.1 mL 注射前臂屈侧皮内。有过敏者,注射部位于 10～20 分钟内显示红肿,并可能不断扩大,反应强烈者,可现伪足样隆起条痕,是为阳性;无过敏者,不显红肿,是为阴性。可按上述方法将抗血清一次注射完。

皮试阳性者,必须采用脱敏方法。脱敏原则是将抗血清总量分为若干小剂量份,按一定顺序注射。由皮下注射小剂量高度稀释的血清,注射后 15 分钟内,若不出现红肿或其他不良反应,即可以双倍量作第 2 剂注射。此后进行第 3 次、第 4 次以至更多次注射。如果其中一次发生不良反应,需等 15 分钟后退回到上一次注射的量(出现不良反应那次以前的一次),重新循序进行。脱敏的具体操作方法如下。

(1)0.05 mL 稀释 20 倍的抗血清,皮下注射。

(2)0.05 mL 稀释 10 倍的抗血清,皮下注射。

(3)0.11 mL 不稀释抗血清,皮下注射。

(4)0.21 mL 不稀释抗血清,皮下注射。

(5)0.51 mL 不稀释抗血清,皮下注射。

(6)剩余未稀释的抗血清,全部由肌内注射。

3.抗狂犬病免疫球蛋白(HRIG)

采集高抗狂犬病抗体者的血浆,抗体滴度不低于 100 U/mL。将提取的抗体分别以100 U、200 U、500 U、1 000 U 的剂量分装,备用。WHO 推荐,被可疑疯动物咬伤、抓破皮肤流血,都应按 20 U/kg 体重注射 HRIG(血清抗体保护水平为 0.5 U/mL)。HRIG 是人源性 IgG,不存在过敏问题,无须做过敏试验。

4.抗狂犬病血清或 HRIG 和疫苗联合使用

因为疫苗接种后第 7 天尚检测不到抗体,故对严重咬伤,如头、面、颈、手指深度咬伤者用抗血清可延长疾病潜伏期,使疫苗得以发挥作用。但抗血清和疫苗联合使用时,抗血清有抑制疫苗的作用,为此,应控制抗血清的用量,并增加疫苗接种剂次。

(王洪芳)

第二节　流行性乙型脑炎

一、概述

流行性乙型脑炎(以下简称乙脑),也称为日本脑炎。该病最早在日本发现,1924 年,在日本大流行时被认为是一种新的传染病。该病在夏秋季流行,曾被称为"夏秋脑炎"。为了与当时在日本流行的一种昏睡型脑炎相区别,称后者为甲型脑炎,前者为乙型脑炎。1935 年,日本学者从病死者脑组织中分离到病毒,发现其抗原性不同于美国的圣路易脑炎病毒,首次确定了该病的病原,并将分离到的病毒命名为 Nakayama 原始株;1937 年,从马脑组织中分离到病毒;1938 年,日本学者报告从三带喙库蚊分离到病毒;1946 年,日本厚生省确定该病为法定传染病,并统称为日本脑炎。

在拥有 30 亿人口的亚洲,乙脑是一个重要的公共卫生问题,也是引起病毒性脑炎的首要原因。据估计,乙脑病毒每年至少引起 50 000 例临床新发病例,其中大部分为≤10 岁儿童,并导致 10 000 例死亡和 15 000 例长期神经、精神系统后遗症的发生。在乙脑地方流行区,大部分人在 15 岁前已感染过乙脑病毒。但如果近期有乙脑病毒输入,任何年龄人群都会被感染。在某些地区,乙脑有季节性传播的特点,但有些地区则全年均可传播。由于缺乏完善的监测系统和试验诊断技术,许多地区存在病例漏报和误报现象。

控制乙脑的措施理论上包括灭蚊、猪和人类的免疫预防措施,其中疫苗是唯一有效的长期控制和预防乙脑的方法。大量的证据表明,免疫接种对控制乙脑效果明确,又具有很高的成本效益性。我国绝大多数省(市、区)为乙脑流行区。在 20 世纪 60 年代末,广泛应用疫苗前,乙脑高发年份的发病率可达 30/10 万。随着疫苗的逐步改进与应用,发病率显著下降。

二、病原学

(一)病毒的形态结构

乙型脑炎病毒是一种球形的单链 RNA 病毒,属披盖病毒科虫媒 B 组。病毒颗粒呈球形,壳体为 20 面立体对称,RNA 为单股,分子量约 3×10 dalton。电镜下的病毒颗粒有核心、包膜和刺突 3 部分,它们的平均直径分别为 29.8 nm±2.5 nm、44.8 nm±3.2 nm、53.1 nm±5.4 nm。该病毒单股正链 RNA 全序列由 11 000 个核苷酸组成,含有 3 种结构蛋白。E1 是构成包膜上刺突的糖蛋白;E2 是一种非糖基化的小蛋白多肽,与包膜层相连;碱性蛋白 C 与核壳体中的 RNA 相连构成核壳。

(二)病毒的理化性质

乙型脑炎病毒的抵抗力不强,在 100 ℃2 分钟、55～60 ℃30 分钟或 37 ℃2 天即可被完全灭活。但 30 ℃以下存活时间较长,在 −70 ℃以下可保存 1 年以上。冷冻干燥下的病毒,在 4 ℃可保存数年。该病毒在适宜的稀释剂中(脱脂牛乳、兔血清或牛血清、水解蛋白等)比较稳定,在生理盐水中则迅速被灭活。

乙型脑炎病毒可被常用的消毒剂如碘酊、乙醇、酚等迅速灭活,也易被胆汁、脱氧胆酸钠所灭活。对有机溶剂敏感,胰蛋白酶和脂肪酶不但能破坏病毒的感染力,而且使血凝活性迅速丧失。甲醛和 β-丙内酯可使病毒灭活,并且保持其抗原性,因此常用作灭活剂。

(三)病毒的抗原性和免疫原性

乙型脑炎病毒的蛋白包括 3 种结构蛋白和 7 种非结构蛋白。3 种结构蛋白即衣壳蛋白 C、包膜蛋白 E 和 M,其中 E 蛋白是乙型脑炎病毒的重要抗原成分,它具有病毒与细胞受体的结合、特异性膜融合以及诱生病毒中和抗体、血凝抑制抗体和抗融合抗体的作用。因此,E 蛋白与病毒毒力、致病性和免疫保护性密切相关。非结构蛋白为病毒的酶或调节蛋白,与病毒复制和生物合成有关。

乙型脑炎病毒感染或疫苗免疫后均可产生中和抗体、血抑抗体和补结抗体。血抑抗体和补结抗体出现较早,一般在感染 7 天后出现;中和抗体出现较迟,在 1～2 周内,但都在 1 个月左右达高峰。补结抗体消失快,可用来判断人或动物的年感染率;其次是血抑抗体,可用作临床病例的诊断;中和抗体维持时间最长,是衡量人体是否有免疫力的指标。

人被感染后,绝大部分呈隐性感染,仅有少数人发病,有显性感染症状者≤1%。隐性或显性感染者只发生 3～5 天短暂的病毒血症,对于本病的流行传播上意义不大。牛、马等大型牲畜的饲养和使用时间长,而幼畜数量不多,传播本病的意义也不大。因此,上述 2 种传染源并不是主要的传染源。

据研究资料表明,本病最重要的传染源是猪,主要是幼猪。猪数量多,感染后病毒血症期持续时间长,血液中病毒滴度很高;幼猪出生率高,生长时间短,对乙型脑炎病毒的免疫力低下,易感染。乙型脑炎病毒在蚊体内大量繁殖,在唾液腺内的乙型脑炎病毒滴度达到较高水平。当环境温度<20 ℃,病毒滴度低;若≥28 ℃,则病毒迅速复制,具有很高的传染性。

(四)人群易感性和免疫性

乙型脑炎病毒的抗原较稳定,较难变异,至今也只有一个血清型,但不同时间分离的病毒株之间也发现一定的差异,在免疫学上没有意义。

三、流行病学

(一)乙脑流行地域分布

乙脑是由媒介蚊虫传播的一种中枢神经系统急性传染病,为人畜共患传染病。患者起病急,以高热、惊厥、昏迷、抽搐等神经症状为特征。乙脑病死率达 5%～35%,约 30% 的患者留有神经、精神系统后遗症。乙脑主要在亚洲广大地区流行,在日本、朝鲜、韩国、中国、越南、泰国、印度、印度尼西亚、马来西亚、菲律宾、缅甸及独联体地区东部的海滨地区,太平洋的一些岛屿均有本病的报道。

我国除新疆、青海、西藏无病例报告以外,其他各省、自治区、直辖市均有发病。年发病数最高超过 17 万人,病死率达 25%。我国为乙脑高流行区,乙脑属于乙类法定报告传染病。疫苗使用前,乙脑发病一直处于较高水平,在 20 世纪 50～70 年代初期曾发生大流行,每间隔 3～5 年出现一次小的流行高峰。2006 年再次出现一个发病高峰,超过 2004 年和 2005 年发病水平,部分省病例数上升幅度较大,局部地区发生乙脑流行。2004－2006 年平均发病数达 6 320 例,2006 年除青海外,另外 30 个省(市、区)报告乙脑病例累计发病 7 643 例,死亡 463 例。我国乙脑的流行主要在 7～9 月份,发病主要集中在贵州、四川、重庆等西南地区,≤10 岁病例占总病例的75% 以上。

1.全国乙脑年龄组发病率

全国乙脑年龄组发病率分析显示,我国乙脑≤10岁病例占总病例的75%以上。全国报告乙脑病例仍以小年龄组报告发病率较高,其中3～6岁组儿童报告发病率最高。8月龄和间隔1年接种2剂次疫苗,可有效保护≤10岁儿童。2006年仍以小年龄组报告发病率较高,其中3～6岁组儿童报告发病率最高,各年龄组报告发病率在6.0/10万～6.2/10万,与2004年、2005年相比,各年龄组报告发病率均有所上升,但仍以小年龄组增加幅度大。

2.我国乙脑地区分布

病例主要分布在西南、华南、华中、华东地区,东北和西北地区病例数较少。近几年病例集中在西南地区。

(二)传染源与储存宿主

乙脑是一种人畜共患的传染病,属于蚊类媒介传播的自然疫源性疾病。乙型脑炎病毒感染后的人和动物通过蚊子叮咬传播,均可成为本病的传染源。

通过对健康人群的血清流行病学调查证明,蚊子(主要为库蚊)不但是乙型脑炎病毒的传播媒介,而且也是储存宿主。带毒蚊子一次叮咬的排毒量可高达小鼠10^2～10^4 ID_{50}病毒滴度,受带毒蚊子叮咬后几乎100%感染。人类主要呈隐性感染,极少数感染者发病。发病对象在流行区的少年儿童,随着年龄的增长,发病也减少。所以,流行区10岁以下儿童最为易感,患者年龄发病率也最高。乙脑无论是隐性感染还是显性感染,均可获得持久免疫力,再次发病者极少见。

(三)乙脑流行有关因素

乙脑流行具有明显的周期性,一个大流行年后,流行就会处于低谷期4～5年,然后再次形成高峰。这主要是由于一次大流行,众多人群因隐性感染而获得免疫。此外,乙脑流行的地域性,其实质是自然因素(如气温高、降水量大等)对媒介昆虫滋生条件的影响。

四、免疫预防

(一)疫苗发展概况

日本和独联体地区是最早应用鼠脑制备疫苗预防乙脑的国家。第二次世界大战期间,美国也用鼠脑和鸡胚制备的疫苗在军队中使用。

在1950年和1951年,北京生物制品研究所先后研制出鸡胚灭活疫苗和鼠脑灭活疫苗。鸡胚疫苗免疫原性差;鼠脑疫苗由于未经纯化含有鼠脑组织成分,1957年,曾发生严重的变态反应性脑脊髓炎而停止生产。之后,在原有疫苗工艺基础上,增加了澄清、过滤和用乙醚处理等工艺,但疫苗的不良反应和免疫原性仍不够满意。1960－1966年,使用鸡胚细胞生产灭活疫苗,不良反应虽有明显减少,但流行病学效果欠佳。1967年,北京生物制品研究所研制成功用地鼠肾细胞培养病毒,经甲醛灭活的疫苗,1968年起正式投产和应用。经人体血清学和流行病学效果调查证明,该疫苗不仅不良反应较轻,效果也较好。之后上海、兰州、成都和长春等生物制品研究所也相继生产并在全国范围内推广、应用,对我国控制乙脑的流行起到重要作用。但此疫苗为原代地鼠肾细胞疫苗,疫苗中的残余牛血清和地鼠肾细胞残片可引起不良反应;再则,灭活疫苗接种剂次多,超敏反应发生率也随着疫苗接种剂次的增加而增高。

目前使用的乙脑疫苗有以下三种:一是鼠脑纯化疫苗,得到WHO的认可,除在日本大量使用外,也曾在欧洲和亚洲一些国家应用;二是地鼠肾细胞减毒活疫苗,主要在国内使用,少量出口到韩国、尼泊尔和印度等国;三是Vero细胞灭活纯化疫苗,只在国内使用。

(二)我国两种乙脑疫苗的制造

1.Vero 细胞灭活纯化疫苗

Vero 细胞是从非洲绿猴肾建立的猴肾细胞系。经全面检定,无外源因子污染和致瘤性,完全符合 1997 年 WHO 规程的要求,在国际上先后用于小儿麻痹灭活疫苗、小儿麻痹活疫苗和人用狂犬病疫苗的生产。

(1)疫苗的制备流程:选育生物性状稳定,符合 WHO 规程要求并适应乙型脑炎病毒繁殖的 Vero 细胞,培养病毒,并通过以下的纯化工艺过程制备成疫苗。①超滤,抗原经中空纤维柱超滤后浓缩 10～20 倍;②鱼精蛋白处理,进行初步纯化,并去除细胞残余 DNA;③蔗糖密度梯度离心,进一步纯化,收取一个蛋白活性高峰,蛋白含量 60 μg 以下,补结活性达 1:(32～64),再经超滤脱去蔗糖。

(2)疫苗的安全性:分别选择不同年龄组人群进行临床试验,初免 1 针后 8 小时,有 5% 左右发生一过性中度发热(37.6～38.5 ℃),接种第 2 针后中度发热率≤1%。对 3 种不同疫苗的比较临床研究,全身发热反应减毒活疫苗高于其他两种疫苗但无统计学显著差异($t < 1.96, P > 0.01$)。

(3)抗体应答:Vero 细胞乙脑灭活疫苗初免 2 剂后,抗体阳转率、抗体几何平均滴度(GMT)均高于地鼠肾灭活疫苗和减毒活疫苗有统计学显著差异($t > 2.58, P < 0.001$)。Vero 疫苗用于 1～6 岁儿童,无论既往接种何种疫苗,用 Vero 疫苗加强免疫 1 剂,抗体阳转率达到 100%,GMT 上升 22.8 倍。对抗体应答持久性观察,北京生物品研究所在非疫区连续进行了 5 年血清学中和抗体的检测,抗体下降缓慢,免疫接种后第 5 年仍保持有效免疫水平。

2.地鼠肾细胞减毒活疫苗

我国乙脑减毒活疫苗毒种是中国药品生制品检定所俞永新院士率领课题组选育的 SA14-14-2减毒株。该弱毒株具有遗传稳定性好,免疫原性强,可产生良好的体液和细胞免疫反应。

(1)疫苗制造:我国用于生产减毒活疫苗的毒种为 SA14-14-2 株,母株为 SA14 病毒株,于 1954 年分离自西安蚊的幼虫。疫苗制备与灭活疫苗基本相同,即在地鼠肾原代细胞上培养,病毒收获后,加入疫苗保护剂(蔗糖、明胶)进行冷冻干燥,最后根据《中华人民共和国药典》规定的检定项目进行检定。

(2)疫苗的安全性:在我国,乙脑减毒活疫苗已广泛应用多年,未收到与疫苗相关的严重不良反应报告。

(3)疫苗的免疫性:曾对 6～12 岁和 1～3 岁儿童进行血清学试验,测定免疫后中和抗体阳转率可达 90% 以上。在乙脑非流行区,人体免疫 1 剂后,中和抗体阳转率和抗体水平随免疫剂量的减少而降低,病毒剂量(滴度)在 $10^{6.7}$ TCID$_{50}$/mL(相当 10^5 PFU/mL)时阳转率达 90%。

(4)临床有效性:1995 年,在洛克菲勒基金会资助下,由中国四川大学华西医学院和美国宾夕法尼亚大学在中国四川联合进行的临床研究表明,乙脑活疫苗接种 1 针的有效率为 80%,接种 2 针的有效率为 97.5%。1999 年,在尼泊尔进行的临床考核,接种一针疫苗的中和抗体阳转率达 99.3%;在韩国所做的临床考核显示,乙脑活疫苗单针接种后的中和抗体阳转率达 96%。

在长期大面积的流行病学效果考核中,乙脑活疫苗接种后可使发病率降低 80% 左右,保护率达 98%。白智泳等对乙脑活疫苗和灭活疫苗进行血清抗体观察,结果显示,活疫苗接种一针抗体阳转率为 83.4%,GMT 为 53.59,灭活疫苗抗体阳转率为 62.79%,GMT 为 20.99。对乙脑活疫苗和灭活疫苗进行免疫效果观察,结果显示,乙脑活疫苗抗体阳转率为91.30%,GMT为22.22;乙脑灭活疫苗阳转率为64.38%,GMT为16.51。

五、疫苗应用

(一)乙脑疫苗为免疫规划疫苗

按2005年《中华人民共和国药典》(三部)规定,乙脑疫苗是我国免疫规划疫苗。

1.地鼠肾细胞灭活疫苗

(1)接种对象:6月龄～10周岁的儿童和由非疫区进入疫区的儿童和成年人。每一次人用剂量为0.5 mL。

(2)免疫程序:6～12月龄接种第1针和第2针,时间间隔7～10天,6个月后和4～10岁时分别接种第3剂和第4剂。Vero细胞灭活疫苗(纯化)免疫程序与地鼠肾细胞灭活疫苗相同。

2.地鼠肾细胞减毒活疫苗

接种对象为8月龄以上的健康儿童及由非疫区进入疫区的儿童和成人。每一次人用剂量为0.5 mL,含乙脑活病毒不低于5.41 g PFU。8月龄儿童首次注射0.5 mL;分别于2岁和7岁再各注射0.5 mL,以后不再免疫。

(二)疫苗上市后的不良反应

1.Vero细胞灭活疫苗(纯化)

Vero细胞纯化乙脑灭活疫苗广为使用后证明,大多数接种对象基础免疫(初免)后偶有一过性高热(≥38 ℃),多为低热;接种第2剂时,发热率显著降低。局部反应偶有红肿、硬结等。

2.减毒活疫苗

俞永新等1985年第一次对乙脑减毒活疫苗进行安全性研究表明,1 026名5～12岁儿童中,第1组47名儿童接种1剂后,跟踪观察14天,无1例体温＞37.4 ℃者。第2组35名儿童和第3组944名儿童接种稀释后的疫苗,疫苗按1:3、1:5、1:50稀释后接种,其抗体阳转率分别为100%、100%和83%,同样进行14天的临床医学观察后也未监测到任何的症状或体征出现。

Zheng-Le Liu等对乙脑减毒活疫苗进行的短期安全性观察(26 239人)显示,疫苗接种组与未接种组(对照组)相比,各指标均无显著性差异,表明乙脑减毒活疫苗是安全的。1998年,在韩国进行乙脑减毒活疫苗接种1剂次后不良反应监测和抗体水平检测,84名儿童未发现有严重不良反应报告。

2000年,广西钦州市沈平报告对15岁以下儿童接种兰州生物制品研究所生产的乙脑减毒活疫苗时,发生超敏反应1例,该病例前一年曾接种过乙脑减毒活疫苗;2002年,广东省深圳市林娜佳等报告接种成都生物制品研究所生产的乙脑减毒活疫苗,发生1例过敏性休克。其余未见报道。

(三)建议免疫程序

1.现行免疫程序

免疫程序分为基础免疫和加强免疫。乙脑灭活疫苗注射4剂,第1、2剂为基础免疫,时间间隔为7～10天,第3、4剂为加强免疫;乙脑减毒活疫苗注射2剂,第1剂为基础免疫,第2剂为加强免疫。

2.WHO有关乙脑疫苗的建议

对于减毒活疫苗的免疫程序,建议依据现用疫苗的免疫效果和疾病流行情况。

(1)目前使用的减毒活疫苗与新一代灭活疫苗有望取代鼠脑灭活疫苗。接种 1 剂或 2 剂减毒活疫苗后,可诱导产生持续几年的保护。

(2)1 剂次基础免疫后中和抗体阳转率高,我国乙脑减毒活疫苗已在韩国取得注册,其临床试验也证明该疫苗无严重的预防接种反应。1 剂次后中和抗体阳转率为 96%,2 剂次后为 97.4%。

(3)2 剂次接种后发病率出现明显下降。经 3~11 年儿童 2 剂次免疫与发病率的关系比较显示,接种 2 剂次后,人群平均发病率比接种前下降 70% 以上;1~10 岁发病率比接种前下降 85% 以上。有免疫史的儿童发病率显著低于无免疫史儿童。

(4)免疫效果持久,我国乙脑减毒活疫苗免疫效果的持续时间初步观察,为 5~11 年。

(5)尼泊尔 2001 年开始大面积接种乙脑减毒活疫苗 1 剂,当年的保护效果为 99.3%,第 2 年的保护效果为 98.5%,第 5 年的保护效果保持在 96.2%,表明接种 1 剂活疫苗后有较长的免疫持久性。

(6)加强免疫后均能出现回忆性免疫应答。我国应用的乙脑减毒活疫苗有广谱的抗原性,保护性高,安全有效。活疫苗免疫后,即使中和抗体较低,当再次接触到乙脑野病毒时,将快速产生高滴度中和抗体,并可增强细胞免疫应答的免疫回忆反应,使机体获得保护。

(王洪芳)

第三节 流行性腮腺炎

一、概述

流行性腮腺炎是由腮腺炎病毒引起的以腮腺肿大为特征的急性呼吸道传染病,发病率高,常年发病率≥100/10 万,5~15 岁儿童占发病总数的 80%~95%。临床上以腮腺非化脓性肿胀、疼痛伴发热为主要症状。广泛开展腮腺炎疫苗接种,提高人群的免疫水平是控制流行性腮腺炎最有效的手段。欧美许多国家实施疫苗第二次加强注射,以增强机体的免疫保护。国内也应将腮腺炎疫苗纳入免疫规划,以形成有效的群体免疫力,从而降低腮腺炎在我国的发病率。

该病发生的病理变化及造成的危害远非局限于腮腺,也可侵犯其他腺体器官,常见的并发症有病毒性脑膜炎和脑炎、睾丸炎、附睾炎。此外,还有卵巢炎、胰腺炎、心肌炎等。严重者可导致伤残或死亡,同时也是后天获得性耳聋的重要病因之一,此种耳聋往往是不可逆的,对社会造成负担。

二、病原学

腮腺炎病毒(mumps virus,MV)属副黏病毒科。球形的直径为 90~600 nm,平均为 200 nm。宿主细胞衍生的脂质膜围绕含单链 RNA 基因组的核壳体。血凝素-神经氨酸酶蛋白和融合蛋白两种表面成分在毒力中起作用。抗血凝素-神经氨酸酶蛋白抗体可中和病毒。其他四种结构蛋白是内部病毒粒子蛋白,不是保护性免疫应答的重要目标。酶联免疫吸附测定法(ELISA)广泛用于抗 MV 特异性抗体的测定,简单、可靠。MV 可在各种细胞培养物及鸡胚中复制。对于常规诊断病毒学中的初次分离,可用猴肾、人胚肾或海拉细胞培养。用血吸附抑制试验可检测细胞培养物中的 MV。

病毒对热极不稳定,56 ℃30 分钟即被灭活,具有不耐酸,易被脂溶剂灭活的特点。腮腺炎病毒只有 1 个血清型,血凝素和神经氨酸酶两种表面成分是病毒的主要毒力成分,也是其主要的保护性抗原,抗血凝素-神经氨酸酶蛋白的抗体可中和病毒。根据 SH 基因序列,腮腺炎病毒可分为 A、B、C、D、E、F、G、H 8 个基因型。不同地区,不同季节流行的病毒株可能有基因型的改变。

三、流行病学

(一)人群易感性和发病率

流行性腮腺炎是全球性流行的急性传染病,全年均有发病。人群对流行性腮腺炎的易感性为 80%~100%,15 岁以下儿童占发病总数的 80%~95%。据常规监测资料显示其发病率大于100/10 万,美国一项研究预测腮腺炎的发病率为 2 000/10 万,是被动监测资料的 10 倍左右,而发展中国家目前还没有确切数据来评估腮腺炎的发病率。在我国,也未见全国性的有关腮腺炎流行病学调查资料。本文收集到的数据仅为个别地区腮腺炎的流行情况,但在一定程度上反映出我国腮腺炎的发病率较高。例如,据陕西省安康市 2004—2005 年疫情网络上报告的腮腺炎病例,2004 年为 1 162 例,2005 年为 1 945 例,发病率分别为 39.70/10 万和 66.14/10 万,2005 年发病率较 2004 年明显上升。发病时间集中在春末夏初和秋末冬初,年龄集中在 3~15 岁,占87.44%,且多发于中、小学校及幼托机构。

2005 年,江西吉安县报告,全年共发生腮腺炎患者 182 例,发病率为 41.44/10 万。流行高峰在 1~5 月份,发病年龄以 5~9 岁为多,共 114 例,占 62.64%。在无免疫实施的情况下,疾病常随人群抗体的消长而呈周期性流行,通常每 2~3 年流行一次,7~8 年为一个流行周期。1 岁以内婴儿从胎盘传递的母体抗体中获得免疫力,在集体机构、交通闭塞地区以及新兵中可引起暴发。人群免疫力水平低下,易感人群积聚是造成腮腺炎流行的主要因素。在白令海峡圣劳伦斯岛,1967 年发生了腮腺炎暴发。提示腮腺炎在易感人群中发生暴发,总感染率为 82%,其中显性感染为 65%,临床表现有腮腺炎肿大特征者占 95%。

(二)传染源

人是流行性腮腺炎病毒的唯一宿主,发病前驱期及亚临床感染者都是传染源,患者在腮腺肿大前 6 天至肿大后 9 天,均可从唾液中分离到病毒,此期有高度传染性。隐性感染者在流行期可占 30%~50%,因此也是重要传染源。

(三)传播途径

流行性腮腺炎以飞沫传播为主,污染的衣物、食品、玩具均可传播。幼儿园儿童常把病毒引入家庭,从而传播给其他易感者;军队中,特别是来自四面八方的入伍新兵,常引起新兵训练营腮腺炎的暴发;孕妇感染腮腺炎病毒后,可通过胎盘传给胚胎,引起胎儿死亡。

四、临床特点及常见并发症

腮腺炎病毒经直接接触或空气飞沫传播,潜伏期平均为 16~18 天。通常以肌痛、头痛、厌食、不适和低热等非特异性症状开始,有 30%~40%的感染者出现典型症状,在 1 天内出现特有的一侧或两侧腮腺肿胀,1~3 天内,约有 10%的患者影响唾液腺。大约 1 周后,发热和腺体肿胀消失,如无并发症,则疾病完全消退。15%~20%的患者中,感染仅出现非特异症状或无症状,

2 岁以下儿童大多为亚临床感染。疾病多发于 2～9 岁儿童,且大多有严重并发症,主要有青春期后男性睾丸附睾炎(发生率 25％)、女性卵巢炎(发生率 5％)、胰腺炎(发生率 4％)、无症状脑脊液淋巴细胞计数增多(发生率 50％)、无菌性脑膜炎(发生率 1％～10％)、脑炎(发生率 0.02％～0.30％)、暂时性耳聋(发生率 4％),其他还有轻度肾功能异常(发生率 30％～60％)、心电图异常(发生率 5％～15％)。此外,经观察发现,妊娠早期(3 个月内)感染腮腺炎病毒的孕妇中有 25％会自然流产,其发生率高于风疹病毒感染,但尚未发现母体感染腮腺炎病毒引起胎儿先天性畸形。腮腺炎常见并发症的原因可能是流行性腮腺炎病毒有嗜神经性,而幼儿免疫功能低下及神经系统发育不完善,故病毒容易透过血-脑屏障进入脑部,引起一系列脑膜炎症状,但多数预后良好。

五、免疫预防

(一)疫苗前被动免疫预防

早在 20 世纪 20 年代后期,匈牙利学者就用腮腺炎患者脱纤维血液或恢复期血清行肌内注射,结果证明两种方法均可产生被动保护作用。我国也在 20 世纪 50 年代使用胎盘免疫球蛋白作被动免疫,也可起到减少发病和减轻临床症状的作用。

(二)疫苗研发

1945 年,Enders 等首次研制成功福尔马林灭活疫苗并用于人体。通过观察,1 次免疫抗体阳转率为 50％,2 次免疫为 100％,保护效果可达 80％。1948 年,美国批准腮腺炎灭活疫苗。1960 年,灭活疫苗在芬兰军队中首次常规使用,在约 20 万新兵中应用,接种 2 次,补体结合抗体阳转率达 73％～92％,使军队中腮腺炎的发病率由 31‰下降至 1.9‰,并发脑膜炎由 10％下降至 1％。到 1978 年,发现灭活疫苗对腮腺炎的预防效果不理想,疫苗仅诱生短期免疫力,保护效果差,个别人可发生变态反应,因此已不再使用。1936 年后,日本、独联体地区、瑞士和美国就致力于研制腮腺炎减毒活疫苗,但由于病毒在鸡胚等细胞中减毒迅速,难以获得高效价、免疫性持久及无致病性的疫苗。世界范围内腮腺炎减毒活疫苗生产所用的主要毒株的特点和免疫效果见下述。

1.Jeryl-Lynn 株

20 世纪 60 年代初,美国以鸡胚分离后,在鸡胚细胞上减毒至 17 代,即目前应用的 JL 疫苗株。Jeryl-Lynn 株 1967 年被批准;1977 年,美国推荐常规使用;到 1992 年,全球已有约 1.35 亿儿童和成人接种疫苗。1995 年,美国报告的腮腺炎病例数仅为疫苗接种前的 1％。工业化国家研究证明,接种第 1 剂 Jeryl-Lynn 株腮腺炎疫苗,血清阳转率为 80％～100％。接种第 1 剂含 Jeryl-Lynn 株的 MMR 疫苗,73％的儿童在 10.5 年后仍为血清阳性。间隔 5 年后接种第 2 剂,在接种第 2 剂后 4 年,86％为血清阳性。美国腮腺炎暴发研究证实,Jeryl-Lynn 株抗临床腮腺炎的保护效果为 75％～91％。经实践证明是国内外使用毒种中最为安全的,不良反应的发生十分罕见,不良反应总报告率仅为 17.4/10 万,而且主要为低热、短暂皮疹、瘙痒和紫癜等变态反应,且都在短期内自行消退,不留后遗症。到目前为止,尚无确切证据表明在接种后可发生脑炎或脑膜炎并发症。

2.RIT4385 株

RIT4385 腮腺炎疫苗是由 Jeryl-Lynn 疫苗株衍化而来。市售的疫苗是与 Schwarz 麻疹疫苗和 RA27/3 风疹疫苗联合的 MMR 疫苗。有 7 项研究对 RIT4385 疫苗与 Jeryl-Lynn 疫苗的免疫原性进行了比较。9～24 月龄儿童接种 RIT4385 疫苗,用 ELISA 检测 1 080 名儿童,血清阳转率为 95.50%;接种 Jeryl-Lynn 疫苗(MMR)的 383 名儿童,血清阳转率为 96.9%,GMT 明显比 RIT4385 疫苗高。两组间发热、皮疹、唾液腺肿胀和发热性惊厥的发生率相似,但 RIT4385 疫苗组注射部位的局部症状(如疼痛、红肿)发生率明显较低。意大利在 12～27 月龄儿童中比较了 RIT4385(MMR)与含 Rubini 株的 MMR 疫苗的效果。发现 RIT4385 疫苗接种者,血清阳转率为 97%,抗体 GMT 为 1 640 U/mL。Rubini 株接种者血清阳转率为 35.4%,GMT 为 469 U/mL,两者在血清阳转率和 GMT 方面的差异有显著性,两组的局部和全身症状发生率相似。

3.Leningrad-3 株

独联体地区研制的 Leningrad-3 疫苗株,用豚鼠肾细胞培养增殖,再进一步用日本鹌鹑胚培养,传代减毒。该疫苗已用于独联体地区/俄罗斯联邦的国家免疫规划,自 1980 年以来,已接种儿童超过 2 500 万。Leningrad-3 疫苗接种 1～7 岁儿童,血清阳转率为 89%～98%,保护效果为 92%～99%。此外,在113 967 名1～12 岁儿童中的试验证实,独联体地区/俄罗斯联邦腮腺炎暴发期间,该疫苗用做紧急预防时,保护效率为 96.6%。

4.L-Zagreb 株

在克罗地亚,用 Leningrad-3 株通过适应于鸡胚成纤维细胞培养,进一步减毒。新毒株命名为 L-Zagreb,用于克罗地亚和印度的疫苗生产,在全球已接种几百万儿童。L-Zagreb 疫苗在克罗地亚的研究显示,保护效果与 Leningrad-3 疫苗相当。1988－1992 年,克罗地亚报道,每接种 10 万剂含 L-Zagreb 株的 MMR,有 90 例无菌性脑膜炎。而 1990－1996 年在斯洛文尼亚,被动监测得到相应的无菌性脑膜炎发生率为 2/10 万剂。

5.Urabe 株

20 世纪 70 年代,由日本建株,由人胚肾细胞分离并在 CE 中传代减毒,最后在 CE 或 CEC 中制备疫苗。首先在日本,然后在法国、比利时和意大利获准使用。用鸡胚羊膜或鸡胚细胞培养生产 Urabe 株疫苗,在几个国家已成功地使用 Urabe 株疫苗。自 1979 年以来,已接种疫苗 6 000 万人。12～20 月龄儿童血清阳转率为 92%～100%,9 月龄儿童血清阳转率为 75%～99%。但经研究发现 Urabe 疫苗与诱发脑膜炎有关系,加拿大科学家通过分子生物学研究发现 Urabe 株疫苗是一种混合病毒,带有 A 野生型病毒与 G 变异型病毒,患者脑脊液检查主要为 A 野生型病毒,该病毒能改变脑脊液成分,进而发展为无菌性脑膜炎。在英国,接种 11 000 剂该疫苗,估计发生 1 例无菌性脑膜炎。日本接种 10 万剂含 Urabe 株的 MMR 疫苗,发生约 100 例无菌性脑膜炎,发生率随不同制造厂商而不同。发生率的差异可能反映监测或 Urabe 疫苗株反应原性的差异。Urabe 疫苗含有多株 MuV,这些毒株的神经毒力可能不同。为此全球许多国家停止生产和使用 Urabe 株疫苗。

6.Rubini 株

20 世纪 80 年代,由瑞士建株,首先在人二倍体细胞上传代,而后在 CE 中减毒,并适应至 MRC-5 人二倍体细胞上制备疫苗。1985 年,Rubini 株疫苗首先在瑞士获准使用。与 Jeryl-Lynn 和 Urabe 疫苗接种者相比,Rubini 疫苗接种者血清阳转率和 GMT 明显较低。最后对 Rubini 疫苗观察表明,其效力比 Jeryl-Lynn 或 Urabe 疫苗低。瑞士的 3 年研究证明,Rubini 疫苗仅提供 6.3% 的保护,而 Urabe 和 Jeryl-Lynn 疫苗保护效果分别为 73.1% 和 61.6%。对保护效果差的一种解释是,高代次传代(大于 30 代)可能造成疫苗株过度减毒。据此,WHO 建议国家免疫规划不使用 Rubini 疫苗。

7.S_{79}毒株

1979 年,上海生物制品研究所通过国际交往从美国引进腮腺炎病毒株(Jeryl-Lynn 株),在实验室通过原代鸡胚细胞传代培养后,冻干保存,改名为 S_{79} 株。病毒传至第 3 代建立主代种子批,腮腺炎病毒 S_{79} 株经猴体神经毒力试验表明,注射后猴体未见与病毒神经毒力相关的病理表现,该毒株生产的疫苗制检规程列入 1995 年以后的《中国生物制品规程》。特别是 20 世纪 90 年代以来,上海、北京、兰州等生物制品研究所都用 S_{79} 株制造疫苗,该毒株与 JL 株相同,具有病毒滴度较高,免疫原性较好,而临床反应轻的特点,各地使用后的抗体阳转率达 82.6%~88.6%。同时,利用蚀斑纯化技术对毒株进行筛选,制备的疫苗与未纯化的病毒疫苗及进口的 MMR 联合疫苗同时进行免疫原性观察,发现纯化病毒疫苗的抗体阳转率提高,达 83.33%~94.29%。

8.M56

20 世纪 70 年代,北京生物制品研究所从腮腺炎患者鼻咽分泌物中分离到一株病毒,减毒成为弱毒株 ME 和 M56-1,制备成气溶胶剂型,人群以气雾经呼吸道免疫后,效果良好,血清阳转率可达 90%以上。但实施气雾免疫操作的工作人员,不断重复吸入过量疫苗致高热而停用。

(三)腮腺炎疫苗的效果

上海生物制品研究所研制的麻疹、腮腺炎二联疫苗,曾在江西省进行系统的临床观察,136 名 8 月龄以上易感儿童接种疫苗后,不良反应轻微,未见腮腺肿大及皮疹,发热以轻度为主,占 15.44%,中度发热反应为 5.88%,无强反应。腮腺炎的抗体阳转率为 81.82%~86.00%,麻疹的抗体阳转率为 95.12%~100.00%,与对照的单价疫苗和进口 MMR 三联疫苗相似。

关于腮腺炎疫苗的免疫保护效果,国内蔡一飚曾报道,宁波市甬江中心小学 2000 年 4 月 12 日至 2000 年 6 月 11 日流行性腮腺炎暴发,全校 463 名学生发病 82 例,年龄 7~12 岁。其中,接种过疫苗的 90 名学生,发病 8 例(8.89%);未接种过疫苗的 373 名学生,发病 74 例(19.84%),疫苗保护率为 55.0%,二者差异有显著意义($\chi^2 = 5.97, P < 0.05$)。

(四)腮腺炎疫苗的安全性

腮腺炎疫苗接种的不良反应罕见而轻微。接种后最常见的不良反应是发热、皮疹。腮腺炎疫苗引发无菌性脑膜炎的发生率不同毒株之间有差异。S_{79} 株腮腺炎疫苗在我国已被广泛使用,其临床反应轻微。在国内进行的所有临床研究资料中未见引发无菌性脑膜炎的报道。有研究者以北京、上海生物制品研究所生产的 S_{79} 株腮腺炎疫苗,在上海观察 175 名疫苗接种者,局部出现红肿反应者 1 人(0.6%),未见腮腺肿大,在接种后 6~10 天,有≥1 次体温在 37.6~38.5 ℃者 8 人,占 4.57%;≥38.6 ℃者 2 人,占 1.14%。1 人食欲欠佳,抗体阳转率为 85%,蚀斑减少中和试验法。另有研究者以兰州生物制品研究所生产的 S_{79} 株腮腺炎疫苗在山东省观察疫苗的安全性,接种疫苗的 345 名 2~9 岁儿童,未出现严重反应,仅有 6 人注射部位出现轻微红晕,未发生与接种疫苗相关的发热、皮疹等反应。目前,国内生产的 S_{79} 株疫苗已在全国范围内得到广泛应用,未发生与疫苗相关的严重不良反应。充分说明国产 S_{79} 株腮腺炎疫苗安全性良好。

(五)疫苗的免疫效果和持久性

国内应用腮腺炎疫苗的时间不长,有关疫苗免疫效果的研究也不多。从个别结果来看,S_{79} 株腮腺炎疫苗的血清中和抗体阳转率达 85.4%,疫苗保护率为 81.9%,血清学和流行病学效果基本吻合。

有报道,在浙江省杭州市下城区,观察上海生物制品研究所生产的 S_{79} 株腮腺炎疫苗与美国

Merck 公司的 MMR 联合疫苗免疫后的腮腺炎抗体比较结果,S_{79} 株腮腺炎疫苗的抗体阳转率为 79.59%～88.46%,Merck 公司的 MMR 联合疫苗的抗体阳转率为 82.86%,无显著的统计学意义。国产 S_{79} 株腮腺炎减毒活疫苗在奉化地区对易感幼儿免疫效果研究中发现,受试者免疫前抗体阳性率为 24.41%,免疫后 1 个月明显增高至 90.00%,免疫后阳性数去除免疫前阳性数其疫苗保护率仍有 90.00%。浙江绍兴市于 1996 年初在全县范围内对 7 岁以下儿童推广使用国产冻干流行性腮腺炎减毒活疫苗,全县 8 月龄至 7 岁以下儿童共观察 65 216 人,一年内报告病例 108 人,总发病率为 165.60/10 万。其中,接种组 52 208 人,发病 33 人,发病率为 63.21/10 万;未接种组 13 008 人,发病 75 人,发病率为 576.57/10 万,两组发病率有非常显著性差异,疫苗保护率为 89.04%。有关疫苗长期的免疫保护性资料,国内仅有为期 3 年的研究数据,尚未见有更长的持久性研究资料。

1996 年,温州市观察了上海生物制品研究所生产的腮腺炎疫苗,接种 3 年后血清中流行性腮腺炎的特异性抗体 IgG 和发病情况。对 102 人进行了腮腺炎疫苗注射,未注射疫苗的 56 人作为对照组。在观察期内曾有两次腮腺炎流行。发现接种疫苗后抗体阳性率为 92.16%,对照组腮腺炎的自然感染为 71.43%,未接种疫苗者腮腺炎的隐性感染率高达 64.28%。接种组腮腺炎发病率为 0.98%,明显低于对照组 7.14%,免疫后经过两个流行期,疫苗的保护率为 86.27%。结果表明易感人群注射一剂国产冻干流行性腮腺炎疫苗,3 年后仍然有保护作用。还有报道认为,腮腺炎减毒活疫苗接种 1 年后,抗体阳性率和 GMT 均有所下降,3 年后进一步降低。一般认为群体免疫率在 90% 以上可阻止腮腺炎的流行,但 3 年后群体的免疫率为 70%,因此是否需要再次免疫接种,几年后需要加强值得进一步探讨。

(六)腮腺炎疫苗免疫接种程序

根据 WHO 提供的资料,将腮腺炎疫苗列入免疫规划的 82 个国家中,有 52 个国家(63.4%)使用单剂,30 个国家(36.6%)使用双剂。目前,国外 MMR 两剂方案获得了广泛的支持。14～18 月龄儿童初免,抗体阳性率达到 85% 以上。免疫后第 2 年,抗体不断下降,只有经再次免疫后,抗体阳性率才能回升到 95% 左右。再过 9 年,抗体阳性率仅缓慢降至 85%。而且,再次免疫 4 年后的平均抗体滴度仍高于初免时的水平。要达到消灭腮腺炎的预期要求,对 9～12 月龄儿童进行单剂疫苗接种,其接种率应≥80%,方可形成群体免疫力。使用腮腺炎疫苗单剂免疫程序的国家应考虑进行二次接种。

芬兰自 1982 年 11 月开始采用 2 剂 MMR 免疫方案,第 1 剂于 14～18 月龄免疫,第 2 剂于 6 岁时免疫,到 1986 年 95% 以上的儿童都得到了适当免疫。1989 年统计,芬兰南部的赫尔辛基儿童医院已没有儿童腮腺炎病毒性脑炎的报告,1994 年报告芬兰每年经实验室确认的流行性腮腺炎病例已不足 30 例。1997－1999 年芬兰共报告了 4 例输入腮腺炎病例,并证明没有发生继发感染。因此,认为消灭腮腺炎的目标已经达到。瑞典也于 1982 年开始实行 2 剂免疫方案,第 1 剂于 18 月龄,第 2 剂则于儿童 12 岁时进行,每次疫苗接种的覆盖率均达到 90%。研究报告显示,第 2 剂免疫之前,27% 的人已经失去了腮腺炎抗体,但加强免疫使 97% 的免疫对象血清阳转。也有文献报道,MMR 疫苗 1 剂免疫的保护率为 92%,2 剂免疫其保护率达 100%。这也说明第二次免疫接种是十分必要的。

作为腮腺炎的有效预防措施,美国目前推荐的免疫程序是 12～15 月龄接种第 1 剂 MMR,4～6 岁或 11～12 岁再免疫第 2 剂 MMR。我国自 20 世纪 90 年代开始使用国内自行研制的单价疫苗,腮腺炎发病率较高,只推荐对 8 月龄以上儿童进行单剂注射,也有多数人建议有必要在国内对学龄儿童和学龄前儿童进行腮腺炎的加强注射。

(七)腮腺炎疫苗与其他儿童疫苗同时接种的相容性

经观察,腮腺炎减毒活疫苗或 MMR 疫苗与白喉、破伤风、全细胞百日咳联合疫苗同时接种,或与白喉、破伤风、无细胞百日咳联合疫苗同时接种,或与口服脊髓灰质炎疫苗,或与 b 型流感嗜血杆菌多糖结合菌苗,或与乙型肝炎疫苗同时接种都不影响抗体应答或增加严重不良反应。腮腺炎疫苗无论是作为单价疫苗还是作为 MMR 疫苗的组分之一,与水痘疫苗同时接种,均不影响各疫苗及其自身的抗体形成,疫苗接种后反应也无加剧迹象。MMR 疫苗与乙脑疫苗同时接种也获得较好效果。腮腺炎疫苗是否可与这些疫苗制成联合制剂及联合免疫后人群免疫程序如何进行调整还有待研究。

(王洪芳)

第四节 流行性感冒

一、概述

流行性感冒(以下简称流感)是由流感病毒引起的一种急性呼吸道传染病。历史上有记载曾发生数十次世界范围的大流行,早在公元前 412 年,古希腊时期,希波克拉底就已经记述了类似流感的疾病。到19 世纪,德国医学地理学家 Hirsch 详细列表记述了公元 1173 年以来似流感流行、暴发的情况。流感第一次流行是在 1510 年的英国,后来在 1580 年、1675 年和 1733 年也曾因流感引起大流行。而对流感大流行最详细的描述是在 1580 年,此后,文献记载了 31 次大流行,其中 1742—1743 年流感流行涉及东欧 90% 的人,1889—1894 年席卷欧洲的"俄罗斯流感"发病广、病死率高。

1918—1919 年始于西班牙,史称"西班牙流感",此次流行波及全球。几年内共呈现 3 次高潮,临床发病率达 40% 以上,并出现多种并发症,夺去 2 000 万~4 000 万人的生命。此次大流行的特点是:20~50 岁成人发病率和病死率最高。此后,又出现 3 次流感大流行,即 1957 年开始,由甲型流感病毒(H2N2)所致的"亚洲流感";1968 年,由甲型流感病毒(H3N2)所致的"香港流感";1977 年,由甲型流感病毒(H1N1)所致的"俄罗斯流感"。

流感发病率高、传播快,老年人、幼儿发病可产生多种并发症,甚至危及生命。流感病毒为逃避宿主的免疫力及其他因素而产生变异,变异后的病毒对人群再次产生侵袭力,这是流感不间断产生人流行的原因。流感病毒善变的特性,至今人们尚不能掌握,只有通过全球不间断病原学监测,预报新抗原的构成,研究新疫苗用于免疫预防。

二、病原学

流感病毒属正黏病毒科,包括人甲、乙、丙型和动物的甲、丙型。核衣壳为螺旋对称,包膜含有血凝素(hemagglutinin,HA)和神经氨酸酶(neuraminidase,NA)。核酸为单负链 RNA,分

8个节段,分节段基因组的易变性与疾病流行有关。HA 抑制抗体为中和抗体,有保护性。1980 年,WHO 公布新命名,甲型流感命名为型别/宿主/分离地点/毒株序号/分离年代;乙型流感命名和甲型相同,但无亚型,重配株命名需在株后加字母 R。目前已知的型及分型根据病毒的核蛋白(NP)和基质膜蛋白(M1)的特性不同,分为甲、乙和丙型流感病毒株,再根据表面抗原(HA 和 NA)的不同,又可分为许多亚型。目前已知的 HA 有15 个亚型($H_1 \sim H_{15}$),NA 有 9 个亚型($N_1 \sim N_9$)。

流感病毒的变异主要表现在 HA 和 NA 的抗原性变异上。这种变异有两种形式,一种是所有流感病毒共有的,称为抗原漂移。这种变异幅度不大,主要是由于编码 HA 蛋白基因发生一系列突变,导致氨基酸序列上的改变,因而改变了 HA 蛋白抗原上的位点;或者是由于序列上出现了缺失,这种变异并不多见。另一种变异称为抗原性转变,这种变异只见于甲型流感病毒,变异幅度大,这种变异的原因可能有三个:一种可能是人-禽-其他动物流感基因重配;另一种可能是新亚型流感尚未出现,老的流感病毒株隐蔽于某种场所,隔一段时间又出现流行;再一种可能是禽类或动物流感获得对人的致病性。1940 年,Burnet 发现流感病毒能够在鸡胚中生长,这促进了流感病毒特征的深入研究和灭活疫苗的研发。在 19 世纪50 年代研制了效果明显的灭活流感疫苗。

三、流行病学

(一)地区分布

流感在全世界都有发生。在过去的 100 年里,有 4 次抗原变异导致大流行(1889－1891 年、1918－1920 年、1957－1958 年、1968－1969 年)。流行起始于局部地点,沿着旅游线路传播,有代表性的是所有人群的发病率和病死率明显增加。由于大量的人群感染,流行可以在一年中的任何季节发生,继发和第三代感染高峰可发生在 1～2 年以后,一般发生在冬季。在典型流行时期,对成人呼吸系统疾病的影响较大。在北半球,流行一般发生在晚秋并持续到初春。在南半球,流行一般发生在北半球之前或之后 6 个月。零星的暴发有时局限于家庭、学校和独立的团体。

(二)传染源

人类是已知的 B 型和 C 型流感病毒的唯一传染源,A 型流感病毒可以感染人和动物,没有慢性携带状态,但有隐性感染。

(三)传播途径

流感通过感染患者或病毒携带者的呼吸道排出的飞沫传播,另一个次要的形式是直接接触。

(四)时间分布

在北半球,流行一般发生在晚秋并持续到初春。在南半球,流行一般发生在北半球之前或之后的 6 个月。流行高峰在温带地区是从 12 月到次年 3 月,但也可以早一些或迟一些。流感流行高峰更多地发生在 1 月,流感在热带地区全年都有发生。

(五)传染性

1.A 型流感病毒

A 型流感病毒引起中、重度疾病,侵袭所有年龄组的人群,这种病毒感染人类和其他动物,如猪和鸟等。

2.B 型流感病毒

B 型流感病毒与 A 型流感病毒比较,一般引起轻微的疾病,主要侵袭儿童。B 型流感病毒比

A 型流感病毒更稳定,它仅侵袭人类。

3.C 型流感病毒

C 型流感引起人类疾病的报告很少,可能大多数病例是亚临床型的,它与流行性疾病没有关联。

(六)流感并发症

流感最常见的并发症是肺炎,继发细菌性肺炎。原发流感病毒性肺炎是一种不常见、高病死率的并发症。脑病合并内脏脂肪变性综合征(Reye 综合征)是一种几乎仅发生在服用阿司匹林药物儿童的并发症,主要与 B 型流感(或水痘、带状疱疹)有关,表现为严重呕吐和神志错乱等症状,进一步发展为昏迷,这是由于脑水肿引起的。其他的并发症包括心肌炎、慢性支气管炎和其他慢性肺部疾病,多数死亡发生在65 岁以上的老人。

四、免疫预防

(一)疫苗

接种流感疫苗是预防流感发病和流行的最有效的措施。当今国内、外通用的灭活流感疫苗有 3 种,全病毒疫苗、裂解疫苗和亚单位疫苗。

1.全病毒灭活疫苗

1941 年在美国获准,1945 年广泛使用。这种疫苗是将病毒接种于鸡胚尿囊腔,病毒复制后收取尿囊液,以红细胞吸附再释放方法获得病毒,用甲醛灭活制成疫苗。疫苗免疫效果好,但接种后全身和局部不良反应发生率高,不宜用于≤6 岁的儿童。

2.裂解疫苗

1958 年,有人用超速离心、层析技术制备纯化病毒疫苗,未能减少不良反应的发生率。有人设想用裂解剂使完整病毒裂解,从而减少了不良反应的发生,对疫苗的免疫效果影响不大,从而使裂解疫苗得以广为应用。

3.亚单位疫苗

1968 年,英国在裂解疫苗的基础上,进一步提取了流感病毒表面抗原制成疫苗,该疫苗免疫效果与裂解疫苗相似,不良反应减少,可用于任何年龄人群。现今欧洲应用生物佐剂,可增强亚单位佐剂疫苗的免疫原性。

(二)疫苗质量标准

《中华人民共和国药典》(2005 年版)只收入了流感全病毒灭活疫苗,其他类型疫苗尚未收入。

1.《中华人民共和国药典》(2005 年版)对全病毒流感疫苗的规定

(1)毒种:用于生产疫苗的毒种必须是 WHO 推荐,并经批准的甲型和乙型流感毒株,经检定为当年流行或相似毒株。

(2)需选用无特定病原体健康鸡胚(9～11 天龄),传代毒种和生产疫苗。

(3)毒种接种鸡胚尿囊腔,经培养收获病毒液,经灭活、浓缩、纯化制成疫苗。分装成0.5 mL、1.0 mL。每 1 人用剂量为 0.5 mL、1.0 mL,含各流感病毒株血凝素 15 μg。另外,疫苗中含硫柳汞防腐剂每剂不高于 50 μg。

2.欧洲流感疫苗的标准

根据欧盟和美国食品和药品监督管理局制定的标准,对流感灭活疫苗的免疫效果评价有3 项指标。

(1)血清保护率:即人群在免疫接种后,免疫后血清中血凝抑制抗体滴度达到1:40(血凝抑制试验)或25 mm²(单扩散溶血试验 SRH)的阳性百分率。

(2)血清阳转率:即人群经流感疫苗免疫后,血清中血凝抑制抗体滴度增高≥4倍,或由免疫前阴性增高到免疫后25 mm²和免疫前阳性增高到免疫后25 mm²,免疫前阳性而免疫后血清 SRH 抗体滴度增高5倍的阳性百分率。

(3)GMT:免疫前后增长倍数即 GMT 增长比值。欧盟和美国食品和药品监督管理局制定的标准是,对18～60岁者,血清保护率应≥70%,血清阳转率应≥40%,抗体增长倍数应≥2.5;对60岁以上者,血清保护率应≥60%,血清阳转率应≥30%,抗体 GMT 增高数应≥2.0;对3～18岁者,未作规定。

(三)疫苗免疫程序

中国至今尚未将流感疫苗纳入国家免疫规划,《中华人民共和国药典》(2005 年版)规定,全病毒疫苗接种对象为≥12岁儿童、成年人及老年人,每次接种0.5 mL 或1.0 mL。美国推荐的免疫程序如下。

(1)6～35月龄组儿童,应注射1～2剂(每剂0.25 mL)疫苗。

(2)3～8岁年龄组儿童,应注射1～2剂(每剂0.5 mL)疫苗。

(3)所有9岁以上的人,应注射1剂流感疫苗。可以每年接种1剂疫苗。

(4)6个月～9岁年龄组的儿童第一次接种流感疫苗应该接受2剂注射,2剂间隔至少1个月。

建议所有50岁以上人群接种流感疫苗,不管是否有慢性疾病。建议接种流感疫苗的其他人群,包括疗养院患者、孕妇和6月龄～18岁长期接受阿司匹林治疗的人群。患慢性病6个月以上的人群,应该进行流感疫苗的预防接种。这些慢性疾病包括肺部疾病,如肺气肿、慢性支气管炎;代谢性疾病;肾功能不良;血红蛋白病,如镰状细胞病;抑制免疫反应疾病。

(四)免疫接种不良反应

疫苗不良反应的发生率与疫苗类型有关。一般全病毒疫苗不良反应发生率高于裂解疫苗,裂解疫苗高于亚单位疫苗。

1.一般不良反应

最常见的不良反应是局部疼痛、红斑和硬节。一般持续1～2天,发生率为15%～20%。全身症状包括发热、寒战、不适和肌肉疼痛,发生率在1%以下。这些症状通常发生在接种后6～12小时,持续1～2天。

2.异常反应

变态反应,如假膜性喉头炎、血管性水肿、过敏性哮喘或全身性过敏。这种反应发生率很低,可能是对某些疫苗成分过敏,大多数可能与残留的鸡胚蛋白有关。已证实对鸡蛋有超敏反应的人,也可能增加流感疫苗不良反应的风险。其他可能引起变态反应的疫苗成分是硫柳汞,已报告的对硫柳汞的变态反应,一般是局部迟发型的免疫反应。

(五)疫苗免疫效果

评价疫苗的效果可用血清学(血凝抑制 HI)方法。公认 HI≥1:40为保护水平。抗体应答水平与疫苗的类型有关,一般全病毒疫苗≥裂解疫苗≥亚单位疫苗。疫苗的保护水平在80%～90%。

(六)疫苗禁忌证

发热患者,急性疾病及感冒者,有吉兰-巴雷综合征病史者,对鸡蛋有过敏史者,有其他过敏史者,妊娠期妇女。

（王洪芳）

第五节 水 痘

一、概述

水痘是由水痘-带状疱疹病毒(varicella zoster virus,VZV)所致的急性传染病。在北半球温带地区,以冬末春初多见,家庭续发率近90%,易感人群聚集,易出现暴发。病毒感染以显性感染为主,成年人血清学检测大多数呈阳性。该病毒极具传染性,几乎所有儿童或年轻人都经历过VZV病毒的感染,多数人在10岁以前患过此病。

疫苗接种是最好的控制措施,上市的水痘疫苗已证明是安全、有效的。1990—1994年,美国每年大约发生400万水痘病例,1万人住院,100人死亡,有较大的社会经济影响。美国最近的成本-效益分析结果为1:5,发展中国家没有类似的疾病负担和成本效益的研究。

WHO建议,每个儿童都有罹患水痘的可能性,有条件的国家应尽早将水痘疫苗纳入免疫规划。全球18个欧美国家已将水痘疫苗纳入免疫规划,美国1995年推荐水痘疫苗用于≥12个月龄儿童的常规免疫接种,免疫程序为1剂,2006年开始使用2剂程序(12～15个月龄,4～6岁),极大地降低了水痘造成的疾病负担和相关费用。

二、病原学

VZV属疱疹病毒属A疱疹病毒科,核酸是双股DNA,核衣壳是由162个粒子组成的20面体,外层是脂蛋白外膜,在核壳和外膜之间为皮质,含蛋白质和酶。病毒糖蛋白(g)有6种,分别命名gB、gC、gE、gH、gI、gL,这些糖蛋白与感染、中和抗体的产生、病毒的复制和毒力有关,各种不同的糖蛋白有各自不同的特定功能。VZV只有1个血清型,与其他疱疹类病毒有无交叉免疫尚无定论。人是该病毒唯一宿主。病毒极不稳定,在患者痂皮和污物中不能长期存活,60 ℃迅速灭活,在−70～−65 ℃稳定,在pH 6.2～7.8不丧失感染性,对有机溶剂及胃蛋白酶敏感。

VZV可在人胚肺成纤维细胞和上皮细胞中复制,分离病毒可用人羊膜细胞、海拉细胞、甲状腺细胞、Vero细胞及其他传代细胞系。病毒培养过程中,感染细胞与邻近细胞融合,形成多核巨细胞,胞核内有嗜酸性包涵体。血清抗体检测可用补体结合试验、免疫凝集试验、免疫荧光法、放免法、酶联免疫吸附试验、膜蛋白荧光法。

三、流行病学

(一)发病率

不同国家、不同地区的发病率不同。水痘不是我国法定传染病,自2005年开始报告,主要来自暴发。2005年,报告发病率3.20/10万;2006年,报告发病率12.04/10万;2007年,报告发病率 20.60/10 万。作为公共卫生突发事件报告的病例数,不代表真实发病率,而是由于报告制度的改善,导致报告发病率上升。

(二)传播途径及发病季节分布

VZV 主要通过飞沫进入呼吸道传播,也可经患者的衣物、痘疱液、痂皮接触传播。水痘在世界各地广为流行,多见于儿童,≤1 岁的婴幼儿因有母传抗体的保护,发病者少见;3～10 岁儿童的发病数占发病总数的 90%。水痘的发病季节以冬、春季为主。

病毒初次感染时,先在淋巴结内复制,经 4～10 天产生第 1 次病毒血症。病毒再经淋巴液、血液播散,被单核细胞吞噬,经 4～6 天开始第 2 次病毒血症。病毒大量释放入血液,经毛细血管进入表皮,侵犯皮肤形成斑丘疹、水疱疹,并伴有全身症状。机体免疫功能正常者,病愈后产生特异性免疫力。

(三)水痘和带状疱疹发病年龄分布

水痘在世界各地广为流行,发病具有明显的季节性,温带地区以冬末春初多发。小学校中,以寒假开学后 1～2 周呈现暴发。发病多见于儿童,≤1 岁的婴儿有母体传递抗体的保护,发病者少见;3～10 岁儿童的发病数占发病总数的 90%;成年人偶有发病,往往病情重笃。带状疱疹仅见于感染 VZV 而患过水痘的人,呈高度散发,虽然发病机制尚不十分清楚,但目前认为,带状疱疹是原发感染 VZV 后病毒在体内潜伏的结果。带状疱疹则多发生在成人,尤以 30 岁以上的人群为主。

(四)人群易感性

人对水痘普遍易感,婴幼儿可由母体被动传递抗体保护。易感性随年龄增长而下降,3～10 岁儿童的发病数占总发病数的 90%。

四、临床表现

水痘的潜伏期为 10～21 天,平均为 14～16 天;免疫抑制的患者和注射水痘-带状疱疹免疫球蛋白的人群,潜伏期可以延长到 28 天。

(一)初次感染水痘

发病初期全身不适。儿童发病的首发症状通常是出现皮疹、瘙痒,并且迅速从斑疹发展到丘疹和水疱疹,疱液由清变浊,最后形成痂皮。皮疹通常首先在头皮上出现,然后转移到躯干和四肢。皮肤损害的分布是向心性的,多集中在躯干,肢体远端累及最少;损害也能在口咽部、呼吸道、阴道、结膜和角膜的黏膜上发生。皮肤损害通常直径在 1～4 mm。水疱表浅、细薄、单房,在红色斑疹上可见清晰透明的液体,这种疱疹可以破溃或化脓,以后干燥形成痂皮。连续的皮损在几天内出现,几个阶段的皮肤损害可同时出现,例如,成熟的水疱疹和斑疹可以在皮肤的同一区域内被观察到。健康儿童通常有 200～500 处皮损,表现为 2～4 个不同阶段的连续的损害。一般来讲,健康儿童患病是轻微的,伴有轻度不适,有 2～3 天瘙痒和发热。成人可发生严重的疾病,而且并发症发生率较高。水痘初次感染痊愈,通常获得终身免疫。健康状况不好的人,水痘的第 2 次感染不常见,但也可能发生,特别是那些免疫力低下的人。就像其他的病毒性疾病,当再次暴露于水痘自然株(野毒株),可以导致无临床症状,而可检测到病毒血症的再感染,这种再感染增加了抗体滴度。

(二)复发疾病(带状疱疹)

带状疱疹具有水痘样皮疹的特征,带状疱疹是由潜伏的水痘-带状疱疹病毒重新激活并引起复发的疾病。目前,对带状疱疹发病机制的认识不完全。然而,水痘-带状疱疹病毒复发与衰老、重症后、免疫抑制、胎儿在子宫内的感染以及在 18 月龄以下感染等因素联系在一起。带状疱疹的皮区是由第 V 对脑神经支配的范围。在皮疹暴发前 2～4 天,受累部位可发生疼痛和明显的感觉异常,很少有全身症状。严重的疱疹后神经痛是一个痛苦难忍的病症,目前没有适当的治疗方法。疱疹的神经痛可以在带状疱疹发病后持续 1 年。带状疱疹还牵涉到眼神经和其他的器官,不会产生严重的后遗症。

(三)围生期感染

分娩前 5 天和分娩后 2 天内,孕妇若感染水痘-带状疱疹病毒,可使出生的大多数婴儿感染水痘,且病死率高达 30%。胎儿被感染引起严重的疾病,被认为是没有母体抗体保护造成的。但孕妇在分娩前 5 天以前的水痘发病,出生的婴儿可健存,大概是因为母体的抗体通过胎盘被动传给了胎儿。

(四)先天性水痘-带状疱疹病毒感染

怀孕后头 20 周内感染水痘-带状疱疹,偶尔会造成新生儿出现包括低出生体重、发育不全、表皮瘢痕、局部肌肉萎缩、脑炎、表皮萎缩、脉络膜视网膜炎、小头、畸形等罕见症状。1947 年,将母亲怀孕早期感染水痘出现的新生儿反常现象叫作先天性水痘综合征,先天性水痘综合征发病率非常低。胎儿在子宫内感染水痘-带状疱疹病毒,特别在妊娠 20 周后,与婴儿早期发生带状疱疹有关。

(五)并发症

急性水痘通常是轻微和自限的,但可以有并发症。水痘最常见的并发症包括因皮肤损害继发细菌感染、脱水、肺炎及累及中枢神经系统等,皮肤损伤引起的葡萄球菌或链球菌继发感染是住院和门诊就诊的常见原因,A 型链球菌造成的继发性感染可以引起严重疾病并导致住院或死亡。水痘并发的肺炎通常是病毒性的,但也可以是细菌性的,继发性细菌性肺炎在 1 岁以下的儿童更常见。在健康成年人中,超过 30% 的继发性肺炎是致命的。

水痘的中枢神经系统症状表现范围从无菌性脑膜炎到脑炎,涉及小脑的病变中,小脑共济失调最常见,通常预后良好。在水痘并发症中脑炎是很少发生的,可导致抽搐甚至昏迷。成年人比儿童更易发生脑部并发症。

Reye 综合征是水痘和流感极少见的并发症,病死率极高,且只在患病急性期使用阿司匹林的儿童中发生。Reye 综合征的病因尚不知晓。在过去的 10 年间,Reye 综合征的发病数戏剧性地减少,可能是因为儿童使用阿司匹林减少的缘故。

水痘并发症包括无菌性脑膜炎、横断性脊髓炎、吉兰-巴雷综合征、血小板减少症、出血性水痘、暴发性紫癜、肾小球肾炎、心肌炎、关节炎、睾丸炎、眼色素、虹膜炎、肝炎等。美国 1990—1996 年,平均每年有 103 人死于水痘,多数病死的儿童和成年人都未接种疫苗。国内住院并发症:1980—1996 年上海因水痘住院患儿 140 例,出现并发症者 79 例,发生率 56.43%。

五、免疫预防

(一)水痘疫苗

1974 年,日本人高桥取水痘患儿的疱液,用人胚肺细胞分离,获得 VZV 株。经低温传代,再转到非灵长类动物细胞,获得低毒力变异株。用二倍体细胞 WI-38 或 MBC-5,37 ℃克隆传递建立了疫苗毒种,是当今世界广为应用的疫苗毒种,商业转让给许多国家,通过用不同来源的人胚二倍体细胞培养,制成冷冻干燥型疫苗。

1984年,北京生物制品研究所用VZV野毒株经二倍体细胞传代,获得减毒株,并制成液体疫苗应用于人群。特别是对儿科医院白血病患儿接种,证明疫苗安全、有效。北京生物制品研究所冻干疫苗的临床对照研究表明,抗体阳性率为92.3%。另外,选择以白血病为主的免疫缺陷儿童,共接种222人,证明疫苗有显著阻止患儿发病的效果。但由于疫苗是液体剂型,稳定性差,未能投放市场。

21世纪初,上海、长春生物制研究所相继引进国外技术及毒种制备的冻干疫苗,在国内广为使用,获得良好免疫效果。经多点的临床试验,疫苗抗体阳转率均高于90%。祈健生物制品股份公司用Oka47代毒种生产的疫苗,国内经过按"多中心随机双盲有对照"研究设计的Ⅳ期临床试验,结果显示疫苗的保护率为81.04%～90.80%。

(二)疫苗使用

在全世界,水痘-带状疱疹病毒的传播非常广泛,其对人类的危害性和所造成的后果应引起足够重视。目前尚无治疗的特效药物,因此,预防其感染的唯一手段是接种水痘疫苗。接种水痘疫苗不仅能预防水痘,还能预防因感染VZV病毒而引发的并发症。

我国目前尚无统一的水痘疫苗接种方案。WHO建议,在那些水痘成为较重要公共卫生与社会经济问题、能够负担疫苗接种且能够达到持久高免疫覆盖率的国家,可考虑在儿童期常规接种疫苗。美国免疫咨询委员会建议12月龄初免,13岁接种第2剂。另外,WHO建议对无水痘史的成人和青少年应接种疫苗。

暴露后免疫,确认已接触水痘患者的人,3天内接种疫苗可阻止发病,5天内接种可阻断部分人发病。如果接种未能阻止发病,也不会增加疫苗接种的风险。集体托幼机构、小学校一旦发生水痘流行,若不采取免疫预防措施,疫情可延续6个月,直至所有易感者都被感染,疫情才能终止。若在流行初期,迅速接种疫苗,疫情可很快终止。建议我国的接种对象为12月龄～12岁儿童,接种1剂量;≥13岁人群,接种2剂量,间隔6～10周。用灭菌注射用水0.5 mL溶解冻干疫苗,注射于上臂三角肌外侧皮下。以下特殊人群应重点接种。

(1)工作或生活在高度可能传播环境中的人,如幼儿园教职工、小学教师、公共机构的职员、大学生和军人。

(2)与发生严重疾病或并发症危险者的密切接触者,如卫生工作者、儿童白血病及其他免疫功能缺陷和接受类固醇类药物治疗的儿童和家属。

(3)非妊娠的育龄妇女。

(4)国际旅行者,如易感者接触感染后,应注射免疫球蛋白。

(三)疫苗免疫效果

水痘的免疫持久性较好。在美国,对60名儿童和18名成人的调查表明,免疫5年后有93%的儿童和94%的成人具有VZV抗体,有87%的儿童和94%的成人对VZV具有细胞介导的免疫。关于成人接种疫苗的报告表明,在始于1979年的21年期间,突破性水痘的罹患率和严重性未增加,提示成人接种疫苗后免疫力没有明显衰退。国产Oka47水痘疫苗的免疫原性及免疫效果持久性的研究结果显示,免疫后1个月和免疫后5年仍保持很高的抗体水平。

早期在美国研究水痘疫苗是为了给医院中的白血病患儿用,所以观察了白血病患儿是否复发带状疱疹。在美国观察67例白血病患儿,其中19例自然感染水痘后,19个患儿都复发了带状疱疹,48个白血病患儿接种水痘疫苗并没有复发带状疱疹。

预防带状疱疹疫苗于 2006 年 5 月获生产许可,美国的默克公司开发出高滴度水痘疫苗,滴度是正常疫苗的 10 倍以上。用来预防带状疱疹,其滴度达到 24 000 PFU/mL。观察对象为 60 岁以上成年人,共 38 546 人。观察期 5 年。带状疱疹的发病率降低了 51.3%,带状疱疹后神经痛的发病率降低了 66.5%。

(四)疫苗不良反应

Oka47 自国内上市后,经临床研究,除接种疫苗后一般不良反应包括局部红肿、疼痛、全身反应偶有低热,未观察到异常不良反应。

Oka 株水痘疫苗在临床试验期间,众多临床研究资料证明疫苗安全性良好。为 11 000 多名儿童、青少年和成人接种水痘疫苗,具有良好耐受性。对水痘已具有免疫力的人未造成不良反应的增加。1991 年,Kuter 等在对 914 名健康易感儿童和青少年进行双盲有对照剂研究中,与对照组相比较,接种部位疼痛和发红是疫苗试验组中更经常发生的唯一不良反应($P<0.05$)。

在年龄为 12 个月至 12 岁儿童中,对约 8 900 名健康儿童进行了无控制临床试验,他们接种 1 剂疫苗,然后连续监测 42 天。其中 14.7% 出现发热(口腔温度为 39 ℃),通常与偶发性疾病有关。共有 19.3% 的疫苗受种者主诉注射部位的反应(如疼痛、溃疡、肿胀、红斑、皮疹瘙痒、血肿、硬结);3.4% 的疫苗受种者在注射部位有轻度水痘样皮疹,并且在接种后 5~26 天出现高峰;在不到 0.1% 的儿童中出现接种后热性癫痫发作,尚未确定因果关系。

在年龄为 23 岁的人群中,对接种 1 剂水痘疫苗的约 1 600 名受种者和接种两剂水痘疫苗的 955 名受种者开展的无控制研究,持续 42 天监测不良事件。在第 1 剂和第 2 剂接种后,分别有 10.2% 和 9.5% 的受种者出现发热,通常与偶发性疾病有关;在 1 剂或 2 剂接种后,分别有 24.4% 和 32.5% 的受种者主诉注射部位的反应;分别有 3% 和 1% 的受种者在注射部位出现水痘样皮疹。

关于可能不良反应的数据可从疫苗不良反应报告系统获得,在 1995 年 3 月至 1998 年 7 月期间,在美国总共分发 970 万人份水痘疫苗。在这一期间,疫苗不良反应报告系统收到 6 580 份不良反应报告,其中 4% 为严重不良反应,约 2/3 的报告涉及年龄在 10 岁以下的儿童,最经常报告的不良反应是皮疹。聚合酶链反应分析确认,在接种后两周内出现的大多数皮疹反应是由野病毒引起。

(五)异常(严重)不良反应

美国 1974 年批准水痘上市后,疫苗不良反应报告系统和疫苗生产厂家严重不良反应报告,不管因果关系如何,均包括脑炎、运动失调、多形性红斑、肺炎、血小板减少症、癫痫发作、神经病和带状疱疹。关于已知基础发病率数据的严重不良反应,疫苗不良反应报告系统报告的发病率,低于天然水痘发生后预期的发病率或社区中疾病的基础发病率。但是,由于漏报和报告系统的未知敏感性,疫苗不良反应报告系统的数据是局限的,使之难以将疫苗不良反应报告系统报告的接种后不良反应发生率与天然疾病后并发症引起的不良反应发生率进行比较。然而,这些差别的量值使接种后严重不良反应发生率有可能显著低于天然疾病后的发生率。在极少情况下,已确认水痘疫苗与严重不良事件之间的因果关系。在某些情况下,水痘-带状疱疹野病毒或其他致病生物已经查明。但是,在大多数情况下,数据不足以确定因果关联。在向疫苗不良反应报告系统报告的 14 例死亡中,8 例对死亡有其他明确的解释,3 例对死亡有其他可信的解释,另 3 例的信息不足以确定因果关系。由天然水痘引起的一例死亡发生在一名年龄为 9 岁的儿童,在接种后 20 个月死于水痘-带状疱疹野病毒的并发症。

(六)禁忌证与疫苗贮运

1.禁忌证

有严重疾病史、过敏史及孕妇禁用;一般疾病治疗期、发热者暂缓使用;成年妇女接种后3～4月内应避孕;接受免疫球蛋白者,应间隔1个月再接种水痘疫苗。

2.疫苗贮运

疫苗应在2～8 ℃贮存和运输。　　　　　　　　　　　　　　　　　　　　**(王洪芳)**

第六节　风　　疹

一、概述

风疹又名德国麻疹,是由风疹病毒引起的急性呼吸道传染病,4～10岁儿童为高发年龄,成人也可发病。其临床症状轻微,以发热、皮疹及耳后、枕下、颈部淋巴结肿大和疼痛为特征,30%～50%的病例为亚临床感染或隐性感染,易被人们忽视,成为潜在的传染源。人是风疹病毒唯一宿主,病毒经呼吸道侵入,在上呼吸道增殖,潜伏期12～14天。早期出现头痛、咳嗽、咽痛等症状,之后面部首先出现浅红色斑丘疹,迅速遍及全身,传染期从发病前1周到出疹后4周,风疹皮疹比麻疹轻微且不发生融合。在成人中常出现关节痛和关节炎。

风疹并发症儿童常见,成人比儿童多见,主要并发症为关节炎。成年女性70%可有关节疼痛,常与皮疹同时发生,且可持续1个月,由于发病多呈良性经过,并不为人们所重视。自1940年风疹大范围流行后,1941年澳大利亚眼科医师Norman Gregg报告了78例母亲在怀孕早期感染风疹,发生了婴儿先天性白内障,这是首次对先天性风疹综合征(congenital rubella syndrome,CRS)的报告。此后,经对风疹病毒学与先天性婴儿畸形的研究,发现妇女孕期感染风疹病毒与所生婴儿畸形密切相关,从而确定了CRS。在风疹疫苗应用之前,估计全球每年有30万例CRS,我国每年约有4万例CRS,从而推动了对风疹的免疫预防。

二、病原学

风疹病毒于1962年由Parkman和Weller首次分离,风疹病毒属于rubivirus属的披盖病毒。它与A组虫媒病毒,如东方和西方马脑炎病毒密切相关;它是一种单股正链RNA病毒;单独抗原类,不与其他披盖病毒产生交叉反应;在电镜下多呈球形,有时呈多形态,中度大小(50～70 nm),核壳体呈螺旋状结构,病毒最外层有脂蛋白包膜,包膜表面有短的刺突。Irey观察到,除了复杂的脂包膜外,风疹病毒由3种蛋白组成,2个在外膜(E1和E2),1个在核心(C)。E1是一种含有中和血凝抗原决定簇的糖蛋白。风疹病毒的RNA具有传染性,3种蛋白是由病毒在感染细胞内产生的,但并不合成病毒颗粒。风疹病毒只有1个血清型,在偶然分离的病毒株系列变异分析中显示氨基酸结构变化较大(0～3.3%),国际合作组证实,与来自20世纪60年代的流行株彼此相关,具亚洲基因型,而且在近几年未发现抗原漂移。

该病毒可在许多不同哺乳动物的原代或传代细胞上生长。在人羊膜细胞中产生敏感的细胞病变效应,在传代细胞系中可形成足够的空斑。风疹病毒相对不稳定,可被脂质溶液、胰蛋白酶、福尔马林、紫外线、过高或过低的 pH 和加热所灭活。

三、流行病学

(一)传染源

人类是风疹病毒唯一的宿主。风疹传染源主要有临床患者,先天性风疹患儿及亚临床感染的儿童。儿童感染后 25%～50%不表现临床症状,但能从其鼻咽部分离到病毒。妊娠期妇女感染后,不论是显性还是隐性,均可使胎儿感染,导致 CRS。患者和先天感染的婴儿随其唾液、尿液及其他分泌物排出病毒。尽管患有 CRS 的婴儿排毒时间可达数年之久,但真正的状态还未见报道。

(二)传播途径

主要是空气飞沫微滴传播,家庭内有高度传播性。风疹病毒还可在母子间垂直传播,即孕期母体内的病毒通过胎盘侵犯胎儿。

(三)易感人群

人对风疹普遍易感。据血清学调查表明,世界上大部分国家,通常在儿童 2 岁时开始出现风疹抗体,6～10 岁儿童的抗体阳性率约为 50%,至 20 岁时可达 80%～90%。感染风疹后可获得较牢固的免疫,甚至提供终生保护。但抗体水平低,特别是呼吸道局部抗体水平低者,易发生再感染。再感染一般无病毒血症,仅出现特异性 IgG,其出现时间早,效价高,消失快,一般在 2～3 个月迅速降低。

(四)流行特征

风疹是世界上广泛流行的传染病。在风疹疫苗问世之前,由于风疹易感人群的积累,可发生周期性流行。风疹感染后可获得牢固的免疫,甚至提供终生免疫保护。保护性抗体水平低,特别是呼吸道局部抗体水平低,易发生再感染;再感染不产生病毒血症,仅产生 IgG。

四、CRS

(一)CRS 的发病机制

导致 CRS 的母体-胚胎感染中,有连续性发展步骤。先是母体原发感染产生病毒血症,导致胎盘感染,感染扩散到胚盘组织,其后果视母体受感染孕期的早晚而不同。病毒不破坏早期合子细胞,而随胚胎发育损害胚胎分化的某一组织或器官。

(二)CRS 的临床综合征

CRS 发生多器官的损伤,有暂时性的,更多是永久性的。发病时间有先天的,也有出生后多年才呈现临床症状。有的出生后 4 年才发现耳聋和智力发育不全,有的 7 年后才发现智力低下,无学习能力。国外曾报告 4 例 CRS,11～14 年后神经系统的功能发生进行性损害,并从脑组织中分离出风疹病毒。美国对 376 例患先天性风疹感染儿童的前瞻性调查结果,总病死率在头5 年内为 16%,发生新生儿血小板减少症的病死率为 35%,到 10 岁时证实主要临床表现有耳聋(87%)、心脏病(46%)、智力低下(39%)、白内障或青光眼(34%)。估计全球每年有 30 万例CRS,我国每年约 4 万例 CRS。2001 年 CRS 诊断标准如下。

1.CRS 的常见体征
(1)白内障或青光眼、先天性心脏病、听力损害,视网膜色素变性病。
(2)紫癜,肝、脾大,黄疸,小头,发育迟缓,脑膜脑炎,骨质疏松。

2.CRS 分类

(1)可疑病例:有临床体征,但不典型。

(2)复合病例:具有临床体征,但缺乏实验室依据。

(3)确诊病例:具临床体征并有实验室依据。

(4)风疹先天性感染:缺乏 CRS 体征,但实验室证明有先天感染。

3.CRS 临床分型

(1)婴儿畸形。

(2)出生非畸形弱小婴儿型。

(3)出生婴儿正常型,可从身体不同部位分离出病毒,2～3 月龄发生肺部、中枢神经系统感染、听力缺陷等。

(4)婴儿生长正常型,但长期排毒,入学可发现听力障碍。

五、免疫预防

(一)风疹疫苗

1.疫苗发展简史

1969 年后,曾有人用 HPV-77 风疹病毒株分别以鸭胚、狗肾、兔肾三种细胞制备的风疹疫苗在美国得到使用许可。由于接种后有很多的相关不良反应,从市场上退出。1979 年 1 月,RA27/3 株(Meruvax-Ⅱ)得到许可,其他疫苗株被停止使用。此外,国外尚有 Cendehill 是原代兔肾细胞疫苗;TO-336 疫苗是日本于 1957 年研发的风疹疫苗。自从 1997 年欧洲 RA27/3 株风疹疫苗成功后,几乎取代了世界上所有其他株的风疹疫苗。

RA27/3 风疹疫苗是一种减毒活疫苗,它是 1965 年首次由 Wistar 研究所从一个感染风疹流产的胎儿体内分离的。这种病毒通过 25～30 代人双倍体纤维原细胞减毒培养,制备成疫苗。虽然接种风疹疫苗后可以从被接种者鼻咽部培养出疫苗病毒,但疫苗病毒无传染性。风疹疫苗可制备成单抗原,也可与麻疹、腮腺炎制成联合疫苗。美国免疫咨询委员会推荐,在任何个人需要时,接种麻腮风三联疫苗。我国北京生物制品研究所从一名风疹患儿鼻咽部分离并命名为 D 毒株,经人二倍体细胞传代减毒,研制成 BRDⅡ减毒活疫苗。经临床研究,安全性与免疫原性都与 RA27/3 处于同一水平。

2.风疹疫苗的免疫原性

在临床试验中,大于 12 月龄儿童接种单剂风疹疫苗后,95％以上的儿童产生风疹抗体。90％以上的风疹疫苗受种者可抵抗临床风疹和病毒血症,免疫保护至少 15 年。研究表明,1 剂风疹疫苗能够提供长时间保护,甚至终生。

一些报告表明,接种风疹疫苗产生低水平抗体的人,在暴露后可再感染,产生病毒血症。这种现象的原因和发生率不清楚,但它被认为是少有的。在接种疫苗产生免疫的妇女中,罕见的临床再感染和胎儿感染已被报告。CRS 病例已在怀孕前有风疹血清抗体阳性记录母亲所生的婴儿中发现。

我国研发的 BRDⅡ风疹疫苗和法国巴斯德生产的 RA27/3 株风疹疫苗(市售产品)临床比较试验结果显示,两种疫苗的免疫原性处于同一水平。将 BRDⅡ株风疹疫苗(市售)作 10 倍系列稀释至 10 000 倍时,疫苗仍有 61.7％的阳转率,BRDⅡ株风疹疫苗免疫原性非常好。

(二)风疹疫苗的应用

由于 CRS 的危害巨大,同时人类的优生优育被人们所重视,因此风疹疫苗在世界范围内广为应用。将风疹疫苗纳入国家免疫规划的国家从 1996 年的 65 个增加到 2006 年的 119 个。在未应用过风疹疫苗的地区,推荐在 1～12 岁儿童中普遍接种第 1 剂单价风疹疫苗或 MMR 三价疫苗,这样就可阻断风疹在儿童中的传播。第 2 剂风疹疫苗可在 18 岁时接种,以保护育龄期(18～30 岁)女性免于风疹病毒感染,减少 CRS 发病率。我国风疹疫苗是用 BRDⅡ株病毒接种人二倍体细胞,经培育,收获病毒液,加入适当保护剂冻干制成。为乳酪色疏松体,复溶后为橘红色澄明液体。每一人用剂量为 0.5 mL,疫苗用于 8 月龄以上易感人群。

(三)疫苗的安全性

1.风疹疫苗一般不良反应

风疹疫苗接种后无局部不良反应,在接种 6～11 天内,有一过性发热,一般不超过 2 天可自行缓解。成年人接种后 2～4 周内可出现关节反应,一般无需处置,必要时对症治疗。

2.风疹疫苗异常反应

风疹疫苗是一种非常安全的疫苗,报告的大多数 MMR 免疫接种不良反应可归因于麻疹疫苗成分(如发热和皮疹)。接种风疹疫苗后最常见的主诉是发热、淋巴结病和关节痛。这些不良反应仅发生在易感者中,特别是妇女更多见。接种 RA27/3 疫苗后,儿童急性关节痛和关节炎很罕见,与此对比,接种 RA27/3 疫苗后,25%的易感青春期女性发生急性关节痛,大约 10%有急性关节炎症状。有极少的短暂周围神经炎,如感觉异常和上下肢疼痛病例报告。

(四)免疫接种禁忌证及慎用证

(1)接种第 1 剂风疹疫苗有严重过敏史的人或对疫苗成分有过敏史的人应不予接种。

(2)已怀孕或即将怀孕的妇女不应接受风疹疫苗,虽然没有风疹疫苗引起胎儿损害的证据,但接种风疹疫苗或 MMR 疫苗 4 星期内应避免怀孕。

(3)由白血病、淋巴瘤、恶病质、免疫缺陷疾病或免疫抑制治疗引起的免疫缺陷或免疫抑制者应不予接种疫苗。使用类固醇进行免疫抑制治疗,停药 1 个月(治疗 3 个月)以上可以进行免疫接种,无症状或轻微症状的 HIV 感染者应考虑接种风疹疫苗。

(4)患有中、重度急性疾病的人应不予接种疫苗。

(5)接受含有抗体的血液产品的人应不予接种疫苗。

(五)疫苗的贮存和管理

MMR 疫苗在任何时候都必须在 10 ℃以下冷藏运输,都应避免光线直接照射,疫苗必须在 2～8 ℃条件下贮存,可以冻结。稀释液既可贮存在冷藏温度也可置于室温。拆开包装后,MMR 必须保存在冷藏温度下并避免阳光照射。稀释后的疫苗必须尽快使用,如果超过 4 小时,必须丢弃。

(王洪芳)

第七节 甲型病毒性肝炎

一、概述

甲型病毒性肝炎(简称甲型肝炎)是一种古老的疾病。根据流行病学记载,最早的甲型肝炎暴发是在公元前17世纪和公元前18世纪的欧洲。19世纪,少数散发的黄疸病例被认为是卡他性黄疸。Cockayne认为这些散发病例和流行的黄疸可能是同一种疾病现象,McDonald推断可能与某种病毒有关。

甲型肝炎作为一种病毒性传播疾病的第一批研究数据,是在第二次世界大战期间通过一系列志愿者的感染试验获得的。在第二次世界大战中主要暴发于德国、法国和美国盟军,8%～9%的士兵和1/3的军官都曾患过此病。军医们认为,该病的传播是通过感染的粪便,恶劣的环境也是该病传播的一个重要原因。此后,传染性肝炎和血清型肝炎的传播模式及病因被清楚地区别开来,Maccallum建议把两种肝炎分别命名为甲型肝炎和乙型肝炎。1952年,WHO首届病毒性肝炎专家委员会采纳了这一建议,直到20世纪70年代初,这一建议才被内科医师和病毒学家们广泛接受,但更名为传染性肝炎(甲型肝炎)和类似血清型肝炎(乙型肝炎)。

我国是甲型肝炎高发地区,1988年上海甲型肝炎暴发,集中发病32万例,发病率高达4 082.6/10万,波及江苏、浙江等省。20～39岁年龄占发病总数的83.5%。是我国严重的公共卫生问题。

二、病原学

甲型肝炎病毒(Hepatitis A Virus,HAV)最初被划归为微小RNA病毒科的肠道病毒属。但近几年对HAV分子生物学的研究表明,HAV基因结构比较独特,与以前划归为同一属的脊髓灰质炎病毒差别较大,所以建议将HAV重新立为微小RNA病毒科的肝炎病毒属。

对HAV序列的分析结果,特别是对其VP1/2A基因区段附近的168个有较高变异度的核苷酸序列的分析,可将152株各地分离的野毒型HAV分为7个基因型。以发现的先后顺序编号,人源HAV属于Ⅰ、Ⅱ、Ⅲ、Ⅳ型,其中Ⅰ、Ⅲ型内又各分A和B两个亚型,灵长类HAV属于Ⅳ、Ⅴ、Ⅵ基因型,型间核苷酸变异在15%～25%。大多数人源HAV株属于Ⅰ型,包括CR326、MS-1、H2和HM175,Ⅱ型中包含人源株和类人猿PA21株。其他5型均只含有1个HAV株,其中2个为人型,另3个为猴型,有些基因型呈地区性,来源于中国的毒株均属于ⅠA型。纯化的HAV颗粒有良好的抗原性,虽然HAV不同株间的核苷酸序列有较大变异,但目前认为人源HAV的抗原结构非常保守,只有1个血清型,有利于用疫苗预防甲型肝炎。

HAV对pH有较强的耐受力,37 ℃ 1小时,在pH 2.0～10.0范围,感染滴度几乎不发生改变。对热有很强的抵抗力。60 ℃ 1小时对HAV没有影响,100 ℃ 1分钟能使其灭活。镁和钙离子可增强其热稳定性,可被紫外线迅速灭活,也可被多种消毒剂如3%～8%的甲醛液、50%～90%乙醇、2%的石炭酸灭活。但能抵抗0.1%甲醛液和2%～5%来苏水1小时。

三、流行病学

HAV宿主范围狭窄。在自然情况下,HAV的宿主主要是人类,但黑猩猩、短尾猴、恒河猴、狨猴等几种灵长类动物也能感染,并成为宿主。其中黑猩猩与狨猴是最易感的动物。我国甲型肝炎报告发病率近年来呈下降趋势。

(一)传播途径

1.粪-口途径

患者在临床前期3~10天(谷丙转氨酶开始升高前)即可随粪便排毒,临床症状出现后排毒量减少,仍可维持1~2周,婴幼儿排毒期较长。粪-口途径是主要的传播方式。

2.经水传播

经水传播是暴发的主因,往往是输水管道、水源地(水井、河流)被污染。

3.经血传播

患者的病毒血症可延至前驱期,此期的血液及血液制剂等都可造成传播。首次因注射血制品而发生的甲型肝炎暴发,发生于1986年,是在用白介素-2和自身淋巴因子对癌症患者进行试验性治疗时发生的,这些药物的细胞培养基中含有人血清。结果导致39%的易感者发生了HAV急性感染。小规模的甲型肝炎暴发也见于意大利、德国、比利时和爱尔兰等接受浓缩Ⅷ因子治疗的血友病患者中。在意大利的暴发中,从12个含大量Ⅷ因子的物质中检测到了5个,其HAV基因序列分析表明,至少有3种不同的HAV株,这3种不同的HAV株与从接受Ⅷ因子的患者中检测到的病毒是相联系的,这个结果为甲型肝炎通过Ⅷ因子传播的假设提供了有力的证据。

4.食物传播

美国不断有食物作为传播媒介而发生甲型肝炎的报道,但仅占总报告病例的5%。在许多国家,生食或半生食贝类是甲型肝炎病例和暴发的一个重要的原因。贝类极易传播甲型肝炎,是因为它们要滤过大量的水以获得足够的食物和氧气,因此可作为感染性病毒浓缩和蓄积的场所。贝类常常被生食或只轻微蒸一下后食用,这段时间足以使贝壳打开,但对于病毒的灭活却不充分。1998年,发生于上海的甲型肝炎大流行世人共知,在生食毛蚶者中的发病率为18%,在熟食者中为7%,而在未食用者中为2%。

(二)季节特征

秋天是甲型肝炎发病的季节高峰,在一些温带国家也见于早冬,但在热带或亚热带国家极少在早冬发生。除受旅行方式影响外,在美国或西欧,季节特征已不明显。

(三)流行周期

在温带一些发达国家,每5~10年可周期性出现一个流行高峰。在北美洲,疾病的高峰发生于1956年、1961年和20世纪70年代初;在澳大利亚,发生于1956年和1961年;在丹麦发生于战后和20世纪50年代中期;在荷兰发生于1954年和1960年。在过去的20年里,感染率的下降已影响了这些周期的规律。

(四)人群的易感性

(1)急性黄疸型(20%~25%):有明显的临床症状,如发热、黄疸、肝大、胃肠症状等,伴有肝功能异常。

(2)亚临床型(40%~45%):无临床症状,伴有肝功能异常。

（3）隐性感染（30％～35％）：无任何临床症状和体征，肝功能正常。

（五）地域分布

甲型肝炎主要分布在一些无清洁饮水、食品卫生缺乏监督、无粪便处理措施的农村地区。我国农村甲型肝炎发病率显著高于城市。

（六）发病年龄分布

甲型肝炎发病率在流行强度不同的地区，各年龄组发病率略有差别。但总趋势仍以学龄儿童和青少年居多，成年人一般隐性感染率极高，从而获得感染免疫。我国城市不同年龄人群对甲型肝炎的易感性亦不同。

四、免疫预防

（一）甲型肝炎减毒活疫苗的研发

1979 年，Provost 和 Hilleman 在体外细胞培养、分离 HAV 获得成功，从而使甲型肝炎疫苗的研制与生产成为可能。国外曾报道，Karron、Provost 等分别采用 HM175 毒株和 CR326F 毒株进行甲型肝炎减毒活疫苗的研制，但未能形成批量生产。

研发减毒活疫苗首要的是选择适宜的毒种，毒种在消除致病性的同时，仍保持感染性和复制的活性，并具有较长时期刺激机体产生特异性免疫应答的能力。其毒力（致病力）、免疫原性（产生体液和细胞免疫应答能力）均应保持稳定。

1.减毒活疫苗毒种选择

我国用于生产的减毒活疫苗株 H2 和 L-A-1 均系 20 世纪 80 年代分别在浙江、上海两地甲型肝炎患者粪便中分离获得。经传代减毒，符合制造活疫苗的条件。先后在杭州、长春、昆明投入批量生产。于 1992 年后在全国广为使用。应用早期为冷冻剂型，疫苗有效期短，不适宜在广大农村、边远地区使用。经疫苗生产厂家的努力，成功研制疫苗冷冻干燥保护剂，将液体剂型改进为冷冻干燥剂型。疫苗在 4～8 ℃条件下，有效期从 5 个月延长到 18 个月。

2.甲型肝炎减毒活疫苗的应用

疫苗用于 ≥1 岁易感人群，每剂 1.0 mL，含活病毒 lg6.5 $CCID_{50}$，于上臂三角肌附着处皮下注射。

3.不良反应

在甲型肝炎减毒活疫苗研发期间，经多省（市、区）数十万人群的观察，证明疫苗的安全性良好。

（1）一般反应：注射疫苗后，少数可能出现局部疼痛、红、肿，一般在 72 小时内自行缓解。偶有皮疹出现，不需特殊处理，必要时可对症治疗。

（2）异常反应：有过敏性皮疹、过敏性紫癜等变态反应。极少数人有谷丙转氨酶短暂和轻微升高，另有 2 例类肝炎报道。据分析，此类反应的发生可能与个人体质有关，患者可能对疫苗敏感，引起肝胆管过敏，发生变性水肿，致使胆管栓塞，胆汁排泄受阻，临床上出现短时胆汁潴留，形成黄疸。但肝细胞可能损害较轻，病程较短，预后良好。

4.疫苗效果

1996—1998 年，广西、河北、上海等地 45 万儿童中进行的随机对照研究证明，试验疫苗 L-A-1 和 H2 株，对照组接种伤寒 Vi 疫苗。L-A-1 株疫苗滴度 lg6.5 $CCID_{50}$/mL，H2 株疫苗滴度为 lg7.0 $CCID_{50}$/mL。两株疫苗免疫后抗体阳转高峰出现在 2～6 个月，分别为 94.87％ 和 85.95％，

GMT 分别为 131.3 mU/mL 和 118.6 mU/mL。36 个月时,抗-HA 抗体阳转率在 75%~80%,但保护效果不变。在 46 万名被研究者中,上海市现场观察 2 年,其他现场观察 3 年,对照组发现 118 例甲型肝炎病例,接种疫苗组发现 3 例,保护率为 97.52%。

上述两批疫苗滴度均≥lg6.75 CCID$_{50}$/mL。2 个疫苗厂家生产的不同批号、不同滴度的疫苗,其血清抗体阳转率检测结果可见滴度≤lg6.0 CCID$_{50}$/mL 时,血清抗体阳转率都不理想。故《中华人民共和国药典》(2005 版三部)规定,甲型肝炎减毒活疫苗每人用剂量≥lg6.5 CCID$_{50}$/mL。

(二)甲型肝炎灭活疫苗的研发

1.甲型肝炎灭活疫苗毒种

世界上首先获得批准上市的甲型肝炎灭活疫苗是 GSK 公司的 Havris,所用毒株分离自澳大利亚某肝炎患者。其后,有 Merck 公司的 VAQTA,所用的毒株为 CR326F,分离自哥斯达黎加患者粪便。法国巴斯德研究所的 Avaxirn,所用的毒株分离自德国患者粪便。北京科兴生物制品有限公司生产的 Healive 甲型肝炎灭活疫苗的毒株 TZ84,于 1984 年分离自唐山某患者粪便。

2.甲型肝炎灭活疫苗的应用

(1)1~18 岁每剂 0.5 mL。不少于 720 ELISA 单位;≥19 岁,每剂 1.0 mL,不少于 1 440 ELISA 单位。

(2)基础免疫为 1 个剂量,之后 6~12 个月进行一次加强免疫,以确保长期维持抗体滴度。

(3)成人和儿童均于三角肌肌内注射,绝不可静脉注射。

(4)可与许多疫苗在不同部位同时接种。

甲型肝炎灭活疫苗的接种抗原剂量,不同厂家的定量表示方法不同,有的以 ELISA 单位表示,有的以蛋白重量(U)表示。据北京科兴生物制品有限公司临床试验证明,720 ELISA 测定单位相当于 500 U,1 440 ELISA测定单位相当于 1 000 U。

(三)甲型肝炎灭活疫苗的免疫效果

对 HAV 的抗体保护水平研究表明,体外细胞培养 HAV 的研究结果显示,20 mU/mL 或稍低抗-HAV 抗体可中和 HAV。应用免疫球蛋白 1~2 个月后,抗-HAV 水平达到 10~20 mU/mL 可预防甲型肝炎。史克公司的 Havrix 疫苗临床研究用 ELISA 检测保护性抗-HAV 抗体,最低浓度定为 20 mU/mL。默克公司的 AVAXIM 疫苗用放免法检测,最低抗体保护水平定为 10 mU/mL。

国外批准上市的甲型肝炎灭活疫苗对无母传抗体的儿童、青少年及成人均具有免疫原性,绝大多数接种者对单剂疫苗接种即产生应答,第 2 剂可提高抗体水平。免疫原性研究显示,抗体阳转率达 94%~100%,成人为 97%~100%。儿童和青少年第 1 剂注射后 1 个月,抗体水平即达保护水平,6~12 个月接种第 2 剂后,约 100%接种疫苗者具有高水平的抗体。抗体水平很大程度上取决于剂量和程序。甲型肝炎灭活疫苗 2002 年用于 5~15 岁少儿,接种 250 U 疫苗 1 剂,3 个月的抗体阳转率为 100%,GMT 为 417 mU/mL。用 0、6 月和 0、12 月两剂免疫程序,全程免疫后 1 个月,GMT 分别为 5 963 mU/mL 和 14 893 mU/mL。

甲型肝炎灭活疫苗 Harix 和 VAQTA 正式生产已近十年,临床研究观察人数多、覆盖面广,所获资料十分丰富。其中 Innis 等 1989－1990 年在泰国 40 119 名 1~16 岁儿童中进行的一次大规模双盲、随机,设对照的现场观察最具代表性。对照组为基因工程乙型肝炎疫苗,接种

109 000 剂甲型肝炎灭活疫苗。免疫原性结果为:注射 1 剂疫苗后第 8、12 和 17 个月抗-HAV (20 mU/mL 或更高抗体水平)为 94%(223/238)、93%(222/238)和 99%(236/238)。此项研究共发生 40 例甲型肝炎,38 例发生在对照组,两例发生在试验组,累积效果为 95%。试验组发生的 2 例甲型肝炎患者,病程短、转氨酶升高轻微,显示疫苗的部分保护作用。

北京科兴公司用国内分离的 TZ84 甲型肝炎毒株以二倍体细胞制备灭活疫苗,临床研究证明安全性与免疫原性良好,与国外 Havrix 及 VAQTA 毒株处于同一水平。早先报道 Havrix 灭活疫苗免疫后36 个月抗体阳性率为 100%,GMT 为 1 214 mU/mL。

(四)甲型肝炎灭活疫苗的安全性

1.一般反应

成人接种者大都在接种当天主诉注射后局部疼痛,其发生率占 36.0%。此外,局部反应有红肿、硬结,其发生率为 4.0%。全身反应成人接种者基本轻微,少有发热,主诉头痛、疲劳、精神萎靡、发热、恶心、食欲缺乏,其发生率为 1.0%~10.0%。在儿童中观察,临床症状和体征基本与成人相似。

2.异常反应

极少数人接种疫苗后,转氨酶一过性增高,30 天后恢复正常。偶有过敏性皮疹、紫癜,过敏性休克罕见。

(王洪芳)

第九章　感染性疾病护理

第一节　流行性脑脊髓膜炎

一、概述

流行性脑脊髓膜炎是脑膜炎奈瑟菌引起的急性化脓性脑膜炎。带菌者和流行性脑脊髓膜炎患者是本病的主要传染源,本病隐性感染率高,感染后细菌寄生于人鼻咽部。病原菌主要经咳嗽、打喷嚏借飞沫由呼吸道直接传播。该病主要临床表现是突发高热、剧烈头痛、频繁呕吐,皮肤黏膜瘀点、瘀斑及脑膜刺激征,严重者可有败血症休克和脑实质损害,常可危及生命。部分患者暴发起病,可迅速死亡。早诊断,就地住院隔离治疗,密切监护,是治疗本病的基础。一旦高度怀疑,应尽早、足量应用细菌敏感并能够透过血-脑屏障的抗菌药物。

二、护理

(一)一般护理

(1)执行内科一般护理常规。

(2)休息与体位:绝对卧床休息,颅内压增高的患者需抬高头部。呕吐取卧位,头偏向一侧,防止误吸。

(3)高热护理:以物理降温为主,药物降温为辅。

(4)皮肤护理:密切观察瘀点、瘀斑的部位、范围、程度、进展情况。注意保护瘀斑处皮肤,不使其破溃,其局部不宜穿刺,皮肤破溃发炎继发感染处要定期换药。

(二)隔离预防措施

在标准预防的基础上,执行飞沫和接触隔离。隔离至症状消失后 3 天,但不少于发病后7 天。

(三)饮食护理

遵医嘱给予高热量、高蛋白、高维生素、易消化的流质或半流质饮食,不能进食者给予鼻饲或静脉输液治疗。并做好留置胃管的护理。

（四）用药护理

（1）病原治疗：一旦高度怀疑流脑，遵嘱在 15～30 分钟给予抗菌治疗。应用抗生素过程中，观察药物疗效及变态反应。

（2）颅内压增高患者应用甘露醇静脉滴注治疗应在 15～30 分钟滴入，观察呼吸、心率、血压、瞳孔的变化，颅内压增高及脑膜刺激征表现有无改善，并详细记录 24 小时出入量。

（3）抗休克治疗：①扩充血容量及纠正酸中毒治疗，严格遵医嘱执行，掌握"先盐后糖、先快后慢"的原则。②在扩充血容量和纠正酸中毒基础上，使用血管活性药物，常用药物为山莨菪碱，用药过程中密切观察血压、面色及四肢温度等。

（4）抗弥散性血管内凝血治疗：遵医嘱尽早应用肝素，注意用药剂量、间隔时间，密切观察有无出血倾向。

（五）并发症护理

潜在并发症惊厥、脑疝及呼吸衰竭。当患者出现意识障碍、烦躁不安、剧烈头痛、喷射性呕吐、血压升高等征象时，提示颅内压增高。当患者出现呼吸频率和节律出现异常、瞳孔对光反射迟钝或消失、两侧瞳孔不等大等圆时，提示有脑疝发生。应及时通知医师，配合抢救。治疗护理操作集中进行，尽量减少搬动患者，避免惊厥发生。颅内压增高者行腰椎穿刺前应先脱水治疗，以免诱发脑疝，穿刺后去枕平卧 6 小时。

（六）病情观察

（1）密切观察患者的生命体征变化，高热采取物理降温及镇静剂，将体温控制在 38.5 ℃ 以下，防止惊厥的发生。

（2）密切观察患者中枢神经系统症状，如剧烈头痛、喷射性呕吐、烦躁不安及意识改变等。

（3）密切观察患者有无暴发型流脑的发生，该型流脑病情变化迅速，病势凶险，治疗不及时可于 24 小时危及生命。①休克型：表现急起寒战、高热、严重者体温不升、头痛、呕吐、瘀点、瘀斑、面色苍白、皮肤发花、四肢厥冷、脉搏细速、呼吸急促等。应尽早应用抗生素，吸氧，平卧位，注意保暖，建立静脉通道，补充血容量、纠正酸中毒、保护重要脏器功能，观察用药反应，备齐各种抢救药物配合抢救。②脑膜脑炎型：表现为脑膜及脑实质损伤症状，高热、头痛、呕吐、意识障碍，并迅速出现昏迷，颅内压增高、脑膜刺激征等。遵医嘱尽早应用抗生素、脱水剂，予以吸痰、保持呼吸道通畅，吸氧，使用呼吸兴奋剂，必要时气管插管，使用呼吸机治疗，切忌胸外按压。③混合型：先后或同时出现休克型和脑膜脑炎型症状。

（七）健康指导

（1）疾病预防指导：流行季节前对流行区 6 个月至 15 岁的易感人群应用脑膜炎球菌多糖体菌苗进行疫苗接种；流行季节注意环境和个人卫生，注意室内通风换气，勤晒衣被和消毒儿童玩具；避免携带儿童到人多拥挤的公共场所；患者和带菌者为传染源，主要经飞沫传播。密切接触的儿童，应医学观察 7 天，并用复方磺胺甲噁唑预防用药。

（2）由于流行性脑脊髓膜炎可引起脑神经损害、肢体运动障碍、失语、癫痫等后遗症，指导家属坚持切实可行的功能锻炼、按摩等，以提高患者的生活质量。

（公丕秀）

第二节 脊髓灰质炎

脊髓灰质炎是由脊髓灰质炎病毒引起的急性传染病,临床主要表现为发热、咽痛及肢体疼痛,部分病例可发生肢体麻痹,严重患者可因呼吸麻痹而死亡。本病多发生于小儿,俗称"小儿麻痹症"。

脊髓灰质炎病毒属肠道病毒,按其抗原性的不同可分为Ⅰ、Ⅱ、Ⅲ 3个血清型,各型之间无交叉免疫。脊髓灰质炎病毒在外界生命力强,可在污水、粪便中存活数月。耐寒冷,低温下可长期存活,但对热、干燥及氧化消毒剂敏感,60 ℃ 30分钟或煮沸均可灭活,紫外线、2%碘及高锰酸钾、过氧化氢等均可使其灭活。

脊髓灰质炎病毒经口进入人体,在咽部扁桃体及肠道淋巴组织内繁殖,刺激机体产生特异性抗体而形成隐性感染。病毒进入血循环形成病毒血症。可侵犯呼吸道、消化道、心、肾等非神经组织而引起前驱期症状,此时体内有中和抗体产生,病毒被清除可使疾病停止发展,而不侵犯神经系统形成顿挫性感染。若感染病毒量大、毒力强或机体免疫力差,则病毒可通过血-脑屏障侵入中枢神经系统,引起无瘫痪型或瘫痪型表现。脊髓灰质炎病毒为嗜神经病毒,可引起中枢神经系统的广泛病变,其中以脊髓病变最严重,脑干次之。脊髓病变以前角运动神经细胞最为显著,而引起下运动神经元性瘫痪。脊髓病变又以颈段及腰段最重,尤其是腰段受损严重,故临床上可见四肢瘫痪,尤其是下肢瘫痪更为多见。

一、护理评估

(一)流行病学资料

1.传染源

人是唯一的贮存宿主。患者及无症状病毒携带者是传染源,其中轻型无麻痹患者及无症状病毒携带者,由于数量多且不易被发现,而成为本病的主要传染源。

2.传播途径

主要通过粪-口途径传播,粪便中排病毒数量多且持续时间长,可长达数周至数月,污染的水、食物、手及玩具为其主要传播方式,苍蝇、蟑螂可能成为传播媒介。发病初期亦可通过呼吸道飞沫传播,但为时短暂。

3.人群易感性

人群普遍易感,感染后可获得同型病毒的持久免疫力,本病隐性感染率高达90%以上,5岁以上儿童及成人均多已通过显性或隐性感染而获免疫。

4.流行特征

6个月以下儿童可从母体获得抗体,故以6个月～5岁小儿发病率最高,近年随着在小儿中普遍应用疫苗,小儿发病率降低,发病年龄有增高趋势。在温带地区,夏秋季发病率显著高于冬春季,在热带及亚热带地区则无明显季节性。

(二)身心状态

1.症状、体征

潜伏期为 3～35 天,一般为 5～14 天。临床表现轻重不等,有无症状型(隐性感染)、顿挫型、无瘫痪型及瘫痪型 4 型。其中以无症状型最多见,占 90％以上;顿挫型占 4％～8％;瘫痪型仅占 1％～2％,瘫痪型为本病的典型表现,可分以下各期。

(1)前驱期:常有发热、食欲缺乏、多汗、乏力、咽痛、咳嗽等上呼吸道症状,或有恶心、呕吐、腹痛、腹泻等消化道症状。1～4 天后多数患者体温下降、症状消失而痊愈为顿挫型,部分患者进入瘫痪前期。

(2)瘫痪前期:前驱期热退 1～6 天体温再次上升(呈双峰热),或由前驱期直接进入本期。患者出现高热、头痛、颈、背、四肢肌痛、感觉过敏,体检可见脑膜刺激征阳性。因颈背强直,使患儿坐起时呈三脚架征(面、臂后伸直以支撑身体),吻膝试验阳性(坐位时不能自如地弯颈使下颌抵膝),伴多汗、尿潴留等神经功能失调症状,但无瘫痪,一般 1～5 天后热退康复,称无瘫痪型。少数患者进入瘫痪期。

(3)瘫痪期:病后 3～4 天或第 2 天发热,1～2 天后发生瘫痪,并逐渐加重,至体温正常后瘫痪停止进展。瘫痪以脊髓型最多见。为下运动神经元性瘫痪,呈弛缓性,肌张力减退,腱反射消失,多不伴有感觉障碍。瘫痪表现多不对称,常见的是四肢瘫痪,尤以下肢瘫痪多见,多数为单肢瘫痪,其次为双肢。可累及任何肌肉及肌群,如影响呼吸肌则可引起呼吸运动障碍,严重者可缺氧,甚至呼吸衰竭。脑干型的病变主要在延髓和脑桥第 Ⅶ、Ⅸ、Ⅹ、Ⅻ 对脑神经受损,出现面瘫、吞咽困难、呛咳、咽部痰液积聚,易发生窒息。第 Ⅲ、Ⅳ、Ⅵ 对脑神经受损,出现眼球活动障碍、眼睑下垂等相应症状。如延髓呼吸中枢或血管运动中枢受损,可因呼吸衰竭和循环衰竭而死亡。部分患者有高热、嗜睡、意识障碍、昏迷、抽搐等脑炎表现。脊髓型及脑干型同时存在较常见。

(4)恢复期:瘫痪后 1～2 周肢体功能逐渐恢复,一般从肢体远端小肌群开始恢复,继之为近端大肌群。肌腱反射亦逐渐出现。最初 1～2 个月恢复较快,以后恢复减慢。上述表现一年后仍不能恢复者称后遗症,多有肌肉萎缩而出现肢体畸形,表现为脊柱弯曲、足内翻、足外翻及足下垂等。

(5)并发症:病程中可并发支气管炎、肺炎、泌尿系统感染等。

2.心理、社会因素评估

脊髓灰质炎为急性传染病,人群普遍易感,在未用疫苗的地区本病可发生流行,病死率为 5％～15％,严重病例可留有难以恢复的后遗症,且本病无特效治疗,患者及流行区群众极易产生消极、悲观、恐惧等不良心理反应。要评估患者及家属对本病知识的了解程度及对疾病的应对方式,在流行区要评估社会群众对疾病的知识水平及对预防和隔离的重视程度。

(三)实验室检查

1.血常规

多正常,急性期红细胞沉降率可增快。

2.脑脊液检查

发病初期无异常,而后微浊,颅内压稍增高,白细胞数增多,一般为 $(50～500)×10^6/L$,早期以中性粒细胞增多为主,以后则以淋巴细胞为主。热退后白细胞迅速恢复正常,蛋白质增高,且可持续 4～10 周,呈蛋白质细胞分离现象。氯化物正常,糖正常或稍高。

3.病毒分离

起病后 1 周内,可从患者鼻咽部、血、脑脊液及粪便中分离出病毒,病毒可在粪便中长时间存在,可从潜伏期到发病后 3 周或更长。

4.血清免疫学检查

用中和试验或补体结合试验检测血中的特异性抗体。病程中抗体滴度增高 4 倍以上有诊断意义。阳性率及特异性都较高,可作为近期诊断的依据。特异性 IgM 抗体的检测有利于早期诊断,其阳性率高,4 周内阳性率为 93.5%。

二、护理诊断

(一)体温过高
与病毒血症有关。

(二)疼痛
与病毒侵犯神经组织、肌肉痉挛有关。

(三)躯体移动障碍
与肌肉瘫痪、疼痛有关。

(四)有清理呼吸道无效的危险
与咽部肌肉及呼吸肌瘫痪、呼吸中枢受损有关。

(五)有吞咽障碍的危险
与脑神经受损有关。

(六)有传染的危险
与病毒排出有关。

三、护理目标

(1)患者体温尽快恢复正常。

(2)瘫痪进展终止,促进神经功能最大程度的恢复,防止肌肉挛缩畸形。

(3)保证营养供给,保持呼吸道通畅。

(4)患者在住院期间不发生新的潜在并发症。

(5)患者及流行区群众掌握预防隔离的重要性及疾病的基本知识。

四、护理措施

(一)前驱期的护理
前驱期无神经系统受损的表现,临床上不能做出诊断,故应对可疑患者采取预防性措施,尽可能避免瘫痪的发生。

(1)对疑似前驱期的患者,嘱其卧床休息至热退后 3～7 天,因活动可增加发生瘫痪的机会及加重瘫痪的程度。

(2)在此期内应避免手术,尤其是扁桃体切除术及拔除龋齿,避免或减少不必要的注射给药。这些因素较易发生瘫痪,预防注射也宜延缓。

(3)保证足够的液体量、电解质和液量。

(4)热退后一周内,仍应观察体温是否再度上升、精神状态、出汗多少、肌肉疼痛等,以便及时发现瘫痪前期的表现。

(二)瘫痪前期的护理

此期加强护理可减少瘫痪的范围或减轻瘫痪的程度。

1.休息与饮食

患者应绝对卧床休息,室内避免强烈的光线和保持通风。尽可能保持室内安静,妥善安排好治疗护理内容,保证患者有较多的休息时间,卧位要舒适,床下置木板,预防脊柱弯曲或髋关节屈曲弯缩,用橡皮圈或空心木板或泡沫塑料代替枕头,以支持颈部肌肉。

发热期给予高营养的流质或半流质,饮食中宜含适量的钠盐和钾盐,有助于维持神经和肌肉的兴奋性。如患者无吞咽困难,饮食中应有适量的多纤维蔬菜,以保持大便通畅。热退后,无延髓和呼吸肌麻痹的患者可改为普通饮食。

2.皮肤与口腔护理

保持皮肤清洁、干燥,防止骨隆突部位的皮肤长时间受压。用软海绵进行擦浴,擦浴的次序要计划好,尽量减少翻转次数,尽量缩短擦浴时间,擦浴后用软浴巾轻轻拭干,不能用力过重,防止因此而引起的肌肉痉挛。口腔护理时漱口水宜选用弱碱性溶液,既可对抗呕吐物的酸性,又能溶解口腔中的黏液。

3.湿热敷

湿热敷能缓解受累肌肉的疼痛和痉挛,并有助于改善局部循环。用拧干水的热棉垫敷于患处,外用塑料皮隔水,加盖干毛巾或周围用热水袋保温,湿热敷前皮肤应涂凡士林,防止烫伤患者,每次20~30分钟,每天2~4次。操作时减少翻动,避免触痛肢体。

4.用药及病情观察

对明显肌肉痉挛、疼痛影响休息者,可给予阿司匹林、对乙酰氨基酚、吲哚美辛或可待因等止痛剂,也可给予适量镇静剂。病情较重者可静脉注射50%葡萄糖及大剂量维生素C,每天1次,连续数天,也可静脉滴注地塞米松及氢化可的松,注意观察发热、呼吸、血压、脉搏、肌震颤、肌痉挛、肌张力等。持续发热要警惕瘫痪的可能,呼吸、脉搏、血压的改变常为延髓受累的表现。肌震颤是瘫痪的先兆,肌痉挛是脊髓后根刺激征所致,肌张力减低及腱反射减弱均为瘫痪的征象。

(三)瘫痪期的护理

1.休息与体位

在热退、瘫痪终止之前,仍需绝对卧床休息,减少不必要的刺激。瘫痪一旦停止进展,则应尽早开始各种疗法,以促进瘫痪的恢复。通过枕头、卷起的浴巾、沙袋的衬垫等保持肢体关节处于功能位置,防止或减轻肢体畸形的发生。按定向更换卧位,移动时以挪动各关节为主,以防压疮、肺炎等并发症的发生。

2.病情观察

对于早期瘫痪的患者,必须密切观察神经损害的进展情况,常规观察的内容有以下几点:
①血压:延髓麻痹时既可能产生高血压,也可能产生休克;②换气是否充分与清理呼吸道的能力;③有无声带瘫痪、咽麻痹、肺水肿、肺不张或肺炎等;④咀嚼及吞咽能力;⑤膀胱排空能力。

3.吞咽障碍的护理

(1)密切观察病情,有无鼻音、饮水呛咳、吞咽困难等,只有吞咽障碍而呼吸正常者可做体位引流,备用吸引器,随时吸出口咽分泌物。

(2)吞咽困难早期,营养可暂由静脉供给,待病情稳定后再鼻饲流质。

(3)吞咽功能恢复时,宜先试喂少量开水,再逐渐增加食品的数量和种类。

4.呼吸障碍的护理

根据引起呼吸障碍的不同原因给予护理。

(1)脑干型麻痹:因脑神经麻痹引起吞咽困难致分泌物潴留而引起的呼吸道梗阻,应及时清除口咽部的分泌物,保持呼吸道通畅。视具体情况给予静脉输液或经鼻管供给饮食。酌情选用抗菌药物防治肺部感染,必要时给予呼吸兴奋剂,改善中枢性呼吸衰竭,输氧。

(2)呼吸肌麻痹:发现肺活量明显降低及血气分析出现明显异常者,应及时应用人工呼吸器。对明显呼吸障碍者或呼吸道分泌物不能清除者,应及早进行气管切开术,如病情危急可做气管插管并行人工呼吸。当患者恢复自主呼吸后即可停止人工呼吸,但必须等咳嗽及吞咽完全恢复正常、肺部感染已获控制,才能拔除气囊套管。

(四)恢复期的护理

出现瘫痪后1～2周即进入恢复期,瘫痪肌肉开始恢复功能,多自肢体远端开始恢复。应尽早进行针灸、按摩、理疗等恢复期的综合治疗,以促进神经功能最大限度地恢复,防止肌肉萎缩和挛缩畸形,已造成的畸形可行畸形矫正术。

(五)防止疾病的传播

(1)按消化道隔离,第1周还须呼吸道隔离,隔离到病后40天。

(2)患者的粪便需经漂白粉消毒2小时后倾倒。

(3)被患者分泌物、排泄物所污染的衣服、用具、食具等应随时进行消毒。一般常用煮沸法、高压蒸气法或选用1:1 000高锰酸钾溶液、3%漂白粉澄清液、0.5%氯胺溶液浸泡30分钟等方法,对不同的物品进行消毒。

(4)不宜蒸煮或浸泡的物品可置于日光下曝晒,地面需用肥皂水或碱水洗刷。

(六)预防

对密切接触者医学观察20天,其中5岁以内未服过脊髓灰质炎减毒活疫苗者,可肌内注射丙种球蛋白0.3～0.5 mL/kg,以保护易感儿。对易感者在非流行期口服脊髓灰质炎减毒活疫苗,可产生有效免疫并能维持3年以上。服用减毒活疫苗时最好先在口中嚼碎,再用凉开水吞服,严禁用热开水冲化后服用,防止病毒被杀灭而无效。

五、护理评价

(1)体温恢复正常。

(2)潜在的并发症未发生,或虽发生经积极处理后未造成严重后果。

(3)瘫痪未继续发展,肢体功能恢复良好。

(4)流行区群众掌握疾病的基本知识及了解预防本病的重要性。

(5)严格执行消毒隔离制度,未造成疾病的传播。

(公丕秀)

第三节 传染性单核细胞增多症

一、概述

传染性单核细胞增多症主要是由 EB 病毒原发感染所致的急性传染病。典型临床三联征为发热、咽峡炎和淋巴结肿大,可合并肝、脾大,外周淋巴细胞及异型淋巴细胞增高。病程常呈自限性。治疗主要包括抗病毒治疗及对症治疗,多数预后良好,少数可出现嗜血综合征等严重并发症。

二、护理

(一)一般护理

(1)执行内科一般护理常规。

(2)卧位与休息:取舒适卧位,绝对卧床休息。

(3)高热护理:以物理降温为主,药物降温为辅。

(4)皮疹护理:做好生活护理,保持皮肤清洁,每天温水清洗皮肤,禁用肥皂水擦洗,衣被保持清洁、平整及干燥。

(二)隔离预防措施

在标准预防的基础上,执行接触隔离。

(三)饮食护理

宜进食高热量、高蛋白、高维生素、易消化的清淡流质或半流质饮食。

(四)用药护理

遵医嘱应用抗病毒药物治疗,早期应用更昔洛韦,观察药物疗效。

(五)并发症护理

1.咽喉部溶血性链球菌感染

密切观察患者咽部、扁桃体、腭垂充血肿胀情况,加强口腔护理,遵医嘱应用抗生素治疗,观察药物疗效。

2.急性肾炎

密切观察患者尿液的性质、量,水肿表现。

3.脾破裂

密切观察患者有无剧烈腹痛、血压急剧下降等。嘱患者卧床休息,避免剧烈活动或按压腹部。如出现脾破裂应立即通知医师处理。

(六)病情观察

(1)密切观察患者体温、脉搏、呼吸、血压变化。

(2)密切观察患者淋巴结肿大情况及有无粘连及压痛。

(3)密切观察患者有无咽痛及咽峡炎症状,患者咽部、扁桃体、腭垂充血肿胀情况。

(4)密切观察患者皮疹情况,包括出疹时间、形态、出疹顺序及消退。

(5)密切观察患者肝、脾大情况,有无黄疸,有无疼痛及压痛,触诊时动作要轻柔。

(七)健康指导

(1)疾病预防指导:病毒在口咽部上皮细胞内增殖,唾液中含有大量病毒,因此避免经口密切接触,患者呼吸道分泌物宜用含有效氯 500 mg/L 的消毒液浸泡消毒。

(2)休息与活动:嘱患者卧床休息,避免过早活动,以免引起并发症的发生。

(3)饮食护理:宜进食高热量、高蛋白、高维生素、易消化的食物。

(4)出院后定期复查。

(公丕秀)

第四节　甲型 H1N1 流感

一、疾病概述

(一)概念

2009 年 3 月,墨西哥暴发"人感染猪流感"疫情,造成人员死亡。随后,全球范围内暴发此疫情。普通猪流感是一种人畜共患传染性疾病,指发生于猪群的流感,通常人很少感染,患者大多数与病猪有直接接触史。研究发现,此次疫情是由新型猪源性甲型 H1N1 流感病毒引起的一种急性呼吸道传染病,其病原为变异后的新型甲型 H1N1 流感病毒,该毒株包含猪流感、禽流感和人流感 3 种流感病毒的基因片段,主要通过直接或间接接触、呼吸道等途径在人间传播。临床主要表现为流感样症状,多数患者临床表现较轻,少数患者病情重,进展迅速,可出现病毒性肺炎,合并呼吸衰竭、多脏器功能损伤,严重者可以导致死亡。由于人群普遍对该病毒没有天然免疫力,导致 2009 年甲型 H1N1 流感在全球范围内传播。2009 年 4 月 30 日,中华人民共和国卫生部(现卫健委)宣布将"甲型 H1N1 流感"纳入《中华人民共和国传染病防治法》规定的乙类传染病,依照甲类传染病采取预防、控制措施。

(二)病原学

引起流行性感冒的主要病原体是流感病毒,属于正黏病毒科,流感病毒属。流感病毒具有包膜和分节段的单股负链 RNA,自外而内分为包膜、基质蛋白及核心三部分。根据基质蛋白抗原、基因特性和病毒颗粒核蛋白的不同,分为甲(A)、乙(B)、丙(C)三型。甲型流感可导致部分地区季节性流行,甚至能引起世界性暴发性大流行。

甲型 H1N1 流感病毒属正黏病毒科甲型流感病毒属的单链 RNA 病毒,根据病毒表面的糖蛋白血凝素(hemagglutinin,HA)和神经氨酸酶(neuraminidase,NA)的不同抗原特性可将甲型流感病毒分为多个亚型。HA 的作用像一把钥匙,帮助病毒打开宿主细胞的大门;NA 的作用是破坏细胞的受体,使病毒在宿主体内自由传播。这两种酶有高度的变异性,迄今为止已确定的甲型流感病毒都是根据 16 种 HA(H1～16)和 9 种 NA(N1～9)的排列组合从而命名各种亚型,如 H1N1、H1N2、H5N1 等。其中 HA1～3 型能够导致人类流感的大流行。由于大多数 H1N1 病毒株普遍存在于猪这种宿主体内,因此疾病暴发前期曾一度被世界卫生组织命名为"猪流感"。

甲型流感病毒表面 H 抗原具有高度易变性,因此,人类无法对该流感获得持久免疫力。流感病毒抗原性变异有抗原转变、抗原漂移两种形式,前者只在甲型流感病毒中发生。不同种属动物甲型流感病毒或不同亚型甲型流感病毒的核酸序列发生基因重排,形成重排病毒,即出现新毒株。由于病毒的抗原发生转变,人群对该病毒普遍缺乏免疫力,导致流感暴发或大流行。

典型的甲型 H1N1 流感病毒颗粒呈球状,直径为 80~120 nm,有囊膜。脂质囊膜上有许多放射状排列的突起糖蛋白(刺突),刺突分别是红细胞血凝素(HA)、神经氨酸酶(NA)和基质蛋白 M2,长度为 10~14 nm。基质蛋白(M1)位于病毒包膜内部。病毒颗粒内为核衣壳,呈螺旋状对称,直径为 10 nm,包含 RNA 片段、聚合酶蛋白(PB1、PB2、PA),一些酶(包括糖蛋白血凝素、神经氨酸酶、离子通道蛋白 M2 及聚合酶蛋白)在病毒的整个生命周期中起着至关重要的作用。

甲型 H1N1 流感病毒为单股负链 RNA 病毒,基因组约为 13.6 kb,由大小不等的 8 个独立 RNA 片段组成,分别编码 10 种蛋白:NA、HA、PA(RNA 聚合酶亚基 PA)、PB1(RNA 聚合酶亚基 PB1)、PB2(RNA 聚合酶亚基 PB2)、M(基质蛋白,包括 M1 和 M2,由同一 RNA 片段编码)、NS(非结构蛋白,包括 N1 和 N2,由同一 RNA 片段编码)、NP(核蛋白)。甲型 H1N1 流感病毒由猪流感、禽流感和人流感 3 种流感病毒的基因片段组成,是猪流感病毒的一种新型变异株。

甲型 H1N1 流感病毒对热敏感,56 ℃条件下 30 分钟可灭活。对紫外线敏感,但用紫外线灭活猪流感病毒能引起病毒的多重复活。猪流感病毒为有囊膜病毒,对乙醇、碘伏、碘酊氯仿、丙酮等有机溶剂均敏感。

(三)流行病学

1.概述

全球历史上曾有多次流感大流行,发病率高,人群普遍对其易感,全球人群感染率为 5%~20%,病死率 0.1%。20 世纪共发生 5 次流感大流行,分别于 1900 年、1918 年、1957 年、1968 年和 1977 年,其中以 1918 年西班牙的大流感(H1N1)最严重,全球约 5 亿人感染,病死率 2.5%。尽管在 2010 年 8 月份,世界卫生组织宣布甲型 H1N1 流感大流行期已经结束,但甲型 H1N1 流感在世界各地均存在随时卷土重来之势。

甲型 H1N1 流感的传播方式主要为呼吸道传播,其传播途径多,速度快,容易在人员密集、空气不流通的场所生存和传播,并随着人员的流动把流感病毒传播到四面八方而造成流行。当一种新的流感病毒在人类引起大规模流行后,感染过或注射过疫苗的人就对这种病毒有了一定的抵抗力,再次流行时传播和感染强度会大大减弱。同样,甲型 H1N1 流感已逐渐转变为季节性流感,并成为流感主导毒株。其流行特点是流行强度和流行范围较小,重症病例发生率较低。

2.传染源

传染源主要为甲型 H1N1 流感患者和无症状感染者。虽然猪体内已发现甲型 H1N1 流感病毒,但目前尚无证据表明动物为传染源。

甲型 H1N1 流感患者的传染期是出现症状前 1 天至发病后 7 天,或至症状消失后 24 小时(以两者之间较长者为准)。年幼儿童、免疫力低下者或者重患者的传染期可能更长。部分人虽携带病毒而自身可不发病,但仍可传染他人。

3.传播途径

甲型 H1N1 流感病毒主要通过感染者打喷嚏或咳嗽等飞沫或气溶胶经呼吸道传播,也可通过口腔、鼻腔、眼睛等处黏膜直接或间接接触传播。接触患者的呼吸道分泌物、体液和被病毒污染的物品亦可能造成传播。此外,要考虑到粪口传播,因为许多患者有腹泻症状,可能存在粪便排毒。人类不会通过接触猪肉类或者食用猪肉类产品感染甲型 H1N1 流感。

4.易感人群

人群普遍易感,无特异免疫力,9~19岁年龄发病率高,短期内学校可发生聚集性病例。以下人群为感染甲型H1N1流感病毒的高危患者:①妊娠期妇女。②肥胖者(体质指数≥40危险度高,体质指数在30~39可能是高危因素)。③年龄<5岁的儿童(年龄<2岁更易发生严重并发症)。④年龄>65岁的老年人。⑤伴有以下疾病或状况者:慢性呼吸系统疾病、心血管系统疾病(高血压除外)、肾病、肝病、血液系统疾病、神经系统及神经肌肉疾病、代谢及内分泌系统疾病、免疫功能抑制(包括应用免疫抑制剂或HIV感染等致免疫功能低下)、19岁以下长期服用阿司匹林者。以上人群如出现流感相关症状,较易发展为重症病例,应当给予高度重视,应尽早进行甲型H1N1流感病毒核酸检测及其他必要检查。

(四)发病机制与相关病理生理

甲型H1N1流感是一种流感病毒急性感染,发病机制既与病毒复制并直接造成细胞损伤和死亡有关,也与机体和病毒的免疫作用有关。病理发现主要来自尸体解剖,主要的病例改变为支气管和肺泡上皮细胞损伤,肺泡腔渗出、水肿,肺泡积血,中性粒细胞、淋巴细胞及单核样细胞浸润,部分肺组织形成以中性粒细胞浸润为主的脓肿灶。其他病理改变包括肺血栓形成和嗜血现象。

(五)临床特点

甲型H1N1流感是一种自限性的呼吸系统疾病,临床表现与季节性流感相似。大部分患者临床表现比较轻微,但具有高危因素的患者容易发展为重症甚至死亡。潜伏期一般为1~7天,多为1~3天,比普通流感、禽流感潜伏期长。

大多数病例有典型的流感样症状,表现为发热、咳嗽、咽痛和流鼻涕。8%~32%的病例不发热。全身症状多见,如乏力、肌肉酸痛、头痛。恶心、呕吐和腹泻等消化道症状比季节性流感多见。严重症状包括气短、呼吸困难、长时间发热、神志改变、咯血、脱水症状、呼吸道症状缓解后再次加重。重症病毒性肺炎急性进展很常见,多出现起病后4~5天,可导致严重低氧血症、急性呼吸窘迫综合征(ARDS)、休克、急性肾衰竭。合并ARDS的重症患者可以出现肺栓塞。14%~15%的甲型H1N1流感表现为COPD或哮喘急性加重,或其他基础病急性加重。少见的临床综合征包括病毒性脑炎或脑病,出现意识不清、癫痫、躁动等神经系统症状;以及急性病毒性心肌炎。新生儿和婴儿典型流感样症状少见,但可表现为呼吸暂停、低热、呼吸急促、发绀、嗜睡、喂养困难和脱水。儿童病例易出现喘息,部分儿童病例出现中枢神经系统损害。妊娠中晚期妇女感染甲型H1N1流感后较多表现为气促,易发生肺炎、呼吸衰竭等。妊娠期妇女感染甲型H1N1流感后可导致流产、早产、胎儿宫内窘迫、胎死宫内等不良妊娠结局。

(六)辅助检查

1.血常规检查

白细胞总数一般正常,重症病例可表现为淋巴细胞降低。部分儿童重症病例可出现白细胞总数升高。

2.血生化检查

部分病例出现低钾血症,少数病例肌酸激酶、天门冬氨酸氨基转移酶、丙氨酸氨基转移酶、乳酸脱氢酶升高。

3.病原学检查

(1)病毒核酸检测:以RT-PCR(最好采用real-time RT-PCR)法检测呼吸道标本(咽拭子、鼻

拭子、鼻咽或气管抽取物、痰)中的甲型 H1N1 流感病毒核酸,结果可呈阳性。

(2)病毒分离:呼吸道标本中可分离出甲型 H1N1 流感病毒。

(3)血清抗体检查:动态检测双份血清甲型 H1N1 流感病毒特异性抗体水平呈 4 倍或 4 倍以上升高。

4.胸部影像学检查

甲型 H1N1 流感肺炎在胸部 X 线片和 CT 的基本影像表现为肺内片状影,为肺实变或磨玻璃密度,可合并网、线状和小结节影。片状影为局限性或多发、弥漫性分布,病变在双侧肺较多见。可合并胸腔积液。发生急性呼吸窘迫综合征时病变进展迅速,双肺有弥漫分布的片状影像。儿童病例肺炎出现较早,病变多为多发及弥漫分布,动态变化快,合并胸腔积液较多见。

(七)诊断

甲型 H1N1 流感的临床表现与季节性流感相同,因此,除流感病毒外,多种细菌、病毒、支原体、衣原体等亦可引起类似症状,包括呼吸道合胞病毒、副流感病毒、鼻病毒、腺病毒、冠状病毒、嗜肺军团菌感染等。临床表现均为不同程度的发热、咳嗽、咳痰、胸闷、气促、乏力、头痛和肌痛等,统称为流感样疾病。甲型 H1N1 流感病毒虽然是一种新型病毒,但是患者感染这种病毒后的症状表现却与上述疾病从临床表现上无法进行区分,很难从症状上判断是否感染了甲型 H1N1流感。因此,最终确诊需要依据特异性的实验室检查,如血清学检查、核酸检测和病原体分离。

1.疑似病例

符合下列情况之一即可诊断为疑似病例。符合下述 3 种情况,在条件允许的情况下,可安排甲型 H1N1 流感病原学检查。

(1)发病前 7 天内与传染期的甲型 H1N1 流感疑似或确诊病例有密切接触,并出现流感样临床表现。密切接触是指在无有效防护的条件下照顾感染期甲型 H1N1 流感患者;与患者共同生活,暴露于同一环境;或直接接触过患者的气道分泌物、体液等。

(2)发病前 7 天内曾到过甲型 H1N1 流感流行(出现病毒的持续人间传播和基于社区水平的流行和暴发)的国家或地区,出现流感样临床表现。

(3)出现流感样临床表现,甲型 H1N1 流感病毒检测阳性,但未进一步排除既往已存在的亚型。

2.临床诊断病例

仅限于以下情况做出临床诊断:同一起甲型 H1N1 流感暴发疫情中,未经实验室确诊的流感样症状病例,在排除其他致流感样症状疾病时,可诊断为临床诊断病例。在条件允许的情况下,临床诊断病例可安排病原学检查。

甲型 H1N1 流感暴发是指一个地区或单位短时间内出现异常增多的流感样病例,经实验室检测确认为甲型 H1N1 流感疫情。

3.确诊病例

出现流感样临床表现,同时有以下一种或几种实验室检测结果即可确诊。

(1)甲型 H1N1 流感病毒核酸检测阳性(可采用 real-time RT-PCR 和 RT-PCR 方法)。

(2)血清甲型 H1N1 流感病毒的特异性中和抗体水平呈 4 倍或 4 倍以上升高。

(3)分离到甲型 H1N1 流感病毒。

4.重症与危重病例诊断

(1)重症病例:出现以下情况之一者为重症病例。①持续高热>3 天,伴有剧烈咳嗽,咳脓痰、血痰,或胸痛。②呼吸频率快,呼吸困难,口唇发绀。③神志改变,反应迟钝、嗜睡、躁动、惊厥等。④严重呕吐、腹泻,出现脱水表现。⑤影像学检查有肺炎征象。⑥肌酸激酶(CK)、肌酸激酶M 同工酶(CK-MB)等心肌酶水平迅速增高。⑦原有基础疾病明显加重。

(2)危重病例:出现以下情况之一者为危重病例。①呼吸衰竭。②感染中毒性休克。③多脏器功能不全。④出现其他需进行监护治疗的严重临床情况。

(八)治疗原则

1.一般治疗

休息,多饮水,密切观察病情变化;对高热病例可给予退热治疗。

2.抗病毒治疗

此种甲型 H1N1 流感病毒目前对神经氨酸酶抑制剂奥司他韦、扎那米韦敏感,对金刚烷胺和金刚乙胺耐药。

(1)奥司他韦:成人用量为 75 mg,每天 2 次,疗程为 5 天。对于危重或重症病例,奥司他韦剂量可酌情加至 150 mg,每天 2 次。对于病情迁延病例,可适当延长用药时间。1 岁及以上年龄的儿童患者应根据体重给药,体重不足 15 kg 者,予以 30 mg,每天 2 次;体重 15～23 kg 者,予以 45 mg,每天 2 次;体重 24～40 kg 者,予以 60 mg,每天 2 次;体重大于 40 kg 者,予以 75 mg,每天2 次。对于儿童危重症病例,奥司他韦剂量可酌情加量。

(2)扎那米韦:用于成人及5 岁以上儿童。成人用量为 10 mg 吸入,每天 2 次,疗程为 5 天。5 岁及以上儿童用法同成人。

(3)对于临床症状较轻且无并发症的甲型 H1N1 流感病例,无须积极应用神经氨酸酶抑制剂。感染甲型 H1N1 流感的高危人群应及时给予神经氨酸酶抑制剂进行抗病毒治疗。开始给药时间应尽可能在发病 48 小时以内(以 36 小时内为最佳),不一定等待病毒核酸检测结果,即可开始抗病毒治疗。孕妇在出现流感样症状之后,宜尽早给予神经氨酸酶抑制剂治疗。对于就诊时即病情严重、病情呈进行性加重的病例,须及时用药,即使发病已超过 48 小时,亦应使用。

3.其他治疗

(1)如出现低氧血症或呼吸衰竭,应及时给予相应的治疗措施,包括氧疗或机械通气等。

(2)合并休克时给予相应抗休克治疗。

(3)出现其他脏器功能损害时,给予相应支持治疗。

(4)出现继发感染时,给予相应抗感染治疗。

(5)妊娠期的甲型 H1N1 流感危重病例,应结合患者的病情严重程度、并发症和合并症发生情况、妊娠周数及患者和家属的意愿等因素,考虑终止妊娠的时机和分娩方式。

(6)对危重病例,也可以考虑使用甲型 H1N1 流感近期康复者恢复期血浆或疫苗接种者免疫血浆进行治疗。对发病 1 周内的危重病例,在保证医疗安全的前提下,宜早期使用。推荐用法:一般成人100～200 mL,儿童酌情减量,静脉输入。必要时可重复使用。使用过程中,注意变态反应。

(九)预防

目前,中国甲型 H1N1 流感虽处于低发期,但国外有些国家仍然处在高发状态,形势依然严峻,不能掉以轻心。控制人感染甲型 H1N1 流感病毒,其关键在于预防。

1.控制传染源

积极监测疫情变化。一旦监测发现甲型 H1N1 流感患者,立即按照有关规定对疫源地彻底消毒。对确诊病例、疑似病例进行住院观察、预防隔离治疗。对与患者有密切接触者进行登记,给予为期 7 天的医学观察和随访,并限制活动范围,做到早发现、早报告、早诊断、早治疗。

2.切断传播途径

消毒是切断传播途径控制甲型 H1N1 流感病毒感染的重要措施之一。

(1)彻底消毒感染者工作及居住环境,对病死者的废弃物应立即就地销毁或深埋。

(2)收治患者的门诊和病房按禽流感、SARS 标准做好隔离消毒:①医务人员要增强自我防护意识,进行标准防护。首先要勤洗手,养成良好的个人卫生习惯,用快速手消毒液消毒。进入污染区要穿隔离衣、戴口罩、帽子、手套,必要时戴目镜,学会正确穿脱隔离衣。②用过的体温计用 75% 乙醇浸泡 15 分钟,干燥保存;血压器、听诊器每次使用前后用 75% 乙醇擦拭消毒;隔离衣、压舌板使用一次性用品,保证不被交叉感染。③保持室内空气清新流通,对诊室、病房、教室、宿舍等公共场合进行空气消毒,采用循环紫外线空气消毒器,用乳酸 $2\sim4$ mL/100 m^2 或者过氧乙酸 $2\sim4$ g/m^3 熏蒸,或用 1%~2% 漂白粉或含氯消毒液喷洒。④防止患者排泄物及血液污染院内环境、医疗用品,一旦污染需用 0.2%~0.4% 的 84 消毒液擦拭消毒,清洗干净,干燥保管。⑤所用抹布、拖布清洁区、污染区分开使用,及时更换,经常用 0.2% 的 84 消毒液擦拭桌子表面、门把手等物体表面,感染性垃圾用黄色塑料袋分装,专人焚烧处理。

(3)患者的标本按照不明原因肺炎病例要求进行运送和处理。

3.保护健康人群

(1)保持室内空气流通,每天开窗通风 2 次,每次 30 分钟。注意家庭环境卫生,保持室内及周围环境清洁。

(2)避免接触生猪或前往有猪的场所;避免到人多拥挤或通风不良的公共场所,接触流感样症状(发热、咳嗽、流涕)或肺炎等呼吸道患者,特别是儿童、老年人、体弱者和慢性病患者。

(3)养成良好的个人卫生习惯,经常使用肥皂和清水洗手,尤其在咳嗽或打喷嚏时,应用使纸巾、手帕遮住口鼻,然后将纸巾丢进垃圾桶;打喷嚏、咳嗽和擦鼻子后要洗手,必要时应用乙醇类洗手液;接触呼吸道感染者及其呼吸道分泌物后要立即洗手,接触确诊或疑似患者时要戴口罩。

(4)保持良好的饮食习惯,注意多喝水,营养充分,不吸烟,不酗酒。保证充足睡眠,勤于锻炼,减少压力。

(5)如出现流感样症状(发热、咳嗽、流涕等),应及时到医院检查治疗,不要擅自购买和服用药物,并向当地卫生机构和检验部门说明。确诊为流感者应主动与健康人隔离,尽量不要去公共场所,防止传染他人。

(6)对健康人群进行甲型 H1N1 流感疫苗预防接种。疫苗能增加人群的免疫力和降低病毒的复制能力,减慢感染扩散,降低流行峰值的高度,是个人预防的重要措施。儿童免疫接种达到 70% 的覆盖率即能有效地减轻流感在儿童中的流行,并能降低与其接触的社区人群的感染率。灭活流感疫苗(TIV)和减毒活疫苗(LAIV)是目前批准使用的甲型 H1N1 流感疫苗。美国推荐用常规 TIV 预防接种 6~59 个月的儿童,鼻喷剂 LAIV 只推荐在 5 岁以上儿童中使用。人群大规模接种流感疫苗可能会发生严重不良反应,必须引起高度重视。

二、护理评估

(一)流行病学评估

1.可能的传播途径

甲型 H1N1 流感病毒可通过感染者咳嗽和打喷嚏等传播,接触受感染的生猪、接触被人感染甲型 H1N1 流感病毒污染的环境、与感染甲型 H1N1 流感病毒的人发生接触。

2.传染源

甲型 H1N1 流感患者为主要传染源。虽然猪体内已发现甲型 H1N1 流感病毒,但目前尚无证据表明动物为传染源。

3.易感人群

老人和儿童、从疫区归来人员、甲型 H1N1 流感病毒实验室研究人员、体弱多病者易感。

(二)健康史评估

(1)了解患者的年龄、性别、身高、体重、营养状况等。

(2)询问患者起病的时间,起病急缓程度,有无发热、咳嗽、喉痛、头痛等全身症状。有无腹泻、呕吐肌肉痛等;询问患者既往治疗史,效果如何,服用过何种药物,服药的时间、剂量、疗效如何,有无不良反应。

(3)询问患者是否与猪流感患者有过密切接触。

(三)身体评估

(1)评估患者的体温、血压、脉搏;监测并记录体温的变化;评估患者的全身状况,有无身体疼痛、头痛、疼痛持续时间、头痛的性质,有无呕吐、腹泻,眼睛是否发红;进行体格检查。

(2)评估患者有无潜在并发症,如严重肺炎、急性呼吸窘迫综合征、肺出血、胸腔积液、全血细胞减少、肾衰竭、败血症、休克及 Reye 综合征等。

(四)心理-社会评估

由于患者对疾病缺乏认识,对隔离制度的不理解,容易产生恐惧、焦虑的心理,评估患者的精神状态,心理状况;评估其家庭支持系统对患者的关心和态度,对消毒隔离的认识。

(五)辅助检查结果评估

1.血常规

白细胞总数一般不高或降低。

2.病原学检查

(1)病毒核酸检测:以 RT-PCR 法检测呼吸道标本中的甲型 H1N1 流感病毒核酸,结果可呈阳性。

(2)病毒分离:呼吸道标本中可分离出甲型 H1N1 流感病毒。合并病毒性肺炎时肺组织中亦可分离出该病毒。

3.血清学检查

动态检测血清甲型 H1N1 流感病毒特异性中和抗体水平呈 4 倍或 4 倍以上升高。

4.影像学检查

可根据病情行胸部影像学等检查。合并肺炎时肺内可见斑片状炎性浸润影。

三、护理诊断/问题

(一)体温过高

与病毒血症有关。

(二)焦虑

与知识缺乏、隔离治疗等有关。

(三)潜在并发症

如肺炎、急性呼吸窘迫综合征、肺出血、胸腔积液等。

(四)有传播感染的危险

与病原体播散有关。

四、护理措施

(一)隔离要求

1.疑似病例

疑似病例安排单间病室隔离观察,不可多人同室。

2.确诊病例

确诊病例由定点医院收治。收入甲型 H1N1 流感病房,可多人同室。

3.孕产期妇女感染甲型 H1N1 流感

孕妇感染甲型 H1N1 流感进展较快,较易发展为重症病例,应密切监测病情,必要时住院诊治,由包括产科专家在内的多学科专家组会诊,对孕产妇的全身状况及胎儿宫内安危状况进行综合评估,并进行相应的处理。如果孕妇在妇幼保健专科医院进行产前检查,建议转诊至综合医院处理。接受孕产期妇女甲型 H1N1 流感转诊病例的医院必须具备救治危重新生儿的能力。孕产期妇女辅助检查应根据孕产期情况进行产科常规项目检查。孕妇行胸部影像学检查时注意做好对胎儿的防护。

(1)待产期的甲型 H1N1 流感病例应在通风良好的房间单独隔离。

(2)分娩期的甲型 H1N1 流感病例应戴口罩,防止新生儿感染甲型 H1N1 流感。分娩过程中加强监护,并使患者保持乐观情绪。与患者有接触的医务人员和其他人员均应戴防护面罩和手套,穿隔离衣。使用隔离分娩室或专用手术间,术后终末消毒。在产后立即隔离患甲型 H1N1 流感的产妇和新生儿,可降低新生儿感染的风险。新生儿应立即转移至距离产妇 2 米外的辐射台上,体温稳定后立即洗澡。

(3)患甲型 H1N1 流感的产妇产后应与新生儿暂时隔离,直至满足以下全部条件:①服用抗病毒药物 48 小时后。②在不使用退烧药的情况下 24 小时没有发热症状。③无咳嗽、咳痰。满足上述条件的产妇,可直接进行母乳喂养。在哺乳前应先戴口罩,用清水和肥皂洗手,并采取其他防止飞沫传播的措施。在发病后 7 天之内,或症状好转 24 小时内都应采取上述措施。鼓励产后母乳喂养,母乳中的保护性抗体可帮助婴儿抵抗感染。为避免母乳喂养过程中母婴的密切接触,隔离期间可将母乳吸出,由他人代为喂养。

(4)甲型 H1N1 流感的患者分娩的新生儿属于高暴露人群,按高危儿处理,注意观察有无感染征象,并与其他新生儿隔离。

(5)曾患甲型 H1N1 流感的产妇出院时,应告知产妇、亲属和其他看护人预防甲型 H1N1 流感和其他病毒感染的方法,并指导如何监测产妇及婴儿的症状和体征。出院后加强产后访视和新生儿访视,鼓励产妇继续母乳喂养。

(二)常规护理

实行严密隔离制度,嘱患者多卧床休息,多饮水,进食清淡、易消化、富含营养的食物。

(三)病情观察

严密监测患者的生命体征,记录患者体温、血压、心率的变化,记录出入量;评估患者的精神状态,意识情况;观察患者有无呼吸困难、少尿等症状,若有,提示有并发症的发生,及时通知医师,配合治疗。

(四)用药护理

人类已研制出的所有流感疫苗对于猪流感都无效,但人感染猪流感是可防、可控、可治的。及早应用抗病毒药物,在进行常规抗病毒治疗的过程中,观察药物的疗效及不良反应,鼓励患者坚持治疗。为防止细菌感染的发生,可应用抗生素。

(五)心理护理

由于患者对甲型流感的认识不足,对隔离制度的不理解,容易产生焦虑、恐惧、孤独感;护理工作人员应热心的与患者交流,回答患者提出的问题,向患者及家属讲解此病的传播途径,隔离的意义,鼓励患者配合治疗,树立与疾病做斗争的信心,争取早日的康复。

(六)健康教育

(1)勤洗手,养成良好的个人卫生习惯。

(2)睡眠充足,多喝水,保持身体健康。

(3)应保持室内通风,少去人多不通风的场所。

(4)做饭时生熟分开很重要,猪肉烹饪至 71 ℃以上,以完全杀死猪流感病毒。

(5)避免接触生猪或前往有猪的场所。

(6)咳嗽或打喷嚏时用纸巾遮住口鼻,如无纸巾不宜用手,而是用肘部遮住口鼻。

(7)常备治疗感冒的药物,一旦出现流感样症状(发热、咳嗽、流涕等),应尽早服药对症治疗,并尽快就医,不要上班或上学,尽量减少与他人接触的机会。

(8)避免接触出现流感样症状的患者。

(七)出院标准

根据中国卫健委甲型 H1N1 流感诊疗方案,达到以下标准可以出院。

(1)体温正常 3 天,其他流感样症状基本消失,临床情况稳定,可以出院。

(2)因基础疾病或并发症较重,需较长时间住院治疗的甲型 H1N1 流感病例,在咽拭子甲型 H1N1 流感病毒核酸检测转为阴性后,可从隔离病房转至相应病房做进一步治疗。

五、护理效果评估

(1)患者体温逐渐恢复正常。

(2)患者能自我调节情绪,焦虑减轻。

(3)患者遵守隔离制度,坚持合理用药。

(4)患者无并发症的发生。

(5)住院期间没有新的感染病例。

(公丕秀)

第五节　传染性非典型肺炎

一、疾病概述

(一)概念和特点

传染性非典型肺炎又称严重急性呼吸综合征(severe acute respiratory syndromes,SARS)是一种因感染 SARS 相关冠状病毒而导致的急性传染病。以发热、干咳、胸闷为主要症状,严重者出现快速进展的呼吸功能衰竭。

SARS 相关冠状病毒在干燥塑料表面最长存活 4 天,腹泻患者的粪便中至少存活 4 天,在 0 ℃时可长期存活。对热敏感,56 ℃加热 90 分钟,75 ℃加热 30 分钟或紫外线照射 60 分钟可被灭活,暴露于常用消毒剂即失去感染性。

现症患者是重要的传染源。近距离飞沫传播是本病最主要的传播途径。人群普遍易感。本病首发于我国,迅速传至亚洲、北美、欧洲其他地区,以大中城市多见。发病季节为冬春季。

(二)发病机制与相关病理生理

病毒在侵入机体后,早期可出现病毒血症,引起机体细胞免疫受损,出现异常免疫反应,造成肺部损害。肺部的病理改变见弥漫性肺泡损伤、间质性肺炎病变为主,有肺水肿及透明膜形成。病程 3 周后有肺泡内机化及肺间质纤维化,造成肺泡纤维闭塞,出现急性呼吸窘迫综合征。

(三)临床特点

按病情的轻重分为普通型、轻型和重型。典型病例起病急,变化快。通常以发热为首发症状,体温常超过 38 ℃,热程为 1～2 周;可伴有畏寒、头痛、食欲缺乏、身体不适、皮疹和腹泻等感染中毒性症状。呼吸道症状表现为起病 3～7 天后出现频繁干咳、气短或呼吸急促、呼吸困难;常无流涕、咽痛等上呼吸道卡他症状。痰少,偶有痰中带血丝。轻型病例临床症状轻,病程短。多见于儿童或接触时间较短的病例。重型病例病情重,进展快,易出现急性呼吸窘迫综合征。

(四)辅助检查

1.实验室检查

血常规早期白细胞计数正常或降低,中性粒细胞可增多。并发细菌性感染时,白细胞计数可升高。多数重症患者白细胞计数减少,$CD4^+$ 和 $CD8^+$ T 淋巴细胞均明显减少。

2.血气分析

部分患者出现低氧血症和呼吸性碱中毒改变,重者出现 1 型呼吸衰竭。

3.X 线检查

胸部 X 线、CT 检查见肺部以间质性肺炎为主要特征。肺部阴影与症状体征可不一致,临床症状还不严重时,胸部 X 线片中已显示肺部有絮状阴影,并呈快速发展趋势。

4.病原学检查

患者呼吸道分泌物、排泄物、血液等标本,进行病毒分离,阳性可明确诊断。

5.血清学检查

双份血清抗体有 4 倍或以上升高,可作为确诊的依据。阴性不能排除本病。

6.分子生物学检测

PCR 方法敏感度较高,特异性较强,可用于检查痰液、鼻咽分泌物、血液、活检标本等。单份或多份标本 2 次以上为阳性者可明确诊断。阴性者不能排除本病的诊断。

(五)治疗原则

(1)早发现、早诊断、及时治疗有助于控制病情发展。以对症支持治疗和针对并发症的治疗为主。

(2)在疗效不明确的情况下,应尽量避免多种抗生素、抗病毒药、免疫调节剂、糖皮质激素等长期、大剂量地联合应用。

(3)高热者可使用解热镇痛药。

(4)咳嗽、咳痰者给予镇咳、祛痰药。

(5)腹泻患者注意补液及纠正水、电解质失衡。

(6)并发或继发细菌感染,可选用大环内酯类、氟喹诺酮类等抗生素。

(7)有严重中毒症状可应用糖皮质激素治疗。

(8)抗病毒可试用蛋白酶抑制剂类药物洛匹那韦＋利托那韦等。

(9)重症患者可使用免疫增强药物,如胸腺素和免疫球蛋白。

二、护理评估

(一)流行病学史评估

评估患者发病前 2 周是否有同类患者接触史;是否生活在流行区或发病前 2 周到过流行区;是否发生在冬春季。

(二)一般评估

1.生命体征

患者大多有发热,心率加快,呼吸急促等症状,非典重症患者呼吸频率＞30 次/分,多器官功能衰竭者血压可下降。

2.患者主诉

患者主诉咳嗽、气促、呼吸困难、腹泻等。

(三)身体评估

1.头颈部

观察有无急性面容,有无呼吸急促、呼吸窘迫、口唇发绀,有无出汗。

2.胸部

肺炎体征表现为语音震颤增强,可闻及肺部湿啰音,严重者胸部叩诊呈实音。

(四)心理-社会评估

患者在疾病治疗过程中有无出现焦虑、抑郁、恐惧等不良情绪,监护病房隔离产生的孤独感,以及预后的社会支持。

(五)辅助检查结果评估

1.胸部 X 线

胸部 X 线早期呈斑片状或网状改变,部分患者进展迅速可呈大片阴影。

2.胸部 CT 检查

胸部 CT 检查可见局灶性实变,磨玻璃样改变。

（六）常用药物治疗效果的评估

（1）糖皮质激素可引起不良反应,如上消化道出血、骨质疏松、继发性感染、低钾血症、低钙血症、高血糖、高血压等。

（2）干扰素等生物制品可引起发热、皮疹等变态反应。

三、护理诊断/问题

（一）体温过高

与病毒感染有关。

（二）气体交换受损

与肺部病变有关。

（三）焦虑/恐惧

与隔离、担心疾病的预后有关。

（四）营养失调,低于机体需要量

与发热、食欲缺乏、摄入减少、腹泻有关。

四、护理措施

（一）隔离要求

按呼吸道传染病隔离。疑似病例与确诊病例分开收治,应住单人房间。避免使用中央空调。工作人员进入隔离病室必须做好个人防护,须戴 N95 口罩,戴好帽子、防护眼罩及手套、鞋套等,穿好隔离衣。

（二）休息与活动

卧床休息,协助做好患者的生活护理,减少患者机体的耗氧量,防止肺部症状的加重。

（三）饮食护理

给予高热量、高蛋白、高维生素、易消化的食物。不能进食者或高热者应静脉补充营养,注意维持水、电解质平衡。

（四）病情观察

密切监测患者体温、呼吸频率、有无呼吸困难;了解血气分析、血常规,以及心、肝、肾功能等情况;记录 24 小时出入量;定期复查胸片。

（五）对症护理

（1）及时吸氧,保持呼吸道通畅。

（2）痰液黏稠者给予祛痰剂,鼓励患者咳出痰液,必要时给予雾化吸入。

（3）呼吸困难者应根据患者的病情及耐受情况,选择氧疗和无创伤正压机械通气。必要时,予以气管插管或切开,呼吸机给氧,但应注意医护人员的防护。

（六）心理护理

由于患者被严密隔离,往往有孤独无助感,对病情的恐惧可出现焦虑、抑郁、烦躁不安的心理。对此,医护人员应及时与患者沟通,关心安慰患者,了解其真实的思想动态,并鼓励其面对现实,树立战胜疾病的信心和勇气。

（七）健康教育

（1）患者出院后应定期检查肺、心、肝、肾及关节等功能,若发现异常,应及时治疗。出院后应注意均衡饮食,补充足够的营养素。患有抑郁症者应及时进行心理治疗。

(2)流行期间减少大型群众性集会或活动,避免去人多或相对密闭的地方;不随地吐痰,避免在人前打喷嚏、咳嗽,清洁鼻子后应洗手;勤洗手;保持公共场所空气流通;需外出时,应注意戴口罩;保持乐观稳定的心态,均衡饮食,避免疲劳,充足睡眠,适量的运动等,均有助于提高人体对传染性非典型肺炎的抵抗能力。

(3)告诉患者如果出现下列任何一种情况,请速到医院就诊:①发热。②频繁的咳嗽、胸闷、呼吸急促。

五、护理效果评估

(1)患者呼吸困难减轻、无发绀,血氧饱和度正常。

(2)患者体温下降。

(3)患者食欲增加,大便形态正常。

(公丕秀)

第六节　百　日　咳

百日咳是由百日咳杆菌引起的小儿急性呼吸道传染病。临床以阵发性痉咳伴有间断性鸡鸣吸气性吼声为其特征。病程长达 2～3 个月,故称百日咳。

一、护理评估

(一)流行病学资料

1.传染源

传染源是患者和感染者,传染期多在发病 1～3 周内,尤以第 1 周传染性最强。

2.传播途径

病原菌存在于患者的鼻咽部,通过飞沫传播。

3.易感人群

人群普遍易感,5 岁以下常见,尤以新生儿及婴幼儿发病率高,是因起保护作用的抗体可能属于 IgM,不能通过胎盘传递给胎儿。冬春季多见,病后多数获持久免疫力。

(二)临床资料

潜伏期为 3～21 天,一般为 7～10 天。典型临床经过可分为 3 期。

1.前驱期(卡他期)

表现为咳嗽、流涕、喷嚏、低热等感冒症状,伴头昏、全身不适。3～4 天后热退,感冒症状消失,但咳嗽逐日加重,尤以夜间为甚。此期可持续 7～10 天,传染性最强。

2.痉咳期

主要表现为阵发性痉挛性咳嗽,其特征为一连串 10～30 声短促咳嗽后,紧接一深长吸气,发出鸡鸣样吼声,以后继续咳嗽、吸气出现吼声,如此反复。直至咳出大量黏痰或吐出胃内容物,咳嗽暂停,不久痉咳发作时往往有面红耳赤、颈静脉怒张、口唇发绀、泪涕交流、弯腰捧腹、舌伸齿外、表情痛苦等。多次发作后出现眼睑水肿,结膜下出血、舌系带溃疡等,但肺部无阳性体征。每天发作数次至数十次,日轻夜重。痉咳多为自发,亦可因进食、烟熏、劳累、受寒、情绪波动或检查咽部而诱发。此期为2～4周或更长。

新生儿及幼婴因咳嗽无力,气道狭小,易被黏痰阻塞,因此发作时无痉咳,也无鸡鸣样吼声,而表现为阵发性屏气、青紫、窒息,甚至惊厥而死亡。

3.恢复期

痉咳逐渐减轻至停止,咳嗽也逐渐消失,此期为2～3周,有并发症者可迁延数周。

部分患者因抵抗力差可并发肺炎,并发脑病者少见,亦可并发营养不良、疝、脱肛等。

(三)社会、心理状态

患者多为儿童,咳嗽剧烈,日轻夜重,往往使患儿和家长得不到较好的休息,而且病程又长,家长和患儿产生焦虑不安和烦躁。该病传染性强,易于流行,因此,社会问题关键是要做好预防工作。

(四)实验室检查

1.血常规

血白细胞总数升高,可达(20～40)×10⁹/L,淋巴细胞达0.6～0.7。

2.细菌培养

采用咳碟法、鼻咽拭子法采样,于鲍-金培养基上培养,阳性率达90%以上。

3.免疫学检查

鼻咽拭子涂片,做直接免疫荧光抗体染色检测百日咳杆菌抗原,应用酶联免疫吸附试验检测血清百日咳特异性IgM抗体,有早期诊断价值。

二、护理诊断

(一)清理呼吸道无效

阵发性痉咳与呼吸道纤毛受损、黏稠痰液积聚有关。

(二)营养失调:低于机体需要量

与呕吐有关。

(三)有窒息的危险

与咳嗽无力、痰液黏稠、声带痉挛有关。

(四)有传播感染的可能

与呼吸道排菌有关。

三、护理目标

(1)患者呼吸道通畅,咳嗽消失。

(2)患者的营养供应能满足机体的需要。

(3)住院期间患者无窒息现象发生。

(4)患者了解隔离消毒的要求,并能主动配合医院采取的隔离消毒措施。

四、护理措施

(一)痉咳的护理

病室保持安静、清洁、温暖,空气新鲜、流通。避免冷风、烟熏、情绪激动等刺激因素,安排适当游戏,分散其注意力,保持患儿心情舒畅。治疗和护理操作要尽量简化,集中进行,以减少痉咳的发生。保证患儿充分休息,尤其是夜间要保证有足够的睡眠。对痰液黏稠不易咳出者,可给予祛痰剂、止咳剂,或将α-糜蛋白酶、祛痰剂及普鲁卡因等配成雾化液进行雾化吸入。保持五官、口腔清洁。如发现舌系带溃疡,可用过氧化氢或2%硼酸液洗净溃疡面,再涂以1%甲紫或冰硼酸。遵医嘱早期使用抗生素,在发病4天内应用疗效更佳,至痉咳期使用抗生素只能缩短排菌期及预防继发感染,不能缩短病程。首选红霉素,亦可选用氯霉素、氨苄西林等。疗程为7~10天。用氯霉素时应注意监测血常规。

(二)饮食的护理

应选择富于营养、易消化、较黏稠的食物,不需长时间咀嚼、在胃中停留时间不久的食物,如稠米粥、面条、菜泥、肉糊、蒸鸡蛋糕等。宜少量多餐,喂时不能过急。如饭后因痉咳引起呕吐,应及时洗脸、漱口,待休息片刻再补喂。饮食的温度要适宜,过冷过热均易致呕吐。

(三)防止窒息

对新生儿、幼婴患者必须专人守护,密切观察病情,注意有无屏气、发绀、窒息等情况。一旦发生,应沉着冷静,立即排痰、给氧,必要时进行人工呼吸,操作准确,动作迅速敏捷,用力适当,以免引起出血、骨折等。同时通知医师并配合抢救。

(四)预防感染的传播

患者按呼吸道隔离至起病后40天,或自出现痉咳后30天。病室加强通风换气,每天用紫外线空气消毒一次。患儿的分泌物、呕吐物及被污染的物品应随时消毒处理。衣服、被褥等可置于日光下暴晒1~2个小时。

在百日咳流行期间,对密切接触者医学观察2~3周,同时注射百日咳免疫球蛋白,或用红霉素、复方新诺明等药物预防。对易感人群要做好儿童基础免疫,接种三联菌苗。目前,国内外已研制出含百日咳毒素和丝状血凝素的无细胞百日咳菌苗,不良反应小,安全有效。

(五)观察病情

百日咳最常见的并发症是支气管肺炎,患者如出现持续高热、气急、鼻翼翕动、烦躁不安、发绀、肺部湿啰音等,则提示并发支气管肺炎,要及时处理。患者在痉咳后期,出现剧烈头痛、躁动不安、反复抽搐、意识障碍甚至昏迷等,提示并发脑炎,应立即报告医师,配合处理。

(六)家庭护理指导

一般病儿多在家里治疗护理,医护人员应每天访视1~2次,并将上述护理措施的内容对家长进行指导。

(公丕秀)

第七节 流行性腮腺炎

一、疾病概述

(一)概念和特点

流行性腮腺炎是儿童和青少年中常见的急性呼吸道传染病,由腮腺炎病毒所引起,其临床特征为发热和腮腺非化脓性肿胀、疼痛。病毒可累及各种腺组织、神经系统及心、肝、肾、关节等器官,因而易并发脑膜脑炎、睾丸炎、胰腺炎、乳腺炎、卵巢炎等。

腮腺炎病毒属副黏液病毒,是核糖核酸(RNA)型病毒,直径为 85～300 nm。病毒存在于早期患者的唾液、血液、脑脊液、尿及甲状腺中。病毒对理化因素的作用均甚敏感,来苏、乙醇、甲醛等可于 2～5 分钟内将其灭活,暴露于紫外线下迅速死亡。在 4 ℃时其活力可保持 2 个月,37 ℃时可保持 24 小时,加热至55～60 ℃,10～20 分钟即失去活力。

传染源为早期患者和隐性感染病例。试验证明隐性感染病例在流行时所占比例较大,为 30％～50％,由于本身无症状,易被忽略而不予以隔离而造成疾病广为传播。自腮腺肿大前 6 天至肿大后 9 天具有高度传染性。本病通过飞沫经呼吸道感染。人群普遍易感,但由于一岁以内婴儿体内尚有获自母体的特异性抗体,成人中约 80％通过显性或隐性感染而产生一定的特异性抗体,因此约 90％的病例发生于 1～15 岁的儿童。流行性腮腺炎为世界各地常见的传染病,全年均可发病,在温带地区以春、冬季最多,在热带无明显季节性差异。在儿童集体机构、部队,以及卫生条件不良的拥挤人群中易造成暴发流行。病后可获持久免疫力。

(二)发病机制与相关病理生理

腮腺炎病毒侵入口腔黏膜和鼻黏膜,在上皮组织中大量增殖后进入血循环(第一次病毒血症),经血流累及腮腺及一些组织,并在其中增殖,再次进入血循环(第二次病毒血症),侵犯未受累及的一些脏器,引起相应器官的炎症。各种腺组织如睾丸、卵巢、胰腺、胸腺、甲状腺等均有受侵的可能,脑、脑膜、肝及心肌也常被累及,脑膜脑炎就是病毒直接侵犯中枢神经系统的后果,故腮腺炎的临床表现变化多端。

腮腺的非化脓性炎症为本病的主要病变。由于腮腺导管的部分阻塞,使唾液的排出受到阻碍,唾液中的淀粉酶排泄受阻而循淋巴进入血流,再从尿中排出,故患者血清及尿淀粉酶升高。本病病毒易侵犯成熟的睾丸,幼年患者很少发生睾丸炎。胰腺可充血、水肿,胰岛有轻度退化及脂肪性坏死。

(三)临床特点

流行性腮腺炎潜伏期为 8～30 天,平均为 18 天。患者大多无前驱期症状,而以耳下部肿大为首发征象。少数病例可出现肌肉酸痛、食欲缺乏、倦怠、头痛、低热、结膜炎、咽炎等症状。本病大多起病较急,有发热、畏寒、头痛、咽痛、食欲不佳、恶心、呕吐、全身疼痛等,数小时至 1～2 天后腮腺即显肿大。腮腺肿大最具特征性,一侧先肿胀,也有两侧同时肿胀者,一般以耳垂为中心,向前、后、下发展,状如梨形而具坚韧感,边缘不清。当腺体肿大明显时出现胀痛及感觉过敏,张口咀嚼及进酸性饮食时更甚。局部皮肤张紧发亮,表面灼热,有轻触痛。颌下腺或舌下腺也可肿大,腮腺四周的蜂窝组织亦可呈水肿。舌下腺肿大时可见舌及颈部肿胀,可出现吞咽困难。

腮腺管口(位于上颌第二磨牙旁的颊黏膜上)在早期常有红肿。唾液开始分泌增加,继之因潴留而减少。腮腺肿胀大多于 1～3 天达高峰,持续 4～5 天逐渐回复正常,整个病程 10～14 天。不典型病例可以单纯睾丸炎或脑膜脑炎的症状出现,也有仅见颌下腺或舌下腺肿胀者。

(四)辅助检查

1.常规检查

白细胞计数大多正常和稍增加,有睾丸炎者白细胞可以增高。有并发症时白细胞计数可增高,偶有类白血病反应。尿常规一般正常,有肾损害时可出现尿蛋白和管型。

2.血清和尿淀粉酶测定

90％患者的血清淀粉酶有轻至中度增高,尿中淀粉酶也增高,有助诊断。淀粉酶增高程度往往与腮腺肿胀程度成正比。血脂肪酶增高,有助于胰腺炎的诊断。

3.血清学检查

(1)中和抗体试验:低滴度如1:2即提示现症感染。近年来应用凝胶内溶血法,与中和试验基本一致,而比中和抗体的检测简便迅速,但方法上还需进一步改进。

(2)补体结合试验:病程早期及第2～3周双份血清效价有4倍以上增高或一次血清效价达1:64即有诊断意义。

(3)血凝抑制试验:用鸡胚受病毒感染,其羊水及尿囊液可使鸡的红细胞凝集。流行性腮腺炎患者恢复期血清有很强的抑制凝集作用,而早期血清的抑制凝集作用较弱,如2次测定效价相差4倍以上,即为阳性。

4.病原学检测

(1)特异性抗体检测:常用ELISA法检。血清流行性腮腺炎特异性IgM抗体效价增高是近期感染的诊断依据。对流行性腮腺炎病毒感染后不表现腮腺炎,但呈脑膜脑炎或脑炎的病例,可检测脑脊液中特异性IgM抗体来明确诊断。

(2)抗原检测:近年来有用特异性抗体或单克隆抗体来检测流行性腮腺炎病毒抗原,可做早期诊断。

(3)RNA检测:应用RT-PCR和巢式PCR技术检测流行性腮腺炎病毒RNA敏感度高,可明显提高患者的诊断率。此外,TaqMan探针的一步法实时定量PCR可测定从$10\sim10^8$ copy/mL的病毒载量,该法敏感度和特异度均高。

(4)病毒分离:腮腺肿大前6天至肿大后9天可从唾液中分离到病毒。并发脑膜脑炎或脑炎时脑脊液也常可分离到病毒。起病2天内血中可查到病毒。起病2周内尿液可查到病毒。

(五)治疗原则

1.一般治疗

按呼吸道传染病隔离。卧床休息,注意口腔卫生,饮食以流质、软食为主,适当增加维生素。

2.对症治疗

高热头痛和腮腺胀痛,可用解热镇痛药。并发睾丸炎者可予以睾丸冷敷,己烯雌酚1 mg,每天3次,5～7天。颅内压增高患者可用20％甘露醇1～2 g/kg,静脉推注,每4～6小时1次。

3.抗病毒治疗

发病早期可用利巴韦林,1 g/d,儿童15 mg/kg,静脉滴注,疗程5～7天。亦可应用小剂量干扰素,100万～300万U皮下注射,每天1次,疗程5～7天,能使腮腺炎和睾丸炎症状较快消失。

4.肾上腺皮质激素

尚无肯定疗效,对重症或并发脑膜炎、心肌炎、睾丸炎时可考虑短期使用。地塞米松5～10 mg,静脉滴注,3～5天。

5.预防睾丸炎

青春期及男性成人患者,为预防睾丸炎的发生,早期可应用己烯雌酚1 mg,每天3次,3～5天。

二、护理评估

(一)流行病学史评估

注意询问当地有无腮腺炎流行史,在 2～3 周内有无与腮腺炎患儿的密切接触史。有无麻疹、腮腺炎、风疹疫苗接种史,既往有无腮腺炎病史。

(二)症状、体征评估

评估患儿有无上呼吸道感染的前驱症状,重点评估有无腮腺炎症状、体征,如有无耳痛、咀嚼困难、以耳垂为中心的局部肿胀、压痛,有无腮腺管口的红肿。其他腺体(如颌下腺、舌下腺、睾丸)有无肿胀,有无发热、头痛、呕吐、颈项强直、神志改变等中枢神经系统受累的表现。

(三)心理-社会评估

流行性腮腺炎是一种常见的急性传染病,可累及包括腮腺在内的多个器官,临床症状多变,且易产生生殖系统、神经系统并发症,患者易产生惊慌失措等不良心理反应。要评估患者对疾病的心理状态、产生相应的情绪反应及对疾病知识的了解情况。要评估流行区儿童群体机构对疾病的应对方式及参与防治的态度。

(四)辅助检查结果评估

白细胞计数大多正常或稍增加,淋巴细胞相对增多。90% 的患者血清淀粉酶有轻至中度增高,尿中淀粉酶也增高,有助于诊断。淀粉酶增高程度往往与腮腺肿胀程度成正比。脑脊液压力稍高,细胞数及蛋白量稍增多,符合病毒性感染的表现,对非典型病例,有条件时可做病毒分离和血清中特异性抗体测定。

三、护理诊断/问题

(一)疼痛

与腮腺肿胀有关。

(二)体温过高

与病毒感染有关。

(三)知识缺乏

患者及家属缺乏家庭护理及预防知识。

(四)有传播感染的危险

与病原体播散有关。

(五)潜在并发症

睾丸炎、卵巢炎与病毒侵入生殖腺体有关;脑膜脑炎与病毒侵入脑组织有关。

四、护理措施

(一)隔离要求

按呼吸道传染病隔离,一般患者可家庭隔离,病情较重或有并发症者需住院隔离。隔离期限自发病开始至腮腺消肿和症状消失为止,一般不少于 10 天。因被传染源唾液所污染的物品,在短时间接触易感者的口腔亦能引起感染,故患者用过的食具、毛巾等应予以煮沸消毒,患者使用过的被褥及玩具等,可置于日光下暴晒或以紫外线照射消毒。

(二)休息和活动

保持病房安静,发热期及有并发症者均应卧床休息,热退及轻症患者可允许在室内活动,但要适当限制活动,不可劳累。

(三)营养与饮食

患者可因张口及咀嚼食物使局部疼痛加重,宜给予富有营养且易消化的半流质或软食,如稀饭、面汤、面条等。不宜给予酸、辣、甜味及硬而干燥的食物,否则会刺激唾液腺分泌增多,可因排出通路受阻而致腺体肿痛加剧。

(四)病情观察

密切观察患者有无高热、寒战、头痛、睾丸肿痛、坠胀感等,如有异常应立即与医师联系处理。

(五)对症护理

1.发热的护理

密切监测患者体温,如体温超过 39 ℃以上者,可用物理降温或给予适当的退热剂口服。鼓励患者多饮水,成人每天保持饮水 1 500～2 000 mL。遵医嘱给予板蓝根冲剂、补液等治疗。保持皮肤清洁干燥,出汗后及时擦干并更换衣服,保持口腔清洁,预防继发细菌感染。指导和协助患者经常用生理盐水或复方硼酸溶液漱口,以清除口腔内食物残渣。

2.疼痛的护理

患者急性期应卧床休息。保持口腔清洁,协助患者饭后、睡前用生理盐水或朵贝氏溶液漱口。常规给予如意金黄散或青黛散调醋敷局部,每天 1～2 次。疼痛较剧者,可进行腮腺局部间歇冷敷。忌酸辣等饮食,以防加剧疼痛。

(六)心理护理

本病多发生于儿童及青少年,易产生恐惧心理,需耐心与患者交谈,介绍疾病的特点和发展趋势,使其消除不良心理反应,主动配合治疗和护理。

(七)并发症的观察与护理

1.脑膜脑炎

脑膜脑炎多见于腮腺肿胀后 1 周,可有高热、嗜睡、头痛、呕吐、脑膜刺激征阳性等表现,应密切观察生命体征及瞳孔变化,若有变化。立即告知医师,保持患儿安静,限制探视。嘱患者卧床休息,颅内压较高者注意取去枕平卧位。呕吐频繁者可暂禁饮食,给予静脉补液。有高热、头痛及烦躁不安者,可给予头部冷敷或服用退热止痛剂,重症患者可静脉滴注肾上腺皮质激素。颅内压增高者应静脉给予甘露醇或山梨醇等脱水剂。

2.睾丸炎

睾丸炎多见于 10 岁以上的男孩,发生于腮腺肿大后 1 周,表现为寒战、高热、睾丸肿痛、质硬、压痛明显,可伴阴囊水肿。护理人员应主动关心患者,密切观察病情,若出现上述症状,应立即与医师联系处理。嘱患者卧床休息,用丁字带将睾丸托起。每 4 小时监测体温一次,遵医嘱给予解热止痛剂,静脉滴注氢化可的松或口服泼尼松。疼痛难忍者给予局部冷敷,严重者可用 2%普鲁卡因局部封闭。

3.胰腺炎

注意观察患者有无发热、腹痛、恶心、呕吐、血及尿淀粉酶增高等急性胰腺炎表现,有异常者按急腹症处理。暂禁食,静脉输液,腹胀严重者可行胃肠减压,腹痛缓解后从少量清淡流质开始,逐渐恢复饮食。上腹部置冰袋或肌内注射阿托品、东莨菪碱等用于解痉止痛,病情较重者可遵医嘱静脉滴注氢化可的松或地塞米松。便秘者可用开塞露通便。必要时给予抗生素。

(八)健康教育

(1)单纯性腮腺炎患者,一般不需住院治疗。护士应向家属介绍腮腺炎的症状、流行特点及可能产生的并发症,并指导家属做好隔离、用药、饮食等护理工作。一旦发现并发症,应立即到医院就诊。

(2)告知家属学龄前期或学龄期的患儿在患病期间应在家隔离,疾病愈后要增加体格锻炼。做好各种计划免疫,提高机体抗病能力。

五、护理效果评估

(1)患者体温逐渐下降至正常。

(2)腮腺肿痛消失。

(3)患者能按要求进行休息和饮食。

(4)患者及家属能积极配合医务人员进行隔离、消毒工作,掌握对疾病的正确应对方式。

(5)住院期间没有发生新的潜在并发症和新的感染病例。

(公丕秀)

第八节　疟　疾

一、疾病概述

(一)概念和特点

疟疾是由雌性按蚊为传播媒介、由疟原虫感染引起的寄生虫病。典型临床表现为周期性发作的寒战、高热,继之大汗淋漓而缓解。反复发作者伴有贫血、肝大、脾大。疟原虫有间日疟原虫、三日疟原虫、恶性疟原虫、卵形疟原虫4种。不同类型的疟原虫在肝细胞内裂体增殖的时间不同,不同疟原虫的红细胞增殖周期各异。

人和按蚊是疟原虫发育过程中的两个宿主,即疟原虫在人体内进行无性繁殖,在蚊体内进行有性生殖,人是中间宿主,蚊是终末宿主。

疟疾病者和带疟原虫者为传染源。疟疾通过雌性按蚊叮咬而在人与人之间传播。在低流行区或非流行区,因人群缺乏对疟原虫的免疫,各年龄人群对疟疾普遍易感,临床表现较重。

(二)发病机制及相关病理生理

疟原虫在肝细胞内与红细胞内增殖时并不引起症状。当红细胞被裂殖子胀破后,大量的裂殖子、疟色素及代谢产物进入血液,引起临床发作。进入血中的裂殖子部分可再侵入其他红细胞,又进行新一轮裂体增殖,如此不断地循环,引起本病间歇性的临床发作。因各种疟原虫裂殖体成熟所需要时间不同,故发作的周期也随之而异。反复多次发作,因大量红细胞破坏而出现贫血。

(三)临床表现

寒战、发热、大汗淋漓、周期性发作是其特点。典型发作为突发性寒战、高热和大量出汗,烦躁不安,严重者出现谵妄,发热常持续 2~6 小时。凶险发作起病急缓不一,热型多不规则。特殊类型疟疾的脑型疟是最危急的临床类型。复发只见于间日疟和卵形疟,多出现在 1 年内,一般不超过 2 年。间日疟和卵形疟原虫期疟疾的潜伏期为 13~15 天,亦可长达 6 个月以上,三日疟为 24~30 天,恶性疟为 7~12 天。临床症状的轻重和型别与患者的年龄、抵抗力、机体反应及感染的群属有关。

根据病程长短和病情轻重可分为典型发作、凶险发作、特殊类型疟疾及复发和再燃。

(四)辅助检查

血常规的检查、疟原虫的查找。

(五)治疗原则

抗疟原虫治疗包括对症及支持治疗、抗疟原虫药治疗。抗疟原虫药的治疗应遵循安全、有效和规范的原则,根据不同虫株、对抗疟药性、患者的临床类型等合理选择药物种类、剂量、疗程及给药途径。

目前国内主要的疟原虫药物分三大类,常用药包括氯喹、奎宁、伯氨喹等。

二、护理评估

(一)流行病学史评估

评估患者发病前 2 周是否有同类患者接触史;是否生活在流行区或发病前 2 周有到过流行区域;或输入带有疟原虫的血液。

(二)一般评估

1.生命体征

评估患者的病情轻重和严重程度,观察有无意识障碍,如嗜睡、昏迷,甚至呼吸衰竭等。

2.患者主诉

患者主诉对病情的诊断、治疗及预后的进展十分重要。

3.针对性评估

疟疾病者的病情变化可累及多器官系统,针对不同类型的疟疾所出现的临床表现进行有针对性的重点评估。

(三)身体评估

(1)评估患者有无急性面容、结膜充血,嘴唇发绀,头痛、烦躁不安等意识障碍。

(2)评估患者有无咳嗽、肺水肿等肺部感染症状。

(3)评估患者有无腹泻、血红蛋白尿、管型尿及肾功能损害等。

(四)心理-社会评估

多与患者及其主要家庭成员沟通,了解他们对疟疾传播预防的认知程度,有利于更好地配合疾病的治疗。

(五)辅助检查结果评估

显微镜找到疟原虫是确诊疟疾的"金标准",WHO 推荐的快速诊断试验(RDTS)是应用免疫沉析方法检测特异性原虫抗原。当原虫密度在$>100/\mu L$ 血液时,敏感性$>95\%$,也可用间接免疫荧光(IFA)或酶联免疫吸附法(ELISA)检查抗体,PCR 法检测疟原虫的 DNA。

(六)常用药治疗效果的评估

(1)观察有无头痛、呕吐、食欲减退等症状,寒战、高热有无得到控制。

（2）观察有无严重毒性反应、急性肾衰竭的表现。

（3）所有重症患者都必须使用针剂的奎宁或青蒿素类药物来治疗,绝对不可以使用口服氯喹或盐酸甲氟喹药物。

（4）伯氨喹可清除肝内的休眠体,减少或防止复发,可用作根治药。氯喹、奎宁和青蒿素等对红内期裂殖体有抑制和杀灭作用,为主要的治疗药。

（5）联合用药:根治间日疟需用组织裂殖体杀灭药与血液内裂殖体杀灭药联合治疗。

三、护理诊断/问题

(一)高热
与疟原虫感染有关。

(二)疼痛
头痛、全身酸痛与高热有关。

(三)活动无耐力
与发热、出汗、贫血有关。

(四)潜在并发症
如脑水肿、脑疝、黑尿热。

四、护理措施

(一)隔离要求
按蚊虫接触隔离至患者症状消失。病房要灭蚊后再让患者入住,并正确使用蚊帐,外露身体要防蚊叮咬。

(二)消毒指引
灭蚊措施除大面积应用灭蚊剂外,最重要的是消除积水、根除蚊子滋生场所。

(三)休息与活动
评估疲乏的程度,给予相应的护理措施。指导患者预防或减轻疲劳的方法,发作期间绝对卧床休息,协助患者满足日常生活。

(四)饮食护理
给予高热量、高蛋白、易消化的流质或半流质饮食;注意补充水分。

(五)对症护理
（1）卧床休息减少体力消耗。

（2）观察发热程度及伴随症状,每天测体温6次,高热时随时报告医师。

（3）寒战时,予以保暖,并防止外伤。高热时予以温水擦浴、乙醇擦浴、冰敷等降温措施。遵医嘱使用退热药,出汗后及时更换衣服,避免受凉。

（4）遵医嘱使用氯喹等抗疟药物,并注意观察心率、血压的变化。密切观察有无黑尿热的临床表现,如突起寒战、高热、腰痛及酱油尿等,并及时报告医师,立即停用可能诱发溶血的药物,如奎宁、伯氨喹、阿司匹林等。

（5）严格记录24小时出入水量。贫血严重者,可少量多次输新鲜血并观察有无输血反应。

（6）抗疟药连续服药不宜超过3～4个月,坚持服药,以求彻底治愈。

（六）药物治疗护理

（1）遵医嘱使用抗疟疾药，观察药物的不良反应，如：食欲减退、疲乏、耳鸣、头晕等。

（2）由于氯喹和奎宁静脉注射可引起血压下降及心脏传导阻滞，严重者可出现心搏骤停，故使用时应控制滴速。

（3）告知患者按时按疗程服药是治疗的关键，严格遵医嘱服药，服药选在疟疾发作时服用最好，嘱患者多饮水，促进药物排泄。

（七）健康教育

（1）对患者进行疾病知识教育，如疾病的传染过程、症状、治疗方法、药物不良反应、复发原因等。

（2）消除按蚊幼虫滋生场所及广泛使用杀虫药物灭蚊，做好防蚊、灭蚊工作。户外执勤时使用防蚊剂及防蚊设备。

（3）无免疫力而又有必要进入疫区工作者可定期服抗疟药。

五、护理效果评估

（1）患者体温恢复正常。

（2）患者疲劳的程度减轻或消失。

（3）患者无寒战、高热及腰痛等急性溶血的表现。

（公丕秀）

第九节 艾 滋 病

一、概述

艾滋病是获得性免疫缺陷综合征的简称，是由人免疫缺陷病毒引起的慢性全身性传染病。本病主要经性接触、血液及母婴传播。人类免疫缺陷病毒感染者和艾滋病患者是本病唯一的传染源。人免疫缺陷病毒主要侵犯、破坏 $CD4^+$ T 淋巴细胞，导致机体免疫细胞和/或功能受损乃至缺陷，最终并发各种严重机会性感染和恶性肿瘤。该病具有传播迅速、发病缓慢、病死率高的特点。现应用高效抗反转录病毒治疗、免疫重建、治疗机会性感染及肿瘤和对症治疗，最大限度地抑制病毒复制，重建或维持免疫功能，降低病死率和人类免疫缺陷病毒相关疾病的罹患率，提高患者的生活质量。

二、护理

（一）一般护理

（1）执行内科一般护理常规。

（2）休息与活动：在急性感染期和艾滋病期应卧床休息，以减轻症状；无症状感染期可以正常工作，但应避免劳累。

（3）生活护理：加强口腔及皮肤清洁，防止继发感染，减轻口腔、外阴真菌、病毒感染引起的不适,长期腹泻及肛周尖锐湿疣患者注意肛周皮肤卫生。

(二)隔离预防措施

在标准预防的基础上,执行接触隔离预防措施。艾滋病期患者由于免疫缺陷,应实施保护性隔离。

(三)饮食护理

遵医嘱给予高热量、高蛋白、高维生素、易消化的食物,少量多餐,禁食生冷及刺激性食物。若有呕吐,于饭前30分钟给予止吐药物;若有腹泻,应给予少渣、少纤维素、高蛋白、高热量、易消化的流质或半流质。

(四)用药护理

1.高效抗反转录病毒治疗的护理

高效抗反转录病毒治疗是针对病原体的特异性治疗,目的是最大限度地抑制病毒复制,重建或维持免疫功能。包括核苷类反转录酶抑制剂、非核苷类反转录酶抑制剂、蛋白酶抑制剂及整合酶抑制剂。鉴于仅用一种抗病毒药物易诱发人类免疫缺陷病毒变异,产生耐药性,因此目前主张联合用药。用药过程中密切观察药物的不良反应,如头痛、恶心、呕吐、腹泻,不良反应包括骨髓抑制、肝肾损害,糖、脂肪代谢异常,定期评价治疗效果、监测病毒学和免疫学指标。

(1)核苷类反转录酶抑制剂:选择性抑制人类免疫缺陷病毒反转录酶,掺入正在延长的DNA链中,抑制人类免疫缺陷病毒复制。常用药物齐多夫定、去羟肌苷、拉米夫定、替诺福韦酯及恩曲他滨。注意药物的使用方法、配伍禁忌和相互作用,如替诺福韦酯、恩曲他滨需与食物同服;去羟肌苷可诱发周围神经炎、腹泻、口腔炎或胰腺炎,齐多夫定不能与司坦夫定同服等。

(2)非核苷类反转录酶抑制剂:主要作用于人类免疫缺陷病毒反转录酶某位点使其失去活性。常用药物有奈韦拉平、依非韦伦及依曲韦林等,依曲韦林需饭后服用等。

(3)蛋白酶抑制剂:抑制蛋白酶阻断人类免疫缺陷病毒复制和成熟过程中必需的蛋白质合成。常用药物有利托那韦及洛匹那韦等。

(4)整合酶抑制剂:拉替拉韦等。

2.免疫重建

免疫重建是通过抗病毒治疗及其他医疗手段使人类免疫缺陷病毒感染者受损的免疫功能恢复和接近正常。在免疫重建过程中密切观察患者发热、潜伏感染的出现或原有感染的加重和恶化等免疫重建炎症反应综合征发生。

(五)并发症护理

尽可能减少和延缓各种机会性感染及肿瘤发生,密切观察患者呼吸系统、中枢神经系统、消化系统、口腔、皮肤、眼部感染和肿瘤的症状体征。出现并发症及时治疗,对症护理。

(六)病情观察

1.人类免疫缺陷病毒相关症状

密切观察患者发热、盗汗、腹泻、体重变化、精神症状等症状。

2.呼吸系统

密切观察患者咳嗽、发热、发绀及血氧分压变化等症状。

3.中枢神经系统

密切观察患者头晕、头痛、癫痫、进行性痴呆及脑神经炎等症状。

4.消化系统

密切观察患者食管炎或溃疡,吞咽疼痛、胸骨后烧灼感、腹泻、体重减轻、感染性肛周炎及直肠炎等症状。

5.口腔

密切观察患者鹅口疮、舌毛状白斑、复发性口腔溃疡及牙龈炎等症状。

6.皮肤

密切观察患者带状疱疹、传染性软疣及尖锐性湿疣等症状。

7.眼部

密切观察患者眼底絮状白斑。眼睑、眼板腺、泪腺、结膜及虹膜卡波济肉瘤侵犯。

8.肿瘤

密切观察患者恶性淋巴瘤等肿瘤发生情况。

(七)健康指导

1.疾病预防指导

(1)通过多种途径进行艾滋病的基本知识、传播方式及预防措施的宣教。

(2)加强对艾滋病高危人群的疫情监测。

(3)推广使用一次性针头、注射器。注意个人卫生,不共用牙具、剃须刀等。

(4)严格血液及血制品管理,严格监测献血者、精液及组织、器官供者的人类免疫缺陷病毒抗体。

2.疾病知识指导

加强宣教使患者充分认识本病的基本知识、传播方式、预防措施及保护他人和自我健康监控的方法。

(1)患者的血液、排泄物和分泌物应用消毒液浸泡消毒。

(2)严禁献血、捐献器官、精液;性生活使用安全套。

(3)定期或不定期访视和医学观察,出现症状、并发感染或恶性肿瘤应住院治疗。

(4)加强口腔和皮肤清洁,减轻口腔、外阴真菌及病毒感染引起的不适。

(5)已感染人类免疫缺陷病毒的育龄妇女应尽量避免妊娠、生育,以防止母婴传播。

(公丕秀)

第十章　社区护理

第一节　社区护理理论

一、概述

（一）医学模式与基本卫生保健

1.医学模式的概念

医学模式是人们观察、解决健康和疾病问题的指导，是以科学发展观和思维方式去研究医学的属性、功能和规律，对健康和疾病总体特征及其本质的哲学的概括，是人类防治疾病和获取健康的态度和方式。

医学模式的发展经历了神灵主义医学模式、自然哲学的医学模式、机械论的医学模式、生物医学模式、生物-心理-社会医学模式五个历程。其中，生物-心理-社会医学模式的主要特征是强调健康和疾病中生物、心理、社会因素的相互作用，并强调三者之间的相互关联，心理因素和社会因素是通过人体内的中介机制，即神经系统、内分泌系统和免疫系统对生物机体起作用，从而影响到人群的健康状况。所以，该模式为人们提供了更为广阔的健康观和疾病观，因而得到 WHO 和国际社会医学界的认可。

2.基本卫生保健概念

1978 年，世界卫生组织（WHO）和联合国儿童基金会在阿拉木图召开了国际基本卫生保健会议。会议发表的《阿拉木图宣言》中指出：基本卫生保健是最基本的，人人都能得到的，体现社会平等权利的，人民群众和政府都能负担得起的卫生保健服务。推行基本卫生保健是实现"2000 年人人享有卫生保健"的战略目标的关键和基本途径。20 世纪 50 年代，在新中国成立初期，一直加强基层医疗卫生体系建设，把卫生工作重点放到农村。组织城市卫生人员下乡巡回医疗，加强人民公社卫生工作，以预防为主、以农村为重点，开展群众性爱国卫生运动，取得了一定成效，得到国际专家的好评，为国际基本卫生保健提供了实证经验和理论基础。WHO 倡导基本卫生保健后，1983 年我国政府承诺响应并努力实现 WHO 提出的"2000 年人人享有卫生保健"战略目标，1988 年，再次把"2000 年人人享有卫生保健"纳入社会经济发展总体目标，使卫生事业与经济发展同步增长。1990年,5个部委发布《我国农村实现"2000年人人享有卫生保健"的规划目标》,要求2000年全面达标。2009年,我国启动新一轮医改,在《中共中央国务院关于深化医药卫生体制改革的意见》提出:"有效减轻居民就医费用负担,切实缓解'看病难、看病贵'"的近期目标,以及"建立健全覆盖城乡居民的基本医疗卫生制度,为群众提供安全、有效、方便、价廉的医疗卫生服务"的长远目标。到2020年,要基本建立覆盖城乡居民的基本医疗卫生制度。基本医疗卫生制度的建立,将使基本卫生保健得到进一步深化。2007年全国卫生工作会议上提出的基本卫生保健制度,就是一种由政府组织,向全体居民提供安全、有效、方便、价廉的公共卫生和基本医疗服务的保障制度。这项制度的实质是加强公共卫生体系、农村卫生体系和城市社区卫生体系建设,并健全财政经费保障机制,完善公共卫生机构和城乡基层卫生机构的公共服务职能。这项制度以"人人享有基本卫生保健"为目标,以公共卫生机构、农村卫生机构和城市社区卫生机构为服务主体,采用适宜医疗技术和基本药物,由政府承担人员经费和业务经费。这项制度坚持预防为主,防治结合,注重公平和效率,有利于缩小群众的基本卫生保健服务差距。

主要包括以下几方面内容。

(1)四大方面。①健康促进:健康教育、保护环境、合理营养、饮用安全卫生水、改善卫生设施、开展体育锻炼、促进心理卫生、养成良好生活方式等。②预防保健:采取有效措施,预防各种疾病的发生、发展和流行。③合理治疗:及早发现疾病,及时提供有效的治疗,防止疾病恶化,争取早日痊愈。④社区康复:对丧失了正常功能或功能上有缺陷的残疾者,提供医学的、教育的、职业的和社会的综合帮助,尽量恢复其功能,使他们重新获得生活、社会活动的能力。

(2)八项要素。①针对当前主要卫生问题及预防和控制方法的健康教育。②改善食品供应与合理营养。③供应足够的安全饮用水和基本的环境卫生设施。④妇幼保健和计划生育。⑤主要传染病的免疫接种。⑥预防和控制地方病。⑦常见病和外伤的合理治疗。⑧提供基本的药物。

1981年,第34届世界卫生组织大会上又增加一项内容:"使用一切可能的办法,通过影响生活方式和控制自然及社会心理环境来预防控制慢性非传染性疾病和促进精神卫生。"

3.基本卫生保健的基本原则

(1)政府主导:包括立法、筹资、组织、监督,保证公平性。

(2)合理布局:人们接受卫生服务的机会必须是均等的,不能忽视乡村和某一地区的人口或城郊居民。

(3)社区参与:社区主动参与有关本地区卫生保健的决策,政府各部门的协调行动。

(4)预防为主:卫生保健的主要工作应是预防疾病和促进健康,以寻找和消除各种致病因素为核心。

(5)适宜技术:卫生系统中使用的方法和技术是能被接受和适用的。

(6)综合途径:卫生服务仅仅是所有保健工作的一部分,应与营养、教育、饮用水供给、住房同属于人类生活中最基本的需要。

(7)合理转诊:健全双向转诊制度,积极引导居民合理利用卫生保健服务资源,形成小病在社区,大病在医院,康复回社区的卫生保健服务格局。

(二)社区卫生服务的概念和特点

1.社区卫生服务概念

社区卫生服务是以人群健康为中心、家庭为单位、社区为范围、需求为导向,以妇女、儿童、老年人、慢性患者、残疾人、贫困居民等为服务重点,以解决社区主要卫生问题、满足基本卫生需求为目的,融预防、医疗、保健、康复、健康教育、计划生育技术服务等为一体,有效、经济、方便、综合、连续的基层卫生服务。

2.社区卫生服务原则

(1)坚持社区卫生服务的公益性质,注重卫生服务的公平性、效率性和可及性。

(2)坚持政府主导,鼓励社会参与,多渠道发展社区卫生服务。

(3)坚持区域卫生规划,调整现有卫生资源、健全社区卫生网络。

(4)坚持公共卫生和基本医疗并重,中西医并重,防治结合。

(5)坚持以地方为主,因地制宜,探索创新,积极推进。

3.社区卫生服务特点

(1)公益性:社区卫生服务承担基本医疗,公共卫生服务等为公益性质服务。

(2)主动性:以家庭为单位,以主动性服务、上门服务为主要方式服务于社区所有居民。

(3)全面性:以社区居民为服务对象,包括健康人群、亚健康人群及患者群。

(4)综合性:除基本医疗服务外,社区卫生服务的内容还包括预防、保健、康复、健康教育及计划生育技术指导等服务。

(5)连续性:社区卫生服务内容和对象决定了其服务的连续性。自生命孕育期至生命结束,社区卫生服务人员将对社区居民生命全周期提供相应的健康管理等服务。

(6)可及性:社区卫生服务从服务的内容、时间、价格及地点等方面更加贴近社区居民的需求。

4.在医药卫生体制改革中,社区卫生的地位和作用

《中共中央国务院关于深化医药卫生体制改革的意见》及《医药卫生体制改革近期重点实施方案(2009-2011年)》中提出:"建立健全覆盖城乡居民的基本医疗卫生制度,为群众提供安全、有效、方便、价廉的医疗卫生服务"的目标。社区卫生服务的持续、健康发展,是医药卫生体制改革成功与否的关键所在。

(1)发展社区卫生服务是适应医学模式转变的具体体现。随着经济社会的不断发展,疾病谱逐步改变,慢性病成为当前主要卫生问题。而医学模式随之发生转变,从生物医学模式向生物-心理-社会医学模式转变,不仅要从生物医学角度治疗疾病,还要针对心理、社会因素进行干预,对个体进行系统、全面的健康维护。社区卫生服务正是运用生物-心理-社会医学模式,对健康、亚健康和患者群提供预防、保健、医疗、康复等综合、连续的基本医疗和公共卫生服务,社区卫生服务的发展符合当前医学发展规律,是医学模式转变的具体体现。

(2)发展社区卫生服务是建立基本医疗卫生制度的重要内容。要实现建立基本医疗卫生制度的目标,将建立公共卫生服务体系、医疗服务体系、医疗保障体系、药品供应保障体系四大体系。社区卫生服务机构是城市医疗服务体系和公共卫生服务体系的双重基础。社区卫生服务机构通过开展健康教育、传染病防治、慢性病管理、妇幼保健、康复等公共卫生服务,普及健康知识,提高群众自我保健水平。社区卫生服务采取适宜医疗技术、使用基本药物,为社区居民提供基本、有效、价廉的医疗服务,广泛开展常见病、多发病和诊断明确的慢性病的诊疗服务,根据病情及时将患者转诊到上级医院,从而实现轻症在社区、重症到医院、康复回社区的合理就医格局,满足群众基本医疗卫生需求,减轻个人、家庭和社会的负担。社区卫生服务的良性发展,对于建立基本医疗卫生制度将起到至关重要的作用。

（3）发展社区卫生服务是医药卫生改革中四大体系的重要交汇点。《中共中央国务院关于深化医药卫生体制改革的意见》中明确提出,建设覆盖城乡居民的公共卫生服务、医疗服务、医疗保障、药品供应保障四大体系。社区卫生服务机构是公共卫生和基本医疗服务体系的双重网底,构建以社区卫生服务中心为主体的社区卫生服务网络,有利于夯实城市公共卫生和医疗服务体系的基础。加强社区卫生服务体系建设和提高社区卫生服务水平,也是缓解"看病难、看病贵"问题的重要手段。社区卫生服务机构也是城市医疗保障体系的重要支撑,充分发挥社区卫生服务在城镇职工、居民基本医疗保险以及医疗救助中的作用,有利于方便参保人群就近就医,同时也可以有效节约医疗保险费用。社区卫生服务机构是城市实行国家基本药物制度的重要载体,社区卫生服务机构将全部配备和使用基本药物,实行零差率销售,保障群众基本用药,这不仅大大减轻居民的医药费用负担,而且必将促进社区卫生服务机构公益性的回归。因此,社区卫生服务是医药卫生体制改革的一个重要交汇点和突破口。

（4）发展社区卫生是解决医疗服务公平性的必由之路。三级综合医院需要在"高、精、尖"的项目上开展工作,由于资源有限,难以满足所有人的需要,社区卫生服务可以解决广大居民的基本健康问题。因此,落实预防为主的卫生工作方针,有利于节约卫生资源。而发展社区卫生服务,可以合理配置卫生资源,有效地调整社区卫生服务体系的机构、功能、布局,提高效率,降低成本,形成以社区卫生服务机构为基础,大中型医院为区域医疗中心,合理引导社区居民到社区卫生服务机构就诊,从而提高医疗服务的公平性,真正形成分级医疗现代医学模式的格局。

5.社区卫生服务功能

根据国务院下发的《关于发展城市社区卫生服务的指导意见》及卫健委和国家中医药管理局颁布的《城市社区卫生服务机构管理办法（试行）》的文件,社区卫生服务涵盖了医疗、预防、保健、健康教育、计划生育技术指导、康复等领域,社区卫生服务的功能特点明显区别于医院服务,是医疗卫生服务体系中的重要组成部分。

（1）公共卫生服务:①城乡居民健康档案管理。②健康教育。③预防接种。④0～6岁儿童健康管理。⑤孕产妇健康管理。⑥老年人健康管理。⑦高血压患者健康管理。⑧2型糖尿病患者健康管理。⑨重性精神疾病患者健康管理。⑩传染病及突发公共卫生事件报告和处理。⑪卫生监督协管服务。

（2）基本医疗服务:①运用适宜的中西医药及技术,开展常见病、多发病、慢性病管理。②急诊、院前急救服务。③出诊、家庭病床和家庭护理等家庭卫生服务。④临终关怀服务。⑤与综合医院和专科医院建立定点协作关系,提供会诊及双向转诊服务,开展康复服务。⑥政府卫生行政部门批准的其他适宜医疗服务。

二、社区护理

（一）社区护理的概念与特点

社区护理作为社区卫生服务工作的重要组成部分,是医院护理工作的延伸,为社区全人群提供健康服务,有其特定的理论、概念、工作内容和方法。

1.社区护理的概念

美国护理学会将社区护理定义为"社区护理是将护理学与公共卫生学理论相结合,用以促进和维护人群健康的一门综合学科。以健康为中心,以社区人群为对象,以促进和维护社区人群健康为目标"。

2.社区护理工作范围

(1)社区慢性身心疾病患者的管理:包括社区慢性病患者、传染病及精神病患者,为他们提供所需要的护理及健康管理。

(2)社区保健服务:向社区各类人群提供不同的保健服务,主要人群是儿童、妇女、老年人。

(3)社区急、重症患者的转诊服务:协助医师,将急、重症患者安全、顺利转入上级医疗机构,使之得到及时、必要的救治。

(4)社区康复服务:向社区残障者提供康复护理服务,帮助他们改善健康状况,恢复功能,提高生活质量,包括康复期患者的健康服务。

(5)社区临终服务:为临终患者及家属提供他们所需要的各类身心服务,以帮助患者走完人生的最后一步,同时尽量减少对家庭其他成员的影响。

(6)社区健康教育:是指以促进和维护居民健康为目标,向社区各类人群提供有计划、有组织、有评价的健康教育活动,使居民养成健康的生活方式及行为,最终提高其健康水平。

(7)其他:家庭护理和指导、急救服务、机构内部管理、社区协调等。

3.社区护理的特点

社区护理来源于公共卫生护理,因此它具有公共卫生学的特点,又具有护理学的特征。

(1)以社区人群健康为中心:社区护理主要目标是促进和维护社区人群的健康,以社区人群为主要服务对象。因此,需要社区护士在社区护理工作中,收集和分析社区人群的健康状况,发现和解决健康问题,而不是简单的照顾者。

(2)社区护理服务内容综合性:社区护理服务的对象是全部人群,在健康问题上存在着很大的差异,要求社区护士从整体全面的观点出发,对社区人群、家庭、个人提供集卫生管理、社会支持、家庭护理、个人防护、心理健康于一体的综合性服务。

(3)社区护士具备较高的自主性:社区护士提供上门的主动服务居多,通过独立的判断、决策,对服务区域较为分散的场所提供综合的护理服务,因此,社区护士比医院护士具备更高的自主性。

(4)社区护士必须和团队成员密切合作:在社区护理工作中,社区护士要与社区医疗卫生相关人员、社区居民、社区管理者等相关人员密切合作。

4.社区护士角色

社区卫生服务的性质决定了社区护士角色的多样性,要求社区护士扮演不同角色。

(1)健康照顾者:是护士基本角色。要为社区有需求的人群提供各种照顾,包括医疗照顾和生活照顾。

(2)健康计划者:在护理活动中,社区护士应运用专业的护理知识对患者的资料进行收集,评估患者的健康状况,提出护理问题,并及时为患者制订相应的护理计划,采取有效的护理措施。

(3)健康协调者:社区卫生服务是团队合作的工作模式,社区护士与社区人群接触最多,熟悉辖区内各种资源。因此,社区护士将协调社区内各类人群的关系,包括本机构人员之间及与外部人员之间的关系,如与社区居民、辖区内的单位、社区管理者之间的关系。

(4)健康教育者:社区护士运用各种方法,将健康教育贯穿于工作中,促使人们提高健康意识,改变不良生活方式,预防疾病,提高居民健康水平。

(5)组织管理者:社区护士要充分利用社区资源,根据社区的主要健康问题及居民需求,设计、组织各种健康教育和健康促进活动。

（6）护理研究者：社区护士在工作中，针对遇到的问题，用科学的方法解决问题，为护理学科的发展及社区护理的不断完善提供依据。

（7）社区卫生代言人：社区护士要了解相关的卫生政策及法律，及时将社区居民健康监测的相关问题上报有关部门，以便政府的相关部门有效地解决，维护社区居民的健康利益。

5.社区护理和医院护理的区别

（1）工作定位不同：社区护理工作以基本卫生保健为主体，健康为中心，家庭为单位，社区为范围，社区护理需求为导向，开展社区"预防、保健、健康教育、计划生育和常见病、多发病、诊断明确的慢性病的治疗和康复"工作中，提供相关的护理服务。医院护理工作中要贯穿"以患者为中心"的服务理念，为患者提供基础护理和护理专业技术服务。

（2）工作范围不同：社区护士工作范围广泛，按照生命全周期的特点，为社区各类人群，包括健康人群、亚健康人群、患者群的健康管理；社区急、重症患者的院前急救与转诊；社区康复护理；社区临终关怀护理。医院护理以专科护理为主。

（3）护理对象不同：社区护理对象包括个人、家庭乃至全人群，社区护士不仅要了解服务对象的家庭、社会文化，还要对其健康进行评估，提供个性化的健康管理，而不是单纯地治疗护理患者；医院护理对象是患者群，多以恢复患者健康为主，护士只负责在院期间的需要。

（4）工作地点不同：社区护理服务地点在社区卫生机构和家庭，社区护士在进行居家访视时，对其所工作的环境需要作出判断和评估；医院护理地点相对固定，主要工作发生在医院内，护士对环境比较熟悉。

（5）工作特点不同：社区护士具有高度的自主性和独立性，提供上门的主动服务居多，需要通过独立的判断、决策，进行各种护理服务；医院护理工作范围局限，工作流程化、制度化，可以按照计划完成。

（6）合作伙伴不同：社区护士不但与医务人员密切合作，还需要与社区居民及家属、当地政府机关、辖区单位的各类人群联系；医院护理工作主要是与护患之间，与医务人员的密切合作。

6.社区护理在社区卫生服务中的意义

（1）社区护理是社区卫生服务的重要部分：社区护理融在基本公共卫生服务及基本医疗服务的发展之中，社区护理以临床理论知识和技能为基础，以整体观为指导，结合社区的特点，通过健康管理和连续性照顾，对社区内的个体、家庭和群体进行护理管理，帮助人们实现健康的生活方式，最佳地发挥机体的潜能，促进全面健康水平的提高。

（2）社区护理是人口老龄化和医学模式转变的需要：随着我国人口结构变化，健康老龄化观念的提出，带来了许多相应的社区保健需求；而疾病谱的变化，慢性病社区护理的需求量增加，也是在现代的生物-心理-社会医学模式下开展工作的重要保证。可见，社区护理是提高社区人群保健意识和能力的有效途径。

（3）社区护理是确保社区卫生服务质量的关键环节：为实现我国社区卫生服务目标，社区卫生服务的多项基本公共卫生工作，需要社区护理人员实施完成，社区护理质量，直接影响到社区卫生服务的质量。

（二）社区护理程序

社区护理程序是社区护士应用护理程序的步骤，对社区中的个人、家庭及社区健康进行护理时使用的方法。

1.社区护理程序的概念

社区护理程序是社区护士为护理对象提供护理照顾时所应用的程序,是应用基础理论中的系统理论、人的基本需要理论、信息交流理论和解决问题理论,通过评估、诊断、计划、干预和评价5个步骤,系统、科学地解决护理问题的一种工作方法。

2.社区护理程序的步骤

(1)社区护理评估:社区护理评估是指有计划、有步骤地收集社区存在或潜在健康问题有关资料的过程,并对所收集资料进行整理和分析,以判断服务对象的健康问题,帮助社区护士作出正确的分析和诊断。社区护理评估是社区护理程序的第一步,也是社区护理过程的基础和核心,评估的质量直接影响社区护理诊断。

(2)社区护理诊断:社区护理诊断是对个人、家庭或社区存在的或潜在的健康问题的反应及其相关因素的陈述,并且这些反应通过护理干预得以改变,从而导向健康的方向。社区护理诊断反映的是社区或社区人群的健康状况,为社区护士选择有效的护理措施提供基础。

在社区护理工作中,常采用北美护理诊断协会提出的护理诊断系统和 OMAHA 护理诊断系统。北美护理诊断协会提出的护理诊断系统即 PES 模式。P(problem)代表社区健康问题,E(etiology)代表相关因素或危险因素,S(symptoms and signs)代表症状和体征或主客观资料。但并不是所有的社区护理诊断的陈述都具备 PES、PE、P3 种陈述方法。OMAHA 护理诊断系统是专用于社区护理实践的分类系统。由护理诊断(问题)分类系统、社区干预分类系统和护理结果评价系统三部分构成。社区护理诊断问题常用 OMAHA 系统进行分类,它将护理诊断分为环境、心理社会、生理、健康相关行为 4 个领域,共 44 个诊断,见表 10-1。

表 10-1　护理诊断(问题)分类

领域	护理诊断(问题)分类
环境	收入、卫生、住宅、邻居/工作场所的安全、其他
心理社会	社会接触、角色改变、人际关系、精神压力、哀伤、情绪稳定性、照顾、忽略儿童/成人、生长与发育、其他
生理	听觉、视觉、说话与语言、咀嚼、认知、疼痛、意识、皮肤、神经肌肉骨骼系统与功能、呼吸、循环、消化、排便功能、生殖泌尿系统功能、产前产后、其他
健康相关行为	营养、睡眠与休息形态、身体活动、个人卫生、酗酒或滥用毒品、家庭计划、健康指导、处方用药、特殊护理技术、其他

社区护理诊断的排序通常采用 1984 年墨客(Muecke)与 1996 年斯坦若普(Stanhope)和兰凯斯特(Lancaster)提出的优先顺序和量化 8 个准则:①社区对问题的了解。②社区对解决问题的动机。③问题的严重程度。④可利用的资源。⑤预防的效果。⑥社区护士解决问题的能力。⑦健康政策与目标。⑧解决问题的快速性与持续性。每项给分可采用 0~4 分或 1~10 分标准。所得综合分数越高,越是急需解决的问题。同时护理诊断优先顺序的排列应考虑到服务对象的意见和要求。

(3)社区护理计划:社区护理计划是护理活动的指南,其目的是明确护理目标、确定护理要点、提供评价标准、设计实施方案。社区护理计划是一种合作性的、有顺序的、循环的程序,以达到预期目标。

预期目标是指服务对象接受护理措施后所能达到的健康状态或行为的改变。目标的制定应做到特定的、可测量的、可达到的、相关的、有时间期限的,以利于护理计划的落实和评价。一般来讲,社区护理目标分为长期目标和短期目标。而每一个护理诊断可以有多个目标,但是一个目标只针对一个护理诊断。例如:①护理问题——婴儿喂养不当。②相关因素——与照顾者知识缺乏有关。③长期目标——1 个月内婴儿体重增加 1.5 kg。④短期目标——2 天内父母掌握喂养孩子的技能。

(4)社区护理干预:社区护理干预是为实现预期目标所采取的护理活动及具体的实施方法。干预过程应针对护理诊断提出的相关因素,结合服务对象的具体情况,运用护理知识和经验来选择。

在选择具体的护理实施时要注意以下几点:做什么;谁来做;对谁做;怎么做,包括时间、地点、标准。

通常的措施:①独立性措施,即社区护士独立提出和完成的活动,如为服务对象进行健康教育、教会服务对象使用血压计、定期上门访视等;②合作性措施,即社区护士与其他人员合作完成的活动,如与居委会工作者共同完成社区人群的健康教育等;③依赖性措施,即指遵照医嘱完成的活动,如静脉输液、导尿等。

(5)社区护理评价:社区护理评价是护理程序的最后一个步骤,是对整个护理计划实施后是否达到护理目标予以评价的过程,是总结经验、吸取教训、改进工作的系统化过程。

社区护理评价步骤:①收集资料。通过收集有关资料并加以分析,与护理目标比较,了解符合的程度及存在的差距。②修改计划。通过护理目标是否实现,反馈计划是否解决了服务对象的健康问题,从而决定继续执行计划或调整计划。

评价形式分为过程评价和结果评价。过程评价对护理程序的各个阶段进行评价,使社区护理活动不断完善。结果评价是在服务对象经过各项计划执行后,针对护理活动的近期和远期目标进行评价。

(韩翠华)

第二节 健 康 教 育

一、健康教育的基本概念

(一)健康的内涵

1948 年,世界卫生组织将健康定义为"健康不仅仅是没有疾病或不虚弱,而是身体的、精神的健康和社会适应的完美状态"。在《阿拉木图宣言》中,世界卫生组织不但重申了该定义,还进一步指出:"达到尽可能高的健康水平是世界范围内一项最重要的社会性目标,而其实现则要求卫健委门及社会各部门协调行动。"我国也在宪法中明确规定,维护全体公民的健康和提高各族人民的健康水平,是社会主义建设的重要任务之一。这些均说明健康是人们的基本权利,促进人群的健康是政府及相关部门所应承担的责任。社区卫生服务机构作为卫健委门的基层单位,在维护和促进人群健康的工作中起着举足轻重的作用。社区护士也应当学习和掌握相关知识,做好居民健康"守门人"。

对于健康的理解,应当注意以下两个方面内容。首先,健康是一个全方位的概念,包括生理健康、心理健康及社会适应能力良好。每一个人都是一个完整的整体,不应将其割裂成不同的部分。同样的,一个人的健康也应当是身体、精神的健康和社会适应完好状态,而不仅仅是不得病。基于这种理解,社区护士在工作中应当努力促进居民各方面健康水平的提高,而不仅仅将工作重点放在对躯体疾病的管理上。其次,从健康到疾病是一个连续变化的过程,即健康与疾病之间不存在明确的界限。真正绝对健康和极重度疾病的人在人群中都是极少数,绝大多数人是在两个极端之间的位置上不断地变化。换句话说,健康与疾病的状态是可以相互转化的。如果有适宜的干预,人们就能向更健康的水平发展,反之则可能向疾病的方向变化。因此,社区护士可以积极地采取健康教育、健康促进等干预措施,以便提高人群的健康水平。

(二)影响健康的因素

影响健康的因素种类繁多,基本可以归纳为以下 4 类。

1.行为和生活方式因素

行为和生活方式因素是指因自身不良行为和生活方式,直接或间接给健康带来的不利影响。如冠心病、高血压、糖尿病等均与行为和生活方式有关。

(1)行为因素:行为是影响健康的重要因素,许多影响健康水平的因素都通过行为来起作用。因此,改变不良行为是健康教育的根本目标。按照行为对自身和他人健康状况的影响,健康相关行为可以分成促进健康的行为与危害健康的行为两种。促进健康行为指朝向健康或被健康结果所强化的基本行为,客观上有益于个体与群体的健康。促进健康行为可以分成基本健康行为、预警行为、保健行为、避开环境危险的行为和戒除不良嗜好 5 种。基本健康行为指日常生活中一系列有益于健康的基本行为。如平衡膳食、合理运动等。预警行为指预防事故发生和事故发生以后正确处置的行为,如交通安全、意外伤害的防护等。保健行为指正确合理地利用卫生保健服务,以维持身心健康的行为。如定期体检、患病后及时就诊、配合治疗等。避开环境危险的行为指主动地以积极或消极的方式避开环境危害的行为。如离开污染的环境、避免情绪剧烈波动等。戒除不良嗜好指戒除生活中对健康有危害的个人偏好,如吸烟、酗酒等。危害健康的行为是指偏离个人、他人乃至社会的健康期望,客观上不利于健康的行为。危险行为可以分成不良生活方式与习惯、致病行为模式、不良疾病行为和违反社会法律、道德的危害健康行为四种。不良生活方式是一组习以为常、对健康有害的行为习惯,常见的有高脂饮食、高盐饮食、缺乏锻炼等。这些不良生活方式与肥胖、心血管系统疾病、癌症和早亡等密切相关。致病行为模式是指导致特异性疾病发生的行为模式。常见的是 A 型行为模式和 C 型行为模式。A 型行为模式是与冠心病密切相关的行为模式,其特征为高度的竞争性和进取心,易怒,具有攻击性。而 C 型行为模式是与肿瘤发生有关的行为模式,核心行为表现是情绪过分压抑和自我克制。疾病行为指个体从感知到自身有病到完全康复这一过程中所表现出的一系列行为,不良疾病行为多为疑病、讳疾忌医、不遵从医嘱等。违反社会法律、道德的危害健康行为,如吸毒、药物滥用、性乱等。

(2)生活方式:生活方式是一种特定的行为模式,是建立在文化、社会关系、个性特征和遗传等综合因素及基础上逐渐形成的稳定的生活习惯,包括饮食习惯、运动模式、卫生习惯等。生活方式对健康有巨大影响。有资料显示,只要有效控制不合理饮食、缺乏体育锻炼、吸烟、酗酒和滥用药物等不良生活方式,就能减少 $40\%\sim70\%$ 的死亡,1/3 的急性残疾,2/3 的慢性残疾。

2.环境因素

人的健康不仅仅包括个体的健康,还包括个体与环境的和谐相处。良好的环境可以增进健康水平,反之可能危害健康。一般环境可以分为内环境和外环境。内环境指机体的生理环境,受到遗传、行为和生活方式以及外环境因素的影响而不断变化。外环境则包括自然环境与社会环境。自然环境包括阳光、空气、水、气候等,是人类赖以生存和发展的物质基础,是健康的根本。良好的自然环境对于维持和促进健康具有重要意义。社会环境包括社会制度、法律、经济、文化、教育、人口、职业、民族等与社会生活相关的一切因素,这些因素对健康的影响主要通过影响个体的健康观念、健康行为来实现。

3.生物学因素

常见的生物学因素包括遗传因素、病原微生物及个体的生物学特性。

(1)遗传因素:遗传因素主要影响了个体在某些疾病上的发病倾向。有些人由于遗传缺陷而在出生时即表现为某些先天遗传病,也有些人则由于某些基因的变化而更容易罹患某些慢性疾病,如高血压、糖尿病和肿瘤。

(2)病原微生物:病原微生物导致的感染曾经是引起人类死亡的主要原因,而随着社会的发展,生活方式因素对健康的影响越来越大。但是,在儿童和老年人中间,病原微生物导致的感染仍然十分常见。

(3)个人的生物学特征:个人的生物学特征包括年龄、性别、健康状态等。不同的生物学特征导致个体对疾病的易感性不同。例如,结核病在老人、儿童和体弱的人群中更容易发生。

4.健康服务因素

健康服务又称卫生保健服务,是维持和促进健康的重要因素。社区卫生服务机构就是提供卫生保健服务的重要部门。健康服务水平的高低直接影响到人群的健康水平。

(三)社区健康教育

1.社区健康教育的概念和目标

健康教育是通过有计划、有组织、有系统的社会和教育活动,促使人们自愿改变不良的健康行为和影响健康行为的相关因素,消除或减轻影响健康的危险因素,预防疾病,促进健康和提高生活质量。社区健康教育是在社区范围内,以家庭为单位,社区居民为对象,以促进居民健康为目标,有计划、有组织、有评价的健康教育活动。其目的是发动和引导社区居民树立健康意识,关心自身、家庭和社区的健康问题,积极参与社区健康教育活动,养成良好的卫生行为和生活方式,以提高自我保健能力和群体健康水平。

社区健康教育的目标:①引导和促进社区人群健康和自我保护意识。②使居民学会基本的保健知识和技能。③促使居民养成有利于健康的行为和生活方式。④合理利用社区的保健服务资源。⑤减低和消除社区健康危险因素。健康教育的核心目标是促使个体或群体改变不健康的行为和生活方式。然而,改变行为和生活方式是一项艰巨而复杂的任务。很多不良行为受到社会习俗、文化背景、经济条件和卫生服务状况的影响。仅凭社区卫生服务人员一己之力是很难达到理想效果的。因此,真正的健康教育除了包括卫生宣传,还要提供改变不良行为所必需的条件以便促使个体、群体和社会的不良行为改变。因此,社区护士在工作中,除了要出色地完成健康教育讲座等卫生宣传工作,还要有意识地与社区中各种部门或组织合作,努力创造适宜的环境与完备的条件,以便提高健康教育的效果。

2.社区健康教育的重点对象及主要内容

社区健康教育是面对社区全体居民的,因此,社区健康教育的对象不仅仅包括患者群,还包括健康人群、高危人群及患者的家属和照顾者。

(1)健康人群:健康人群是社区中的主体人群,他们由各个年龄阶段的人群组成。对于这类人群,健康教育主要侧重于促进健康与预防疾病的知识与技能。目的是帮助他们保持健康、远离疾病。由于年龄段不同,各个群体的健康教育重点也不尽相同。儿童的主要健康教育内容包括生长发育的促进、常见病的预防、意外伤害的防治、健康生活习惯的建立等。成年人的主要健康教育内容包括良好生活习惯的维持、避免不良生活刺激、老年期疾病的早期预防、心理健康保健等。女性则还要增加生殖健康、围生期保健、更年期保健等。老年人的主要健康教育内容包括养生保健、老年期常见病的预防以及心理健康等。

(2)具有致病危险因素的高危人群:高危人群主要是指那些目前仍然健康,但本身存在某些致病的生物因素或不良行为及生活习惯的人群。这一类人群发生某些疾病的概率高于一般健康人群,如果希望减少疾病发生率,这类人群是干预的重点。对高危人群的健康教育重点依然是健康促进与疾病预防,但与高危因素有关的疾病预防应当作为首选教育内容。高危人群主要健康教育内容包括对危险因素的认识、控制与纠正。

(3)患者群:患者群包括各种急、慢性病患者。这类人群依据疾病的分期可以分为临床期患者、恢复期患者、残障期患者及临终患者。对前三期患者的健康教育重点是促进疾病的康复,主要健康教育内容是与疾病治疗和康复相关的知识与技能。临床期患者更侧重于与治疗相关的内容,恢复期及残障期患者更侧重于康复的内容。对于临终患者,健康教育重点是如何轻松地度过人生的最后阶段,主要健康教育内容包括正确认识死亡、情绪的宣泄与支持等。

(4)患者的家属和照顾者:患者家属和照顾者与患者长期生活在一起,一方面他们可能是同类疾病的高危人群,另一方面长期的照顾工作给他们带来了巨大的生理和心理压力,因此对他们的健康教育也十分必要。对于这类人群,健康教育的重点是提供给他们足够的照顾技巧及自我保健知识。主要健康教育内容包括疾病监测技能、家庭护理技巧及自我保健知识等。

3.社区医护人员的健康教育职责

依照《中华人民共和国执业医师法》等有关法律法规,对患者进行健康教育是社区医护人员必须履行的责任和义务。中国卫健委在2001年11月印发的《城市社区卫生服务基本工作内容(试行)》中,将健康教育列为社区卫生服务的一项基本工作任务。因此,健康教育是社区医护人员向社区居民提供社区卫生服务的一项重要手段,社区医护人员是社区健康教育的主要实施者,其具体任务如下。

(1)做好辖区内的社区诊断,掌握影响社区居民健康的主要问题。

(2)依据市、区健康教育规划和计划要求,结合本社区的主要健康问题,制订社区健康教育工作计划和实施方案。

(3)普及健康知识,提高社区居民健康知识水平,办好社区健康教育宣传。

(4)针对社区不同人群,特别是老人、妇女、儿童、残疾人等重点人群,结合社区卫生服务,组织实施多种形式的健康教育活动。

(5)负责社区疾病预防控制的健康教育,针对社区主要危险因素,对个体和群体进行综合干预。

(6)对社区居民进行生活指导,引导社区居民建立科学、文明、健康的生活方式。

(7)对社区健康教育效果进行评价。

(8)指导辖区学校、医院、厂矿、企业、公共场所的健康教育工作。

二、社区健康教育方法与技巧

所谓"工欲善其事,必先利其器",要想获得良好的健康教育效果,必须合理选择教育方法。在社区中进行健康教育可以针对个人、家庭和群体,采取多种多样的方法。社区护士常用的健康教育方法有健康教育专题讲座、健康咨询、发放健康教育宣传材料等。社区护理人员掌握健康教育的基本方法和技能,将大大促进社区卫生服务中健康教育的开展,不断提高为社区居民健康服务的水平。

(一)健康教育专题讲座

健康教育专题讲座是专业人员就某一专题向社区的相关人群进行理念、知识、方法、技能等的传授。如糖尿病患者的饮食治疗、高血压患者的家庭用药指导等。在健康教育专题讲座中可能用到的方法和技巧主要有讲授、提问与讨论、角色扮演与案例分析、示教与反示教等。在具体实践过程中,社区护士可以根据教育对象的特点和教育内容的不同,综合选择这些技巧和方法。

1.讲授

讲授适用于传授知识,是最常用的教育方法,常常用来传授机制、定义或概念性的知识等,用其他方法不容易表达清楚,必须使用讲解、逻辑推理等方法方能阐明的部分。社区健康教育中的讲授最好能满足短小精悍、重点突出、直观生动的特点。

(1)短小精悍:是指讲座规模与讲座时间不宜过大过长。一般社区健康教育活动每次人数不超过30个,这样有利于护士和听课者之间的互动,能够提高居民听课的兴趣,也有利于护士观察居民的反应。每次讲授的时间也不要过长,最好不要超过 2 小时,一般以 30~60 分钟为宜。般成年人注意力集中的时间大约在 1 小时,过长的时间容易引起听课者的疲劳,降低讲授效果。

(2)重点突出:在制订健康教育计划时,应当明确所讲的核心知识点是什么。所谓核心知识点,就是在任务分析中确定的为了达到目标所必须掌握的各种知识与技能。讲授时要给重点内容留出充分的讲授时间,以保证居民可以充分理解所讲的内容。需要的话还可以结合其他的方法反复强调或解释重点内容。

(3)直观生动:讲授时选用的教具以直观教具为宜,如挂图、模型等。直观的教具可以加深居民的理解,提高讲授效果。讲课的语言则应当生动鲜活。用居民可以理解的生活用语代替专业用词,用居民身边的例子代替枯燥的说教的方式可以起到提高讲授效果的作用。

以讲解高血压的监测为例,可以先用小区里高血压患者发生的危险情况作为开端,吸引居民关注高血压的危害性。接下来讲解什么是高血压,此时注意用"高压""低压"代替"收缩压""舒张压"这样的专业术语。接下来就是有关血压监测的意义和方法的讲解,这应当是这一次课的重点,至少要将一半以上的时间留给这部分内容。此外,还可以辅助以常用的血压监测的仪器的实物或照片,以便加深居民的印象。

讲授时容易出现的问题是护士单方面向居民灌输知识,此时教育效果不如启发居民学习的动机、与居民产生双向互动的效果好。在上面的例子里,讲授开始时使用的实际例子就是启发居民学习动机的方法,而在讲解血压测量的方法时,还可以向居民提问或请居民协助做示范,这种互动既可以提高居民的学习兴趣,又可以改善居民的注意力,提高讲课效果。

2.提问与讨论

提问和讨论是鼓励居民参与到健康教育互动中来的最常用的方法。一般由护士提出希望大家回答或讨论的问题,然后通过居民的反馈或讨论来了解其对相关内容的认知程度、态度或其他相关技能的掌握程度。提问既可以用于讲授或讨论前的评估,也可以用于健康教育后的评价手段。而讨论则可以通过居民之间的互相交流、互相启发,起到调动居民学习积极性、丰富教学内容、提高教学效果的作用。提问和讨论适用于培训知识、态度、交流技能、决策技能,是使用广泛的健康教育方法。

(1)提问的要点:①问题应当是经过精心准备的,或者能够激发学习兴趣,或者可以开启思路,或者用于评估或评价。②提问之后要给居民留有充分的时间进行思考和反馈,让听众有时间消化问题才能强化认识、加深思考,问题与答案连接过分紧密会降低提问的效果。③当居民对问题进行反馈或讨论时,不要急于评价正确与否,应当为居民提供充分发表自己意见的机会。过快地对居民的看法进行评价容易打消其思考和表达的积极性,对以后类似的活动造成阻碍。④不要过度使用提问。每一次提问都可以吸引居民的注意力,提高他们听课的兴奋性,但过度使用会导致听众疲劳,减弱教育效果。

(2)讨论的要点:①控制分组讨论的人数。如果希望讨论气氛热烈、每个人都能够发表看法,则应控制每组讨论人数以 5～6 人为宜,最多不要超过 15～20 人。②明确需要讨论的内容。要提前充分准备,对需要讨论的内容和中间可能出现的问题要做到心中有数,以便控制讨论的节奏与方向。③讨论的时间要充分。根据讨论内容决定讨论时间,一般至少需要 5 分钟。这样才能保证每个人都能有时间思考和表达。④护士在讨论中起到主持的作用。由护士根据讨论的内容和预期的目的来引导讨论的方向与节奏,同时可以做记录。注意在讨论过程中也不要评价居民反应正确与否,以防阻碍讨论的进行。⑤在讨论结束后要及时总结。每一次讨论都有其预期的目的。如果是评估,则在讨论后要将评估的结果予以小结;如果是评价,则在讨论后应当对居民的反应予以评判,说明其对知识或技能的掌握程度如何,应当如何保持或改进。

以促进母乳喂养的健康教育为例,在开始课程之前可以先提问,"请各位妈妈们都说说你们现在用的是哪种喂养方法呀?为什么你们愿意使用这种方法喂养孩子呢?"这是对喂养现状的评估。根据评估结果,护士可以讲授母乳喂养与人工喂养相比所具有的优点。之后,可以组织妈妈们讨论:目前导致她们不愿意母乳喂养的原因是什么?那些选择了母乳喂养的妈妈是如何克服这些困难的?此时应当鼓励听众踊跃表达自己的看法,护士仅仅起到记录和鼓励所有人都发言的作用。在讨论之后护士还应当总结大家的意见,针对干扰母乳喂养的因素提出一些解决的方法或建议。整体时间控制在 1 小时左右,根据参加人数,保证讨论时间不少于 5 分钟。

3.角色扮演与案例分析

角色扮演是一种独特的教学方法,它主要用于改善态度和交流技能,培训决策技能时也可以使用这种方法。而案例分析主要用于培训决策技能和解决问题的方法。这两种方法有很多相似的地方,在实际工作中有时会混合使用。为完成一次角色扮演或案例分析,一般经过下列几个步骤。

(1)编写脚本或案例:编写的内容必须与教育内容密切相关,同时应当具有典型的背景、人物、人物关系。为提高教育效果,可以准备正反两个脚本,或者可以选择社区中实际发生的案例进行改编。

(2)组织角色扮演或案例分析:首先,确定角色时本着自愿的原则,决不能强迫。接下来护士需要给表演者解释剧情和各自扮演的角色的特点,保证其能够按照角色的特点表演。之后向观众解释他们需要观察的内容。整体表演时间以 5～10 分钟为宜,过于冗长会令人厌烦。表演结束后,护士可以提问观众对表演的反应,或者请扮演者陈述自己的感受,最后进行小结。组织案例分析的过程一般包括介绍案例、讨论案例、汇报与总结 3 个步骤,与分组讨论的方法相似,在此不再加以赘述。

4.示教与反示教

要达到最好的教育效果,必须同时提供给受教育者听、看和动手实践的机会,示教与反示教就是这样一种教育方法。所谓示教与反示教是指由教育者为教育对象演示一个完整程序及正规的操作步骤,然后由教育对象在教育者的帮助指导下重复这一正确操作的全过程。示教与反示教是培训操作技能的最重要的方法。在进行示教与反示教时应当注意以下几个问题。

(1)充分准备:教育者在进行示教前必须对所示教的内容有充分了解。以示教血压测量为例,护士不但要能够正确进行血压测量的步骤,还要对血压测量过程中容易出现的问题和需要注意的地方有深刻认识,这样在示范的时候才能够既准确又有针对性。此外,在社区开展的健康教育活动一定要立足于居民实际生活情景。还以测量血压为例,护士不但要能够正确使用水银血压计,还要能够使用家庭中常见的电子血压计。因此在准备教具的时候,不能仅仅准备医院里常见的,更应当准备家庭中常见的用具。还要注意的是,为保证练习效果,需要准备数量充足的教具,以便每个受教育者都有机会练习。

(2)分解示范:对居民不太熟悉的各种操作,尤其是较为复杂的操作,或者教育对象是年纪较大的老人,应当把整个操作过程分解成一个个简单的步骤,让受教育者掌握每一个分解步骤之后,再连贯操作。护士可以先连贯地将操作过程示范一次,然后分解示范每一个步骤,并同时讲解每个步骤的操作要点,最后再连贯示范全过程一次。

(3)指导反示教:在护士讲解和示范完毕后,应当让居民进行反示教,即练习。当居民在反示教的过程中,护士需要仔细观察居民每一个步骤是否正确,及时给予指导或纠正。首先可以让居民对每一个步骤单独练习,当每一个步骤都正确无误之后,则开始连贯地进行全部操作的反示教,此时主要是增加受教育者的熟练度。

(二)健康咨询

咨询就是通过帮助咨询对象分析明确他们的问题和提供正确的信息,帮助咨询对象自己作出正确的决定。健康咨询则是围绕健康问题展开的咨询。作为健康教育的形式之一,社区护士进行的健康咨询常常是一对一、面对面的咨询,此时护士不但要有丰富的医学护理知识,还要能够正确运用人际交流技巧。

1.健康咨询的基本步骤

健康咨询有 6 个基本步骤,而每一步骤又都需要不同的交流技能,各步骤间是相互衔接并需要不断地反复循环使用于咨询过程中。

(1)问候:咨询中的问候不是一般的寒暄,而是与咨询对象建立良好关系的关键性开始,特别是初次见面时的问候。护士不仅要衣着整洁、热情、大方,还要态度真诚。此时,要合理运用语言与非语言沟通技巧,尤其是非语言沟通技巧,让居民产生亲切和信任的感觉,这样才会将自己的真实问题告诉护士。需要注意的是,护士不要将自己的情绪带进咨询过程中,在整个咨询过程中都应该保持积极、宽容的心态,这样才能使健康咨询顺利进行。

(2)询问:询问先从一般性问题问起,逐渐深入到问题的本质。此时宜多使用开放性问题。如"今天感觉如何?""这两天血糖控制得如何?"在交谈中,护士要认真倾听,不要随便打断对方的讲话,以免导致其不能充分表达自己的问题。当居民提出问题之后,护士还要注意自己的反应,应当以正面、积极的反应为主,尽量不要简单评价对与错。

例如,一名新近诊断为糖尿病的老人对护士倾诉:"自从诊断为糖尿病以后,我就什么都不敢吃了。以前我一顿可以吃四两米饭,现在最多吃一两,饿的我好难受!"护士适宜的反应可以是:"是呀,饭量从一顿四两一下子减到一顿一两,这样恐怕谁都难以适应。可是糖尿病患者也可以吃饱呀。您如果有时间的话,我就给您说说怎么才能吃得饱又不会影响血糖,好不好?"在这段话中,护士首先理解了患者的感受,让他感觉到自己被接纳,之后又提出建议,进而引导患者学习食品交换份法。如果护士说的是:"谁让您什么都不吃的?糖尿病患者也不是什么都不能吃呀?来,我给您说说怎么吃。"与上一种方式相比,护士这样的表达会让对方感到自己的行为受到了否定,这种情况下,护士即便给患者讲解,也不容易引起对方的共鸣。

(3)讲解基本知识及方法:讲述和介绍一些基本知识与技能需要利用健康教育的手段。但由于此时教育对象比较单一,常常就只有1个居民在听,因而要针对前来咨询的人的具体情况给予讲解,做到有的放矢。例如,有位居民前来询问母乳喂养的方法,护士就可以不必从母乳喂养的优点谈起,而是直接介绍母乳喂养的具体方法。常用的教育手段可参见前面健康教育方法的介绍。

(4)帮助咨询对象作出合理的选择:咨询是帮助咨询对象作出选择,而不是强迫和劝告。这是护士在进行健康咨询中需要注意的重要问题。作为专业人士,护士常常会下意识地认为自己的建议都是正确的,因而忽略了居民才是真正最了解自己生活的人。要知道,一个人如果不是自觉自愿地作出改变,那么即便是暂时发生的改变,也无法持续很久。在社区健康教育与咨询的内容中,改变生活方式的内容占了很大的比重。对这一类的知识,如果居民不是发自内心的认可接受的话,是很难真正持久地改变自己的习惯的。因而,护士此时要做的是,客观地从各个方面为居民分析利弊,最终让居民自己做出决定。当然,护士此时可以有一定的倾向性。例如,一名高血压患者对是否有必要每天监测血压有疑问,则护士可以向其介绍监测血压的重要性,同时询问是什么原因使他觉得不需要每天监测,然后针对这些原因提出解决的方法。如果最终居民还是没有接受建议,护士也不应该批评对方,而是可以通过主动为其测量血压的方法来完成血压监测。

(5)解释如何使用这些方法:如果希望知识真正转化为行为,则如何运用知识是很重要的问题。同样的,在健康咨询中护士除了讲解基本知识以外,还需要教导居民如何运用这些知识。尤其需要注意的是,知识的运用方法一定要符合居民本身的实际情况。如介绍家庭消毒方法时,应当以家庭内已有的设施为基础,如蒸煮、微波消毒、阳光暴晒等,而不一定非要使用消毒柜。只有符合居民实际条件又简便易行的方法才最容易被居民接受。

(6)接受反馈:接受反馈实际上发生在咨询的每一个步骤当中,每当护士讲解时或讲解后应当注意倾听和观察居民的反应。根据对方的反馈调整下一步要咨询的内容。例如,某位老人因为血压一直控制不稳定前来咨询,经询问,他一直没有改善饮食习惯。于是,护士开始向其讲解高血压患者饮食调节的方法,可是老人表示对此已经很熟悉,并且能够准确说出具体方法。此时护士就应当及时调整咨询方向,转而询问究竟是什么原因使老人无法改善饮食习惯,进而提出相应的解决方案。此外,对咨询对象的随访与追踪也是接受反馈的方法之一,尤其是慢性病管理中,长期连续的追踪有利于调节咨询方案,以便更好地为居民服务。

2.健康咨询的特点

成功而有效的咨询往往具有以下特点,也是护士在健康咨询中需要遵循的。

(1)良好的人际关系:信任是良好人际关系的基础,成功的健康咨询也是以信任为基础的。

为建立良好的人际关系,护士必须合理运用沟通技巧,从初次见面开始就发展出相互信任和接纳的关系。

(2)宽松的沟通氛围:在健康咨询中应当允许居民充分地表达自己的意见,无论其问题如何,护士都应该保持着开放与接纳的态度,让对方感到无论自己有什么问题都不会被批评否定。此外,护士的咨询建议也不应该是强迫对方必须执行的,而是充分尊重居民的选择权,由居民自己做决定。开放宽松的沟通氛围有利于咨询的顺利进行。

(3)准确地发现问题:发现问题是解决问题的基础。社区护士在健康咨询中要保持一颗敏感的心,要能对居民的情况感同身受,这样才能准确发现对方的问题。尤其是对于一些隐藏的问题,可能居民本人也说不清楚,这时就需要护士利用专业技能来帮助居民分析和确认问题了。如一位脑卒中患者的家属告诉护士该患者不配合康复。评估后护士发现,一方面这名患者十分迫切地希望康复,另一方面又总是不愿意进行训练。为找出问题所在,护士连续几天上门为患者进行康复训练,还亲自为其进行示范。最终发现,原来家属使用的一些辅助器械与患者的身体不相称,导致患者在使用过程中肢体疼痛,而他本人语言表达又有困难,无法与家属沟通,最后只好选择抵制康复训练的方法来表达。在这个例子中,正是由于护士能够亲自尝试患者的训练过程,才发现了问题。因而,切实体验居民的感受是发现问题的关键。

(4)合理建议:健康咨询的建议应当是针对咨询对象的实际情况、能够确实解决其问题而又简便易行的方法。千篇一律、笼统模糊的建议是难以被接受的,只有结合实际情况、可操作性强的建议才会受到居民的欢迎。如在有关均衡膳食的咨询中,说明每天应当摄入多少热量、蛋白质、脂肪、碳水化合物不算好的建议,只有把这些数字转化成相当于多少菜、多少饭、几个鸡蛋、几两肉这样具体的食物时,才是真正解决问题的建议。

(5)保密:由于健康咨询与居民的生活密切相关,因而可能会涉及一些个人隐私问题,所以护士一定要注意遵守保密原则,不可以把居民的情况随便告诉给其他人。这是建立信任的基础。

(三)健康教育资料的设计制作

在进行健康教育时,如何选择和制定合适的教育资料是一项关键性的工作。在社区工作中,除了利用现有的健康教育资料以节省时间和经费外,很多情况下需要制作新的材料。制作健康教育资料应当注意以下的问题。

1.正确选择健康教育资料的媒介

按照媒介的特性不同,教育资料可以分成印刷类媒介和电子类媒介两大类型。基于制作简便、费用低廉的优点,印刷类媒介是最常见的类型。所谓印刷类媒介,就是一般所说的文字性资料,常见的有标语、宣传册或宣传单、宣传画等。其主要的优点是可以让居民享有阅读的主动权,不会产生强迫对方接受的感觉。此外,便于保存也是印刷类媒介的一大优点。但由于阅读的主动权在居民手中,为提高阅读兴趣和效果,社区护士需要结合社区居民的特点及需求制作宣传资料,以保证受众的范围。相比较而言,电子媒介,也就是所谓的视听性资料,受众面就比较广,而且传播迅速、生动逼真,因而成为现代社会广为使用的传播手段。但其缺点是需要专业人员制作、费用较高,因而在一般社区内的小型健康教育中并不经常使用。

2.合理安排健康教育资料的内容和形式

电子媒介的健康教育资料制作过程比较复杂,专业性强,因此通常不是由社区护士制作完成。此处仅介绍印刷类媒介的设计制作。

(1)标语:是最简练和最富有宣传性的一种健康教育形式。为吸引居民的注意,标语应当颜色鲜艳、字体醒目。而标语的内容则应当言简意赅而又具有鼓动性。例如,在小区门口张贴黄底红字的大标语"每天运动一小时,健康长寿过百岁"。要注意的是,由于字数有限,标语最主要的目的就是要告诉居民该做什么。如果还有空间,则可以说明为什么这么做以及如何去做。如"均衡饮食好"就说明了要求做什么。而"均衡饮食保健康"则说明了做什么和为什么这么做。"膳食宝塔为基础,均衡饮食保健康"中则包含了全部 3 个方面的信息。

(2)宣传册或宣传单:是印刷类宣传品中最常用而效果较好的一种。一般适用于内容较多、文字较长的情况。宣传单/册常常被作为讲座的辅助资料,因而内容应当与讲座密切相关,既可以是讲座重点内容的总结或再现,也可以是讲座内容的补充。例如,讲解糖尿病食品交换份法时,宣传册的内容可以是食品交换份法的具体操作步骤,也可以是常见食物的食品交换份值。在形式方面,图文并茂的宣传单/册更容易吸引居民的学习兴趣。制作出的宣传单/册文字与纸张的对比应当强烈,字体应当清晰、大小适中,方便居民,尤其是老年人阅读。

(3)宣传画:是利用直观形象的方式进行健康教育,而且不受文化水平的影响,突破文字和语言的限制,是社区居民喜闻乐见的宣传方式。好的宣传画应当主题突出、色彩鲜明、清晰易懂。如果要配以文字,则注意不可喧宾夺主。

(韩翠华)

第三节　居民健康档案

健康档案是社区卫生机构和乡村卫生院为城乡居民提供社区卫生服务过程中的规范记录,是以居民个人健康为核心、家庭为单位、社区为范围,贯穿整个生命过程、涵盖各种健康相关因素的系统化文件记录;是居民享有均等化公共卫生服务的重要体现,也为各级政府及卫生行政部门制定卫生服务政策提供重要的参考依据。基层医务人员以健康档案为载体,为城乡居民提供连续、综合、适宜、经济的公共卫生服务和基本医疗卫生服务。

一、居民健康档案的建立及内容

(一)建立居民健康档案的意义

居民健康档案是开展基本公共卫生服务和基本医疗服务的重要记录资料,在保证服务质量、科研教学等方面均有十分重要的作用,其意义如下。

(1)掌握居民一般状况,包括健康水平、危险因素、家庭问题,以及可以利用的家庭和社区资源;为制订治疗方案、预防保健计划提供依据。

(2)及时汇总医疗卫生服务信息、更新健康档案,动态记录居民健康状况评价居民、家庭健康状况。

(3)评价社区卫生服务质量和技术水平的工具之一。

(4)系统而规范的居民健康档案为医学教学、科研提供实践依据。

(二)居民健康档案的建立方法

1.建档对象

以辖区内常住居民,包括居住半年以上的户籍及非户籍居民,以 0～6 岁儿童、孕产妇、老年人、慢性病患者和重性精神疾病患者等人群为重点。

2.建档方法

为居民建立健康档案的方法很多,入户建档是常用的方法,尤其是为上班族建档,但更应该充分利用各种机会首先为重点人群建立健康档案。比如,辖区居民到乡镇卫生院、村卫生室、社区卫生服务中心/站接受服务时,或通过入户服务(调查)、疾病筛查、健康体检时等,应及时宣传建档的意义,并为之建立健康档案。

3.建档原则

首先应以政策引导、居民自愿为原则,其次要突出重点、循序渐进。优先为老年人、慢性病患者、孕产妇、0~6岁儿童等建立健康档案。建档时更应资源整合、信息共享,以基层医疗卫生机构为基础,充分利用辖区相关资源,共建、共享居民健康档案信息,逐步实现电子信息化。

4.建档流程

居民在利用社区卫生服务常规门诊时建立健康档案,并进行建档后的第一次健康体检。

(三)居民健康档案的内容

在我国,健康档案内容分成3个部分,即居民健康档案、家庭健康档案、社区健康档案。从下面案例中可以了解到居民健康档案、家庭健康档案内容。规范的健康档案应包括以下基本内容。

1.居民健康档案

个人健康档案的内容包括个人基本信息、健康体检、重点人群健康管理记录和其他医疗卫生服务记录。

(1)个人基本情况。①人口学资料:姓名、年龄、性别、住址、电话、受教育程度、职业、婚姻、种族、经济状况、身份证号、医疗保险号等。②健康行为资料:吸烟、饮酒、饮食习惯、运动、就医行为等。③临床资料:疾病史、心理状况和家族史等基础信息。

(2)健康体检:周期性健康体检,含一般物理检查及部分辅助检查项目,了解健康状况,进行健康评价,目的是早期发现常见的疾病及危险因素及时采取防治措施,提高生活质量。

(3)重点人群健康管理:包括国家基本公共卫生服务项目要求的0~6岁儿童、孕产妇、老年人、慢性病和重性精神疾病患者等各类重点人群的健康管理记录。

(4)其他医疗卫生服务记录:包括上述记录之外的其他诊疗、会诊、转诊记录等。

总之与居民健康管理有关的资料均应归入居民健康档案中,如非药物干预记录、老年自理评估记录、老年居家环境安全评估记录等均应归入居民健康档案中。

2.家庭健康档案

家庭健康档案是以家庭为单位,记录其家庭成员和家庭整体有关健康基本状况、疾病动态、预防保健服务利用情况的系统资料。包括家庭基本资料、家系图、家庭生活周期、家庭主要问题目录、问题描述等。

(1)家庭基本资料:包括家庭住址、电话、人数及家庭其他成员基本信息,与户主关系,按照年龄大小依次填写。

(2)家系图:以绘图的方式表示家庭结构及各成员的关系、健康状况等,是简单明了的家庭评价综合资料。

(3)家庭生活周期:从建立家庭至家庭成员死亡,通常家庭生活经过8个阶段,每个阶段包含了正常和可预见的转变,但还会遇见不可预见的危机,如夭折、离婚、失业、患上慢性病等,因此会使家庭生活的阶段发生变异,如离婚、再婚,独生子女离家上学、工作使家庭立即进入空巢家庭等。

(4)家庭主要问题目录:记录家庭生活周期各个阶段存在或发生的重大生活压力事件。记载家庭生活压力事件及危机的发生日期、问题。按发生的年代顺序逐一编号记录。

3.社区健康档案

社区健康档案是以社区为基础的卫生保健服务的必备工具,是了解社区卫生工作状况、确定社区中主要健康问题及制订卫生保健计划的重要资料。

通过居民卫生调查、现场调查和现有资料收集等方法记录反映社区主要环境特征、影响居民健康问题以及解决问题可利用的资源,确定社区的疾病防治重点和健康优先解决的问题。

社区健康档案包括社区基本资料、卫生服务资源、卫生服务状况、居民健康状况等几个部分。

二、健康档案的应用与管理

(一)健康档案的应用

按照国家基本公共卫生服务规范要求,下列情况均应使用健康档案。

(1)已建档居民到乡镇卫生院、村卫生室、社区卫生服务中心/站复诊时,应持居民健康档案信息卡/医疗保健卡,在调取其健康档案后,由接诊医师根据复诊情况,及时更新、补充相应记录内容。

(2)入户开展医疗卫生服务时,应事先查阅服务对象的健康档案并携带相应表单,在服务过程中记录、补充相应内容。已建立电子健康档案信息系统的机构应同时更新电子健康档案。

(3)对于需要转诊、会诊的服务对象,由接诊医师填写转诊、会诊记录。

(4)利用健康档案中提供的信息进行生活方式、家庭存在问题等干预,并记录于健康档案中。

(二)健康档案的管理

健康档案应统一存放于城乡基层医疗卫生机构。根据有关法律法规,城乡基层医疗卫生机构提供医疗卫生服务时,应当调取并查阅居民健康档案,及时记录、补充和完善健康档案。做好健康档案的数据和相关资料的汇总、整理和分析等信息统计工作,了解和掌握辖区内居民健康动态变化,并采取相应的适宜技术和措施,对发现的卫生问题有针对性地开展健康教育、预防、保健、医疗和康复等服务。以居民健康档案为平台,促进基层医疗卫生机构转变服务模式,实现对城乡居民的健康管理。

基层医疗卫生机构应建立居民健康档案的调取、查阅、记录、存放等制度,明确居民健康档案管理相关责任人,保证居民健康档案的正确使用和保管。

居民健康档案的管理要遵守档案安全制度,不得损毁、丢失,不得擅自泄露健康档案中的居民个人信息及涉及居民健康的隐私信息。除法律规定必须出示或出于保护居民健康目的,居民健康档案不得转让、出卖给其他人员或机构,更不能用于商业目的。

(三)社区护士对健康档案的利用

在开展社区护理工作中,社区护士通过利用社区居民健康档案,为居民提供及时、有效的护理。

1.社区护士对个人健康档案的利用

(1)建立、完善健康档案:在社区居民首次就诊时,社区护士收集个人的一般资料、健康状况、健康问题等信息,为社区居民建立个人及家庭档案。如果是儿童,应记录免疫接种情况,以便查漏补种;如果是孕妇,应记录孕期检查时间、内容等;慢性病患者的记录内容包括就诊时状态、医疗史、家族史、病情及治疗用药效果、饮食及运动习惯、嗜好等。当个人、家庭的基本情况(如住址、电话等)发生变动时,根据情况及时修订,以完善档案记录。

(2)追踪、补充随访记录:将社区居民接受护理照顾或疾病监测等动态信息及时录入健康档案,使个人健康信息动态、完整,为全科医师的诊疗提供依据。

2.社区护士对家庭健康档案的利用

(1)家庭健康评估:社区卫生服务是"以家庭为单位"的管理,通过对家庭健康档案的信息查询,使社区护士了解家庭的基本特征,家庭内、外环境,家庭结构和功能,从而对家庭的健康状态及影响健康的因素作出整体的评估,制订出护理管理计划。

(2)协助家庭成员适时调整角色,促进家庭支持:通过家庭健康档案,了解家庭成员的特点,动员家庭成员调整内、外资源来改善家庭功能,对慢性病患者在情感、经济、平衡膳食、合理运动等方面给予支持,缓冲慢性病患者的精神压力,解决健康问题。

3.社区护士对社区健康档案的利用

(1)社区健康评估:通过社区卫生诊断,评估社区人口群体特征,包括人口数量、构成、健康状况、职业和医疗保障等,掌握社区资源,根据社区健康问题,为制订社区健康教育计划、社区护理计划提供参考。

(2)对特殊人群进行干预管理:利用社区健康档案中的信息,对特殊群体进行健康管理,可以使工作效率显著提高。通过对健康档案中的慢性病高危人群、空巢老人、低保人群、职业人群等标识的检索,了解特殊人群的特点、生活方式、存在的躯体、心理等方面的问题,追踪、记录特殊人群的身体功能及精神变化,以便提供持续性的照顾和护理。

(3)开展流行病学调查,进行科学研究:健康档案可以提供完整、详尽、客观的居民健康资料,是流行病学调查和护理研究的重要参考资料。

(韩翠华)

第四节　社区护理中的沟通技巧

随着社区卫生服务的不断发展壮大,越来越多的患者愿意到社区卫生服务中心/站来就诊,基于社区卫生服务工作的特殊性,要求社区卫生服务机构的医务人员对待患者更要及时周到、细致灵活,因为医患沟通是医患关系建立后实现医患双方共同参与疾病诊治、恢复健康的重要环节,它贯穿于医疗的全过程,实施有效的医患沟通不仅有利于医疗质量提高;也有利于和谐医患关系的建立;还有利于化解或消灭医疗纠纷;更有利于推动医疗卫生事业的可持续发展。

一、沟通的基本概念

(一)沟通和有效的沟通

1.沟通

(1)沟通:是指信息传递的过程,而护患沟通就是在医疗卫生领域中,护患之间通过语言和非语言的交流方式分享信息、含义和感受的过程。

(2)沟通过程中的要素。①沟通者:在人际沟通过程中,至少有两个人参与信息交换,而且在持续的信息交换过程中,每一个人既是信息的来源(发送者),又是信息的受者(接收者)。②信息:沟通者通过语言和非语言的信息传递含义。③渠道:是信息得以传递的物理手段和媒介,是联结发送者和接收者的桥梁。④反馈:反馈是当发送者确定信息是否已经被成功地接收,并确定信息所产生的影响的过程。

2.有效的沟通

(1)有效的沟通:护患(医患)之间进行了开放式的沟通,患者被告知了他们的诊断和治疗,而且被鼓励表达出了他们的焦虑和情感。

(2)护患沟通技能的评价标准:①事件发生在什么地方(Where)? ②沟通者是谁(Who)? ③沟通者的什么特征是重要的(What features)? ④在沟通过程中实际发生了什么(What occurs)? ⑤结果是什么(What outcome)? ⑥为什么沟通被认为是有效的/无效的(Why effective/ineffective)?

(二)沟通的基本形态

1.语言沟通

在所有沟通形式中,语言沟通是最有效、最富影响力的一种。古代西方医圣希波克拉底说过:"医师有两种东西可以治病,一是药物,二是语言。"语言与药物一样可以治病,许多患者会对他信赖的大夫说:"我一看见您,病就好了一大半。""听您这么一说,我感觉好多了。"消极的医患关系不仅增加患者的痛苦体验,还降低患者对医嘱的依从性,所以全科医师接诊时应十分注意遣词用句。

使用语言、文字或符号进行的沟通称为语言沟通,语言沟通又可细分为口头沟通和书面沟通。近年来,随着电子技术的发展,电子沟通也成为一种常见的语言沟通形式。例如,通过电话、广播、电子邮件等进行的沟通。

书面沟通是以文字及符号为信息载体的沟通交流方式,一般比较正式,具有标准性和权威性,同时具有备查功能。书面语言沟通在护理工作中占有十分重要的地位,应用于社区护理工作中的各个环节,如交班报告、护理记录、体温单、健康教育手册等。社区护理记录即以文字、图表等形式记录社区居民的健康档案,家访记录,健康教育的程序,以及免疫规划的过程等,它不仅是对患者进行正确诊疗、护理的依据,同时也是重要的法律文书。

口头沟通是指采用口头语言的形式进行的沟通,包括听话、说话、交谈和演讲。它一般具有亲切、反馈快、灵活性、双向性和不可备查性等特点。社区护理工作中的收集病史、健康宣教、家庭访视等多通过口头沟通完成。电子沟通是指通过特定的电子设备所进行的信息交换,具有方便、快捷等优点。如社区护理工作中的电话随访等,都是通过现代化的沟通方式实现的。此外,通过电子邮件的方式为患者提供健康服务的沟通方式也在逐渐增加,这就需要社区护理人员掌握必要的电脑操作技术和网络等电子资源的应用技能。

在使用语言沟通时我们可通过选择合适的词语、语速、语调和声调,保证语言的清晰和简洁,适时使用幽默,选择合适的时间和相关的话题等方法来提高语言沟通的有效性。在护理实践活动中,护士应做到与患者交谈时使用其能理解的词汇,忌用医学术语或医院常用的省略语;使用文明和礼貌用语。例如,要求患者配合时用"请";保证语义准确,避免对患者形成不良刺激;由于护士的语言既可治病,又可致病,护士用语必须审慎,尽量选择对患者具有治疗性的语言,使患者消除顾虑、恐惧并感到温暖;同时,在传递坏消息时要使用委婉的语言。如何提高自身的说话艺术,将信息顺畅、准确地传递给患者,值得我们护理人员不断地研究和探索。

2.非语言沟通

非语言沟通作为语言沟通技巧的有益补充,不仅能独立传递情感信息,还起着加强言语表达的作用。非语言沟通具有较强的表现力和吸引力,又可跨越语言不通的障碍,故往往比语言信息更富有感染力。作为社区护士,我们在社区的治疗与护理中,不能只注重护士的各项操作技能和语言修养,更应该擅长与患者之间的非语言沟通技巧,注重自己的非语言性表达,以加强护患关系、增强患者安全感、信任感及提高护理沟通效果。

除了语言沟通外,在日常交流中,人们所采用的沟通方式有60%~70%是非语言沟通方式。非语言沟通是一种使用非语言行为作为载体,即通过人的身体语言、空间距离、副语言和环境等来进行人与人之间的信息交流。即凡是不使用词语的信息交流均称为非语言沟通。在社区护理工作中,非语言沟通显得更为重要。许多对治疗、护理有重大价值的信息都是通过护士对患者非语言行为反应的观察和理解获得的,同时患者也依靠对护士非语言沟通的观察和理解,获得了大量的信息和感受。并且,在某些情况下,非语言交流是获得信息的唯一方法。例如,护理使用呼吸机的患者或婴儿时,除了仪器的检测和实验室的检查外,护理人员还需要从患者的表情、动作、姿势等来判断出患者是否存在某些病情变化或有生理需要。

(1)身体语言:常见的身体语言表现形式有仪表和身体的外观、身体的姿势和步态、面部表情、目光的接触和触摸。在医院环境中,护士可以通过患者的各种身体语言得到有关其身体健康状况、情绪状态、文化素养、个性特征、自我概念、宗教信仰等线索,从而洞察他们的内心感受,获得其丰富而真实的信息。如在社区卫生服务中心,护士看到患者来就诊时双手抱膝、表情痛苦,甚至面色苍白时,就会知道患者可能存在严重的疼痛。在身体语言中面部表情是表达最丰富也最难解释的一种非语言行为,人类的面部表情复杂多样同时具有文化差异,善于观察并正确理解患者的面部表情是护理人员了解患者真实情况的基础。如果来社区卫生服务中心的患者双眼含泪,眉头紧皱,护士就会知道患者存在着某些不良的情绪,就需要及时地关注和倾听患者的需求。同时,护理人员可根据患者的性别、年龄、文化及社会背景,审慎地、有选择性地使用某些非语言沟通。例如,目光的接触,表情的传递及触摸等,从而向患者传递关心、理解、安慰、支持和愿意提供帮助等情感。

(2)空间距离:即沟通双方所处位置的远近,空间距离直接影响着沟通双方的沟通意愿和沟通的感受,从而影响沟通的效果。美国人类学家爱德华·霍尔把人际交往中的距离分为以下4类,可以为社区护士的沟通距离提供一些建议。①个人距离:双方距离为30~90 cm,一般为50 cm左右,主要用于熟人和朋友之间。个人距离是护患间交谈的最理想的距离,这种距离可以提供一定程度的亲近而又不会使患者感到过分亲密。在个人距离的范围内,护士和患者沟通时的坐姿等也会影响沟通的效果。最理想的坐姿是患者和护士面对面,同时保持视线的平齐,以便于目光的接触。②社会距离:双方距离为1.2~3.7 m。主要用于正式的社交活动、一般商务、外交会议上的交往。社区护士对一组患者进行群体的健康宣教时可选择社会距离。③公众距离:双方距离为3.7~7.5 m。主要用于公共场所中人与人之间的距离。例如,演讲或报告时。④亲密距离:双方距离为8~30 cm,一般为15 cm左右,主要应用于极亲密的人之间,如情侣、孩子和家人。如果陌生人进入这种空间,会引起反感及不舒服的感觉或紧张感。在进行社区护理时,在正常的沟通过程中,护士应避免侵犯患者的亲密空间,从而保证患者沟通距离。但进行某些治疗的过程中,如肌内注射、导尿、灌肠等,如需与患者保持比较近的距离,需要提前征得患者的同意,并且注意保护患者的隐私。

二、社区护理中常用的沟通技巧

(一)护患信任关系的建立

在护理工作中,可以说良好的沟通,不仅仅建立在护士说话的艺术上,更是建立在护理过程与患者良好的护患关系上。如何建立良好的护患关系,应该多注重一些细节方面的服务,在与患者的交往中,细节主要表现在:爱心多一点,耐心好一点,责任心强一点,对患者热心点,护理精心点,动作轻一点,考虑周到点,态度认真点,表情丰富点,以及对患者尊重些,体贴些,理解些,礼貌些,真诚些,关心些,宽容些,大度些,原则些。而如何作一个值得信任的社区护士,需要在态度、知识、技术等各方面加强锻炼。

首先,要有一颗善良的爱心。只有心怀慈悲仁爱之心,才能真正理解和体谅患者的痛苦,才能真的在患者有困难的时候及时伸出自己援助之手,才能真正做到换位思考,站在患者的立场上想想患者最需要什么样的帮助。才能不怕脏累苦。例如,每次为居家的患者灌肠或拔出尿管后,都守着患者看着他们排出大小便后才心里踏实,从来没有感觉到那些粪便恶心,反而因为帮助患者解除了痛苦,心中欣喜不已。其次,不断提升自己的专业水平。护士是独立思考的行医者,不是医嘱的盲从者。一直以来,越来越多的护士只是应付医嘱,盲从于医嘱工作,没有了独立的思考。在工作时只是为了完成这项任务,而忘记了自己面对的是一个活生生的患者,他们的病情随时在变化着,既往的医嘱也有不适合的时候。忘记了医师也是普通人,他们给予的诊断和治疗方案也有错误和疏忽的时候,完全执行医嘱也有错误的时候,所以好护士也是独立思考的行医者,在工作中发现问题、思考问题、查阅资料、提出自己的建议、指出医师的错误,千万不要认为医嘱都是完全正确的,不要做医嘱的盲从者,只有那样才能保护患者的安全,也保护了自己的安全。能做到这些的前提是护士必须有足够丰富的专业知识和经验,才能发现问题,提出建议,让医师信任、佩服并听从。不然自己什么都不懂,谁又能相信你,谁又敢相信你呢? 要终身谨记"慎独"精神。护理工作是严谨的,一丝不苟的。护士的一点马虎或者疏忽都可能酿成大错,查对制度是老生常谈,但是很多时候往往被忽视,其结果就是出现差错,轻者自己吓一跳,重者增加患者的痛苦,导致医疗纠纷。所以不论在哪个班次,哪个时间段,都要严格要求自己,做好每一项工作,这不是给别人看的,不是给领导做的,是做给我们自己的,是为我们社区的患者和家属做的。这样做得久了,社区居民自然会相信社区护士,与自己信任的社区护士进行沟通的时候,自然会更加心平气和,坦诚相待。

(二)倾听的基本技巧

"其实,我没有帮助患者做任何事情,我所做的事情只是听。"如果护士这样说或者这样想的话,说明护士可能还没有认识到有效倾听的复杂性和它能起到的巨大作用。"只是听"好像很简单,不需要努力,不需要专门的技巧。其实不然。"听"所起的作用是很大的,因为它能鼓励患者说出他们的经历和感受,它证实患者是有思想有感情的人,有些事情要说出来。它促进了护士与患者之间的互相理解。它给护士提供了信息,从而决定护士应该为患者做些什么。所以,倾听并不像它表面上那样简单。当护士在倾听的时候,其实许多事情正在发生。例如,护士在仔细地注意着她们听到了什么,观察到了什么。她们主要是想清楚地了解患者真正在表达什么含义,并且试图确定患者所说的话是什么意思。有效地倾听需要能够接纳患者,把注意力集中到患者身上以及具有敏锐的观察力。因此,所有这些不能说护士在倾听的时候"没有做任何事情"。

1.倾听的过程

倾听是一个复杂的过程,包含接收、感知和解释所听到的话。这个过程始于接收信息,而且是通过视觉、声音、嗅觉、气味、触觉和运动觉这些感觉器官来综合接收信息的。倾听过程的第一步主要是通过眼睛和耳朵来接收信息。接收信息的能力依赖于护士是否做好了准备倾听患者的心理准备,即:护士是不是把注意力集中到了患者身上,而且要对这个患者和他所说的话感兴趣。接着,护士必须主动地去接收信息,而且接收到的信息必须被认为是重要的。一般的,在信息一经接收的非常短暂的时间内,护士就会对信息作出一种解释。有效地倾听不仅包括接收信息和感知信息,而且要正确解释它的含义。当护士正确解释了患者所表达的含义时,表明倾听是有效的。

2.做好倾听的准备

有效地倾听需要一些心理上的准备以达到一种准备听的状态。护士做好听的准备是主动和全部地接受患者所表达的经历和感受的基础。信息被接收之前,必须认识到做好接收信息的状态是重要的。首先,护士必须有想要倾听患者的意向,然后,护士还需要把这种意向传递给患者。护士们经常看起来"很忙",因此,没有时间准备倾听患者。护士匆忙的脚步和干不完的"活"占据了护士白天的大部分时间,护士实际上没有时间停下来倾听患者。以任务为中心的工作反映了一种价值观,即:完成工作任务比患者更重要。患者被遗忘了,而且患者有一种感觉是护士的时间太宝贵了,不能打扰护士。

3.倾听的5个层次

最低是"听而不闻":如同耳边风,完全没听进去。

其次是"敷衍了事":嗯……喔……好好……哎……略有反应,其实是心不在焉。

第三是"选择的听":只听合自己的意思或口味的,与自己意思相左的一概自动消音过滤掉。

第四是"专注的听":某些沟通技巧的训练会强调"主动式""回应式"的聆听,以复述对方的话表示确实听到,即使每句话或许都进入大脑,但是否都能听出说者的本意、真意,仍是值得怀疑。

第五是"同理心的倾听":一般人聆听的目的是为了作出最贴切的反应,根本不是想了解对方。所以同理心的倾听的出发点是为了"了解"而非为了"反应",也就是透过交流去了解别人的观念、感受。

听,不仅仅需要耳朵。人际沟通仅有一成是经由文字来进行,三成取决于语调及声音,六成是人类变化丰富的肢体语言,所以同理心的倾听要做到下列"五到",不仅要"耳到",更要"口到"(声调)、"手到"(用肢体表达)、"眼到"(观察肢体)、"心到"(用心灵体会)。

(三)副语言的作用和意义

副语言即非语言声音,如音量、音调、哭、笑、停顿、咳嗽、呻吟等。副语言可以揭示沟通者的情绪、态度。如赞扬他人时,说话者音调较低,语气肯定,则表示由衷的赞赏;而当音调升高,语气抑扬时,则完全变成了刻薄的讽刺或幸灾乐祸。在护理实践中,护士可以通过患者的副语言了解其健康状况,如患者咳嗽的频率、持续时间、音色可帮助护士判断患者病情的严重程度、疗效如何。有些情境下,副语言所表达的实质性内容,要多于语言信息。护士要注意鉴别和倾听。

例如,在家庭访视的过程中,我们与患者的家属聊天,问及是否在照顾痴呆患者的时候觉得有负担,是否需要子女的帮助,他们马上回答说:"不需要不需要……",然后皱眉,叹息,非常无助地补充了一句:"他们工作都那么忙,我再苦再累也不能给他们添乱了。"从被访者的表情、语调中,我们可以察觉到比"不需要"更多的信息,这就是副语言所能传达出来的,更为丰富更为饱满,甚至更为准确的沟通信息。在社区工作中,社区护士与患者、家属甚至所管辖社区的居民关系更为密切和轻松,所以,在交流过程中更容易捕捉到副语言的作用,往往一次皱眉、一声叹息、一次流泪,比语言表达的东西更加有用。

(四)观察在沟通中的作用

环境是影响沟通效果的一个因素,从环境的设置中,我们可以得到沟通所依存的一个背景,从而为沟通的氛围提供一些线索和信息。沟通环境是指沟通场所的物理环境和社会环境,包括周围物体的颜色,是否具有隐私性,是否是双方熟悉的场所,周围的声音、光线、温度、家具的安排和结构设计等。沟通者通过周围环境可以发送许多信息。如护患沟通时,护士选择安静、光线和温度适宜的单独房间,可以向患者传递护理人员对其尊重并会保护其隐私这一信息。

同时,在家庭访视的过程中,我们在每一次家访的时候,敲门之后,得到允许进入家中,应该首先学会的是察言观色。例如,我们到达的时候,患者穿着午睡的睡衣,睡眼惺忪地过来开门时,无论我们是否是按时到达,都应该意识到,我们打扰了患者的休息,在表示歉意后,再缓和地进入家访的正常程序,会让患者更容易接受,也更容易引导患者的思路,从梦境到现实中来。再例如,如果我们到达的时候,患者和家属都已经把水果啊、茶水啊都准备好(尽管家访不建议我们接受患者的招待),甚至已经在楼下等候,那么我们就可以先表达谢意,然后开启主题。

三、社区护理中沟通困难场景的应对

在社区护理工作中,经常会遇到沟通困难的案例,这样的情况,会影响社区护士的日常工作速度、效率,甚至心情。

(一)知识缺乏型沟通技巧

人际沟通的发生是不以人的意志为转移的。通常我们认为,只要我们不说话,不将自己的心思告诉别人,那么就没有沟通的发生,别人就不了解自己。实际上,这是一个错误的观念。在人的感觉能力可及的范围内,人与人之间会自然地产生相互作用,发生沟通。无论你情不情愿,你都无法阻止沟通的发生。如果,在社区护理工作中,护士为了避免与居民发生冲突,干脆不与其进行交谈。事实上这一行为举止传递给服务对象的信息是护士的冷漠与对他人的不关心,反而导致服务对象的不满,影响社区服务工作的开展。在这一过程中,尽管没有语言交流,但是存在非语言的沟通,护士的表情、举止等同样在向服务对象传递着丰富的信息。

患者第一次接触糖耐量试验,对相关知识一点都不了解,与之交流时尤其要注意,避讳使用含糊的词语,要知道患者提问就是不明白,护士一定要详细、具体地告诉患者到底应该怎样做。否则既会造成患者痛苦,又造成了浪费。

(二)疑神疑鬼型沟通技巧

1.倾听

倾听并不只是听对方的词句,而且要通过观察对方的表情、动作等非语言行为,真正理解服务对象要表达的内容。

2.理解

理解她那种求生的欲望,她的那种不舍,以及由此引起的烦躁。

3.交谈

引发对方交谈的兴趣,谈她感兴趣的事情,像朋友一样的交谈,让她发泄她的不满,引导,缓解她的悲哀情绪。

(三)不依不饶型沟通技巧

护士要找好自己的位置,明确自己的护士角色,哪些话该说,哪些话不该说,说到什么程度比较合适。与患者交谈时要注意患者的态度,交谈困难就要及时调整,不要因此发生矛盾,不是所有的好心、好话都能有好的效果,交谈的对象、氛围、时间、地点非常重要。

在沟通过程中,沟通者必须保持内容与关系的统一,才能实现有效的沟通。如护士向护士长汇报时使用"你听明白了吗"这样的问话,显然不合适。因为这种问话通常用于上级对下级。在汇报工作时护士应说"不知我汇报清楚了没有?"来表明双方的关系是下级对上级,达到沟通内容与关系的统一。护士与服务对象是平等关系,沟通过程中,应体现平等的关系,不能居高临下,使用"你必须……""你应该听我的"等命令式语言。对老人要像对父母长辈,对平辈要像对朋友。要尊重每一个人的习惯、隐私。从表面上看,沟通不过是简单的信息交流,不过是对别人谈话或做动作,或是理解别人说的话。事实上,任何一个沟通行为,都是在整个个性背景下作出的。我们每说一句话,每做一个动作,投入的都是整个身心,是整个人格的反映。护士的言谈举止、表情姿势等不仅仅是信息的传递,而且展现了护士对服务对象的态度、责任心等,是护士整个精神面貌的反映。因此,护士在社区护理工作中应注意自己的一言一行。

(李莹莹)

第五节 社区急救护理

一、社区急救基本原则

(一)概述

社区紧急救护是指社区医务人员对社区居民突然发生的各种危及生命的急症、意外创伤或中毒等实施现场抢救,目的是维持患者的基础生命活动,防止再损伤或病情恶化,减轻患者痛苦,为进一步救治创造条件,提高抢救的成功率,减少死亡率和致残率。包括现场呼叫医疗救护、初步救护、转运及途中监护等。

(二)社区急救基本原则

针对现场急救的突发性、紧迫性、艰难性、复杂性、灵活性、风险性等特点,确定社区紧急救护的基本原则是以下几点。

1.先抢后救

现场救护第一步是评估患者所处的环境是否存在危险因素,立即使患者脱离危险环境,保证救护者及伤病员的安全。

2.先救后治

现场患者病情危重,随时可出现生命危险,确保环境安全后应争分夺秒,就地取材,立即施救,处理威胁生命的伤情或症症。如患者发生心跳呼吸骤停和骨折,必须先复苏后固定;大出血并有创口时先止血后包扎等。

3.先重后轻

如有批量伤病员,应先抢救重伤员,再救治轻伤员。

4.急救呼救并重

现场有多人时,应呼叫医疗救护,启动医疗服务系统,尽早获得外援。如现场只有一人,一般先进行施救,及时打"120"电话呼救。

5.先救后送

经现场抢救,患者病情稳定后再运送到医院救治,搬动时应遵守医护原则,避免加重病情和痛苦。运送过程中要密切观察监护病情,维持相关抢救治疗措施,加强监护,保证将患者安全送达目的地。

6.保留离断的肢体或器官

就地取材,妥善处理患者断离的肢体或器官。如用干燥清洁的敷料或布类包裹离断肢体或器官,置于隔水塑料袋中,封口,外放冰块冷藏。切勿浸泡于液体中。将离断的肢体或器官与患者同时送上级医院。

7.救治记录

及时、准确、规范、详尽记录病史及抢救过程和措施,一式二份,一份留社区存档,一份随患者送到上级医院,做好交接工作。

(三)现场救护措施

1.评估现场环境

首先应评估发生的原因及环境的安全性,先消除环境险情再施救,确保安全。如触电者须先切断电源;溺水者先救上岸;中毒者先开窗通风或将患者转移到通风无毒的环境等,再进行施救。

2.评估病情

快速评估病情的危重程度,内容包括意识、气道、呼吸、循环等;在灾害现场伤员多,病情复杂,人力、物力、时间有限等情况下采取边检伤,边分类,边抢救的原则进行检伤分类,保证尽快救治不同程度的伤病员,提高存活率,降低死亡率。

(1)检伤在1～2分钟内完成。①评估意识:拍打患者双肩,在耳边呼唤患者,观察意识状态、语言表达能力等。②评估生命体征:查看胸廓起伏,把脸贴近患者口、鼻听呼吸音或感觉气流等评估呼吸功能;触摸颈动脉或股动脉搏动,查看面色及肢端温度,有条件时测量血压等,评估循环功能。③快速全面体检:按头颈、胸背、腹、脊柱、四肢的顺序快速检查全身情况。评估皮肤完整性、伤口、出血、四肢活动及患者对伤痛的反应等,判断生命受威胁的程度,以便实施抢救。

(2)分类:医务人员在2～3分钟内完成现场检伤分类,根据预检分诊(RPM)指标,包括呼吸(R)、灌注量(P)和精神状态(M)等,评估患者伤情,并佩挂红、黄、绿、黑四种不同颜色的伤情识别卡,据伤情程度选择不同的处置方式。预检分诊(RPM)指标如下。①呼吸:清理呼吸道后评估,如仍无呼吸视为死亡,挂黑色卡;如呼吸恢复,或有呼吸但频率>30次/分,视为重伤者,挂红色卡。②灌注量:脉搏<30次/分,摸不到或毛细血管充盈时间>2秒,视为重伤者,挂红色卡。③意识状态:有脉搏或毛细血管充盈时间<2秒,进一步评估精神状态,如有呼吸和脉搏但无意识者挂红色卡;有意识者挂黄色或绿色卡。

3.紧急呼救

早期呼救是抢救危重患者"四个生存链"中首要一环,使患者尽早得到救护支援,及时转运,提高抢救效率。全国统一的医疗急救电话是"120",通话后保持镇静,清楚表达以下信息:①患者姓名、性别、年龄、住址、联系电话。②患者患病或受伤时间,目前主要症状,已采取的急救措施。③选择路口、公交车站或较大的建筑物等有明显标志处作为等车地点,尽量提前出来接车,看见救护车主动挥手示意。④不要把患者提前搀扶或抬出来等待救护车,以免影响患者的救治。

4.现场救护要点

(1)保持呼吸道通畅:包括清除痰液、分泌物及口腔异物,必要时做气管切开;条件允许尽早给氧;呼吸心跳停止者立即行心肺复苏术。

(2)建立有效静脉通道:休克患者应建立两条以上静脉通道,及时补充血容量和/或药物等。

(3)对症救护止血包扎、解痉止痛、止吐平喘等。

(4)病情稳定后尽早转送患者到有条件的医院进一步诊治,途中加强监护并记录现场救护情况。

二、猝死紧急救护

(一)概述

猝死指患者突然、意外的心脏停止有效的搏动和或自主呼吸停止。由于心源性原因(心脏本身疾病,如冠心病、急性心肌炎、心肌病、瓣膜病变等)和非心源性原因(电击、溺水、中毒或创伤等意外事故、严重电解质与酸碱平衡紊乱、药物中毒和变态反应、麻醉和手术意外等)导致心脏泵血功能突然终止,全身血液循环突然停止,导致脑和全身脏器因缺氧发生不可逆的损害,患者进入临床死亡状态。

原发性呼吸停止是由气道梗阻,呼吸中枢功能减退或呼吸肌无力引起;继发性呼吸停止为循环功能不全引起。如患者心脏骤停 3 秒即感头晕;10～20 秒后出现晕厥或抽搐;30～45 秒后出现昏迷、瞳孔散大;60 秒后呼吸停止、大小便失禁;4～6 分钟后大脑出现不可逆转的损伤;10 分钟后脑组织死亡。

心肺脑复苏是使心跳、呼吸的患者迅速恢复呼吸、循环和脑功能所采取的抢救措施。强调黄金 4 分钟:心脏骤停后 4 分钟内进行正确的心肺复苏,并在 8 分钟内进行进一步生命支持,32％能抢救成功;4 分钟以后再进行心肺复苏只有 17％能救活。

(二)现场评估

判断心脏骤停的指征:患者突然意识丧失或伴全身抽搐;大动脉搏动消失,心跳消失,心音、血压消失;呼吸快而表浅迅即转为呼吸停止;呼吸浅慢、不规则或停止;双侧瞳孔散大,甚至固定,对光反射消失;脸色苍白或发绀等。

(三)现场徒手心肺复苏技术

患者一旦出现意识丧失、大动脉(颈、股)搏动消失即可诊断为心搏骤停,评估病情时间不超过 30 秒,以免延误抢救。

1.判断环境安全

首先判断周围环境是否安全,再进行抢救措施。

2.判断病情

(1)判断意识:拍打患者双肩,在耳边呼唤患者,按压人中穴刺激患者,时间不超过 10 秒。

(2)摆放体位:使患者仰卧硬地板上,头、颈、躯干成一直线,并解开衣领及裤带。

(3)判断大动脉搏动和呼吸:以示指、中指按压成人颈前中部旁两横指处,触摸颈动脉搏动,或触摸股动脉,幼儿触摸肱动脉;把脸贴近患者口、鼻,倾听呼吸音或感觉气流,同时察看胸廓是否有起伏,时间不超过 10 秒。

3.呼救

立即大声呼救,并指导围观人员拨打"120"电话或附近医院电话和协助抢救。

4.施救

(1)胸外心脏按压。①按压部位:左手掌根部放在胸骨中下 1/3 交界处(剑突上两横指处),男性按压两乳头连线中点,右手重叠在左手背上,两手手指跷起(扣在一起)离开胸壁。②按压姿势:采用跪姿或立于脚踏板上,双臂伸直与胸部垂直,以髋关节为支点,利用上半身重量垂直下压。③按压程度:垂直用力下压使胸骨下陷>5 cm。④按压频率与次数:以 100 次/分以上速度(约 18 秒)连续按压 30 次。⑤按压方式:下压与抬起时间为 1:1,待胸廓完全回复后方可再次按压,抬起时手掌不脱离胸壁。⑥有效标志:按压时出现大动脉搏动,收缩压>8.0 kPa(60 mmHg),面色、口唇、甲床色泽转红润。

(2)开放气道。松解衣领、裤带,清除口鼻咽腔异物,打开气道。方法包括仰头举颌法、托颌法等。①仰头举颌法:首选的方法,抢救者一手置于患者前额,以小鱼际肌向后向下按压使头后仰,另一手示指和中指置于下颌骨近下颏或下颌角处,向上抬起下颏,手指不要压迫患者颈前软组织,以免压迫气管;怀疑有颈椎骨折或脱位者禁用此法。②托颌法:用于怀疑有颈椎骨折或脱位者,双手置于患者头部两侧下颌角,肘部支撑在患者平躺的平面上,用力向前托起下颌并使头后仰。义齿一并清除,畅通气道,使人工呼吸提供的氧气到达肺部,保证脑组织及其他重要器官供氧。

(3)用按前额的手拇指和示指捏闭患者的鼻孔,另一手拇指扳开患者口部,抢救者吸一口气后,张口贴近患者的嘴,将患者口部完全包住,呈密封状。

(4)缓慢吹气 800~1 200 mL,持续 2 秒。

(5)一次吹气完毕后脱离患者口部,松开鼻孔并侧头查看胸廓有无起伏,评价效果。

(6)吹气频率:人工呼吸与胸外按压比例为 2:30,成人 14~16 次/分,儿童 18~20 次/分,婴幼儿 30~40 次/分,连续做 2 次口对口人工呼吸。

反复进行心脏按压和人工呼吸,不论是单人还是双人抢救,吹气和按压之比均为 2:30。抢救 5 个周期后判断抢救效果,如复苏成功,将患者置于侧卧位或头偏一侧,防止呕吐引起窒息;如复苏未成功,继续进行第二轮抢救。

5.复苏成功标志

(1)大动脉搏动恢复。

(2)自主呼吸恢复。

(3)瞳孔由大变小,出现对光反射。

(4)面色、口唇、甲床色泽转红润,四肢温暖。

(5)神志恢复。

三、昏迷患者紧急救护

(一)概述

各种原因引起脑功能高度抑制的病理状态,是意识障碍的严重阶段,表现为意识完全丧失,对外界刺激不起反应或出现病理反射活动,导致运动、感觉和反射功能障碍。引起昏迷的原因很多,临床上大致分三大类:①颅内病变。如颅脑外伤、脑出血、脑梗死、颅内感染、肿瘤、日射病和热射病、癫痫等,主要表现为局限性神经体征和脑膜刺激征。②物质代谢障碍。全身性疾病通过影响代谢而继发脑弥漫性损害,如低血糖症或高血糖症、尿毒症、肝性脑病、低钠血症、代谢性酸碱中毒等。一般无局限性神经体征和脑膜刺激征。③外源性中毒。如镇静安眠药、解热镇痛药、有机磷农药、一氧化碳、氢化物、苯、砷等中毒。

(二)临床表现与诊断

1.病史

问诊重点内容包括以下几点。

(1)起病缓急：突然发病，进行性加剧并持续昏迷者常见于严重颅脑外伤、出血性脑血管疾病、急性感染中毒等；缓慢起病，并发渐进性昏迷常为代谢性脑病、颅内占位性病变等。

(2)首发症状：如颅内出血、感染、颅内压增高等颅内疾病首发剧烈头痛；脑炎、颅内肿瘤早期表现为精神症状；急性化脓性脑膜炎、乙型脑炎以高热、抽搐起病；急性椎动脉供血障碍则以头晕为首发。

(3)环境和现场特点：冬季考虑一氧化碳中毒；夏季考虑中暑；晨起发生的意识障碍考虑 CO 中毒、服毒、脑卒中等；公共场所多为急骤发病，如脑血管意外、阿-斯综合征等；外伤后特别注意询问伤后有无出现昏迷；收集检验昏迷患者周围的药瓶、未服完的药品及呕吐物等。

(4)既往病史：考虑有无心、肺、脑、肝、肾等器官慢性疾病史。

2.体格检查

(1)生命体征。①体温：体温升高提示感染性或炎症性疾病，体温过高考虑中暑或脑干损害；体温过低常见于休克、中毒性昏迷和冻伤等。②脉搏：心动过缓见于颅内压增高或阿-斯综合征；心动过速考虑休克、心力衰竭、高热和甲亢危象等。③呼吸：肺炎、肺水肿、心力衰竭、肝性脑病等患者呼吸增快；呼吸深而快提示代谢性酸中毒；镇静类药物中毒、颅内压增高等则出现呼吸减慢。④血压：过高见于高血压危象、高血压脑病或颅内压增高等；过低提示脱水、休克、糖尿病昏迷、药物中毒等。

(2)皮肤黏膜：窒息、肺性脑病出现皮肤发绀；一氧化碳、乙醇和颠茄类药物中毒者皮肤潮红；低血糖、尿毒症、休克、贫血者皮肤苍白；男性乳房发育伴蜘蛛痣或皮肤、巩膜黄染考虑肝性脑病；抗胆碱能药物中毒或中暑者皮肤干燥；低血糖昏迷、休克者则出现皮肤湿冷。

(3)气味：酮味(烂苹果味)提示糖尿病酮症酸中毒，大蒜味提示有机磷中毒，氨味提示尿毒症，腐臭味提示肝性脑病，酒味提示乙醇中毒。

(4)外伤痕迹：检查头面部观察耳、鼻、眼出血、脑脊液漏，耳后、眼眶淤血等，如有无熊猫眼征；胸、腹、四肢检查皮下及内出血等表现。

(5)神经系统：检查瞳孔、眼球运动、运动反应、各种反射及脑膜刺激征等；瞳孔缩小提示有机磷或镇静安眠药中毒；瞳孔散大提示阿托品类药物中毒或深昏迷；一侧瞳孔散大预示脑疝形成。

3.判断昏迷程度

(1)昏迷程度分类：根据意识障碍程度、对疼痛刺激的反应、各种深、浅反射及血压、脉搏、呼吸的变化将昏迷程度分浅、中、深三类。

(2)昏迷指数评定：衡量意识状态的评价标准。①格拉斯哥昏迷计分法(Glasgow coma score,GCS)对运动反应、言语反应和睁眼反应等三方面15项检查指标进行评分，评估昏迷程度，最高15分，最低3分，8分以下为昏迷，分数越低，昏迷程度越重。②临床应用：判断病情，指导抢救、规范护理记录，制订护理计划。

(三)紧急救护

救护原则是保持呼吸道通畅，维持生命体征稳定，尽快查找病因并对症治疗。

1.呼救

尽快拨打"120",请求医疗支援。

2.判断生命体征

如有异常,现场给予基本生命支持和相应处理。

(1)安置体位:迅速使患者平卧。

(2)保持呼吸道通畅:及时清除口、鼻分泌物,抬高下颌、松解衣领及保持气道通畅,有条件者给氧;有呕吐者需将头偏向一侧并略抬高15°左右,防止呕吐物误吸引起窒息;呼吸停止者立即进行口对口人工呼吸。

(3)对症处理:①颅内压增高者给予20%甘露醇250 mL,20~30分钟内快速滴注。②血压低者尽快输液抗休克。③低血糖昏迷给予50%葡萄糖40~80 mL静脉注射。④抽搐者取出义齿,用手帕或其他布类小卷置于上下牙齿之间,防止咬伤舌头。⑤怀疑颅脑疾病者应固定头部减少活动。⑥药物中毒者进行洗胃和输液,加快排泄毒物并及时应用有效药物对抗。⑦CO中毒者立即脱离现场,高浓度吸氧。

(4)运送:经现场处理病情稳定后,尽快运送至上级医院进一步诊治;途中密切观察病情变化,经常呼唤患者,了解意识情况;对躁动者加强保护,防止意外损伤。

(韩翠华)

第六节　群体性食物中毒的救护

近年来,群体性食物中毒事件时有发生,在食源性疾病报告系统中,过去20多年里,仅在美国,每年就有7 600万食物中毒病例,导致32万人住院、5 000人死亡,发展中国家情况更加严重。中国作为世界上最大的发展中国家,据卫健委发布的信息显示,在我国人口死亡原因中,中毒原因致死居第五位,群体性食物中毒事件是造成居民急性死亡的重要原因之一。其实许多食物中毒的暴发是有局限性的,如2009年2月18日新疆伊犁5名儿童食用自制酸菜中毒,次日广州46人吃猪内脏引起中毒等,这些中毒均与食用某种食物有明显关系,且多数表现为胃肠炎的症状。因此,群体性食物中毒的现状应引起我们的高度重视,一旦发生应立即进行紧急现场医疗救援,经食品药监局部门等调查,抽取标本,明确中毒物质,控制好污染源,预防新增患者的再出现。

一、群体性食物中毒的概述

(一)基本概念

1.食物中毒

我国国家标准GB14938-1994《食物中毒诊断标准及技术处理总则》将食物中毒定义为"摄入了含有生物性、化学性有毒物质的食品或者把有毒有害物质当作食品摄入后出现的非传染性(不属于传染性)的急性、亚急性疾病。"

食物中毒属于食源性疾病的范畴,但不包括食源性肠道传染病、食物过敏引起的腹泻、暴饮暴食引起的急性胃肠炎及寄生虫病等,也不包括因一次大量或长期少量多次摄入含有有毒有害物质的食物引起的以慢性毒害为主的疾病。

2.群体性食物中毒

群体性食物中毒指在一定时间内,在某个相对的区域内,因食入或吸入特定有毒物质后,同时或相继出现 3 例及以上相同临床症状、体征者。有群体性、复杂性、紧迫性、共同性、艰苦性的特点。

3.突发公共卫生事件

《突发公共卫生事件应急条例》将突发公共卫生事件定义为"突然发生、造成或可能造成社会公众健康严重损害的重大传染病疫情、群体性不明原因疾病、重大食物和职业中毒以及其他影响公众健康的事件"。

突发公共卫生事件对公众健康的影响表现为直接危害和间接危害两类。直接危害一般为事件直接导致的及时性损害。间接危害一般为事件的继发性损害或危害,例如,事件引起公众恐惧、焦虑情绪等,对社会、政治、经济产生影响。

4.现场急救

现场急救指在最短的时间内,把确切而有效地救治措施带到危重患者身边,现场实施干预,然后直接转送相关医院或重症监护病房。

(二)群体性食物中毒的原因

(1)食品生产、运输或保存等环节卫生管理不当,造成食品被微生物或其他有毒物质污染。

(2)食品消费者因缺乏相应知识或鉴别能力,误食有毒动、植物。

(3)违法使用工业原料或其他含有毒物质的原料,生产和销售假冒伪劣食品。

(4)在食品中进行人为投毒。

(三)食物中毒的机制

1.局部刺激腐蚀作用

强酸、强碱可吸收组织中的水分,并与蛋白质或脂肪结合,使细胞变性坏死。

2.缺氧毒物引起机体缺氧

毒物破坏了呼吸功能,抑制或麻痹了呼吸中枢,或引起喉头水肿、支气管痉挛、呼吸肌痉挛及肺水肿等;毒物引起血液成分的改变,如发生碳氧血红蛋白血症、溶血等;毒物使机体组织细胞的呼吸受抑制,如氰化物、硫化物中毒;毒物破坏心血管功能,如毒物对心脏及毛细血管破坏并可引起休克。

3.麻醉作用

有机溶剂和吸入性麻醉剂有强嗜脂性,可蓄积于脂类丰富的脑组织和细胞膜,干扰氧和葡萄糖进入细胞内,从而抑制脑功能。

4.抑制酶的活力

多数毒物由其本身或其代谢产物抑制酶的活力而产生毒性作用。

(1)破坏酶的蛋白质部分的金属离子或活性中心。如氰化物能迅速与氧化型细胞色素氧化酶(Fe^{3+})结合,并阻碍其被细胞色素还原为还原型细胞色素氧化酶(Fe^{2+}),结果破坏了其传递氧的作用,引起组织缺氧及坏死。

(2)毒物与基质竞争同一种酶而产生抑制作用。例如,丙二酸与琥珀酸结构相似,因而竞争抑制琥珀酸脱氢酶,从而影响三羧酸循环。

(3)毒物与酶的激活剂作用,如氟化物可与 Mg^{2+} 结合,形成复合物,结果使金属离子失去作用。

(4)抑制辅酶合成,如铅中毒时,烟酸消耗增多,从而抑制辅酶Ⅰ和辅酶Ⅱ的合成。

(5)毒物与基质直接作用,例如氟乙酸可直接与柠檬酸结合成氟柠檬酸,从而阻断三羧酸循环的进行。

5.干扰细胞膜和细胞器的生理功能

如四氯化碳在体内产生自由基,自由基使细胞膜中脂肪酸发生过氧化而导致线粒体、内质网变性,细胞死亡。酚类如二硝基酚、五氯酚、棉酚等,可使线粒体内氧化磷酸化作用解偶联,妨碍高能磷酸键的合成与贮存,结果释放出大量能量而发热。

6.毒物对传导介质的影响

如有机磷化合物可抑制胆碱酯酶活性,使组织中乙酰胆碱过量蓄积,而引起一系列以乙酰胆碱为传导介质的神经处于过度兴奋状态,最后转为抑制和衰竭。

7.毒物通过竞争作用引起中毒

如一氧化碳可与氧竞争血红蛋白,形成碳氧血红蛋白,破坏了正常的输氧功能。

8.毒物通过影响代谢引起中毒

如芥子气影响核糖核酸的正常代谢,引起机体中毒。

(四)群体性食物中毒的流行病学特征

虽然食物中毒的原因不同,症状各异,但一般都具有如下流行病学特征。

(1)潜伏期短,发病突然,呈暴发性。一般由几分钟到几小时,很快形成高峰,呈暴发流行。

(2)临床表现相似,多以恶心、呕吐、腹痛、腹泻等胃肠道症状为首发或常见症状。

(3)发病与食物有明显关系,几乎所有患者在近期同一段时间内都食用过同一种"有毒食物",发病范围与食物分布呈一致性,不食者不发病,停止食用该种食物后很快不再有新病例。

(4)一般人与人之间不直接传染,发病曲线呈骤升骤降的趋势,没有传染病流行时不发病。

(五)群体性食物中毒的诊断、治疗原则

1.诊断

应根据流行病学调查资料、患者的临床表现和实验室检验资料做出诊断。其中,实验室检验包括对可疑食物、患者的呕吐物和粪便及血液等进行细菌学与血清学检查,必要时可进行动物试验,检测细菌毒素或测定细菌毒力。

2.治疗原则

中毒发生后,应立即采取下列措施救治患者并保全中毒线索。

(1)停止食用可疑中毒食品。

(2)在用药前采集患者血液、尿液、吐泻物标本,以备送检。

(3)积极救治患者:①催吐、洗胃、清肠等,特别是对病死率高且尚无特效治疗药物的食物中毒。②对症治疗:纠正酸中毒和电解质紊乱,保护肝肾功能,治疗腹痛和腹泻等。③特殊治疗:对于症状较重的感染性食物中毒者及时进行抗感染治疗。

3.中毒复苏原则

(1)保证现场安全,迅速清除毒源,有效消除威胁生命的中毒效应。

(2)尽快明确毒物接触史,快速准确对中毒患者做出病情评估。

(3)尽早足量的使用特效解毒药。

(4)严密注意病情变化,及时有效地进行对症处理。

(5)尽早地行脏器功能支持,降低死亡率与致残率。

(6)认真做好救治的医疗文书。

(7)主动、负责地做好病情与救治的报告工作。

(六)群体性食物中毒的预防

1.防止食品污染

(1)加强对污染源的管理：搞好食品卫生监督和食堂卫生，禁止食用病死禽畜肉或其他变质肉类，如醉虾、腌蟹；加强对海产品的管理，以防污染其他食品；炊事员、保育员等患传染病和化脓性皮肤病，治愈前不得接触与食品有关的工作。

(2)防止食品在加工、贮存和销售等环节的污染：搞好场所卫生清洁工作，餐具、刀、蔬菜筐、抹布等用具要洁净，并做好消毒工作，加工食物的容器，生熟食物、卤制品等都要分开，避免交叉污染；及时做好灭蚊虫，避免蚊虫滋生，食品从业人员注意个人卫生。

2.控制细菌繁殖及形成外毒素

注意低温存放食物，以控制细菌繁殖和毒素的形成。

3.杀灭病原菌和破坏毒素

食物食用前充分加热，以彻底杀灭病原菌或破坏形成的毒素。如蛋类应煮沸 8～10 分钟，肉块内部温度达到 80 ℃应持续 12 分钟，制作发酵食品的原料要高温灭菌等。

(七)群体性食物中毒监管部门

县级以上地方人民政府卫生行政部门主管管辖范围内食物中毒事故的监督管理工作。跨辖区的食物中毒事故由食物中毒发生地的人民政府卫生行政部门协助调查处理，由食物中毒肇事者所在地的人民政府卫生行政部门协助调查处理。对管辖有争议的，由共同上级人民政府卫生行政部门管辖或者指定管辖。

二、群体性食物中毒的救护

近年来，地震、洪涝事件等频频发生，灾后由于居住条件、饮用水供应系统破坏等原因，食物短缺、极易导致群体性食物中毒的发生和流行；其次，不健康的饮食也经常造成群体性食物中毒，因此，医务人员应在了解各类食物中毒的特点、症状及救治原则的基础上，进行紧急的现场救护，以便在第一时间内保证中毒人员的生命安全。

(一)各类群体性食物中毒的特点

1.细菌性食物中毒

(1)特点。①季节：在气候炎热地区和夏秋季节高发，常常为集体突然暴发。②发病：表现为胃肠道症状或神经症状。发病率高，病死率低，一般病程短，预后良好。③中毒食品：主要为动物性食物，如肉、奶、蛋等及其制品，植物性食品如剩饭、冰糕、豆制品、面类发酵食品也引起食物中毒。④常见病原菌：沙门氏菌属、葡萄球菌、芽孢杆菌、副溶血性弧菌、肉毒梭菌、大肠埃希菌等。

(2)临床表现。①潜伏期：潜伏期一般在 1～48 小时，最短 0.5 小时。②特点：感染型有发热和急性胃肠炎的症状，毒素型无发热而有急性胃肠炎的症状。③症状：细菌性食物中毒以胃肠道症状为主，如恶心、呕吐、腹痛、腹泻，腹泻水样便，偶有黏液、脓血。此外，还有神经精神系统症状，如头痛、怕冷发热、乏力、瞳孔散大、视物模糊、呼吸困难等，中毒严重者，可因腹泻造成脱水而危及生命。

(3)救治原则。①迅速排出毒物：对潜伏期短的中毒患者可催吐、洗胃以促使毒物排出；对肉毒中毒可用清水或0.05％的高锰酸钾溶液洗胃。②对症治疗:止吐、止泻、补液,纠正酸中毒和酸碱平衡紊乱。③特殊治疗:重症患者可用抗生素治疗,但葡萄球菌毒素中毒一般不需要用抗菌药,以保暖输液调节饮食为主。肉毒中毒患者应以尽早使用多价抗毒血清,注射前要做过敏试验;并用盐酸胍以促进神经末梢释放乙酰胆碱。

2.真菌毒素和霉变食物中毒

(1)特点:中毒的发生主要通过被霉菌污染的食物,被污染的食品和粮食用一般烹调方法加热处理不能将其破坏。机体对霉菌毒素不产生抗体有明显的季节性和地区性。霉菌生长繁殖和产生毒素需要一定的温度和湿度,常见的种类有赤霉病变、霉玉米中毒、霉变甘蔗中毒等。

(2)临床表现:潜伏期一般为10～30分钟,长者可延长至1～5小时。以胃肠道症状为主,主要症状恶心、呕吐、腹痛腹泻、头晕、嗜睡、流涎、乏力。少数患者有发烧、畏寒等,症状一般在一天左右,慢者一周左右自行消失,预后良好。

(3)救治原则:一般采取对症治疗,无需治疗可自愈。严重呕吐者可补液。

3.化学性食物中毒

(1)特点:①发病快,潜伏期较短,多在数分钟至数小时,少数也有超过一天的。②中毒程度严重,病程比细菌性毒素中毒长,发病率和死亡率较高。③季节性和地区性均不明显,中毒食品无特异性,多以误食或食入被化学物质污染的食品而引起,偶然性较大。

(2)临床表现:急性中毒发病急骤,病情较复杂,变化迅速。

(3)救治原则:①清除毒物:如催吐、洗胃、灌肠、导泻、利尿等。②其他措施:根据毒物的理化性质,可分别选用中和剂、沉淀剂,如牛奶、蛋清或液体石蜡。③血液净化疗法:不同毒物选用不同的净化技术,有指证者及早实施。④特殊解毒剂:排毒剂,如二巯基丙环酸钠等;拮抗剂,如急性有机磷中毒用抗胆碱能剂,急性酒精中毒、吗啡中毒用盐酸纳洛酮等;复能剂,如急性有机磷中毒用氯解磷定,高铁血红蛋白用亚甲蓝等;非特异性拮抗剂,如糖皮质激素等。⑤其他对症、支持治疗:改善患者内环境、增加抵抗力、减少痛苦、防止并发症以及重症护理工作、良好的营养、心理治疗等都十分重要。⑥中医药治疗:可根据辨证论治原则来进行。

4.有毒动植物食物中毒

(1)中毒原因:①动植物本身含有某种天然有毒成分(如河豚、毒蕈)。②由于贮存条件不当产生某种有毒物质(如发芽马铃薯)。③加工过程中未能破坏或去除有毒成分的可食的植物食品(如木薯、苦杏仁)。

(2)临床表现:①河豚毒素可引起中枢神经麻痹,阻断神经肌肉间传导,使随意肌出现进行性麻痹;直接阻断骨骼纤维;导致外周血管扩张及动脉压急剧降低。潜伏期10分钟到3小时。早期有手指、舌、唇刺痛感,然后出现恶心、呕吐、腹痛、腹泻等胃肠症状。四肢无力、发冷、口唇和肢端知觉麻痹。重症患者瞳孔与角膜反射消失,四肢肌肉麻痹,以致发展到全身麻痹、瘫痪。呼吸表浅而不规则,严重者呼吸困难、血压下降、昏迷,最后死于呼吸衰竭。目前对此尚无特效解毒剂,对患者应尽快排出毒物和给予对症处理。②毒蕈中毒:一种毒蕈可含多种毒素,多种毒蕈也可含有一种毒素。毒素的形成和含量常受环境影响。胃肠炎型可能由类树脂物质,胍啶或毒蕈酸等毒素引起,潜伏期5～6小时,表现为恶心、剧烈呕吐、腹痛、腹泻等,病程短,预后良好。神经精神型引起中毒的毒素有毒蝇碱、蟾蜍素和幻觉原等,潜伏期6～12小时,中毒症状除有胃肠炎外,主要有神经兴奋、精神错乱和抑制,也可有多汗、流涎、脉缓、瞳孔缩小等,病程短,无后遗症。溶血型同鹿蕈素、马鞍蕈毒等毒素引起,潜伏期6～12小时,除急性胃肠炎症状外,可有贫血、黄疸、血尿、肝大、脾大等溶血症状,严重者可致死亡。肝肾损害型主要由毒伞七肽、毒伞十肽等引起,毒素耐热、耐干燥,一般烹调加工不能破坏,毒素损害肝细胞核和肝细胞内质网,对肾也有损害,潜伏期 6 小时至数天,病程较长,临床经过可分为 6 期:潜伏期、胃肠炎期、假愈期、内脏损害期、精神症状期、恢复期。该型中毒病情凶险,如不及时积极治疗,病死率甚高。③木薯中毒:木薯的根、茎、叶中都含有亚麻苦苷,经水解后可析出游离态的氢氰酸,致组织细胞窒息中毒。潜伏期 6~9 小时,也有 1 小时发病者。主要是氢氰酸中毒症状。可因抽搐、缺氧、休克,呼吸麻痹而死亡。

(3)救治原则:早期用催吐、导泻等措施排出毒物,并给予其他对症治疗。

(二)群体性食物中毒调查与处理的目的

(1)查明食物中毒事件的发生经过:①确定食物中毒病例。②查明中毒食品。③确定食物中毒致病因素。④查明造成食物中毒的原因。

(2)提出并采取控制食物中毒的措施。

(3)对中毒患者进行抢救和治疗。

(4)收集对违法者实施处罚的依据。

(5)提出预防类似事件再次发生的措施和建议。

(6)积累食物中毒资料,为改善食品卫生管理提供依据。

(三)群体性食物中毒现场自救基本常识

中毒后一旦出现上吐、下泻、腹痛等食物中毒症状,首先应立即停止食用可疑食物,同时,立即拨打"120"向急救中心呼救。在急救车来到之前,可以采取以下自救措施。

1.催吐

对中毒不久而无明显呕吐者,可先用手指、筷子等刺激其舌根部的方法催吐,或让中毒者大量饮用温开水并反复自行催吐,以减少毒素的吸收。如经大量温水催吐后,呕吐物已为较澄清液体时,可适量饮用牛奶以保护胃黏膜。如在呕吐物中发现血性液体,则提示可能出现了消化道或咽部出血,应暂时停止催吐。

2.导泻

如果患者吃下去的中毒食物时间较长(如超过 2 小时),而且精神较好,可采用服用泻药的方式,促使有毒食物排出体外。用大黄、番泻叶煎服或用开水冲服,都能达到导泻的目的。

3.保留食物样本

由于确定中毒物质对治疗来说至关重要,因此,在发生食物中毒后,要保存导致中毒的食物样本,以提供给医院进行检测。如果身边没有食物样本,也可保留呕吐物和排泄物,以方便医师确诊和救治。

(四)现场处置基本原则

1.群体性食物中毒现场救护基本原则

(1)及时报告当地卫生行政部门:根据食物中毒事故处理办法规定,发生食物中毒或者疑似食物中毒事故的单位、接收食物中毒或者疑似食物中毒患者进行治疗的单位,应当及时向当地政府卫生行政部门报告发生食物中毒事故的单位、地址、时间、中毒人数、可疑食物等有关内容。

(2)对患者采取紧急处理:停止食用可疑中毒食品;采集患者呕吐物、血液、尿液等标本,以备送检;急救处理,包括催吐、洗胃和清肠;对症治疗与特殊治疗,如纠正水和电解质失衡,使用特效解毒药。①惊厥与抽搐:首选安定。②休克:补充血容量,尤其注意观察是发生中毒性心肌炎

③心律失常:密切观察、处理好中毒性心肌炎,调整好内环境。④呼吸困难:保持呼吸道通畅,合理、有效给氧。⑤颅内压增高:及时发现并应用脱水剂。⑥尿少:注意肾功能、补充血容量,最好应用活血、扩血管药和利尿剂,不用对肾脏损害的药物。⑦高热:查明原因,对症处理。⑧心搏呼吸骤停:心搏呼吸骤停是急性中毒最为严重的危象,及时有效地心肺复苏可达到有效的临床疗效。

(3)对中毒食品控制处理:保护现场,封存中毒食品或可疑中毒食品;采集剩余中毒食品或可疑中毒食品,以备送检;追回已售出的中毒食品或可疑中毒食品;对中毒食品进行无害化处理或销毁。

(4)根据不同的中毒食品,对中毒场所采取相应的消毒处理。

2.食物中毒事件的分级

食物中毒事件的发病人数达到 30 例及以上时,应按照突发公共卫生事件进行处理,事件分级如下。

(1)属重大突发公共卫生事件的食物中毒事件:一次食物中毒人数超过 100 人并出现死亡病例;或出现 10 例以上死亡病例。

(2)属较大突发公共卫生事件的食物中毒事件:一次食物中毒人数超过 100 人;或出现死亡病例。

(3)属一般突发公共卫生事件的食物中毒事件:发病人数在 30～99 人,未出现死亡病例。

对影响特别重大的食物中毒事件由国务院卫生行政部门报国务院批准后可确定为特别重大食物中毒事件。各省、自治区、直辖市人民政府卫生行政部门可结合本行政区域实际情况,对特殊环境和场所的分级标准进行补充和调整。

(五)群体性食物中毒现场处置流程

1.接报

建立首接负责制,由接报人做好详细记录,包括报告人姓名、联系电话,事件发生的时间、地点和现场情况,了解事件属性,填写食物中毒来电来访接报记录表。接报后核实报告内容,按规定程序立即上报,并通知救援队成员。

2.赴现场前的准备

(1)人员准备:指派与中毒人员数量相适应的医护人员,食品卫生监督专业人员、流行病学、中毒控制、检验、药理学或其他部门有关人员协助前往现场救援。

(2)采样用物准备(根据中毒人员数量准备充足):采样用的刀、剪、勺、镊子、夹子、吸管等;供采粪便用的采便管、培养基;供采呕吐物用的无菌平皿、采样棉球;供采血用的一次性注射器、灭菌试管;保藏样品的冷藏设施;盛装食物的灭菌广口瓶、塑料袋、75％酒精、酒精灯、记号笔等;防污染的工作衣或隔离衣、帽、消毒口罩、手套、靴子等;供涂抹用的生理盐水试管,棉拭子若干包,有条件的应配备选择性培养基。

(3)取证工具准备:照相机、录音机、摄像机等。

(4)现场快速检测设备:食物中毒快速检测箱、毒物快速分析设备、温度计等。

(5)调查用表和记录单准备:食物中毒个案调查登记表、调查结果汇总表、现场卫生检查笔录、询问笔录、采样单、卫生监督意见书、卫生行政控制决定书等卫生监督文书。

(6)参考资料准备。

(7)其他准备:如化学性、动物性食物中毒的特效解毒药。

3.人员分组及职责

到达现场后,一般情况下分两个小组,一组人员对病例开展个案调查,另一组人员抓紧时间开展相关现场调查,同时采集相关样品。特殊情况可以结合现场情况临时决定。对大规模食物中毒,调查处理组负责人应统一组织、协调、指挥调查人员分组分别赶赴不同的食物中毒现场进行调查处理。

(1)个案调查组:应对患者逐一进行认真全面的调查,并填写中心统一印制的食源性疾病个案调查记录表,对个案调查表上的所有项目均做详细询问和记录,调查完毕后应请被调查者在个案调查表上签字认可。调查过程中的注意事项:①对最早发病和症状较重的患者进行重点调查。②对每项症状和体征进行仔细询问和记录,要注意对诉说的主观症状真实性的分析判断,应避免诱导性的询问,多收集客观的表现。③应特别注意是否出现特殊临床表现,如指甲口唇发绀、阵发性抽搐等。④若中毒餐次不清,则需结合临床症状,对 72 小时内进餐食品进行调查。⑤如果患者以恶心、呕吐为主要症状,可以重点询问发病前数小时内所吃的食物;若患者以腹痛、腹泻为主要症状,应重点调查发病前 20 小时内的进餐食品;如疑为化学性食物中毒,则重点调查发病前一餐的食品,调查时应注意了解是否存在食物之外的其他可能与发病有关的暴露因素。

(2)现场调查组:应对可疑中毒食品的加工环境及其制作和销售过程进行详细调查询问,同时完成相关样品的采集。根据就餐食谱、患者临床表现特点和就餐情况、食品的加工方法等确定重点食品优先调查。①采样品种包括 3 类,分别是可疑食物和水样、环节类样品(食品容器和加工用具等物品表面涂抹液)、患者生物材料(粪便、呕吐物、血液、尿液等),可能条件下还应采集厨师和直接接触食品人员的手、肛拭子等。对腹泻患者要注意采集粪便和肛拭子,对发热患者注意采集血液样品,对怀疑化学性中毒者应采集血液和尿液。②采样要求:送微生物检验时,用具必须是无菌的,并以无菌操作进行采样;样品需在合适的容器中密封,需冷藏应在最短时间内送检;对规模较大的食物中毒事件应采集 10～20 名具有典型临床症状的患者的检验样品,同时应采集部分具有相同进食史但未发病者的同类样品作为对照。③特殊情况时的采样:如果样品是必须的,不管患者是否已经使用过抗生素,也不管设备工具等是否已进行过消毒,均需按常规采样。④样品的现场检测:有条件时,应尽可能用快速检验方法在现场进行定性检验,不要求灵敏度,但应简便、快速,以协助诊断为抢救患者提供依据。⑤样品的保管与送检:不能进行现场检测的样品必须贴上标签,填写名称、时间、地点、数量、现场条件、采样人等,做到严密封闭包装,置冰箱内保存,温度通常控制在 4 ℃左右,并应在 4 小时内送至实验室,无条件时,在样品采集和运送途中应用冰壶冷藏;如发现容器可能影响检验结果时,应在检验报告上注明;送检材料必须注明材料件数、数量、采样的条件、样品名称、采样时间、送检时间;为使化验室明确样品的送检目的,应注明送检理由,食物中毒情况及食物中毒可疑原因;化验室接到样品必须签字,注明接到时间,并立即进行化验。

4.急救与护理

一般来讲,群体性食物中毒现场处理中的任务主要有 4 项:①迅速对现场患者进行检查及伤害程度分类,对危重患者进行紧急处置。②了解中毒人员自救措施实施程度。③保持危重患者的气道通畅、供氧,维持其血液循环,满足生命需要。④迅速安全地将所有患者疏散、转送到有救治能力的医院。

群体性食物中毒发生后,应立即停止食用可疑中毒食品,并且在用药前采集患者血液、尿液、吐泻物标本,以备送检。具体方法如下。

(1)清除胃内毒物,阻止继续吸收,加速排泄:立即给予中毒症状较轻、神志清醒且能合作的患者口服温盐水催吐洗胃;对中毒时间长且神志不清者,用洗胃机洗胃,直至呕吐物及洗出物无味为止。洗胃时要密切观察患者的神志、呼吸、脉搏、回流液等情况。如发现异常应暂停洗胃并采取相应的措施处理。洗胃完毕从胃管内注入 33% 硫酸镁溶液 20 mL,以加速毒物的排泄。

(2)快速建立静脉通道:重患者在洗胃同时,迅速建立静脉通道,按医嘱给予相应的治疗,如给予 10% 葡萄糖或生理盐水加相应的解毒剂、护肝剂等药物;较轻患者也立即给予静脉输液及相应的药物治疗。

(3)密切观察病情:由于患者数量较多,在抢救的同时也应注意患者的神志、呼吸、脉搏、瞳孔、皮肤颜色、血压、大便次数(特别观察是否带脓血),记录好尿量、监测血钾、钠等情况变化,并及时给予相应的处理。

(4)做好基础护理,预防并发症的发生:认真记录护理病历,为治疗患者提供可靠资料。对于患者身上污染的衣物及时脱下,进行消毒处理。

(5)心理护理:此类患者由于突发性事件,多无心理准备且多无家属,往往表现为恐惧、紧张、激动,对预后甚为担忧,且患者由于心理作用,因相互影响而使自觉症状加重。而发生事件的单位则表现为紧张、不知所措、怕负责任。这时作为医护人员给予充分的理解,做好解释工作,并由后勤部门协助他们办理有关手续,护送患者检查、入院;安排无症状人员的生活等工作,耐心解除他们紧张、恐惧及无助的心理,让他们主动配合抢救及治疗的工作。在抢救工作顺利进行后,碰到患者家属的疑问时,我们要及时解答,并做好疾病相关知识的健康教育。

(6)认真执行消毒隔离,防止交叉感染。

5.事件现场的临时控制措施

(1)保护现场,封存中毒食品或可疑中毒食品。

(2)封存被污染的食品用工具、用具和设备,并责令进行清洗消毒。

(3)暂时封锁被污染的与食物中毒事件相关的生产经营场所。

(4)责令食品生产经营单位追回已售出的中毒食品或可疑中毒食品。

(5)对已明确的中毒食品进行无害化处理或销毁。

(6)做好垃圾的分类处理,防止水源污染。

6.善后处理

(1)封存物品、场所处理:①对被封存的食品、食品用工具和用具及有关生产经营场所,应当在封存之日起 15 天内完成检验或卫生学评价工作,并作出以下处理决定:属于被污染或含有有毒有害物质的食品,依法予以销毁或监督自行销毁;属于未被污染且不含有有毒有害物质的食品,以及已消除污染的食品相关用具及有关生产经营场所,予以解封。②因特殊原因,需延长封存期限的,应作出延长控制期限的决定。

(2)行政处罚:调查结束后,依据中华人民共和国食品卫生法及食品卫生行政处罚办法等法律规定,对肇事者实施行政处罚。对受害者的赔偿等,由政府相关部门按相应法律、依法处理。

(3)食物中毒事件评估:在食物中毒事件处理完毕后,应对事件进行科学、客观的评估。评估内容包括食物中毒事件种类和性质、事件对社会、经济及公众心理的影响、应急处理的响应过程、调查步骤和方法、对患者所采取的救治措施、调查结论等,评估应包括有关经验和教训的总结。

7.防止事件危害进一步扩大的措施

(1)停止出售和摄入中毒食品和疑似中毒食品。

(2)当发现中毒范围仍在扩展时,应立即向当地政府报告。发现中毒范围超过本辖区时,应通知有关辖区的卫生行政部门并向共同的上级卫生行政部门报告。

(3)如有外来污染物,应同时查清污染物及其来源、数量、去向等,并采取临时控制措施。

(4)如中毒食品或疑似中毒食品已同时供应其他单位,应追查是否导致食物中毒。

(5)根据时间控制情况的需要,建议政府组织卫生、医疗、医药、公安、工商、交通、民政、广播电视和新闻单位等部门采取相应的措施和预防措施。

(6)其他有关措施。

(六)常见食物中毒的救护

1.肉毒芽胞菌(简称肉毒梭菌)食物中毒

(1)尽快排除毒物:立即催吐后用0.05％高锰酸钾溶液、2％碳酸氢钠溶液或活性炭混悬液洗胃、导泻、高位灌肠等。

(2)抗毒素治疗:此为本病的特效疗法,一般在进食污染食物24小时内或肌肉麻痹前给予最为有效。多价抗毒素(A、B、E型)1万～2万U静脉注射或肌内注射,或静脉及肌内各半量注射,必要时于6小时后同量重复1次。使用前必须做过敏试验,如出现变态反应,则需用脱敏方法给药。①过敏试验法:吸取0.1 mL血清制品,用生理盐水稀释到1 mL,在前臂掌侧皮内注入0.1 mL,注射后观察10～30分钟,注射后如有红肿、皮丘者为阳性反应,无红肿、皮丘者为阴性。②脱敏法:将血清制品稀释10倍,分数次皮下注射,每次间隔10～30分钟,第一次注射0.2 mL,观察有无气喘、发绀、脉搏加速等反应,没有上述反应可酌情增量注射,共注射观察3次,如仍无异常,即可将全量做皮下或肌内注射。

(3)对症和支持治疗:①患者应安静、卧床休息,休息期限依病情轻重而定,注意保暖。②吞咽困难时,用鼻饲或胃肠外营养;防止水、电解质及酸碱平衡失调。而呼吸困难时应给氧,必要时行人工呼吸或气管插管,呼吸衰竭时应迅速抢救。按医嘱给予肌松剂,忌用麻醉剂、镇静剂。③给予青霉素,防止并发感染,禁用氨基糖苷类抗生素如庆大霉素等,以防加重症状。④便秘者应灌肠,一方面可缓解腹胀,另一方面又可加速毒物排出。⑤婴儿肉毒中毒:一般不用抗毒素,而用青霉素类抗生素口服或肌内注射,以减少肠道内肉毒杆菌的数量,防止毒素的产生和吸收,同时进行对症及支持治疗。

2.沙门菌食物中毒

(1)洗胃、催吐、导泻:中毒后立即用0.05％高锰酸钾溶液反复洗胃,洗胃越早效果越好。在无呕吐的情况下,可催吐。机械性刺激或用催吐剂,如吐根糖浆。但是在中毒时间较长,可给硫酸钠15～30 g,一次口服。吐泻严重的患者,可不用洗胃、催吐和导泻。

(2)抗生素治疗:一般病例无须使用抗生素。严重患者可用氯霉素,静脉滴注或口服。亦可使用头孢唑林等。

(3)补充水分和纠正电解质紊乱:胃肠炎型及霍乱型患者,吐、泻较重,损失大量水分,应根据失水情况,补充适当水分。补充水分,一是口服,二是静脉滴注。凡能饮用者,应尽力鼓励患者多喝糖盐水、淡盐水等,这在人数很多的食物中毒现场时十分必要的。如有酸中毒,应补充碱性药物,如有低钾血症,应补充钾盐。补充水分和纠正电解质紊乱,应贯穿于急救治疗的全过程。这样,往往会收到事半功倍的效果。

（4）对症治疗：腹痛、呕吐严重者，可用阿托品 0.5 mg 肌内注射。烦躁不安者给镇静剂，如有休克，进行休克治疗。

3.副溶血弧菌食物中毒

抗生素治疗，副溶血性弧菌对氯霉素敏感，脱水应及时补充水分、纠正电解质紊乱。

4.志贺菌属食物中毒

志贺菌属食物中毒可用抗生素治疗，一般用于治疗的抗生素有氨苄西林、甲氧苄嘧啶/新诺明（也被称作复方新诺明或 Septra 磺胺类抗生素）、环丙沙星。适当的治疗可以杀死患者粪便中的致病菌，并缩短病程。但一些志贺菌属越来越具有耐药性，一些症状较轻的患者不用抗生素治疗，通常也会很快恢复。因此，当在一个社区有许多人感染志贺菌属时，抗生素有时只用于治疗那些较重的病例。止泻灵类药物，如洛哌丁胺或地芬诺酯都含有阿托品，会导致病情加重，应当避免使用。

5.李斯特菌食物中毒

本菌对氨苄西林、四环素、氯霉素、红霉素、新霉素敏感，对多粘菌素 B 有抗药性，不过首选药物为氨苄西林。如果孕妇发生感染，要迅速应用抗生素，可以防止胎儿和新生儿的感染。婴儿感染李斯特杆菌病，应用和成人相同的抗生素，一般联合使用抗生素直到医师明确诊断。

6.创伤弧菌食物中毒

抗生素治疗，如多西环素、第三代头孢菌素（头孢曲松、头孢他啶等）。

7.空肠弯曲菌食物中毒

空肠弯曲菌都是自限性疾病，不经过特殊的治疗都可以康复，如果患者腹泻时间较长，需要补充液体。对一些严重的病例，可以应用红霉素或庆大霉素等抗生素治疗，来缩短病程。如果早期用药，一定要经过医师，确定抗生素是否必须使用。

8.小肠结肠炎耶尔森菌食物中毒

腹泻较轻的病例，通常不需要抗生素治疗就可以痊愈。然而，较重的合并感染者，可用氨基糖苷类、多西环素、氟化喹啉酮类等，对第一代头孢不敏感，亦可试用第二代、第三代头孢。

9.椰毒假单胞菌酵米面亚种食物中毒

在本菌中毒发生后，应立即组成急救组织，将患者分成轻、中、重型，于不同病室分别进行急救与治疗，以免互相干扰。根据现场经验，急救与治疗主要分为以下 4 项。

（1）危重患者重点急救，轻症患者当重症治，未发病者当患者治。在本菌食物中，医务人员忽视了对其进行及时、彻底地洗胃和清肠，未发病者可突然发病或轻症者病情恶化，而造成死亡。这种沉痛的教训必须很好地吸取。因此，我们务必采取危重患者重点急救，轻症患者当重症治，未发病者当患者治的急救与治疗原则。

（2）排除毒物要及早、坚决、彻底。洗胃、清肠以排除本菌食物中毒患者的体内毒素，应当作为急救与治疗的首要措施。这项措施执行的早晚和彻底与否，与预后关系甚大。洗胃、清肠越彻底，病死率可以大大降低。因此，一旦发生本菌食物中毒，凡进食者，不论其是否发病、轻重程度、发病早晚、发病迁延多久，甚至 2～3 天，只要是未有彻底排除毒物的，一律都要洗胃、清肠。但是，洗胃、清肠往往被忽视，一般又多认为中毒时间较久，毒素已吸收入体内，就无须洗胃、清肠了。实际不然，曾有进食臭米面食品后 48 小时和 72 小时死亡的患者，尸检时胃内仍有大量的臭米面食物。这可能与胃肠麻痹，胃肠排空能力降低有关。因此，我们在排毒措施上，一定要早、要彻底，可以收到事半功倍的效果，提高治愈率。如果发现本菌食物中毒者后，应立即令其用各种方法刺激咽部催吐。催吐不成则应反复、彻底地洗胃。洗胃以用洗胃机/器为宜,一定要把臭米面残渣和黏液彻底洗出来。洗胃之后口服或注入硫酸钠 25～30 g,以便清肠。投予药物而来排便者,则应考虑重复给药。也可在洗胃同时用温肥皂水高位灌肠,油类泻剂以不用为宜。

(3)保肝、护肾、防止脑水肿是对症治疗的重点。本菌食物中毒患者,常常出现不同程度的多种脏器损害。一旦出现肝、肾损害时,治疗上多有矛盾。因此,在保肝、护肾方面要早期采取措施,而不要等待症状出现后再给予处置。其中护肾尤为重要,如果一旦出现肾功衰竭,各种药物的应用十分困难。

(4)控制感染。本菌食物中毒患者机体抵抗力大为降低,很容易感染,如一旦发现则很难控制,常迅速发展,引起死亡。对于插管、导尿必须严格注意消毒与无菌操作,对于呼吸道感染必须予以注意。

10.河豚鱼食物中毒

(1)争取尽快排出毒物,用 5‰碳酸氢钠溶液洗胃。洗胃完毕时,从胃管注入硫酸钠溶液导泻。

(2)及时补液,并维持水与电解质平衡,促进毒物排泄。

(3)肌肉麻痹用番木鳖碱 2 mg 肌内或皮下注射。

(4)呼吸困难者可用洛贝林等肌内注射。一般认为尽早应用肾上腺皮质激素,可收到良好的疗效。

11.亚硝酸盐食物中毒

使患者处于空气新鲜,通风良好的环境中注意保暖。进食时间短者可催吐。用筷子或其他相似物品轻轻刺激咽喉部,诱发呕吐。或大量饮温水也能产生反射性的呕吐。如病情严重,且中毒时间较长者,应速送到医院进行抢救。

(韩翠华)

第七节　社区口腔预防保健与护理

一、概述

口腔预防保健是口腔科学一个重要的分支学科,发展迅速。20 世纪以来,随着口腔医学的发展,口腔预防保健无论在预防措施与方法的应用研究方面,还是在健康促进与人群口腔保健服务方面,都有了长足进步。口腔预防保健的发展提高了社会人群及口腔专业人员对口腔医学保健预防工作重要性的认识,增加了社会人群的口腔卫生知识,转变了观念、态度,为全社会口腔健康水平的提高奠定了基础,对口腔医学进步起到了推动作用。

(一)口腔预防保健的目标和内容

1.预防保健的目标

口腔健康是生活质量的决定因素之一,实现人人口腔健康是全社会的共同理想和目标。要实现这一目标就要预防口腔疾病的发生,控制疾病的发展,恢复机体的功能,保护和促进健康。正如世界卫生组织(WHO)提出的"使所有的人都尽可能地达到最高的健康水平"。

2.预防保健研究的对象

口腔预防保健以研究群体预防措施为主要对象,以研究个人预防保健方法为基本要素,以预防为主要策略思想,研究掌握预防口腔疾病的发生与发展的规律,促进整个社会口腔健康水平的提高。

3.预防保健研究的内容

以口腔健康为中心,研究口腔疾病病因和危险人群的判断。口腔疾病为多因素疾病,对口腔疾病的多种危险因素的研究,使人们在预防口腔疾病时能够确立侧重点和目标;对高危人群的判断,能够集中社会的口腔卫生服务,控制口腔疾病的流行;加强口腔卫生保健用品的研究,特别是含氟牙膏和保健牙刷的研究,可以为社会大众提供有效、经济的口腔卫生保健用品;开展多种形式的口腔健康教育来改变人们对口腔保健的认识、态度和行为,可以增进社区人群对口腔卫生服务的需求;采用世界卫生组织推荐的方法监测口腔健康状态;采用多中心随机对照试验,应用循证途径,来评价各种口腔保健和防治用品的安全性和有效性,进一步深入开展口腔预防保健和循证研究,以提高专业人员的判断能力和增强预防措施的效果。

(二)工作原则

预防保健工作的原则是根据疾病的病程制订的。预防可从疾病发展的任何阶段介入,即预防贯穿于疾病发生前直至疾病发生后转归的全过程。根据各阶段的特点与内容,将预防保健工作分为三级。

1.一级预防或初级预防

一级预防是指疾病处于病理形成前期过程,以病因预防为主,针对致病因素采取预防措施。强调自我保健,健康教育,以及特殊的防护措施,即社区公共卫生措施,监测危险因素与疾病发展趋势。

2.二级预防

二级预防是疾病已经进入病理形成期,但处于疾病的早期阶段。因此,早发现,早诊断,早治疗,及时采取适当的治疗措施,阻止病理过程的进展,尽可能达到完全康复。

3.三级预防

三级预防是疾病已发展到严重和晚期阶段。三级预防也就是对症治疗。以防止伤残与康复功能为主要目的,如恢复器官的功能缺陷,尽可能恢复一定的生产能力和生活自理能力。

二、龋病和牙周病的预防

龋病、牙周病是人类最常见的口腔疾病。而保持口腔清洁健康是预防其发生发展的主要途径,重点是控制牙菌斑,消除局部刺激因素,提高宿主抵抗力,以达到增强口腔健康的目的。

(一)控制牙菌斑

牙菌斑是一种细菌性生物膜,为基质包裹的相互黏附或黏附于牙面、牙间或修复体表面的软而未矿化的细菌性群体,不易被水冲去或漱掉。牙菌斑生物膜是整体生存的微生物生态群体,细菌依靠生物膜紧密黏附在一起生长,是导致牙周病和龋齿发生的必要因素。因此,要控制菌斑数量和致龋菌的毒性作用。牙菌斑的控制应包括菌斑数量的控制和致龋菌的毒性作用的控制。具体方法如下。

1.机械法清除菌斑

机械法清除菌斑的方法包括用牙刷、牙线、牙间刷及牙间清洁器等清除口腔内牙菌斑,是目前认为清除牙菌斑、控制菌斑数量最为有效、最易被广泛接受的自我保健方法。

2.生物学方法

(1)抗菌剂:主要是对致龋菌的抑制,从而达到控制菌斑的作用。优点是使用较广泛,效果肯定;缺点是长期应用存在耐药性及毒副作用,并对口腔微生物无选择地抑制,可抑制有害菌,也可抑制有益菌。而天然植物抗菌剂毒副作用少,已广泛开展应用,如将五倍子、甘草、厚朴、大黄、黄芩、金银花、血根草及茶叶等的提取物添加到牙膏或漱口剂中使用,起到减少菌斑滞留、清新口腔的作用。

(2)抗附着剂:抗附着剂有抑制吸附及解吸附作用。如抑制菌斑黏多糖形成,阻止细菌对牙面附着,使已附着的菌斑(黏多糖)解脱。下列各类抗附着剂已在防龋中应用。

酶类:酶类抗附着物质有非特异性蛋白水解酶,主要破坏细菌表面蛋白、阻止致龋菌在牙体表面的附着。特异性葡聚糖酶可溶解致龋菌产生的葡聚糖,影响菌斑的形成。目前,可从青霉菌、黑毛菌等分离出水溶性葡聚糖酶,可起到减少菌斑堆积的作用,可放在牙膏中使用。

甲壳素类:甲壳素属氨基多糖类物质,从虾蟹壳里提取甲壳素,经脱乙酰基后成为乙酰甲壳胺。可溶,可被人体吸收,有多种衍生物,无毒副作用,是人类食品添加剂,它是提高人体免疫功能的天然物质。在防龋研究上,主要作用是凝集致龋菌,减少菌斑形成,解脱已黏附的菌斑;同时可减少乳酸量;防止口腔 pH 下降。目前,已添加到漱口剂、牙膏、口香糖内使用。

天然植物药类:天然植物中五倍子、甘草、红花可与获得性膜中的黏蛋白和富脯蛋白结合,阻止细菌黏附。茶多酚除了有较好的抑菌作用外,主要作用是抑制葡糖基转移酶活性,减少葡聚糖的合成。这些天然品已被添加到牙膏、漱口剂、口含片中,作为防龋的制剂应用。

3.化学方法

氯己定为双胍类,是广谱杀菌剂。对革兰氏阳性、阴性菌均有较强的抑菌作用,对变形链球菌、放线菌的作用尤为显著。它可以和获得性膜蛋白的酸根结合,滞留在牙体表面,抑制细菌的聚积和阻止附着,它还具有药物缓慢释放的特点。目前,防龋制品有牙膏、漱口剂、防龋涂料及缓释装置等。由于它是强抗菌剂,可使舌背及牙面着色,对口腔黏膜有轻度刺激,使用范围受到限制;但在口腔局部的应用是安全的,也可用于放疗患者。

三氯生又名三氯羟苯醚,是一种脂溶性非离子杀菌剂,低浓度可起到抑菌效果,不引起着色现象。目前以防腐剂成分放入牙膏内,浓度不能超过 3%,可以达到抑制菌斑作用。

4.免疫方法

免疫防龋包括致龋菌特异性抗原和特异性抗体两部分。

(1)特异性抗原:特异性抗原的研究就是研制防龋疫苗,是以主动免疫的方式抑制致龋菌的抗原作用,在试验中已经取得了较好的效果。但疫苗的研究还处于完善阶段,有待于进一步进行临床有效性、安全性、稳定性试验,经验证后才能被广泛应用。

(2)特异性抗体:特异性抗体的使用是用被动免疫的方法,直接在口腔内对致龋菌抗原进行免疫,以达到防龋的目的。

(二)限制含蔗糖的食物

流行病学和动物试验证明,蔗糖可被细菌利用,有助于菌斑形成和产生有机酸。不同类型的含糖食品致龋作用程度不同,固体食品(如糖块)比液体食品(如饮料)更容易致龋,因固体含糖食品在口腔长时间停留,可破坏口腔菌群平衡,激活致龋变形链球菌过度生长,在胞外产生细胞外多糖促进菌斑形成。蔗糖饮食的摄入频率与龋病的发生也是密切相关的。目前,糖代用品还不能完全代替蔗糖。因此,要进行关于控制蔗糖摄入频率及吃糖后要及时清洁口腔、减少糖在口腔内滞留时间的卫生知识的教育,并且对儿童和青少年进行"建立合理饮食习惯,少吃零食,在两餐之间少吃或不吃糖果、糕点,特别是睡前应禁吃糖食"的教育尤为重要。

(三)氟化物防龋

氟是人体必需的微量元素之一。氟与钙、磷的代谢关系密切,少量氟化物的参与能加速骨骼和牙齿硬组织矿化成分中磷灰石的形成,增加其硬度、强度和稳定性。氟的缺乏可以引起钙、磷代谢的障碍。氟的防龋作用已普遍得到公认,大量科学数据表明,适量氟能维护牙齿的健康,缺乏氟则增加牙齿对龋病的易感性。

氟化物防龋机理:氟化物能有效地预防龋的发生,是因为它有如下作用:①当牙菌斑与唾液中存在氟化物时,它能促使早期釉质病损再矿化,在龋洞形成之前就开始了修复过程。②氟化物可干扰糖原酵解,通过这一过程阻止致龋菌代谢糖所产生的酸。③较高浓度的氟化物有杀灭致龋菌和其他细菌的作用。④在牙齿发育期间,摄入氟化物使釉质更能对抗牙萌出后的酸侵蚀。这一作用的多重性增加了氟防龋的价值。

因此,氟化物防龋是有效可行的,应尽可能使口腔内保持持续性低浓度的氟化物。可以通过氟化饮水、牛奶、食盐、漱口液、牙膏等方式获得氟化物,还可通过专业使用氟化物获得,或者使用含氟牙膏并配合使用上述任何一种来源的氟化物。WHO的政策之一是支持在发展中国家推广使用含氟牙膏。目前,氟化物防龋的应用方法分全身和局部两种途径。

1.氟化物的全身应用

氟化物的全身应用是通过消化道将氟化物摄入,通过胃肠道吸收进入血液循环系统,然后转输至牙体及唾液等组织,达到预防龋病的目的。

(1)自来水氟化:将自来水的氟浓度调整到最适宜的浓度,以达到既能防止龋病的发生,又不引起氟牙症的流行。为了达到防龋目的,在低氟区把社区供水的氟浓度调整到适宜浓度即为自来水氟化。在实施过程中,水厂要有严格的管理和检测系统,确保饮水氟浓度达到并保持在预定的标准范围内,投加的氟化物有氟硅酸(H_2SiF_6)、氟硅酸钠(Na_2SiF_6)和氟化钠(NaF)等。H_2SiF_6 和 NaF 用液体投加法;Na_2SiF_6 用固体投加法。随供水量的大小调节投加量,定期进行监测和记录。

自来水加氟应遵循的基本原则:①饮水的适宜氟浓度一般应保持在 0.7~1.0 mg/L。②低氟区饮水氟含量在 0.5 mg/L 以下,在考虑加氟前,应首先调查该地区氟牙症的流行情况。如果氟牙症指数在 0.6 以上,则无加氟的必要。③饮水氟含量在 0.5 mg/L 以下,氟牙症指数低于0.6 时,可结合龋病的发病情况决定。应以 15 岁儿童的龋均为标准,如果超过 1 DMFT,可酌情适当增加饮水氟含量,如 DMFT 很低,可考虑其他预防措施。④饮水氟含量超过 1.5 mg/L 则应采取措施消除过量的氟,但饮水氟含量在1.5 mg/L 以下,而氟牙症指数超过 1 时,应找出原因,采取措施,减少氟的摄入量。⑤饮水氟含量应按季节、气温的变化进行调整。⑥自来水加氟需要严格的管理和检测系统,保证安全有效。

学校饮水氟化适用于不能实施公共自来水氟化的低氟地区,如没有自来水的乡村。由于学生只有部分时间在学校饮水(20%~25%),而且年龄已在 6 岁以上,恒前牙牙冠已矿化,不会产生氟牙症的问题。所以在小学内的饮水氟浓度可以为社区自来水氟浓度的 4.5 倍。但同样需安装一套供水设备,并且要有严格的管理和监督措施。饮用氟化水时间越早越好,饮用氟化水时间越长效果越好。

（2）食盐氟化：食盐氟化是以食盐为载体，加入氟化物，达到适量供氟以预防龋病的目的。食盐氟化适用于没有开展饮水氟化或没有自来水的低氟区。不同国家或地区由于饮食习惯不同，人群对盐的摄入量也不尽相同。WHO推荐每人每天6 g摄入量。我国平均为13.2 g。而在高氟区或适氟地区应用氟化食盐不当可能会造成危害。

（3）牛奶氟化：牛奶氟化是WHO近年来推荐的一种可供选择的全身用氟措施，它与饮水氟化和食盐氟化一样，安全、有效和经济。牛奶是一种氟化物的良好载体，又属于非致龋食品。用于牛奶氟化的氟化物有氟化钠、氟化钙、单氟磷酸钠和氟钙酸钠。牛奶中的氟化物约72％可被机体吸收。

（4）口服氟片：氟片是由氟化钠或酸性氟磷酸盐加香料、赋形剂、甜味剂制成的片剂，目前推荐的有0.25 mg和0.5 mg两种不同的含氟量。口服氟片是价廉、简单易行、行之有效的方法，适用于未能实施其他全身性用氟防龋的低氟区。由口腔科医师开处方后方可使用，每次处方含氟总剂量不得超过120 mg，应用剂量与当地饮水氟浓度和儿童年龄有关。在患龋率低的地区，给可能患龋的儿童应用剂量为每天0.5 mg氟。口服氟片时，应先将片剂嚼碎或含化并涂满整个口腔，使它兼有局部作用，以增加效果，一般不宜吞服。服用后半小时内不漱口、不进食。

类似氟片的还有氟滴剂，适于2岁以下婴幼儿，每天睡前将含氟溶液滴于颊黏膜或舌部，不漱口、不饮水。可获得全身和局部双重作用。应用原则和每天补充的氟化物量与氟片相同，使用氟滴剂可使龋病发病率降低40％。

2.氟化物防龋的局部应用

局部用氟是用不同的方法把氟化物带到牙齿表面，增强牙面的矿化程度和促进再矿化，提高牙齿的抗龋力，通过局部作用达到预防龋齿目的。既适用于未实施全身用氟的低氟与适氟区，也可与全身用氟联合使用，以增强其防龋效果。

（1）含氟牙膏：牙膏是自我保健维护口腔健康的必需用品，使用含氟牙膏是应用最广泛的局部用氟防龋的方法。WHO的政策之一是支持在发展中国家推广使用含氟牙膏。含氟牙膏的氟化物有氟化钠、酸性磷酸氟、氟化亚锡、单氟磷酸钠和氟化铵等。使用含氟牙膏刷牙每天不超过3次，成人每次用量不超过0.5 g或5 mm长（豌豆大小）。刷牙时不要吞咽，刷牙后清水漱口要尽量吐干净。牙膏的吞咽量随年龄而异。青少年和成人不存在误吞问题；而学龄前儿童吞咽功能发育尚不完善，刷牙时可误吞牙膏用量的20％～50％，这时期正是恒牙牙冠矿化阶段，容易发生因吞咽过量氟致慢性氟中毒（氟牙症），因此在低氟和适氟区已经采用了全身用氟的学龄前儿童用含氟牙膏刷牙时应有家长或监护人的帮助、指导和监督。

（2）氟水漱口：使用含氟漱口液漱口是简便易行、经济有效的局部用氟措施。研究表明，每天或每周使用氟化钠溶液漱口，患龋率可降低20％～40％。适用于低氟区及适氟区、中等或高发龋地区。对龋活跃性较高或易患患者、牙矫正期间戴固定器的患者，以及不能实行口腔自我健康护理的残疾患者，或可摘义齿造成菌斑堆积的患者以及牙龈萎缩、易患根面龋的老年人等，均可推荐使用。氟水漱口一般使用中性或酸性氟化钠配方，0.2％氟化钠液每周使用1次，0.05％氟化钠溶液每天使用1次。口腔医师必须知道氟水漱口的使用剂量和正确含漱方法，根据推荐方法正确开出处方，5～6岁儿童每次用5 mL，6岁以上每次用10 mL。含漱1分钟后吐出，半小时不进食或漱口。5岁以下儿童吞咽功能尚未健全，不应推荐使用。

（3）局部涂氟：涂氟是氟化物局部应用最早期的方法。常用氟化物有如下几种。①2％NaF溶液：方法是洁治后用磨光剂清洁牙面，牙邻面可用牙线清洁、漱口、隔湿、吹干，用含氟溶液的小棉球从窝沟到邻面湿润压到牙面上,保持 3~4 分钟,30 分钟内禁食水。每周涂布 1 次,连续 4 次为 1 个疗程。学龄儿童每 2 年 1 个疗程,直至恒牙全部萌出。②8%~10%SnF_2 溶液:SnF_2 在水溶液中极不稳定,使用时要新鲜配制。其操作方法同 NaF 溶液,不同的是湿润牙面 4 分钟,每年涂布 1 次。③1.23%酸性磷酸氟(APF)溶液:操作方法与 NaF 溶液相似,要掌握涂布氟液的用量。氟化物溶液的急性中毒剂量因对象的年龄大小而异,APF 的成人中毒剂量约 12.5 mL(250 mg NaF),1~12 岁儿童则为成人剂量的 1/3~1/2。因此涂布时对用量要特别注意,成人全口涂布用药量必须在 2 mL 以内,通常 1 mL 为宜。

(4)凝胶和含氟涂料。①含氟凝胶:优点是操作简便,氟与牙表面作用时间长,通过口腔托盘放置适量凝胶一次可用于处理全口牙,使氟更好地与牙邻面接触。通常使用 APF,而氟化钠(2%)和氟化亚锡也有使用。APF 是由 NaF(1.23%)加入 0.1 mol/L 的磷酸配制而成,pH 为3.0。使用 APF 凝胶操作方法为先清洁牙面,隔湿、吹干,用托盘装入氟凝胶放入上下牙列,轻咬后固定 4 分钟,然后取出托盘,拭去黏附在牙面上和牙间隙内的凝胶,半小时内不漱口不进食。第一年用含氟凝胶是每季度使用 1 次,以后每半年使用 1 次。②含氟涂料:可克服局部涂氟化物时在釉质表面停留时间短暂的缺点,特点是长期与牙面紧密黏合。氟涂料临床功效与氟水漱口很相似,其相对成本较高。因此,在患龋率低的地区,氟涂料不作为防龋的首选项目。③含氟泡沫:是近年来出现的一种新的氟泡沫产品。其含氟浓度与氟凝胶一样,pH 为3~4,应用方法与氟凝胶相似,含氟泡沫含氟量较多。因此,推荐由口腔专业人员指导使用。

(5)其他局部用氟方法。①含氟充填材料:是由玻璃离子黏固粉、聚羧酸盐黏固粉、银汞合金和洞衬剂等加入适量氟化物制成。如非创伤性充填(ART)材料等。待充填材料凝固后,材料中的氟离子缓慢释放出来,起到促进再矿化和预防继发龋的作用。②缓释氟材料:包括氟化物缓释片和氟化物控释药囊等,目前尚处于试验研究阶段。缓释片是由甲基纤维素形成氟化物的包衣制成,可嵌于修复体上使用,有报告氟化物缓释片可持续释放氟 24 小时。

(四)窝沟封闭防龋

窝沟封闭又称点隙裂沟封闭是指不去除牙体组织,在牙颌面、颊面或舌面的点隙裂沟涂布一层黏接性树脂,保护牙釉质不受细菌及代谢产物侵蚀,是目前预防龋病发生的一种有效的防龋方法。

1.窝沟封闭剂的组成

窝沟封闭使用的高分子材料,称窝沟封闭剂,也称防龋涂料。窝沟封闭剂通常由合成有机高分子树脂、稀释剂、引发剂和一些辅助剂(溶剂、填料、氟化物、涂料等)组成。

2.封闭剂固化方式

按固化方式分为光固化与自凝固化两种。光固化封闭剂目前常用的光源为 430~490 nm的可见光。可见光固化封闭剂的优点:光固化合成树脂有较大抗压强度和光滑的表面,与紫外线固化相比其固化深度更大,术者可在他认为适当的时间使封闭剂固化,而且花费时间较少(10~20秒)。另外,使用时不需调拌,克服了自凝固化时易产生气泡的现象及固化过快或过慢的缺点,操作简便,易于掌握。在使用可见光固化机时,其波长、光密度与固化深度和硬度均有关,应注意其性能。不足之处是由于高亮度的可见光对眼视网膜有害,应注意保护眼。自凝固化的方法不需要特殊设备,花费较少;但由于涂布前调拌混合树脂基质与催化剂,材料经聚合反应在1~2分钟内即固化,因此调拌后术者要及时涂布,在规定时间内完成操作过程,否则会影响封闭的质量。

3.窝沟封闭的适应证与非适应证

决定是否采用窝沟封闭防龋涉及很多因素,其中最重要的是窝沟的外形和评价。

(1)适应证:①窝沟深,特别是可以插入或卡住探针(包括可疑龋)。②患者其他牙,特别对侧同名牙患龋或有患龋倾向。

牙萌出后达颌平面即适宜做窝沟封闭,一般萌出后4年之内,乳磨牙在3～4岁,第一恒磨牙在6～7岁,第二恒磨牙在11～13岁为最适宜封闭的年龄。釉质发育不全,窝沟点隙初期龋损,颌面有充填物但存在未做封闭的窝沟。可根据具体情况决定是否封闭。

(2)非适应证:①颌面无深的沟裂点隙,自洁作用好。②患较多邻面龋损者。③牙萌出4年以上未患龋。④患者不合作,不能配合正常操作。⑤已做充填的牙。

4.窝沟封闭方法

可分为清洁牙面、酸蚀、冲洗和干燥、涂布封闭剂、固化、检查6个步骤。封闭是否成功,完全依赖于每一个步骤的认真操作,这是封闭剂完整保留的关键。尽管操作方法不算复杂,但注意每一个步骤及细节是非常重要的。

(五)控制其他局部因素

去除与牙周病关系密切的不良因素,是预防牙周病不可缺少的有效措施。常用的方法有以下几种。

1.调𬌗

一般适用于因𬌗干扰或早接触引起的咬合创伤。调𬌗时应在控制了牙龈炎和牙周炎后进行。调𬌗是通过磨改牙外形、牙体和牙列修复,消除早接触,消除𬌗干扰,从而促进牙周组织的修复和症状及功能的改善。

2.改善食物嵌塞

用选磨法矫治部分垂直性食物嵌塞。水平性食物嵌塞可应用食物嵌塞矫治器或用牙线、牙签剔除嵌塞的食物。对牙面重度磨损或不均匀磨损,可用选磨法重建食物溢出沟,恢复牙齿的生理外形,调整边缘嵴,恢复外展隙,以防止食物嵌塞。

3.去除不良修复体

牙邻面的充填体悬突粗糙不平,易沉积菌斑及刺激牙龈,因此要用金刚石针磨除充填悬突并用细砂纸条磨光邻面。在制作修复体时应注意,固定修复体的边缘应放在适当位置,修复体的邻接面及颌面应具有良好的外形接触区和接触点,避免食物嵌塞;桥体、卡环、基托的设计制作要尽可能减少菌斑和食物残渣的堆积,便于自洁。

4.预防和矫治错𬌗畸形

错𬌗畸形可造成菌斑滞留,咬合力不平衡,导致牙周组织损伤的发生和发展。因此对错𬌗畸形进行预防和矫治是治疗和预防牙周病的必要手段。

5.去除不良习惯

去除引起磨牙症的致病因素,制作𬌗垫矫治顽固性磨牙症,定期复查。加强口腔卫生保健措施、改善吸烟者的口腔卫生状况,减少和消除吸烟对牙周组织造成的危害,维护牙周组织健康。

(六)提高宿主抵抗力

牙周病的预防不但要消除和控制局部刺激因素,还要提高机体的抵抗力,降低牙周组织对疾病的易感性。

治疗和控制与牙周病发生有关的全身性疾病,如糖尿病、内分泌紊乱、营养代谢性疾病、血液病及遗传性疾病。加强对高危人群的监测。青春期和妊娠期是牙龈炎发生的高危期,除调整内分泌平衡外,特别要注意对高危人群进行专业性口腔卫生护理,定期口腔检查,行常规牙周冲洗和洁治。同时加强个人的口腔卫生护理,避免细菌及其毒性物质对牙龈组织的侵袭。

合理的营养可促进牙周结缔组织的代谢和生理性修复。因此要经常补充富含蛋白质、维生素 A、维生素 D、维生素 C 及钙和磷的营养物质,以增强牙周组织对致病因子的抵抗力和免疫力。牙周病的预防必须采取自我口腔保健与专业性防治相结合的综合性措施,才能消除引起牙周病的始动因子——菌斑微生物及其毒性产物,控制其他局部因素对牙周组织的影响,提高宿主的抗病能力,降低牙周组织对疾病的易感性。

牙周病是一种慢性感染性疾病,为了保证治疗后牙周组织迅速恢复健康,防止复发,治疗后的维护和牙周病的预防同样重要。最好的牙周维护治疗是每 3 个月 1 次,要求患者继续进行个人口腔卫生护理,并有目地针对具体情况进行口腔卫生指导,彻底消除牙菌斑,定期做龈上洁治和根面平整,消除菌斑和牙石,维护健康和清洁的口腔生态环境,使愈合或正在愈合的牙周组织免受菌斑的再侵袭,防止牙周附着再丧失,使受损的牙周组织长期处于正常状态。

三、口腔健康教育和健康促进

口腔健康是全身健康不可分割且十分重要的组成部分,也是影响生活质量的决定性因素。1965 年 WHO 指出:"口腔健康是牙、牙周组织、口腔邻近部位及颌面部均无组织结构与功能性异常。"1981 年 WHO 制订的口腔健康标准是"牙齿清洁、无龋洞、无疼痛感,牙龈颜色正常、无出血现象。"对口腔健康所下的定义虽各不相同,但有三方面的内容是不可缺少的,即应具有良好的口腔卫生,健全的口腔功能以及没有口腔疾病。为了达到这一目的,必须清除一切可能致病的因素,创造有利于口腔预防保健的条件,从而加强口腔防御能力,提高口腔健康水平。

(一)概述

1.口腔健康教育

口腔健康教育目的是使人认识到并能终身保持口腔健康,是通过有计划、有组织、有系统的社会活动和教育活动,促使人们自觉地采纳有益于健康的行为和生活方式,消除和减少影响口腔健康的危险因素,预防疾病,促进口腔健康和提高生活质量。教育的手段是促使人们自愿地采取有利于口腔健康的行为,如通过有效的口腔健康教育计划或教育活动调动人们的积极性,通过行为矫正、口腔健康咨询、信息传播等,以达到建立口腔健康行为的目的。口腔健康教育不能代替预防方法,健康教育是使人们理解和接受各种预防措施所采取的教育步骤。例如,有效的口腔卫生和定期的口腔保健是预防牙周疾病所必需的。使人们懂得并相信这些道理,从而转变观念、转变态度,主动使自己的行为向健康行为靠拢。

2.口腔健康促进

口腔健康促进是指通过各种预防措施和行政干预、经济支持及组织保证等措施改善和创造一个有利于口腔健康的环境。口腔健康促进有很多措施,如调整自来水含氟浓度和含氟牙膏的应用,食盐氟化及其他氟化物的应用,控制含糖食物的用量及在零食中使用糖的代用品,推广窝沟封闭等。在学校开展有监督指导的口腔卫生措施并提供合格的口腔保健用品,在学校和公共场所由牙科专业人员给予常规检查治疗等,均属于健康促进的范围。

口腔健康促进除了各种具体的预防措施之外,还应包括保证各种措施实施所必需的条件、制度等。包括专业人员建议与协助领导将有限的资源合理分配,支持把口腔预防措施纳入计划、组织培训等促进工作。

总而言之,口腔健康教育是为了增长人们的健康知识,易于理解、接受并能实践。而口腔健康促进则是从组织上、经济上创造条件,并保证群体或个体得到适宜的预防措施。两者的结合是实施有效的口腔预防措施必不可少的,在实际工作中相互促进,相辅相成。

(二)原则和方法

1.口腔健康教育的原则

口腔健康教育既有自然科学的属性,又有社会科学的特点。应具有思想性、群众性、针对性、艺术性和实用性。

(1)口腔健康教育是健康教育的一个分支,应纳入健康教育之中。随着医学模式的转变和对健康概念认识的深化,医师不应只满足于对口腔疾病的诊治,应不失时机地开展口腔健康教育,使患者在得到高水平治疗的同时,受到良好而及时的健康教育。

(2)对不同人群,每项口腔医疗和保健服务都应包括有针对性的口腔健康教育。如学校里开展集体刷牙项目时,要配合刷牙教育。像刷牙的目的与方法,含氟牙膏与保健牙刷的使用,及如何有效清除牙菌斑的措施等。针对人群中的具体问题要有相应的口腔健康教育内容,对制订口腔保健有关规定、制度或项目的人员及执行人员也要进行健康教育,以提高认识水平,使他们能积极地参加和组织与预防措施有关的教育活动。

(3)口腔健康教育内容应具有准确性,知识性强,应能体现最新科学成果,对人群与疾病应有较强的针对性。在大型口腔健康教育活动中,要重视教育材料的准确性、知识性、科学性,防止不准确的信息误传、误导,剔除与活动主题相违背的内容。

(4)口腔健康教育因地制宜,健康教育指导要符合当地民族、文化、教育、社会情况和目标。

2.口腔健康促进的原则

口腔健康促进的原则是与担负的任务紧密相关的。

(1)口腔健康促进应以口腔疾病的一级预防为基础。一级预防是在疾病发生前所进行的预防工作,以阻止疾病的发生。这是口腔健康促进的主要任务。

(2)发挥领导部门的主导作用。在口腔健康促进中,要重视发挥行政领导和公共卫生机构领导的主导作用。如开展一些重大的口腔公共卫生措施,单靠个人和少数人的力量无法完成,需要各级卫生行政部门来制订有利于口腔预防保健事业的重大政策。

(3)重视社区口腔健康促进,从以个体为对象、以治疗疾病为中心转变为以群体为对象,以健康为中心。走预防为主的道路是口腔健康的根本所在。而口腔健康促进在口腔健康服务中的作用要求政府、社区、个人、卫生专业人员、卫生服务机构共同承担,各负其责,协调一致。

3.口腔健康教育的方法

口腔健康教育的方法很多,但口腔健康教育是属于群众性的社会工作,不仅仅是传播信息,还要考虑影响口腔健康行为的心理、社会和文化因素,传统的观念与习惯,个人或群体对口腔健康的要求、兴趣等,以确定首先进行的口腔保健内容与相应的教育方式。

(1)一对一的交流:此方法是双向的信息交流,交流要针对性强。例如,患者就医时的随诊教育,应是有问有答的交流,用简明扼要、通俗易懂的语言,选择适当的内容进行口腔健康教育,这可使患者变被动接受为主动参与,避免了客观上的强制性,从而收到良好的效果。

(2)组织小型讨论会:像专题讨论会、座谈会、专家讨论会、听取群众意见会等。参加者除专业人员、决策人员外,应广泛吸收不同阶层的人员。例如,准备推广一项口腔预防保健的新技术,需要组织讨论该项目的可行性,项目的推广价值、效益、公众接受的可能性及科学性等,此种会议要吸收不同观点的专业人员与新闻媒体参加,各种形式的小型讨论会不仅是一种教育方式,也是调查研究的方式。

(3)公共宣传:进行口腔健康知识的传播,通过报纸杂志、广播影视、网上论坛、张贴宣传广告等方式传播新的口腔保健信息,反复强化公众已有的口腔卫生知识,干预频繁吃零食、不刷牙等不健康的行为。

(4)组织社区活动:如社会团体与单位(工厂、机关、学校)、街道社区、乡镇等组织活动,使人们提高对口腔健康的认识,引起兴趣,产生强烈的口腔健康愿望,以便寻找口腔健康教育的资源,增强目标人群对实施教育计划的责任感。每种方法都有其优缺点,不能互相取代。不同的情况选择不同的方法,方可达到满意的效果。单纯机械地选择教育方法去追求教育效果是行不通的,重要的是教育者对受教育者的真诚关爱。

(三)"爱牙日"简介

随着社会的进步、人民生活水平的提高,口腔保健已成为广大人民群众的迫切要求。为不断普及牙病防治知识,实现 2000 年人人享有口腔保健的战略目标,由卫健委、全国爱国卫生运动委员会、国家教育委员会、文化部、广播电影电视部、中华全国总工会、共青团中央、中华全国妇女联合会、中国老龄问题全国委员会等九个部委联合签署,于 1989 年 2 月确定,每年 9 月 20 日为全国"爱牙日"。建立"爱牙日"由朱希涛、郑麟蕃等十五位著名口腔医学专家,根据我国口腔保健所面临的严峻局面,在 1989 年初全国牙病防治指导组成立会议上提出,并得到原卫健委陈敏章部长的积极支持。

全国"爱牙日"的确立,是我国开展群众性口腔健康教育活动的一个创举,是推动我国牙病预防保健事业发展的一项重要举措;是我国有史以来第一次大规模的口腔卫生宣传活动,标志着我国口腔卫生保健已被提到重要的议事日程,也说明我国的口腔卫生事业进入了一个新的阶段。龋齿已被 WHO 列为包括心血管病和癌症在内的三大重点防治疾病之一,因此每年的 9 月 20 日被定为"爱牙日"。

"爱牙日"的宗旨是通过此项活动,广泛动员社会力量,在群众中进行牙病防治知识的普及教育,增强口腔健康观念和自我口腔保健的意识,建立口腔保健行为,从而提高全民族的口腔健康水平。

(李莹莹)

第八节　社区儿童与青少年保健与护理

一、社区儿童保健与护理

(一)社区儿童及青少年保健的意义

1.基本概念

(1)儿童保健:是研究各年龄期小儿的生长发育、营养保障、疾病防治和健康管理的综合学科,是一项根据儿童生长发育特点开展的以儿童为对象的健康保健及护理工作。

（2）新生儿期：指自胎儿从母体娩出脐带结扎至 28 天之前的一段时期。此期的保健任务为新生儿健康检查、日常生活指导和育儿知识的传授等。

（3）婴幼儿期：指出生后 28 天到 3 岁期间。其中婴儿期是指 1~12 个月。婴幼儿期的主要保健任务为喂养与婴幼儿营养，促进感知觉、语言和动作的发展，做好预防接种工作，养成良好生活习惯以及预防意外伤害的发生等。

（4）学龄前期：指 3~6 岁的幼儿期。此期的保健任务为平衡膳食、促进儿童思维的发展、指导入幼托机构的准备以及协助幼托机构进行儿童保健。

（5）学龄期：指 6~12 岁的小学生时期，也称童年期。此期的主要保健任务为协助学校做好儿童的保健工作，包括形成良好生活习惯、预防疾病及意外伤害、防止家庭内及学校虐待和性早熟儿童的健康管理。

（6）青少年期又称青春期：指 12~18 岁由儿童发育到成人的过渡期，是生长发育的突增期，其生理、心理上发生巨大变化。此期的主要保健任务是协助学校进行体格检查、健康指导等。

2.社区儿童及青少年保健的意义

（1）促进儿童生长发育：利用新生儿家庭访视、定期健康体检、生长发育评估、预防接种等服务的机会，引导儿童及家长提高自我保健的意识及能力，对生长发育障碍的儿童，指导与督促家长进行矫正及治疗。

（2）促进早期教育，增强体质：指导父母科学育儿，辅导父母正确喂养儿童，保持各种营养素均衡摄入，增强儿童身体素质。

（3）降低儿童常见病、多发病的患病率和死亡率：在推广计划免疫落实的同时，推广科学育儿知识并进行安全教育，降低新生儿、婴幼儿死亡率。

（4）依法保障儿童及青少年合法权益：依据国家颁布的保护儿童相关法律法规，早期发现并有效制止社区内儿童被虐待、使用童工等侵害儿童权利事件，合理利用社区卫生资源，依法保障社区儿童、青少年生存和发展等权利。

（5）开展社区儿童及青少年保健是实现人人享有卫生保健的有效策略，是动员全社会参与的重要手段。

（二）儿童生长发育与行为特点

1.新生儿期

新生儿体重生长为胎儿宫内体重生长曲线的延续。离开母体开始独立生活，有反射性匍匐动作、踏步反射、立足反射，听觉灵敏，对光反射敏感，喜欢看人脸，对不同味觉产生不同反应，如喂酸味果汁出现皱眉等。该期的关键是父母与新生儿之间亲子关系的建立。

2.婴幼儿期

生长速度快，是第一个生长高峰期。由于生长活跃，代谢率高，对热量、蛋白质的需求多，但婴儿期的消化器官功能发育尚不完善，消化吸收能力弱，如喂养不当易发生消化吸收紊乱。另外，由母体得来的被动免疫逐渐消失，后天获得性免疫尚未完全建立。小儿容易罹患传染性疾病，如麻疹、上呼吸道感染、肺炎等。

3.幼儿期

生长发育速度减慢，随年龄增长，活动量加大，热能消耗增多，体格变瘦。脑功能发育越来越完善，观察、注意、记忆、思维、想象等各方面能力迅速发展，能主动观察、认知，出现第一个违拗期。由于活动范围的扩大，接触感染与危险事物的机会增加，而自我保护意识与能力尚不足，容易患传染病及发生意外伤害。

4.学龄前期

体重增长减慢,身高增长增快。活动能力加强,智力发育迅速,求知欲及可塑性强,易发生意外事故。乳牙开始脱落,恒牙萌出,脑发育接近成人,动作协调,语言、思维、想象力成熟,是性格形成的关键时期。但该期免疫系统发育仍不成熟,易患儿童传染病。

5.学龄期

体格生长稳定增长,身高增长速度趋于平稳,多种生理功能已基本成熟,除生殖系统外,其他器官的发育基本接近成人水平,淋巴系统发育处于高潮。脑的形态发育基本完成,社会心理进一步发育,认知能力加强,综合、理解、分析能力逐步完善,求知欲强。

6.青春期

出现第二次生长高峰,全身器官发育迅速,生殖系统发育日趋成熟,第二性征出现,内脏功能日趋健全。自我意识逐渐产生,认知社会能力尚不完善,易产生青春期复杂的心理行为问题。

(三)社区儿童及青少年保健工作的内容

社区儿童及青少年保健工作是社区卫生服务人员根据儿童、青少年时期不同的生长发育特点,满足其健康需求为目的,解决社区儿童及青少年健康问题所提供的保健服务。

1.促进儿童及青少年的生长发育

通过评估社区儿童及青少年的生长发育与健康状况,及时发现其生长发育问题,指导家长及保育机构正确喂养,保证营养均衡摄入。指导家长亲子关系建立的方法与技巧。

2.预防保健及健康教育

通过宣传栏、讲座、宣传册等方式宣传母乳喂养、疾病防治等知识,按期进行预防接种,对托幼机构及学校进行健康指导。

3.常见健康问题的管理

进行常见病、多发病和传染病的防治工作。

4.建立社区儿童健康档案

为社区内每一位儿童建立健康档案,及时记录儿童的健康状况。

二、社区学龄前儿童保健指导内容

(一)新生儿期保健指导

1.日常保健指导

(1)保暖:居室应阳光充足,空气清新,室温宜保持在 22～24 ℃,相对湿度维持在 55%～65%,根据气温变化随时调节环境温度。

(2)清洁:保持皮肤清洁,每天沐浴。沐浴时间选择在喂奶后 1 小时内,室温维持在 26～28 ℃。沐浴顺序:面、头、颈、上肢、躯干、下肢、腹股沟、臀和外生殖器。

(3)抚触:抚触宜选择安静的环境,室温维持在 25 ℃左右,时间宜为沐浴后。方法:①轻柔地按摩婴儿头部,并用拇指在孩子上唇和下唇分别画出一个笑容,让孩子能够充分感受到快乐。②双手放在婴儿两侧肋缘,右手向上滑向婴儿右肩,再逐渐回到原处。左手以同样方式进行。③按照顺时针方向按摩婴儿脐部,但应该注意在脐痂未脱落前不要按摩该区域。④双手平放在婴儿背部,从颈部向下开始按摩,然后用指尖轻轻按摩脊柱两边的肌肉,再次从颈部向底部迂回运动。⑤将婴儿双手下垂,用一只手捏住其胳膊,从上臂手腕部轻轻挤捏,然后用手指按摩手指。

并用相同手法按摩另外一只手。⑥按摩婴儿的大腿、膝部、小腿,从大腿至脚踝部轻轻挤捏,然后按摩脚踝及足部;在确保脚踝不受伤的前提下,用拇指从脚后跟按摩至脚趾。

抚触时的注意事项:注意保暖;如新生儿饥饿、烦躁时不宜抚触;每次抚触时间以 15 分钟为宜,每天3次;天冷时抚触前将双手搓热。

(4)预防疾病和意外伤害:新生儿免疫功能不健全,抵抗力低,应尽量避免接触患有皮肤病、消化道、呼吸道感染或其他传染病者。护理新生儿前要洗手、洗脸及漱口。窒息是新生儿最常见的意外事故,注意哺乳时避免乳房堵塞新生儿口、鼻,切忌边睡边哺乳,使用的被子不宜盖住头、冬季外出时不宜包裹太紧、太严。如发现意外窒息,立即去除引起窒息的原因,保持呼吸道通畅,如呼吸心跳停止,立即进行心肺复苏,快速送医院救治。

2.家庭访视

社区护士在新生儿出院后1周内进行产后访视。了解新生儿一般健康及预防接种情况、喂养指导、开展新生儿疾病筛查等。

3.喂养指导

(1)提倡母乳喂养:对于新生儿来说,母乳是最好的食物,母乳喂养也是最科学的喂养方法。世界卫生组织提倡新生儿保持 4～6 个月纯母乳喂养。正常分娩的新生儿,出生后半小时内可开始吸吮母亲乳头。纯母乳喂养时,母亲应注意补充维生素 K,避免新生儿发生维生素 K 缺乏性出血性疾病。出生后2周左右开始补充维生素 A、维生素 D,早产儿出生后 1 周补充,足月儿出生后半个月开始补充。

(2)人工喂养:指母亲因各种原因不能喂哺婴儿时,用动物乳如牛乳、羊乳或其他代乳品喂养婴儿。目前常用的人工喂养方法有牛乳喂养、配方乳喂养和羊乳喂养。

(3)混合喂养:因母亲乳汁分泌不足需添加牛乳、羊乳,或其他代乳品喂养新生儿时称混合喂养。有补授法和代授法两种添加方法。

4.早期教育指导

鼓励家长拥抱和抚摸婴儿,对婴儿说话或唱歌等方式促进婴儿神经心理发育,增进母子间情感交流,促进婴儿智力发育和个性培养。

5.预防接种

新生儿期应接种卡介苗和第一剂乙肝疫苗。

6.指导家长识别异常症状

(1)发热:指导家长正确使用肛表,如出现体温过高时,首先排除是否衣服穿得过厚,是否环境温度过高。确为发热时,应及时就诊并在医师指导下用药。

(2)黄疸:生理性黄疸在出生后 2～3 天出现,10～14 天后逐渐消失。病理性黄疸持续时间长,颜色深、范围大,应及时就诊治疗。

(二)婴幼儿期保健指导

1.营养与喂养

此期生长发育迅速,对营养需求高,其膳食以高能量、高蛋白的乳类为主,并注意维生素 D 的补充。

(1)合理喂养:营养供给仍以奶及奶制品为主,鼓励母乳喂养,指导合理添加辅食和断奶。

(2)辅食添加:辅食添加按由少到多、由稀到稠、由细到粗、由一种到多种原则添加,不能以成人食物代替辅食。

（3）断奶：随着辅食的添加，训练婴幼儿使用杯子喝水、汤勺进食，为断奶做好准备。

（4）断奶后的饮食指导：断奶是指停止母乳喂养，但主要食物仍是乳类（牛奶或配方奶），断奶后安排好辅食，烹饪宜碎、细、软、烂，注意膳食平衡。

2.日常护理指导

（1）卫生和睡眠：每天给婴儿洗澡，鼓励独立睡眠，睡眠时嘴里不含东西。

（2）衣着和活动：衣着应简单、宽松，便于活动，多行户外活动，多晒太阳等，增强体质，提高对外界环境的适应能力和防病能力。

（3）排便习惯训练：通常大便训练应在 1 岁以后，小便训练应在 1.5～2.0 岁，大、小便训练应避免在冬天进行。

3.早期教育

以感知、语言、动作训练为主，促进感知觉的发展，训练婴幼儿由近及远认识生活环境，培养他们的观察能力。在玩耍中鼓励主动与他人接触，培养良好的情绪和行为。耐心限制其危险行为，注意培养集体观念、道德观念，提高环境适应能力。

4.动作训练

从添加辅食时训练婴幼儿用勺进食，指导家长按婴幼儿年龄生长发育特点并结合其实际能力训练抓物、抓握动作、坐、爬、走等训练。

5.意外预防

意外事故包括吸入异物、窒息、中毒、烧伤、烫伤等。指导家长把婴儿放在安全的地方，防止跌倒或坠床、烧伤和烫伤，妥善放置药品或有毒物品，防止包裹过严、溺水等造成窒息。

6.预防接种

督促家长按计划免疫完成基础计划免疫。根据国家计划免疫程序对适龄儿童进行常规接种。

（1）预防接种管理：首先确定接种对象，以预约、通知单、电话、网络、短信等形式通知婴幼儿监护人，告知疫苗接种的种类、时间、地点，携带预防接种卡或证、婴幼儿到接种地接种。接种前仔细核对预防接种卡或证、接种对象姓名、性别、出生时间、接种记录，确定本次需接种的疫苗类型，告知监护人疫苗接种的名称、作用、禁忌证、注意事项、可能出现的不良反应，如实记录告知及询问既往疫苗接种情况并签署书面告知书。接种完成后及时记录疫苗接种时间、疫苗名称与批号，接种儿童需观察 15～30 分钟，如无不适方可离开。

（2）预防接种的禁忌证。①一般禁忌证：患自身免疫性疾病和免疫缺陷者；有急性传染病接触史而未过检疫期者暂不接种；活动性肺结核、较严重的心脏病、风湿病、高血压、肝肾疾病、慢性病急性发作者、有哮喘及过敏史者、严重化脓性皮肤病者或发热者不宜接种。②特殊禁忌证：结核菌素试验阳性、中耳炎者禁忌接种卡介苗；对酵母过敏或疫苗中任何成分过敏者不宜接种乙型肝炎疫苗；接受免疫抑制剂治疗期间、腹泻、妊娠期禁忌服用脊髓灰质炎疫苗糖丸；因百日咳菌苗偶可产生神经系统严重并发症，故本人及家庭成员患癫痫、神经系统疾病和有抽搐史者禁用百日咳菌苗；对鸡蛋过敏者禁接种麻疹疫苗。

（三）学龄前儿童保健指导

此期大多数儿童进入学龄前教育，其独立意识增强，与外界接触多、活动范围扩大，容易发生各种意外，注意加强早期教育，预防意外伤害。

1.平衡膳食

膳食结构接近成人,与成人共进主餐,另加一餐点心。指导家长掌握促进食欲的技巧,膳食搭配力求多样化、粗细交替,满足儿童生长发育需要。

2.促进思维发育

培养幼儿感知、计划、综合判断能力和集体主义精神,促进幼儿的思维发育。

3.保护视力

矫正幼儿不良的看书习惯,注意用眼卫生,讲清近视的危害。定期带幼儿到医院检查视力,以早期发现视力障碍并及时矫治。

4.入园准备

让孩子养成每天准时上学,放学及时做作业的习惯,对老师、同学有礼貌,自己收拾学习用具。

5.安全教育

该期儿童好动又缺少生活经验,易发生意外事故,应加强安全教育,如遵守交通规则、使用电器安全、不在河边玩耍等,预防意外发生。

6.社区健康管理

为4～6岁儿童每年提供一次健康管理服务,按免疫程序按时进行各种预防接种和加强免疫。

(四)托幼机构卫生保健管理

1.协助制定幼托机构卫生保健制度并监督其执行情况

按照《托儿所幼儿园卫生保健管理办法》落实膳食营养指导,体格锻炼、健康检查及卫生消毒、疾病预防与传染病控制等工作。

2.协助完成儿童健康检查

协助完成儿童健康检查:①指导准备入园的儿童到指定医疗机构按要求进行全面体格检查,如儿童患有传染性疾病或近期与传染病患者有接触史应暂缓入园;②离园再入园的儿童;凡离园3个月以上要求再入园者应重新按要求体检;③转园儿童体检,如果是在园健康儿童不需要重新体检,只需持"儿童转园健康证明"就可以直接转园。

3.儿童膳食管理

儿童膳食管理由专人负责,接受社区卫生人员监督;食谱按儿童生长发育需求制定并定期更换;保证各种营养素均衡摄入,儿童膳食应严格与职工膳食分开。

4.做好幼儿机构教师及家长的健康教育

教会儿童及托幼机构教职员工预防意外伤害的知识,加强消毒隔离工作落实,预防传染性疾病。

三、学龄期儿童和青少年保健指导

(一)学龄期儿童保健指导

学龄期儿童认知和心理发展非常迅速,是德、智、体全面发展的重要时期。

1.培养良好的生活习惯

养成良好饮食习惯,纠正偏食、吃零食、暴饮暴食等坏习惯,合理安排学习、睡眠、游戏及运动时间,注意培养良好的卫生习惯与用眼卫生。

2.培养正确的坐、立、走姿势

指导家长及早注意孩子坐、立、行走姿势,发现孩子姿态不端正时,及时向孩子讲清楚道理,给予纠正。

3.预防疾病和意外伤害

学龄期儿童的好发疾病有免疫性疾病如风湿热等,应注意预防。此外,车祸、运动中的意外创伤、溺水、自杀等是学龄期儿童常见的意外伤害,要加强安全教育及防范措施。

4.防止学校或家庭虐待

指导家长和老师树立正确的教育观念,多与孩子交流,激发儿童的学习兴趣,及早发现问题家庭,防止发生严重后果。

5.正确对待性早熟

指导家长、老师一起关心儿童的心理成长,正确对待性早熟。

(二)青少年保健指导

青少年时期的个体认知、心理社会和行为发展日趋成熟,但由于神经内分泌尚不稳定,也会出现一些特殊健康问题。

1.青少年期常见的健康问题

(1)性健康问题:出现性早熟或性发育迟缓。

(2)遗精:进入青春发育期后每个月遗精2～3次属于正常。

(3)手淫:为满足生理需要,易发生手淫,以男性多见。

(4)痤疮:是青少年常见的皮肤病。易发生在皮脂腺发达的面部、上胸和背部,可持续数年。

(5)意外伤害:青少年是意外伤害的高发人群,以自杀、暴力、交通事故等多见。

2.青少年保健指导

(1)合理营养指导:营养供给须满足青少年的生长发育,每天摄入足量蛋白质、脂肪、维生素、糖、铁、钙等营养物质,食物多样化,注意主副食、荤素及粗细的均衡搭配。

(2)保持心理平衡:教育其有理想和抱负,目标设立在自己能够实现的范围内。家长注意与孩子的沟通方式,尊重孩子,帮助他们顺利渡过这段特殊时期。

(3)健康行为指导:指导家长配合学校的性生理、性心理、性道德、性疾病等教育,解除他们的困惑,正确认识性发育对自身生理、心理的影响,培养自尊、自爱、自强、自信的良好品质。

(4)自信心和责任感的培养:家长给予足够信任和尊重,加强法律知识教育,学会负责任、懂法律、珍惜自己生命。培养其助人为乐、积极向上的品德。

(5)培养良好的心理品质:培养广泛的兴趣爱好,提高主动能力和适应能力,热爱生活和社会。

(6)定期体格检查:通过定期检查,及时发现青少年期常见的健康问题,积极进行治疗。

(三)学校卫生保健工作内容

1.一般健康教育

对青少年进行个人卫生、眼部保健、营养供给、预防疾病、青春期卫生和心理健康、防范意外伤害等方面知识教育。

2.性教育与指导

根据青少年身心发展特点,有针对性地进行性知识教育。

3.提供卫生服务

监测并了解青少年健康状况和生长发育水平,提供计划免疫、常见病处理等服务。

4.创造良好环境卫生

保护和改善学校物理环境、社会环境和文化环境,为学生提供安全、舒适、愉快的学习环境。

5.心理咨询

帮助学生解除在学习、生活、人际关系中所面临的压力与困惑,提高学生的应对能力,保持心理平衡。

6.营养供给

根据青少年生长发育特点,制订符合青少年生长需要的食谱,注意饮食卫生。

(李莹莹)

第九节　社区妇女保健与护理

一、社区妇女保健

(一)概述

1.社区妇女保健的概念

社区妇女保健是以维护和促进妇女健康为目的,以预防为主,以保健为中心,以基层为重点,以社区妇女为对象,防治结合,开展以生殖健康为核心的保健工作。社区妇女保健工作实施预防为主的措施,做到以人为中心、以护理程序为框架、以服务对象的需求为评价标准,强调妇女健康的社会参与、政府责任、三级妇幼保健网的建立健全。

2.社区妇女保健工作的意义

目前,我国社区妇女保健工作主要包括三级妇幼保健网的建立健全,大力开展以社区妇女生殖健康为核心的保健工作,针对女性的生理、心理、社会特点及健康、行为等方面的问题,有组织地定期对不同时期的妇女(围婚期、孕期、产褥期、哺乳期、围绝经期)开展妇科常见病、多发病的普查及普治工作,降低妇女的患病率、伤残率、孕产妇及围生儿的死亡率等,控制妇女一生中不同时期某些疾病的发生,性传播疾病的传播,达到促进妇女身心健康的目的,从而提高妇女的健康水平。

(二)社区妇女保健工作内容

妇女保健工作内容包括妇女各期保健指导、计划生育技术指导、常见妇科疾病及恶性肿瘤的普查普治,以及妇女劳动和社会保障等。

1.妇女各期保健指导

(1)青春期保健:青春期是指性器官发育成熟,出现第二性征的年龄阶段。这一时期生长发育迅速,社区护士除应给予合理营养知识指导,培养少女健康饮食行为及良好卫生习惯外,还应联合相关专业人员对青春期少女进行性知识、性伦理、性道德等方面的教育和指导,加强对心理行为问题的预防和疏导,培养少女自尊、自爱、自信的优良品质。同时通过定期体格检查,早期发现各种疾病。

（2）性成熟期保健：此期保健的主要目的是维护正常的生殖功能。给予计划生育指导、疾病普查与卫生宣教，避免妇女在性成熟期内因孕育或节育引发各种疾病，以便早期治疗，确保妇女身心健康。

（3）围婚期保健：围婚期是指从确定婚配对象到婚后受孕前的这一段时期。围婚期保健主要是围绕结婚前后，为保障婚配双方及其后代健康所进行的一系列保健服务措施。主要内容有婚前医学检查、围婚期健康教育及婚前卫生咨询3个部分。做好围婚期保健工作，是家庭幸福和提高人口素质的基础。

（4）围生期保健：围生期是指妊娠满28周到产后1周这一时期。围生期保健主要包括对孕产妇、胎儿、新生儿进行一系列保健工作，如孕产妇并发症的防治，胎儿的生长发育、健康状况的预测和监护及制定防治措施、指导优生等工作。

（5）围绝经期保健：围绝经期指绝经前后一段时期，卵巢功能衰退而停止排卵，月经开始不规则，进而停经，通常发生于45～55岁。社区护士应指导围绝经期妇女维持规律生活，采取均衡饮食及适量运动，定期接受健康检查并多参加社交活动。

（6）老年期保健：世界卫生组织规定，发展中国家60岁以上者为老年人，发达国家65岁以上者为老年人。社区护士应指导老年期妇女合理膳食，保持规律生活，定期体检（特别是妇科检查），维持心理平衡；积极参加社会活动，发挥自己的才能与兴趣，多与家人沟通，保持家庭和谐，从而提高老年期妇女的生命质量。

2.计划生育技术指导

社区要积极开展避孕节育咨询与指导，做好避孕节育的知情选择。指导育龄人群实施有效的避孕措施。为辖区内育龄妇女提供避孕、节育技术服务，开展避孕节育知识宣传普及。做好性生活指导，提高夫妻生活质量。

3.妇科疾病与恶性肿瘤的普查普治

加大社区健康宣传力度，建立健全妇女保健网络。对于育龄妇女及高危人群定期进行普查工作，宣传定期体检的重要性，使疾病早发现、早治疗，提高妇女的生命质量。

4.妇女的劳动和社会保障权益

妇女的劳动就业权益受法律保护，妇女享有劳动安全和健康权。所有用人单位都应当根据妇女的生理特点，按照相关法律法规保护妇女在工作和劳动时的安全和健康。妇女在经期、孕期、产期和哺乳期受特殊保护。妇女在生育方面享有社会保障权。社区应做好妇女的劳动保护和社会权益保障工作。

二、围婚期妇女健康保健

围婚期保健内容包括配偶的选择、婚前检查、最佳生育年龄、受孕时机的选择、计划生育及家庭成员适应。

（一）配偶的选择

婚姻不仅是两性的结合，而且要孕育下一代，优生始于择偶，因此择偶时不仅要有感情和性爱的基础，而且要有科学的态度。选择配偶应考虑的因素：遗传因素、健康因素、适宜的年龄。近亲不相恋，我国《婚姻法》第六条明确规定：直系亲属和三代以内的旁系血亲（三代以内有共同祖先）禁止结婚。

（二）婚前检查

婚前检查有利于了解夫妻双方以及下一代的健康状况和发育情况,及早发现疾病,有利于优生,提高民族素质。婚前检查的内容包括以下几方面。

1.询问病史

询问双方的健康史和家族史,是否近亲婚配、有无遗传病史和精神病史,如色盲、血友病等,女方的月经史,男方的遗精史等。

2.全身体格检查

测量血压、体重、身高,检查女性的第二性征。

3.生殖器官检查

了解生殖器官发育是否良好,重点在于发现影响婚育的生殖器疾病。

4.实验室检查

实验室检查包括血尿常规、肝功能、阴道分泌物涂片检查等。2003 年 10 月 1 日通过的新《婚姻法》规定,婚前检查可在自愿的基础上进行。

（三）婚前生育指导

1.最佳生育年龄

我国《婚姻法》规定的结婚年龄是男性 22 周岁,女性 20 周岁。在我国,妇产科专家认为,女性的最佳生育年龄为 25～29 岁;男性的最佳生育年龄为 25～35 岁。研究表明:在这个年龄阶段内的女性,全身器官发育成熟,卵子质量高,选择在这个时期怀孕生育危险性最低。

2.最适宜受孕时机

生育时机的选择应包括生理条件、心理条件及经济条件等的成熟,选择良好的生育时机,为下一代的身体健康,智力培养做相应的科学准备。受孕应在双方生理、心理都处于最佳状态的时期,长期口服避孕药的妇女应停用两个月后再受孕。受孕前 3 个月,男女双方最好戒烟酒,保持营养状态良好。注意怀孕前工作与生活环境,避免接触对胎儿有害的物质,如放射线、化学物质、致畸或致突变物质等。从营养供给角度看,受孕的最佳季节,应是夏末秋初的 7～9 月份,此时蔬菜、瓜果收获,有利于孕妇摄取足够的营养物质。第二年的 4～6 月份分娩,此时正值春末夏初,气候温和,有利于产妇身体恢复和下一代的健康发育。

3.计划生育咨询与指导

计划生育是指有计划生育子女的措施,是控制人口数量,提高人口素质,使人口增长与经济、资源和社会发展相适应的有效措施。基本原则是晚婚晚育,少生优生,从而有计划地控制人口。

社区护士应根据夫妇意愿,结合家庭经济、社会、宗教等背景,以及年龄、生育能力、生育要求和全身健康因素,指导妇女科学合理受孕。计划生育措施主要包括避孕、绝育及避孕失败的补救措施。

（1）避孕:就是用科学的方法来阻止和破坏正常受孕过程中的某些环节,使女方暂时不能受孕的方法。所采用的避孕方法很多,主要有工具避孕法、药物避孕法、安全期避孕法、紧急避孕法等。

工具避孕法包括阴茎套、阴道隔膜、宫内节育器等措施。阴茎套是以非药物形式去阻止受孕的简单方式之一,为男性用避孕工具,使用方便,没有不良反应,使用前后注意检查有无破损。阴道隔膜是一种女用避孕工具,俗称子宫帽,性交前将阴道隔膜放在阴道内盖住子宫颈,阻止精子进入子宫腔,从而起到避孕作用。如患有子宫脱垂、膀胱或直肠膨出、重度宫颈糜烂等情况的妇女不宜使用。宫内节育器是一种简便、安全、经济、有效、可逆的节育方法。放置时间常规为月经干净后 3～7 天,人工流产时可在术后立即放置,自然流产在经后 3～10 天,正常分娩者在分娩后 3 个月,剖宫产妇女则应在产后半年放置。如果妇女有较严重的全身急慢性疾病,如发热、严重贫血、心脏疾病、肿瘤等,或生殖系统急慢性炎症、月经过多过频、子宫畸形等,均不宜放置宫内节育器。另外,放置前应了解月经情况,排除妊娠后方可放置。术后休息 3 天,至少 2 周内禁止盆浴及性交,术后 1 个月、3 个月、6 个月定期复查。

药物避孕法:通过药物抑制下丘脑促性腺激素释放激素,使垂体分泌促卵泡素和促黄体素减少,从而抑制排卵,改变宫颈黏液性状,不利于精子穿过,改变子宫内膜形态与功能,不适宜受精卵着床,以达到避孕目的。国内应用的避孕药为人工合成的甾体激素避孕药,其特点为安全、有效、经济、简便。用药前应先询问病史,如果妇女患有严重的心血管疾病、糖尿病、血液系统疾病、甲状腺功能亢进、子宫肿瘤、乳房肿块、恶性肿瘤等则不宜使用口服避孕药。哺乳期妇女为减少对乳汁分泌的影响,应在产后 6～8 个月服用。月经间隔期偏长或 45 岁以上的妇女不宜服药,以避免卵巢功能早衰。

安全期避孕法:利用月经周期推算法、基础体温测量法及宫颈黏液观察法等,掌握女性的排卵期,避开排卵期性交来避孕,使精子和卵子错过相逢的机会。妇女的排卵往往会受情绪、生活环境、健康或性生活等影响而有改变,甚至有时会发生额外排卵,所以安全期避孕效果并不十分可靠,最好与外用避孕药或安全套配合使用。

紧急避孕法:指在无保护性生活或避孕失败后的 3 天内,妇女为防止非意愿妊娠而采取的避孕方法,是一种临时补救措施。其方法有宫内节育器和服用紧急避孕药。

(2)绝育:通过手术或药物,达到永久不育的目的。

(3)避孕失败补救:早期妊娠可采用药物流产和手术流产,中期妊娠可采用引产术。

三、孕期妇女健康保健

妊娠是指胎儿在母体内发育成长的过程,从卵子受精开始至胎儿自母体娩出为止,共 40 周。社区护士通过对妊娠期不同阶段妇女进行相应健康指导,建立围生期保健手册,减少妊娠期各种并发症的发生,提高孕产妇疾病预防质量,保障孕期母子健康和优生优育。

(一)孕期妇女的生理、心理变化

1.生理变化

(1)生殖系统:①子宫体明显增大变软,妊娠 12 周时超出盆腔,妊娠晚期子宫多呈不同程度的右旋。妊娠 12～14 周起,子宫出现不规则的无痛性收缩;②卵巢略有增大,停止排卵;③阴道分泌物增多,pH 降低,对防止细菌感染有重要作用;④外阴皮肤增厚,大阴唇内血管增多及结缔组织变松软,故伸展性增加。

(2)乳房:乳头及乳晕变大,颜色加深,妊娠末期尤其接近分娩期时挤压乳房,可有少量淡黄色稀薄液体溢出,称为初乳。

(3)呼吸系统:妊娠期妇女呼吸方式为胸腹式呼吸,由于呼吸道黏膜充血水肿,孕妇常感到呼吸困难。

(4)循环及血液系统:妊娠期心脏向左、上、前移位。妊娠晚期心率每分钟增加 10～15 次,血容量增加 35%,易出现妊娠期生理性贫血。

(5)消化系统:约半数孕妇在早期有恶心、呕吐、食欲减退等消化道症状,在妊娠 3 个月前后症状消失。妊娠期因胃肠蠕动减慢,易引起上腹饱胀和便秘。

(6)泌尿系统:妊娠期因子宫增大压迫膀胱,会有尿频现象。

2.心理变化

妊娠期妇女常见的心理反应有惊讶和震惊、矛盾心理、接受、情绪不稳和内省。美国心理学家鲁宾提出妊娠期孕妇为接受新生命的诞生,维持个人及家庭的功能完整,必须完成4项孕期母性心理发展任务:①确保自己及胎儿能安全顺利地渡过妊娠期、分娩;②促使家庭重要成员接受新生儿;③学习为孩子贡献自己;④情绪上与胎儿连成一体。社区护士应及时评价妊娠期妇女的心理变化,给予恰当的指导,帮助她们顺利渡过这一时期。

(二)孕产妇健康管理

1.建立围生期保健手册

在孕12周前为孕妇建立《孕产妇保健手册》,进行第一次产前访视。《孕产妇保健手册》由孕妇居住地的乡镇卫生院或社区卫生服务中心建立。建册时详细、准确地了解孕妇情况并登记,建册后将手册交孕妇保管,每次产前检查时给医师记录检查结果。

2.产前检查时间

产前检查应从确定怀孕开始。孕12周前至少进行1次检查,孕12~28周时每4周进行1次产检,孕28~36周时每2周进行1次产检,孕36周后每周进行1次产检,有高危因素者增加产前检查次数。

3.产前检查内容

(1)首次产前检查:详细询问既往史、家族史、个人史等,观察孕妇发育、营养及精神状况、步态与身高、乳房发育、心脏有无疾病、脊柱及下肢有无畸形,测量血压、体重、骨盆测量、腹部及阴道与肛门检查、血尿常规、血型、肝肾功能、心电图、B超,推算孕妇的预产期,根据检查结果做好高危妊娠筛查及评分,对高危险因素需要转诊到上级医疗机构者,在2周内随访转诊结果。

(2)复诊产前检查:复查胎位、检查胎儿大小与成熟度等。

4.产检健康教育

设立孕妇培训学校,通过讲课、看录像、座谈及科普宣传等方式,将孕期的保健知识、危险症状、临产前的一些现象及各种育婴常识教给孕妇,对其进行保健指导,增强她们的自我照顾能力。

(三)高危妊娠筛查

1.妊娠高危因素

有下列危险因素的孕妇属于高危妊娠。

(1)妊娠年龄大于35岁的高龄孕妇。

(2)既往有流产、早产、死胎、死产、胎儿畸形等生育史。

(3)B超见前置胎盘、胎盘早剥、羊水过多或过少,胎位不正,胎儿发育异常,母儿血型不合。

(4)妊娠高血压综合征。

(5)母亲骨盆狭小或畸形,既往有骨盆骨折病史。

(6)妊娠期合并心脏病、肾炎、糖尿病、急慢性肝炎、肺结核、重度贫血等。

(7)妊娠期服用有害物质或药物,接触放射线等因素。

(8)胎位异常,巨大儿、多胎妊娠。

(9)本人或配偶有遗传疾病者。

（10）家族中有遗传性疾病者。

2.高危妊娠筛查方法

对于有可能发生遗传性疾病的高危妊娠妇女，社区护士应鼓励其积极接受产前遗传诊断，服务内容包括以下几方面。

（1）超声波诊断：超声波检查是利用高频率声波的反射作用，经电子信号而呈现在荧光屏上，以判断胎儿的生存性、胎数及胎儿是否畸形。这是目前于怀孕 20～22 周所做最简易、安全的产前诊断方法。

（2）羊膜腔穿刺术：羊膜腔穿刺术是指在超声波的定位及监视下，以 22 号穿刺针进入子宫腔内抽取羊水，然后对羊水中所含的生化物质及胎儿剥落细胞进行培养及分析，能诊断唐氏综合征及染色体异常的胎儿。适用于怀孕 16～18 周的孕妇，为目前针对高龄产妇积极推动的产前诊断方法。

（3）胎儿绒毛膜组织检查：胎儿绒毛膜组织检查是经由阴道或腹部从胎盘取出少许绒毛样本做检查，能早期诊断染色体或基因异常的胎儿。适用于怀孕 9～11 周的孕妇，但这种方法较易发生感染、出血及流产，仅适用于必要时实施。

（4）母血筛检甲胎蛋白：母血筛检甲胎蛋白是抽取母亲血液做筛检，以早期了解胎儿是否为神经管缺损或染色体异常的高危人群，适合怀孕 16～20 周的孕妇。

（5）胎儿脐带采血：胎儿脐带采血是在超声波的引导下，以穿刺针插入脐带抽取胎儿血液，检查是否有血友病或海洋性贫血等疾病。适用于怀孕 20 周以后的孕妇。

（四）孕期保健指导

1.日常生活保健

（1）饮食：为保证孕期营养供给，每天供给足够的热能、蛋白质、脂肪、维生素和微量元素，满足孕妇和胎儿营养需求。食物多样化，多食蔬菜、水果，禁止吸烟、饮酒及摄入刺激性饮料。

（2）个人衣着与卫生：衣着以宽松、舒适、透气性好为宜，不穿高跟鞋。养成良好卫生习惯，勤洗澡，以淋浴为宜。

（3）休息与活动：合理安排生活与工作，避免重体力工作、加班及从事有毒有害工种，保证充足睡眠，夜间睡眠时间不少于 8 小时，午睡 1～2 小时。睡眠宜采取左侧卧位，利于增加回心血量，减轻下肢水肿。

（4）口腔保健：保持良好口腔卫生，饭后、睡前漱口、刷牙，防止细菌滋生，如患龋齿及牙病，应及时就诊。

（5）乳房护理：良好的乳房护理可以为产后成功母乳喂养做好准备。从妊娠 7 个月开始，指导孕妇每天用温水擦洗乳房、乳头，增加乳头上皮摩擦耐受力，以免哺乳时乳头发生皲裂，但避免使用肥皂等洗涤用品。根据乳房的大小佩戴合适的全棉乳罩以免乳房下垂。

（6）孕期性生活指导：孕期不是绝对禁止性生活，但妊娠 12 周以前和 28 周以后应避免性生活。

2.心理卫生指导

社区护士根据早、中、晚不同孕期孕妇的心理需要，给予适当的支持与帮助，使其保持良好的心情。

（1）怀孕早期（孕 12 周末以前）：此期常有矛盾心理，因早孕反应引起身体不适而感到焦虑。社区护士指导丈夫体贴爱护妻子，给妻子、胎儿创造一个和睦、温馨、完美的家庭气氛，让妻子尽快适应怀孕。

(2)怀孕中期(孕 13 周至 27 周末):接受怀孕事实,对胎儿充满幻想与期望。社区护士应多给孕妇介绍怀孕、分娩的有关知识及胎儿有关的信息,解释其疑惑的问题,指导孕妇进行胎教。

(3)怀孕晚期:孕妇会感到自己很脆弱且易受到伤害,随着预产期的临近,孕妇出现期待而又恐惧的心理。社区护士鼓励孕妇表达内心感受,给予科学指导与解释,必要时让孕妇了解产房及设备,以减少产妇对分娩的恐惧和忧虑,对配合医护人员的处理,顺利分娩是很重要的。

3.孕期用药指导

孕妇在整个妊娠期间应慎重服药。特别是妊娠初期前 2 个月,需在医师的指导下合理用药。不可随意滥用抗生素、抗肿瘤药、激素类和解热镇痛药物等。由药物引起的胎儿损害或畸形,一般发生在妊娠的头 3 个月,特别是前 8 周内最为突出。

4.妊娠期的营养指导

孕期营养供给的关键是指导孕妇均衡摄入各种食物,粗细搭配,荤素适当,克服偏食,多食蔬菜、水果,少吃辛辣食物,戒烟酒,出现妊娠水肿时,每天盐的摄入量<4 g。

(1)热量:怀孕期间每天增加 0.42～1.26 mJ 热量,蛋白质、脂肪、糖类在人体内氧化后均能产生热量,其中蛋白质占 15%,脂肪占 20%,糖类占 65%。热量主要来源于谷物、薯类等。

(2)蛋白质:妊娠期需增加蛋白质的摄入,以供母体的生理调节及胎儿的生长发育,并为分娩时的消耗做准备。我国营养学会提出在妊娠 4～6 个月期间,孕妇每天增加蛋白质 15 g,妊娠7～9 个月期间,每天增加 25 g。优质蛋白主要来源于牛肉、牛奶、鸡蛋、鸡肉、鱼等。

(3)脂肪:摄入适量脂肪以保证胎儿的正常发育及脂溶性维生素的吸收,对促进乳汁分泌也有帮助。孕妇每天摄入脂肪量不宜过多,每天 60～70 g,其中可以提供 7.5～15.0 g 植物油。

(4)糖类:妊娠期间对于糖类的需求主要通过主食中的淀粉来获取,每天进食 0.4～0.5 kg 主食,即可满足需求。

(5)微量元素:妊娠期间对于微量元素的需求,除铁外,几乎所有的微量元素均可在平时的食物中得到补充。①铁:我国营养学会建议孕妇每天膳食中的铁摄入量为 28 g,如不足时可根据医嘱口服铁剂,同时伴服维生素 C,以利于铁的吸收;②钙、磷:是构成骨骼的成分,妊娠全过程均应补钙,最佳食物来源有牛奶、小鱼干、黄豆制品、蛋黄、海带等;③锌:与生育和免疫功能有关,孕 3 个月后,每天从食物中补充20 mg,其主要存在于动物蛋白和谷物中;④碘:为甲状腺激素成分,缺乏易造成呆小症,在整个妊娠期,每天膳食中碘的供给量为 175 μg,最佳食物来源为紫菜、海带、加碘食盐。

(6)维生素:妊娠期间维生素的摄入主要从食物中获取。①孕妇体内若缺乏维生素 A,可发生夜盲、贫血、早产、胎儿畸形。每天膳食中维生素 A 供给量为 1 000 μg,主要存在于动物性食物中,如牛奶,动物肝脏等。②B 族维生素:尤其是叶酸摄入量应增加,特别是妊娠前 3 个月,如缺乏易发生胎儿神经管缺陷畸形。应保证每天膳食中叶酸供给量为 0.8 mg。主要来源于谷类、豆类、绿叶蔬菜等食物中。妊娠前 3 个月最好口服叶酸。③维生素 C 是形成骨骼、牙齿、结缔组织的必需物质,每天膳食中维生素 C 的摄入量为 80 mg,主要食物来源于柿椒、柑橘、柠檬、山楂、枣等。④维生素 D 若缺乏可影响胎儿骨骼发育,每天膳食中维生素 D 的摄入量为 10 μg,鱼肝油中含量最多,其次为肝、蛋黄、鱼,多晒太阳也利于体内合成维生素 D。⑤维生素 E 可以减少自然流产,每天需摄入 10 mg,主要食物来源于麦芽、花生油、麻油、坚果、绿叶蔬菜、蛋类、奶类等。

5.孕期自我监护方法指导

做好孕期自我监护对保证胎儿和母体健康十分重要,社区护士指导孕妇和家属自己数胎动,听胎心率是在家中对胎儿情况进行监护的可行手段。①胎动的监护方法:从妊娠 30 周开始,每天早、中、晚各数 1 小时,将 3 个小时所数的总数乘以 4,并做好记录,如果胎动每天在 30 次以上,说明胎儿情况良好,不足 30 或继续减少,表明胎儿宫内缺氧,应及时就医。②听胎心音的方法:每天定时听胎心音并记录,胎心音正常为 120~160 次/分,如果胎心音每分钟超过 160 次或每分钟不足 120 次,均属异常,应及时就诊。③测量体重:指导孕妇每周测体重,一般孕妇体重增长每周不超过 0.5 kg,整个妊娠期增加 10.0~12.5 kg,体重的增加视个人孕前的体重而定。如果妊娠期体重不增加,说明胎儿生长缓慢,如孕妇体重每周增加超过 0.5 kg,要注意有无妊娠水肿。

(五)妊娠期常见症状的管理

妊娠期出现不适是每个孕妇都会经历的,但因个体差异,这些不适症状会有所不同,而且在不同妊娠期所出现的症状也会有所不同。

1.恶心、呕吐

大部分孕妇约在妊娠 6 周出现早孕反应,12 周左右消失。此期间应避免空腹或过饱,每天可少量多餐,饮食宜清淡易消化,晨起时宜缓慢,避免突然改变体位。对于呕吐严重者,或 12 周以后仍继续呕吐,甚至影响孕妇及胎儿营养时,须住院治疗,纠正水、电解质紊乱。对于偏食者,在不影响饮食平衡的情况下可不予特殊处理。

2.尿频、尿急

妊娠早期属于正常现象,告知孕妇有尿意时应及时排空。

3.水肿

妊娠后期易发生下肢水肿,休息后可消退,这属于正常现象。若出现凹陷性水肿,经休息后水肿仍不消退,则应警惕合并其他疾病,查明原因并给予及时治疗。社区护士应指导孕妇睡眠时采取左侧卧位,下肢垫高 15°,以促进下肢血液回流。

4.静脉曲张

已出现症状的孕妇应避免长时间站立或行走,注意经常抬高下肢,促进下肢血液回流;会阴部有静脉曲张者,可于臀下垫枕,抬高髋部休息。

5.便秘

了解孕妇的饮食,排便习惯,分析引起便秘的可能因素。指导孕妇养成良好的排便习惯,增加每天饮水量,多进食蔬菜、水果等含纤维多的食物,如韭菜、芹菜、香蕉等,并注意适当运动。未经医师许可,不得擅自使用大便软化剂或轻泻剂。

6.腰背痛

指导孕妇在日常生活工作中注意保持良好的姿势,避免过度疲劳;如需长时间弯腰,应适当调整姿势。疼痛严重者,必须卧床休息。

7.下肢肌肉痉挛

妊娠期间应注意补钙,禁止滥用含钙、磷的片剂。社区护士应告知孕妇预防及减轻症状的方法:①避免穿高跟鞋,以减少腿部肌肉的紧张度;②避免腿部疲劳、受凉;③发生下肢肌肉痉挛时,孕妇应背屈肢体或站立前倾以伸展痉挛的肌肉,或局部热敷按摩。

四、产褥期妇女健康保健

(一)产褥期妇女生理变化

1.生殖系统的变化

(1)子宫:产后子宫变化最大,胎盘娩出后的子宫逐渐恢复至非孕状态的过程,称为子宫复旧,约需6周时间。包括子宫体的复旧、子宫内膜的再生和子宫颈的复原。

(2)阴道及外阴:分娩后阴道壁肌肉松弛,肌张力低,黏膜较光滑,约产后3周黏膜皱开始出现,产褥期内阴道壁肌张力可逐渐恢复,但不能完全恢复至妊娠前水平。分娩时会阴因受压产生充血、水肿或不同程度的裂伤,可数天内消失或愈合。

(3)盆底组织:盆底肌肉及筋膜常因过度扩张而失去弹力,也可出现部分肌纤维断裂,严重时可导致产后阴道前后壁膨出或子宫脱垂。

2.内分泌系统的变化

分娩后雌激素、孕激素水平急剧下降。至产后1周时已降至未孕时水平。不哺乳产妇一般于产后6～10周恢复月经,哺乳产妇因催乳素的分泌可抑制排卵,月经复潮延迟,甚至在哺乳期间月经一直不来潮。产后较晚恢复月经者,首次月经来潮常有排卵,故哺乳妇女在月经恢复前也有受孕的可能。

3.乳房的变化

主要变化是泌乳,但乳汁分泌在很大程度上取决于哺乳时的吸吮刺激。此外,产妇的营养、睡眠、健康情况和情绪状态都将影响乳汁的分泌。

4.腹壁的变化

腹壁皮肤受妊娠子宫膨胀的影响,弹力纤维断裂,腹直肌呈不同程度分离,产后明显松弛,张力低,须至产后6周或更长的时间方能恢复。妊娠期出现的下腹正中线色素沉着,于产褥期逐渐消退,原有的紫红色妊娠纹变为白色,成为永久性的白色妊娠纹。

5.血液循环系统的变化

妊娠期血容量增加,于分娩后4～6周可恢复至未孕状态。产后3天内,由于胎盘循环停止大量血液从子宫进入体循环,以及组织间液的回吸收,使回心血量增加,心脏负担再次加重。因此,有心脏病的产妇易发生心力衰竭。

6.泌尿系统的变化

妊娠期滞留在体内的大量水分,于分娩后的最初几天经由肾脏排出,故产后尿量明显增加。在临产期分娩过程中,膀胱过分受压,导致黏膜充血、水肿,肌张力降低,加之产后外阴伤口疼痛,不习惯卧床排尿等原因,容易发生尿潴留。膀胱充盈可影响子宫收缩而导致产后出血,因此要及时处理。孕期发生的肾盂输尿管生理性扩张,需4～6周恢复正常。

7.消化系统的变化

产后1～2天内产妇常感口渴,喜进汤食,但食欲欠佳,以后逐渐好转。胃肠肌张力蠕动减弱,约需2周恢复正常。产后因卧床时间长,缺乏运动,腹直肌及盆底肌肉松弛,加之肠蠕动减弱,易发生便秘。

(二)产褥期妇女心理变化

妊娠和分娩是妇女一生中的重大改变,产褥期妇女会经历一系列复杂的心理变化。分娩后产妇会出现一系列反应,表现为高涨的热情、希望、高兴、满足感、幸福感,也可能有失眠、失望、抑郁等情绪不稳定表现。产后抑郁症是在分娩后常见的一种普遍心理障碍,是介于产后抑郁性精神病和产后忧郁之间的一种精神疾病。一般在产后第 1 天至第 6 周之间发生,而产后第 1~10 天被认为是发生产后抑郁症的危险期。

产褥期是产妇的心理转换时期。如果受到体内外环境的不良影响、刺激,也容易发生各种身心障碍。因此,社区护士应了解和掌握产褥期妇女的心理改变,做好产褥期妇女的心理护理,使其情绪稳定,顺利地度过产褥期。

(三)产褥期妇女保健指导

产褥期是产妇身心恢复的重要时期,照护质量直接影响产妇的身心恢复。产褥期保健指导由社区护士提供,通过询问、观察、一般体检和妇科检查,必要时进行辅助检查,对产妇恢复情况进行评估。

1.日常生活指导

(1)清洁与舒适:产妇的休养环境以室温 22~24 ℃ 为宜,光线适宜,通风适当,保持空气清新,防止受凉。指导产妇保持个人卫生,包括会阴部、身体清洁及维持正常排泄等。

(2)合理饮食与营养:社区护士应该协助产妇获取适当和均衡的饮食,进食富含营养、清淡、易消化的食物,保证足够的热量,以促进其身体的健康和身材的恢复。哺乳期妇女每天应增加 500 kcal 热量,选择鱼、肉、蛋、奶、豆类及含钙、铁丰富的食物。哺乳期妇女应避免食用咖啡与浓茶、含脂肪多的食物、过咸或烟熏制食品、刺激性调味品、酒类,以免影响婴儿行为及生长发育。

(3)休息与睡眠:社区护士应指导产妇适应与婴儿同步休息,每天至少保证 8 小时睡眠,保持生活规律。

2.产后活动与锻炼

产后运动有助于增强腹肌张力、恢复身材、促进子宫复旧、骨盆底收缩和复旧,促进血液循环、预防血栓性静脉炎等。社区护士根据产妇个体情况指导产妇在产后 24 小时内以卧床休息为主,顺产者在产后6~12 小时内即可下床轻微活动;行会阴侧切或剖宫产的产妇,可适当推迟活动时间。运动方式及时间:腹式呼吸及阴道收缩运动在产后第 1 天;胸部运动产后第 2 天;颈部运动产后第 4 天;腿部运动产后第5天;膝胸卧式促进子宫收缩运动于产后第 7 天;仰卧臀部上举运动在产后第 10 天;仰卧起坐腹部运动在产后第 15 天进行。指导产后运动时注意运动量由小到大,强调循序渐进,视产妇耐受程度逐渐增加活动量,避免过度劳累,运动时若有出血及不适感立即停止并休息。剖宫产术后的妇女可先选择促进血液循环的项目,如深呼吸运动,其他项目待伤口愈合后再逐渐进行。

3.母乳喂养及乳房护理指导

鼓励产妇喂哺母乳,母乳喂养对母婴均有益。喂养过程中应注意以下事项。

(1)哺乳时间:原则是按需哺乳。产妇于产后半小时内开始哺乳,哺乳时间为半小时以上。若母亲患有结核病、肾脏病、心脏病、艾滋病及严重贫血时则不可母乳喂养。尽早哺乳,以维持乳腺通畅,减轻乳房胀痛。

(2)指导产妇进行正确的乳房护理及新生儿喂养:乳房应保持清洁干燥。每次哺乳前应洗手,并将乳房、乳头用温开水清洗。哺乳时,母亲和新生儿均应选择最舒适的位置,一手拇指放在乳房上方,其余四指放在乳房下方,将乳头和乳晕大部分放入新生儿口中,用手托住乳房,防止乳房堵住新生儿鼻孔。哺乳时应让新生儿吸空一侧乳房后再吸另一侧,两侧乳房交替哺乳。哺乳后应将新生儿抱起,轻拍背部 1~2 分钟,排出胃内空气,以防呕吐。如果出现乳头皲裂,轻者可继续哺乳,哺乳前湿热敷乳房和乳头 3～5 分钟,挤出少量乳汁,使乳晕变软易被新生儿吸吮。哺乳时先在损伤轻的一侧乳房哺乳,以减轻对乳房的吸吮力。哺乳结束后,挤出少量乳汁涂在乳头和乳晕上,短暂暴露使乳头干燥。如皲裂严重则暂停哺乳,可将乳汁挤出或用吸乳器吸出后喂养。世界卫生组织指出,4～6 个月内的婴儿只需母乳,不必添加喂水或其他饮料。哺乳期妇女应佩戴合适的棉质乳罩,避免过紧或过松。母乳喂哺应按需哺乳,提倡早接触,早吸吮。母乳喂哺的时间一般以 10 个月～1 年为宜。

(3)产妇若因病不能哺乳,则应尽早退乳:最简单的方法是停止哺乳,少进汤汁类食物。

4.心理指导

观察产妇的心理状况,给予其在心理及社会等方面相应的护理措施。社区护士通过家庭访视,增强产妇照顾新生儿的信心,确立母亲的角色和责任,使母子之间建立独特的亲子依附关系。

5.家庭适应与协调

随着孩子的出生,家庭角色的变化,父母角色,夫妻关系需要重新调整,互相理解与共同承担家务。社区护士应指导丈夫做好接纳新成员的心理和行为准备,确立父亲的角色,主动为妻子分担照顾新生儿的责任,承担家务劳动,在日常生活中应对妻子关心、体贴。新生儿不仅给家庭带来了希望与欢乐,同时也带来了责任与压力,所以夫妻双方要扮演好各自的角色,适应角色的转变,才能促进家庭的健康发展。

(四)产褥期常见健康问题的护理

1.乳腺炎

产褥期乳腺炎是产褥期的常见病,常常继发于乳头皲裂、乳房过度充盈、乳腺管阻塞。

(1)预防。①保持乳头和乳晕的清洁:经常用温水清洗乳房,每次哺乳前后用温水清洗乳头和乳晕,保持局部干燥。如有乳头内陷者更应注意清洁。②养成良好的按需哺乳习惯:每次将乳汁吸尽,避免乳汁淤积,如有淤积可用吸乳器或按摩乳房帮助乳汁排空,不可让婴儿含着乳头睡觉。③如有乳头破损或皲裂要及时治疗。④保持婴儿口腔卫生:及时治疗婴儿口腔炎。⑤纠正乳头内陷。⑥营养供给:注意摄入清淡、易消化、富含营养的食物,多饮水,忌食辛辣、刺激、油腻的食物。

(2)护理措施。①炎症初期:可继续哺乳。哺乳前,湿热敷乳房 3～5 分钟,并按摩乳房;哺乳时先哺患侧乳房。每次哺乳时注意吸空乳汁,减轻淤积。用绷带或用乳托将乳房托起,局部用冰敷,以减少乳汁分泌。注意充分的休息。②炎症期:停止哺乳,定时用吸乳器或手法按摩排空乳汁,用宽松乳罩托起乳房,以减轻疼痛和肿胀。给予局部热敷、药物外敷或理疗,以促进局部血液循环和炎症消散。根据医嘱早期使用抗菌药物。③脓肿形成期:行脓肿切开引流术,切口应符合美容要求并防止损伤乳管,保持引流通畅,切口定时更换敷料,保持清洁干燥。

2.产后尿失禁

产后尿失禁是由于分娩时,胎儿先露部分对盆底韧带及肌肉的过度扩张,特别是使支持膀胱底及上 2/3 尿道的组织松弛所致。社区护士应指导产妇保持会阴及尿道口清洁。注意多饮水,多食水果、高纤维蔬菜,防止便秘。坚持做盆底肌锻炼,使盆底肌肉的功能逐渐复原。为防止产后尿失禁,产妇在身体尚未复原之前不宜过早进行剧烈运动。

3.产后抑郁

由于内分泌的变化,大脑皮质与皮质下中枢的相互关系发生改变,皮质下中枢平衡失调,常会导致产妇情绪不稳,偶尔可见某种精神疾病状态。这种精神疾病反应常与难产手术、产后感染或不良妊娠结局等精神创伤有关。其特征包括注意力无法集中、健忘、心情不平静、时常哭泣或掉泪、依赖、焦虑、疲倦、伤心、易怒、暴躁、无法忍受挫折等。临床可表现为焦虑、激动、忧郁、睡眠不佳、食欲缺乏、言语行动缓慢。也可表现出谵妄状态或躁狂状态。产后抑郁症并非单一原因造成,它是生物、心理、社会因素以多种不同方式相互作用的结果。

产后抑郁的预防措施包括倾听产妇诉说心理问题,做好产妇的心理疏导工作,消除不良的社会心理因素、减轻产妇的心理负担和躯体不适症状;对于有不良个性的产妇,应给予相应的心理指导,减少或避免精神刺激,减轻生活中的应激压力;促进和帮助产妇适应母亲的角色,指导产妇如何与婴儿进行交流和接触,使其逐渐参与到护理孩子的日常生活中,逐步建立亲子依附关系;发挥社会支持系统的作用,改善家庭关系,合理进行家务分工,减轻产妇劳累;为产妇提供自我护理指导和常见问题的处理方法,减少产妇的困惑和无助感;高度警惕产妇的伤害性行为,注意保护安全;重症患者应接受心理医师或精神科医师的治疗。

(李莹莹)

第十节　社区老年人保健与护理

一、老化的相关理论与应用

老化的生物学理论对衰老机制的阐述有遗传学说、免疫学说、自由基学说、神经-内分泌学说、体细胞突变论、差错灾难论、应激论等,这些已在老年护理学等相应课程中学习。老化的社会学理论如撤退理论、活动理论、社会情绪选择理论等,对于老年人保健的科学研究与老年人福利政策的制定、老年人健康教育与服务提供有着重要的影响。

(一)撤退理论

1.理论产生的背景

撤退理论由堪萨斯市的成年生活研究(Kansas City Studies of Adult Life)中分析出来的学说。最早由 Cumming 和 Henry 于 1961 年在《变老》一书中提出,后经其他社会学家、老年学家发展完善。撤退理论概括了老年人口参与社会生活的总趋势,成为有影响的老年社会学理论。

2.理论的主要观点

(1)老人与社会相互脱离具有代表性:随着年龄的增长,社会与个人之间的往来关系减少,这是不可避免的。撤退的主要形式有两个方面。①来自社会方面的撤退:即社会通过一定的退休制度,使老年人口退出原来从事的工作岗位,由成年人口接替,达到撤退的目的;②来自个人的撤退:即人在成年期形成的各种社会关系,在进入老年期后,因为社会工作的撤退,许多社会关系减弱,逐渐从原有的社会角色中撤退以适应老年期的社会生活。

(2)撤退过程有其生物的和心理的内在原因并且不可避免:伴随老化,老年人体力、智力衰退,记忆能力、创造性思维能力及参与社会的活动能力下降,难以适应先前的高负荷的角色功能,保持他们社会地位的动机逐渐减弱,再加上社会对老年人角色期待的影响,老年人自身接受撤退或按撤退规则来指导自己的行为规范是合情合理的,也是必然的。社会紧缩老人的编制则是因为要把老人占据的位置和承担的角色让给年轻人。

(3)撤退过程不仅使老人欢度晚年,同时也是社会的需要:伴随衰老,老年人参与社会活动减少,撤退成为一个自我循环的过程。社会也须采取一定的撤退措施,将权限由老年一代转交给成年一代。老人在原有的社会角色中撤离,晚年生活得到满足,老人与社会相互疏远的过程,保证了个人的满足感和社会制度的延续性。当个人或社会不准备撤离,可能会产生脱节现象,但在大多数情况下,社会需要首先倡导撤离。

3.理论在社区护理中的应用

老年人必定要从一定的社会角色中退出,社会也必然需要一定的撤退机制。老年人个人与社会同步撤离,有较好的协调机制,才能使个人与社会处于一种和谐状态,老年人安享晚年生活,社会代际交替和谐发展。当个人与社会撤离不同步,则会影响老年人个人的身心健康和发生社会角色的冲突,就可能使老年人患"离退休综合征"。因此,社区护士可以借鉴撤退理论做好老年期角色转换过程中的身心健康服务。

(1)引导个人角色撤退顺应社会期待:人的社会角色的转换是一个自然的过程,一定社会制度下,个人社会角色撤退是可期待的,如退休年龄、退出政坛的年龄等,是一个普遍的、明确的撤退时间。在这一时限内,社区护士在社区健康教育中可利用撤退理论,促进老年人在社会机制下提前做好撤退准备,从心理上接受撤退现实,并做好撤退后的准备,以适应社会角色变迁,避免"离退休综合征"的发生。此外,除退休这样一个跨度较大的角色变迁以外,老年期还将面临其他角色的变换,如丧偶、患病、失能等情况,老年人还需不断从原有角色中撤退,如何选择新角色功能,撤退理论提供较好的理论指导。

(2)根据个人角色撤退现状改善社会功能:由于身体、心理及文化和专业修养的不同,个人从社会角色中撤退的愿望和社会对其的期望有个体差异,虽然退休了,有部分老年人仍然选择继续工作、参与社会活动等,有些老年人虽然离开了工作岗位,但仍然希望有一定的空间发挥他们的社会作用。因此,社区可以创造一定的社会活动条件,培育老年人组织,如老年人志愿服务组织、老年人书画协会等,社区护士可以根据老年人的身心状况,做好康复护理,协助老年人参与社会活动,满足老年人的社会心理需要。

(二)活动理论

1.理论产生的背景

撤退理论在老年社会学理论研究中具有重要意义,产生了很大的影响。十年后,迪克大学老年和人类发展研究中心对老年人进行研究,提出了与撤退理论完全相反的结论,认为老年人无论是生活的满足程度或者活动水平都没有或者很少减退。许多调查结果也表明,多数人在老年期,并不是完全从他们的社会角色中撤离,而是继续他们在中年期就已建立的社会职务与角色,从事生活与社会活动,照样倾向于维持他们原先的生活方式,尽可能保持早年养成的习惯、人格特征、生活方式等。活动理论以欧内斯特·W.伯吉斯为代表的社会学家们逐步发展起来,与撤退理论相反,该理论认为老年人若要获得使他们感到满意的老年生活,就必须维持足够的社会互动。

2.理论的主要观点

(1)大多数老年人仍然保持活动和社会参与:活动理论认为社会与个人的关系在中年期和老年期并没有截然的不同,老年期同样有着活动的愿望,个体在社会中的角色并不因年龄的增长而减少。一个人只要在生理上和心理上有足够的能力,他便可以扮演其角色、履行其义务。老年人活动水平,参与活动的次数或者与社会疏远的情况受过去生活方式和社会经济状况的影响,而不是一个不可避免的、内在的必然过程。例如,一个经常是被动、退缩的人,不会因为退休而变得更为活跃,一个经常参加许多社会活动的人,也不会因为退休后或移居他地时全部停止活动。

(2)活动是老年期生活的需要:维持或开展适当的体力、智力和社会活动,可促进老年人晚年生活幸福。老年人继续参加经济活动、社会活动、健身活动对老年人身心健康与生活满足产生正面的影响,老人的社会参与层面越高,他的精神和生活满意度也会随之增加。活动理论强调参与、活动与社会互动,认为老年人应该积极参与社会,用新的角色取代因丧偶或退休而失去的角色,通过新的参与、新的角色替代以改善老年人因社会角色中断所引发的情绪低落,将自身与社会的距离缩小到最低限度。老年人应该尽可能地保持中年人的生活方式以否定老年的存在,积极参与力所能及的一切社会活动,保持活力,赢得社会的尊重。对于一个正在变老的人,活动变得尤其重要,因为其健康和社会福利有赖于继续参加活动,并在社会互动中找到生活的意义、人生的价值,取得积极的、恰当的自我形象,获得良好的生活满足感。

(3)老年人有责任保持自身的活动程度:进入晚年,不一定变得"没有角色可扮演",老年人应当有新的角色,同其他生命周期一样,在社会活动中做出应有的贡献。老年人退休后的社会角色及其社会发展都有赖于老年人自己的活动程度,老年人有责任去保持自己的活跃程度,新角色的建立,要靠他们自身的努力,而不是社会提供更多的机会让老人去保持自己的社会活跃程度。

3.理论的应用

(1)协助开创其他补偿性角色来取代失落的角色:由于现实生活中往往剥夺了老年人期望扮演的社会角色的机会,使得老人所能活动的社会范围变窄,活动程度变小,从而使老人对自身存在的价值产生迷茫,因此应有补偿性的活动来维持老人在社会及心理上的适应。如老人退休,就应有职业以外的活动补充,如老人丧偶或亲友死亡,就应有其他人际交往的弥补。活动理论可以帮助我们理解、尊重社区老年人在社区生活中的各种表现,有针对性地开展健康服务,指导老年人参与社区活动,如参与老人活动中心、老年大学、老年服务中心、志愿者组织等的活动。

(2)尽可能长地维持老年人的活动能力:活动是保证老年期生活质量的基础,社区护理中应从心理上充分调动老年人的主观能动性,从身体功能上,做好保健和康复服务,尽可能长地维持老年人的肢体功能,并提供必要的辅具和设施,帮助老年人参与社区活动,维持老年人健康。另外,对于"活动"的理解,并不仅仅指躯体的行为活动,也包括心理活动和心灵的领悟,对于完全失能的老人,也应该从心理的角度,促进老年人保持积极的态度,以获得良好的生活满足感。

(三)社会情绪选择理论

1.理论产生的背景

由于年龄的增长,老年人在生理和一些心理功能方面呈现下降趋势,尤其是在某些认知能力方面趋于减退,但老年人在情绪方面,并不像认知能力那样呈现出减弱的趋势,许多研究表明,整个成年人阶段情绪幸福度是上升的。个体这种在身体健康、认知能力等方面的下降,而情绪及幸福感却维持在较高水平的矛盾现象称为"老化的悖论"。个体如何在生理功能下降情况下将情绪和幸福感维持在较高水平? 在未来时间洞察力改变的情况下,又如何调整社会目标及选择社会同伴? 以斯坦福大学的 Carstensen 教授为代表的学者提出了社会情绪选择理论,对此提供了全面、合理的解释。

2.理论的主要观点

(1)老年人偏向于选择以情绪管理为目标。人类的社会目标有两大类:知识获得目标和情绪管理目标。当人们知觉到未来时间很充足时,更多地关注未来导向的目标,即与知识追寻有关,追求新知识,学习获得性行为。当感到时间非常有限时,表现为情绪导向的社会目标,通过与他人交往来实现情绪状态的优化,包括寻找生活意义的欲望,获得亲密的情感和追求生命的真谛及体验情感上的满足,是现时导向的目标。一般而言,年轻人知觉到未来时间比较充裕,优先选择以获取知识为目标。而老年人则相反,偏向选择以情绪管理为目标。情绪调节目标旨在控制纷繁的情绪状态,关注生命的意义和情感的亲密性,表现为回避消极情绪状态,趋向积极情绪状态。

获取知识和调节情绪的动机共同组成了生命过程中激发社会行为目标的动力系统,在具体情境中,知识相关的目标与情绪调节的目标会相互竞争,个体在权衡两类目标的重要性后才能做出选择,进而产生相应的行为反应。

(2)未来时间洞察力影响社会目标选择:未来时间洞察力是个体对未来时间的认知、体验和行动倾向的一种人格特质。社会情绪选择理论中,未来时间洞察力侧重于个体对将来一段时间的有限性或无限性的知觉,这种知觉会对个体当前行为产生影响。个体的一生都由各种社会目标指导,如寻求新奇事物、感情需要、扩展个人视野等,不同社会目标的相对优先性随个体对未来时间的洞察力的变化而变化。当知觉到生命中(或事件)剩余时间很充裕,知识获得目标放在首位,人们更愿意结识新朋友、扩大社交圈子,努力为自己的未来建立广泛的人际关系。当感到未来时间很有限时,情绪管理目标变得相对重要,优先选择与较为熟悉的社会伙伴在一起,年龄越大,个体越喜欢与熟悉、亲密的同伴接触。

(3)老年人偏向选择较小的社会关系网络:老年人对未来时间洞察力的改变,偏向选择以情绪管理为导向的社会目标,势必影响老年人社会网络的组织结构。研究发现,老年期个体的社会网络会缩小,情绪亲密的社会伙伴会继续维持而次要的社会伙伴慢慢被排除在外,年龄越大,越趋向于与相对亲近的人保持联系,如家庭成员、亲密朋友等。随年龄增大,个体缩小社会关系网络,优先选择亲密的社会伙伴,是因为他们能够提供可信赖的情感回报,对老年人自身健康和主观幸福感是有益的。研究证实,家庭支持和朋友支持对提高老年人的主观幸福感和生活满意度都有重要作用,但家庭支持比朋友支持的作用更大,特别是在情感支持上。

(4)老年人更重视积极情感体验:社会情绪选择理论认为个体越接近人生终点,就越关注社会互动的质量,越有目的地改善社会关系中的情感成分,关注事件的积极信息,关注自己的情绪满意度。虽然老年人总体认知资源较少,但他们用目标一致的方式分配认知资源,从而成功地管理情绪,并保持积极的情绪体验。如果老年人不太关注将来,那么他们晚年生活将是高质量的,诸如退休、死亡之类的事件不会对他们造成过大的负面影响。

3.理论的应用

(1)社区健康管理中重视与老人的情感交流:社会情绪选择理论认为老年人优先选择情绪管理目标,更重视其中的情感体验。在老年人社区健康管理中,健康知识学习、健康行为建立的健康教育干预方面,需要社区护士与老年人有更多的沟通,特别是情感上的交流。如戒烟,对于戒烟带来的不确切的好处与吸烟带来的实际身体和人际交流情感上的体验相比,权衡未来时间的有限性,老年人往往选择后者而拒绝戒烟,在老年人戒烟干预上,需要对戒烟带来的不良体验予以补偿,包括生理上和情感上的补偿,重视情绪管理策略,才能促进健康目标的达成。

(2)加强社区支持:社会情绪选择理论认为随年龄增大,老年人社会关系网络缩小,优先选择亲密的社会伙伴,趋向于与相对亲近的人保持联系。随着家庭的小型化,空巢、独居老人增多,社区活动、邻里互助为老年人提供了一定的社会活动空间,促进老年人建立一定社交网络,补偿家庭支持的不足。社区护士一方面在健康服务上促进老年人参与社区活动,同时,社区护士应成为老年人社会网络的一员,经常与老年人交流治疗、康复、保健活动的心得,提高老年人的情绪满意度。

(3)重视积极信息的作用:社会情绪选择理论认为老年人的注意、记忆和情绪的选择上更关注积极信息和积极情感的体验。在老年人健康管理中,重视积极信息对老年人健康行为的促进作用,如老年糖尿病患者的管理上,善于发现老年人一些积极的因素,如血糖较前控制要好、能注意饮食、开始运动锻炼等,比经常说老年人没有控制好血糖、饮食尚不规范、运动量不够等负面的信息,其效果要好。另外,在健康教育的榜样作用上,也应多选择一些正面的案例。比如,介绍某百岁老人的生活方式,比用某老人吸烟导致肺癌而死亡的个案信息,更能引起老人的积极情感体验,更能促进教育目标的达成。另外,长寿老人的介绍也使老人对未来时间洞察力发生改变,延长对未来时间的预期,有利于健康积极行为的建立。

二、社区老年人的健康管理

为深化医药卫生体制改革,促进基本公共卫生服务逐步均等化,自 2009 年以来,国家启动实施基本公共卫生服务项目,免费为城乡居民提供建立居民健康档案、健康教育等 11 类 41 项服务,社区老年人健康管理是其中内容之一。本文主要介绍"国家基本公共卫生服务规范(2011 年版)"中社区老年人的健康管理内容、流程、要求及考核指标,梳理当前社区老年人健康管理现状,思考社区老年人健康管理的发展。

(一)国家老年人健康管理服务规范

1.服务对象

辖区内 65 岁及以上常住居民。

2.服务内容

每年为老年人提供 1 次健康管理服务,包括生活方式和健康状况评估、体格检查、辅助检查和健康指导。

(1)生活方式和健康状况评估:通过问诊及老年人健康状态自评了解其基本健康状况、体育锻炼、饮食、吸烟、饮酒、慢性疾病常见症状、既往所患疾病、治疗及目前用药和生活自理能力等情况。

(2)体格检查:包括体温、脉搏、呼吸、血压、身高、体重、腰围、皮肤、浅表淋巴结、心脏、肺部、腹部等常规体格检查,并对口腔、视力、听力和运动功能等进行初步测量、判断。

(3)辅助检查:包括血常规、尿常规、肝功能(血清谷草转氨酶、血清谷丙转氨酶和总胆红素)、肾功能(血清肌酐和血尿素氮)、空腹血糖、血脂和心电图检查。

(4)健康指导:根据体检情况,告知健康体检结果并进行相应健康指导。①对发现已确诊的原发性高血压和 2 型糖尿病等患者纳入相应的慢性病患者健康管理;②对体检中发现有异常的老年人建议定期复查;③进行健康生活方式以及疫苗接种、骨质疏松预防、防跌倒措施、意外伤害预防和自救等健康指导;④告知或预约下一次健康管理服务的时间。

3.服务流程

社区老年人健康管理服务的流程示意如图 10-1。

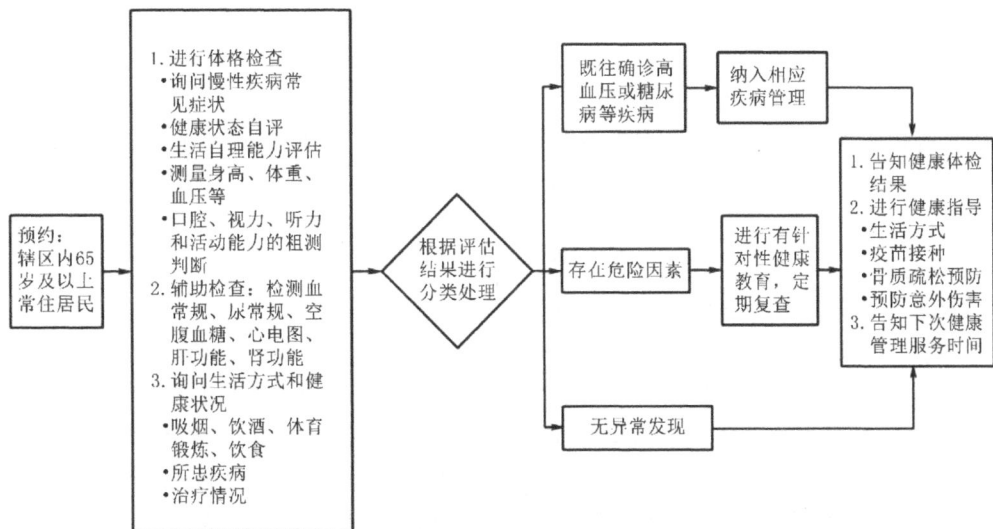

图 10-1 社区老年人健康管理服务流程

4.服务的基本要求

（1）开展老年人健康管理服务的乡镇卫生院和社区卫生服务中心应当具备服务内容所需的基本设备和条件。

（2）加强与村（居）委会、派出所等相关部门的联系，掌握辖区内老年人口信息变化。加强宣传，告知服务内容，使更多的老年人愿意接受服务。

（3）每次健康检查后及时将相关信息记入健康档案。具体内容详见《城乡居民健康档案管理服务规范》健康体检表。对于已纳入相应慢性病健康管理的老年人，本次健康管理服务可作为一次随访服务。

（4）积极应用中医药方法为老年人提供养生保健、疾病防治等健康指导。

5.考核指标

（1）老年人健康管理率：老年人健康管理率 $= \dfrac{接受健康管理人数}{年内辖区内 65 岁以上常住居民} \times 100\%$。

（2）健康体检表完整率：健康体检表完整率 $= \dfrac{抽查填写完整的健康体检表数}{抽查的健康体检表数} \times 100\%$。

（二）社区老年人健康管理现状与展望

1.社区老年人健康管理现状

（1）普遍开展老年人健康信息管理：随着各地公共卫生服务均等化相关政策的实施，社区卫生服务普遍建立了有关慢性病管理、健康档案管理的信息化管理平台，开展相关信息的管理，其管理人群中老年人占有很大比例。另外，各地全面启动老年人健康体检工作，通过开展健康体检，掌握老年人健康状况及主要危险因素，逐步为老年人建立个人健康档案，实施老年人健康管理，实现无病早预防，有病早发现、早干预、早治疗，提高健康水平，改善老年人生活质量的目标。

（2）老年人健康干预工作逐步开展：老年人健康管理的目的是促进老年人健康，当前有关利用社区老年人体检资料分析老年人健康问题及危险因素，对某一类型的老年人群进行护理方面的研究报道较多。但如何利用老年人健康信息，对社区老年人开展规范化的群体与个体健康干预相结合的健康教育研究不多。除国家老年人健康管理规范以外,健康管理技术标准、健康干预评价标准及老年人健康风险预测、转诊规范等研究尚需不断深入。

(3)老年人参与健康管理的积极性有待提高:随着国家卫生体制改革,社区卫生服务快速发展,队伍素质较快提升,社区慢性病管理和老年人体检工作较好开展,相关工作逐步得到社区老年人的信任,但离"健康守门人"的目标还有距离。在社区健康管理工作中,老年人还处于被动接受阶段,相互联系、沟通的渠道并不十分密切,老年人对健康管理意义的认识和主动参与活动的积极性还有待提高。

2.社区老年人健康管理展望

(1)健康管理信息技术与网络服务技术平台有望得到建立和完善:目前,社区老年人健康体检信息逐步实现计算机管理,各地区局域网络在不断建立和完善中,为老年人健康信息的利用提供了技术基础。社区卫生服务健康信息管理逐步规范发展,结合网络信息技术,社区老年人健康档案网络化将逐步推进。同时,在信息录入途径方面也将更加便捷,可以利用手机等工具随时随地与网络沟通。当然,随着互联网技术的发展和完善,隐私保护也会得到加强。

(2)网络化健康信息管理为老年人健康服务:老年人健康信息管理逐步网络化,各级医疗机构及老年人自身可以共享信息,为老年人的日常保健和医疗、护理提供方便。随着社区卫生服务工作的完善,人一生的健康信息通过网络实现系统化的信息管理,信息可以随着户籍迁移,使之更好地为健康服务。

(3)老年健康管理产业发展:以健康管理为平台,理论研究与实践探索相结合,互联网技术和医疗、护理技术相互渗透,以学术、技术引领,健康管理产业将得到发展。有关老年人健康产品、相关软件与设备以及中医为特色的预防保健体系将会得到进一步发展。

(4)老年人健康水平提高:利用健康管理平台,老年人与社区卫生服务人员关系更加密切,整合社区资源,以健康信息管理为中介的常规化的老年人健康干预工作不断推进,社区老年人健康评估、健康干预计划、干预措施实施与干预效果评价过程不断循环,最终达到老年人健康水平的提高。

三、老年人居家安全问题及护理

跌倒、误吸、噎食是老年人常见的意外事件,可导致老年人骨折、吸入性肺炎、甚至危及老年人生命,是老年人居家的重要安全问题。

(一)临床特征

卫健委《老年人跌倒干预技术指南》中指出,跌倒是指突然的、不自主的、非故意的体位改变,倒在地上或更低的平面上。据报道,65岁以上老年人中有1/3的人、80岁以上中有1/2的人每年有过一次跌倒,在这些跌倒的人中,约有一半发生反复跌倒,其中约1/10的人发生严重后果,如髋关节骨折、其他骨折、软组织损伤、头颅损伤等。跌倒是活动受限、日常生活活动能力下降和入住机构或医院的独立危险因素。虽然跌倒频繁发生并有潜在的严重后果,但却往往被人们忽视,因此,社区护士在社区健康护理中需要强调跌倒的预防。

老年人易发生误吸、噎食,尤其是脑卒中、帕金森病、老年痴呆等慢性病患者更易发生。误吸是指进食时在吞咽过程中有数量不一的液体或固体食物进入到声门以下的气道。误吸可引起剧烈咳嗽、吸入性肺炎,甚至窒息死亡。噎食通常是指食物堵塞咽喉部或卡在食道的第一狭窄处,引起窒息。发生噎食主要表现:①进食突然中断;②不能说话;③呼吸停止而迅速发生缺氧症状;

④用手按住喉部并用手指指向口腔。

(二)相关因素

1.跌倒的相关因素

引起老年人跌倒的原因主要是老年人自身生理病理方面的因素和环境因素,如运动功能失调、虚弱、眩晕、视力障碍、直立性低血压、药物不良反应、饮酒过量等,还可因为环境光线过暗或强光刺激、扶手不稳、地面不平整或潮湿打滑、家具摆放位置不当、室内外障碍物等跌倒。

2.误吸、噎食的相关因素

老化和疾病因素导致吞咽功能障碍是误吸、噎食的基础,同时食物性状、进食习惯也是影响因素。引起误吸、噎食主要因素有一下几种。

(1)吞咽功能减退:正常吞咽动作需口、咽、食管共同参与,在神经、肌肉的协调下完成。随着年龄的增长,老年人咽喉部感知觉减退,神经肌肉的协调功能变差,吞咽反射减低,再加上咀嚼功能下降,唾液分泌减少致食物润滑作用降低,容易发生噎食;同时,吞咽过程中防止异物进入气道的反射性动作减退,容易发生误吸;此外,脑血管意外等疾病也是重要的影响因素。

(2)进食习惯不良:坐位略前倾位进食,便于吞咽。仰卧进食、边进食边谈笑、进食速度过快、大口进食等不良习惯易导致误吸,也容易发生噎食。

(3)食物性状影响:进食过于黏稠、粗糙、干燥的食物易发生噎食,如牙齿不好的老人大口进食糯米团子,由于食物本身的黏性使老人难以嚼碎而吞咽块状食物,易发生噎食;另外,水和汤类食物可使一些高龄老人和脑血管意外的患者发生误吸。

(三)护理措施

1.预防跌倒

(1)评估老人跌倒的危险因素:对老人身体状况如视力、平衡能力、活动能力、疾病、用药及居住环境中外在影响因素如照明不良、地面不平或有障碍物、桌椅家具不稳、设施不全或缺陷等进行评估,根据具体情况跟进措施,改善环境,尽量减少跌倒的影响因素,避免老人跌倒。

(2)做好心理护理:老年人常有不服老和不愿麻烦别人的心理,对一些力所不能及的事情,也要自已尝试去做,如爬高、搬重物等,这会增加老年人跌倒等意外事件发生的可能性。因此,要做好心理疏导工作,使老年人正确掌握自己的健康状况和活动能力。

(3)活动柔和:老年人日常活动或体育锻炼时动作要柔和,避免突然转身、闪避、跳跃等,外出行走步伐要慢,尽可能用双脚来支撑身体重心。

(4)防止直立性低血压:老年人从卧位或蹲位站立时,动作要慢,平时避免长时间站立。

(5)消除环境中的危险因素:如地板防滑,桌椅不摇晃,照明设施良好且方便,衣、裤、鞋大小合适,拐杖、轮椅等设施完好。

(6)提供必要的帮助:如提供拐杖,专人扶持,在浴盆、便池边安装扶手,高龄老人外出有人陪伴。

(7)坚持锻炼:坚持有规律的锻炼活动,保持良好的骨骼、关节和肌肉功能,提升机体的平衡能力。

2.跌倒应急处理

(1)不急于搬动老人:老人跌倒不首先扶起老人,以免不当措施导致二次损伤。

(2)迅速检查伤情:检查意识是否清楚,询问跌倒过程、受伤部位、是否有口角㖞斜、偏瘫等;检查局部组织是否有淤血、出血、肿胀、压痛、畸形;检查肢体活动,注意有无骨折和脊柱受伤;检查有无头痛、胸痛、腹痛等。

（3）求救并保持呼吸道通畅：有意识不清或疑有骨折、内脏损伤的情况，迅速拨打急救电话。对意识不清的老人，注意清理老人口腔的分泌物、呕吐物，头侧转，解开衣服领扣，保持呼吸道通畅。心跳、呼吸停止者迅速进行心肺复苏。

（4）正确处理局部伤情：有骨折者予以固定；出血者予以止血；扭伤、挫伤者局部制动、冷敷；脊柱有压痛疑有骨折者，避免搬运时脊柱扭曲。在初步的处理下，迅速送往医院处理。

（5）做好病情观察：无明显组织损伤的老人，扶老人起来，并观察血压、脉搏等情况。

3.预防噎食、误吸

（1）尽量坐位进食：老年人宜坐立、上身略前倾位进食。尽量协助卧床老人坐位进食，不能坐位者抬高床头，头转向一侧进食。

（2）细嚼慢咽：小口进食，细嚼慢咽，不催促或限制老人进食时间。

（3）养成良好的进食习惯：进食期间集中注意力，勿谈笑，避免边看电视边进食。咳嗽、多痰、喘息患者，进食前协助排痰、吸氧，减少喘息，避免进食中咳嗽。

（4）合理加工和选择食物：老人食物宜细、软，避免过于干燥、粗糙及大块的食物，食物去刺、剔除骨头。喝稀食易呛咳者，可将食物加工成糊状。

4.噎食急救

如患者坐位或立位，抢救者站在患者身后，一手握拳顶住上腹部，另一手握在拳头外，用力向后向上冲击。如患者意识不清，则行卧位上腹部冲击法，患者平卧头侧转，施救者双手置患者上腹部，向下向上冲击。

（韩翠华）

第十一节　社区慢性病患者护理的相关理论与应用

在社区慢性病管理的护理实践中，需要理论与模式来指导实践，以提高实践的科学性、可行性和有效性。本节主要介绍在慢性病管理中常用的理论和模式。

一、社会认知理论

(一)理论产生的背景与主要观点

早在 20 世纪 60 年代，美国著名心理学家班杜拉提出了社会认知理论，主要用于帮助解释人类复杂行为的获得过程。班杜拉认为，人们对其能力的判断在其自我调节系统中起主要作用，并由此于 1977 年首次提出自我效能感的概念。班杜拉在总结前人的研究时发现，过去的理论和研究把主要注意力集中于人们知识获取或行为的反应类型方面，而忽视了支配这些知识和行为之间相互作用过程。班杜拉提出的社会认知理论认为，通过操控个体的个人因素、行为归因及环境因素来影响行为本身的变化，其核心思想是强调人类的行为是个体与环境交互作用的产物。可归纳为以下 4 个观点。

1.观察学习

班杜拉认为，人类大多数的行为是个体通过观察他人（榜样或示范）对所受刺激发生反应并得到强化而完成的学习,即观察学习。观察学习包括 4 个基本过程:注意过程、保持过程、产出过程和动机过程。注意过程是指个人对外部环境的一些事物引起了兴趣;保持过程是个人将观察到的信息符号化,并将他们编码后储存在记忆中;在产出过程中,个人将储存的记忆符号选择、转化和表现为具体的操作和行为的外显过程;动机过程是个人通过记忆中的符号表征预计行动产出的结果,并在诱因的驱动下产出某种行为的愿望。班杜拉特别强调,行动的发生只有在内在意愿(动机)的前提下,并且这种内在意愿在很大程度上决定了观察、保持和行为再生成过程。

2.强化行为

强化行为形成后其巩固或终止取决于行为的强化(外部强化和内部强化)。外部强化来自他人的反应或其他的环境因素,若是正面反应,此种行为就会受到正强化,继续实行;反之,则终止。内部强化即自我调节,即人能依照自我确立的内部标准来调节自己的行为。自我调节包括自我观察、自我评价和自我体验 3 个阶段,它体现了在行为形成中个体具有主观能动性。

3.自我效能感

自我效能感是指人们关于自己是否有能力控制影响其生活的环境事件的信念,即个体对自己能否在一定水平上完成某一活动所具有的能力判断、信念或主体自我把握与感受。自我效能感是社会认知理论的核心内容。该理论认为,从个体的认知到行为的转变主要取决于自我效能感和预期结果。预期结果是指对采纳健康行为的益处的感知。自我效能感对行为的形成、改变极为重要,效能感越强,行为形成、改变的可能性就越大。

班杜拉认为有 4 个方面的因素影响自我效能感的形成和改变。①个体的行为结果:以往的成功经验能够提升个人的自我效能感,而多次的失败会使之降低。②模仿或替代:在社会生活中,许多知识经验不是通过亲身实践获得,而是通过观察与模仿他人行为而习得。榜样的行为和成就给观察者展示了达到成功所需要采取的策略,以及为观察者提供了比较与判断自己能力的标准。当看到与自己接近的人成功能促进自我效能感的提高,增加了实现同样目标的信心。③他人评价及言语劝说:在直接经验或替代经验的基础上进行劝说和鼓励的效果最大,而缺乏事实依据的言语劝告对形成自我效能感效果不明显。④身心状态:个体对生理、心理状态的主观知觉影响着自我效能感的判断。疲劳或疼痛、焦虑、害怕或紧张等易降低个体的自我效能感。其他如个人的性格、意志力等对自我效能感也有影响。

4.交互作用

根据社会认知论的观点,个体的行为既不是单由内部因素驱动,也不是单由外部刺激控制,而是由行为、个人、环境三者之间交互作用所决定的,因此社会认知理论又被称作交互决定论。交互决定论认为人有能力影响自己的命运,同时也承认人不是自己意愿的自由行动者。

(二)理论的应用

社会认知理论阐述了健康行为改变的社会心理学机制及促进其行为改变的方法,从理论上解释了人类复杂的行为,强调了认知性因素在行为改变中的作用。该理论作为一个实用的理论框架,广泛应用于解释健康行为的发生及影响因素,以及设计、实施改变健康行为的干预项目。该理论已被广泛应用于戒烟、成瘾行为、体育锻炼、疾病预防和康复等各行为干预领域。例如,某社区护士想帮助一组肥胖妇女减肥,护士指导她们要减少食物的摄入量,选择健康食品,以及加强体育锻炼。通过介绍有关均衡饮食和积极锻炼方面的可靠信息、一起分享真实的案例和成功减肥先后的照片对比,以此帮助她们形成减少食物摄取量和增加运动量能够达到减肥的预期结果,并维持其动机水平,以促成她们的目标行为。

自我效能感的提高广泛应用于关节炎、糖尿病、心脑血管疾病、高血压、终末性肾病、癌症、精神疾病等慢性病的康复治疗和护理中。目前,国内外许多学者认为在自我效能感的基础上,进行慢性病的自我管理很重要,包括发展基础练习、认知训练、解决问题能力、思想交流能力等各个方面。如对慢性病患者进行健康教育时,以自我效能感理论为依据,帮助患者学习自我管理知识、技能和提高自信心,以及针对患者自我效能感水平和活动表现来制订个体化的护理干预措施等。

从班杜拉对自我效能感的定义可以看出,自我效能感可通过特定的任务、活动或具体的情景来测量。以自我效能理论为框架编制的一般自我效能感量表(GSES)是应用最为广泛的测量工具。该量表是由德国临床和健康心理学家 Ralf Schwarzer 和他的同事最早于 1981 年编制的,共20 个测试题,后经修改缩减为 10 个测试题,现已被译成 25 种文字得以广泛使用,并被证实有较高的信度和效度,在不同的文化背景中具有普遍性。

二、Orem 自理缺陷护理理论

(一)理论产生的背景与主要观点

Orem 自理缺陷护理理论是由美国著名护理理论家 Orem(Dorothea E. Orem)提出的。20 世纪 50 年代末,Orem 在美国健康-教育-福利部教育工作办公室从事护理咨询工作,曾参加了如何完善及提高护理教育的研讨会,并深受启发和鼓舞,开始了对护理现象及本质的探讨。她逐渐认识到,当人们无法照顾自己时就需要护理。正是基于这种思想,Orem 创立和发展了自理缺陷护理理论,并在 1971 年出版的《护理:实践的概念》一书中首次公开阐述,并多次再版使该理论内容更加完善。Orem 理论由 3 个相互联系的理论组成:即自理理论、自理缺陷理论和护理系统理论,分别阐明了什么是自理,何时需要护理,以及如何提供护理三个方面的问题。

1.自理理论

解释了什么是自理,人有哪些自理需求,以及影响满足自理需求的因素。主要包括以下概念。

(1)自理:自理即自我护理,指个体为维持生命和健康所采取的一系列调节活动。正常成年人能进行自理活动,对于依赖他人照顾的个体,如婴幼儿、老年人和残疾人等则需要他人协助或代替完成自理活动。

(2)自理能力:指个体完成自理活动的能力。个体的自理能力通过学习和实践而不断得到提升。自理能力存在个体差异,同一个人在不同的生命阶段或处于不同的健康状况下,自理能力也会有所改变。

(3)治疗性自理需求:指个体应该采取行动以满足自己当前正面临的维持生命和健康的所有自理需求。自理需求包括 3 个方面。①普遍的自理需求:是指所有人在生命周期的各个发展阶段都存在的,与维持自身正常结构和完整功能有关的需求,如摄入足够的空气、水和食物,维持正常的排泄功能等;②发展的自理需求:指人生命发展过程中,各阶段特定的自理需求或在某特定的情况下出现的新需求,如婴儿期或失业时的特殊自理需求等;③健康不佳时的自理需求:指个体在疾病受伤或残疾时,或者在诊断或治疗过程中产生的需求,如高血压患者要定时测量血压、遵医嘱服药等。

2.自理缺陷理论

自理缺陷是指个体受到部分或全部的限制,而使个体自理能力无法满足部分或全部的自我照顾。这是 Orem 护理理论的核心部分,阐明了个体什么时候需要什么样的护理。Orem 认为,在某一特定的时期内,个体有特定的自理能力和治疗性自理需求,当这种自理需求大于自理能力时就需要护理活动的参与。自理缺陷是这部分的核心,当个体的自理需求超过了自理能力或依赖性照顾能力时,就出现了自理缺陷。由于自理能力与自理需求之间的平衡被破坏,个体需要借助外界力量——护士的帮助来恢复平衡。因此,自理缺陷的出现是个体需要护理的原因。

3.护理系统理论

Orem 在理论中阐明了如何通过护理帮助个体满足其治疗性自理需求。护士根据个体的自理需求和自理能力的不同,分别采用三种不同的护理系统,即全补偿系统、部分补偿系统和辅助-教育系统。对于同一个患者,可能会在不同的阶段,依据其自理能力和治疗性自理需求的变化而选择不同的护理系统。

(1)全补偿系统:指个体不能参与自理活动,由护士完成其治疗性自理需求,个体处于完全被动状态。在此系统中,需要护士进行全面的帮助,以满足个体在氧气、水、营养、排泄、个人卫生、活动及感官等各个方面的需求。该系统适用于病情危重需绝对卧床休息、昏迷、高位截瘫的患者等。

(2)部分补偿系统:指在满足患者治疗性自理需求的过程中,患者有能力进行部分自理活动,其余部分需要由护士提供护理来完成。如会阴侧切产后,产妇可以自己进食,但需要护士提供会阴伤口消毒等。

(3)辅助-教育系统:指患者能进行自理活动,但必须在护士提供咨询、指导或教育的条件下才能完成。如高血压患者,需要在护士的帮助下,正确监测血压、遵医嘱服药、控制体重等。

(二)理论的应用

在应用 Orem 理论的实践中,社区护士应注意发挥理论的指导作用,全面评估慢性病患者的自理需求和自理能力,才能根据个体的不同状况采取不同的护理系统。如对于社区中患有高血压、糖尿病等慢性病患者的护理中,社区护士应侧重发挥教育、支持和指导等作用,帮助患者树立自理意识,积极调动和激发其主观能动性,最大限度地挖掘其自理潜能,尽可能让其作为一个独立自主的个体参与到家庭和社会生活中去。Orem 理论的应用有利于发挥慢性病患者在维持、促进和恢复健康中的主体作用,提高自理能力,进而使其通过有效的自我护理达到控制疾病、预防并发症和改善生活质量的目标。

三、行为改变的相关理论与模式

(一)理论与模式产生的背景与主要观点

随着健康心理学领域对疾病的关注点从治疗和干预转向对疾病的预防,以及全球性和区域性健康促进战略的全面制定和实施,健康行为及健康行为改变理论越来越受到护理学、心理学、公共卫生学、社会学等多学科研究者的重视。健康行为指个体为了预防疾病、保持自身健康所采取的行为,包括改变健康危险行为(如吸烟、酗酒、不良饮食及无保护性行为等)、采取积极的健康行为(如经常锻炼、定期体检等)及遵医行为。行为改变理论可指导行为干预和健康教育,逐步改变人们的不良行为,建立健康的行为习惯,最终达到提高健康的目的。从心理社会角度构建的健康行为改变理论对健康行为的预测、预防和干预起到极其重要的作用,而有效的行为干预必须建立在相应的理论基础之上。自 20 世纪 50 年代研究者建立健康信念理论模式以来,健康行为改变理论经历了蓬勃发展的时期,经过专家学者们的不断探索和扩展,先后提出了多种理论或模式,有代表性的健康行为改变理论有理性行动理论/计划行为理论、健康信念模式、健康促进模式和跨理论模式,目前广泛应用于各个领域之中。

1.理性行动理论及计划行为理论产生的背景与主要观点

理性行动理论(TRA)/计划行为理论的理论源头可以追溯到菲什拜因(Fishbein)的多属性态度理论。该理论认为行为态度决定行为意向,预期的行为结果及结果评估又决定行为态度。后来,美国学者菲什拜因和阿耶兹(Ajzen)发展了多属性态度理论,于1975年提出了理性行动理论。理性行动理论认为行为意向是决定行为的直接因素,它受行为态度和主观规范的影响。由于理性行动理论假定个体行为受意志控制,严重制约了理论的广泛应用,因此为扩大理论的适用范围,阿耶兹于1985年在理性行动理论的基础上,增加了知觉行为控制变量,初步提出计划行为理论。阿耶兹于1991年发表了《计划行为理论》一文,标志着计划行为理论的成熟。

计划行为理论有以下几个主要观点:①非个人意志完全控制的行为不仅受行为意向的影响,还受执行行为的个人能力、机会及资源等实际控制条件的制约,在实际控制条件充分的情况下,行为意向直接决定行为;②准确的知觉行为控制反映了实际控制条件的状况,因此它可作为实际控制条件的替代测量指标,直接预测行为发生的可能性,预测的准确性依赖于知觉行为控制的真实程度;③行为态度、主观规范和知觉行为控制是决定行为意向的三个主要变量,态度越积极、重要他人(如配偶、家人、朋友等)支持越大、知觉行为控制越强,行为意向就越大,反之就越小;④个体拥有大量有关行为的信念,但在特定的时间和环境下只有相当少量的行为信念能被获取,这些可获取的信念也叫突显信念,它们是行为态度、主观规范和知觉行为控制的认知与情绪基础;⑤个人以及社会文化等因素(如人格、智力、经验、年龄、性别、文化背景等)通过影响行为信念间接影响行为态度、主观规范和知觉行为控制,并最终影响行为意向和行为;⑥行为态度、主观规范和知觉行为控制从概念上可完全区分开来,但有时它们可能拥有共同的信念基础,因此它们既彼此独立,又两两相关。下面具体解释计划行为理论3个主要变量的含义,以进一步阐明理论的内涵。

(1)行为态度:指个体对执行某特定行为喜爱或不喜爱程度的评估。依据菲什拜因和阿耶兹的态度期望价值理论,个体拥有大量有关行为可能结果的信念,称为行为信念。行为信念包括两部分,一是行为结果发生的可能性,即行为信念的强度,另一个是行为结果的评估。行为强度和结果评估共同决定行为态度。

(2)主观规范:指个体在决策是否执行某特定行为时感知到的社会压力,它反映的是重要他人或团体对个体行为决策的影响。与态度的期望价值理论类似,主观规范受规范信念和顺从动机的影响。规范信念是指个体预期到重要他人或团体对其是否应该执行某特定行为的期望;顺从动机是指个体顺从重要他人或团体对其所抱期望的意向。

(3)知觉行为控制:指个体感知到执行某特定行为容易或困难的程度,它反映的是个体对促进或阻碍执行行为因素的知觉。它不但影响行为意向,也直接影响行为本身。知觉行为控制的组成成分也可用态度的期望价值理论类推,它包括控制信念和知觉强度。控制信念是指个体知觉到的可能促进或阻碍执行行为的因素,知觉强度则是指个体知觉到这些因素对行为的影响程度。

2.健康信念模式产生的背景与主要观点

健康信念模式(health belief model)是由霍克巴姆(Hochbaum)于1958年在研究了人的健

康行为与其健康信念之间的关系后提出的,1974 年经贝克(Becker)及其同事修改、发展、完善成为健康信念模式。健康信念模式强调信念是人们采取有利于健康的行为的基础,人们对健康、疾病持有什么样的信念,就会采取相应的行为,从而影响个体健康。此模式主要用于预测人的预防性健康行为和实施健康教育,健康信念模式成为欧美国家健康促进的最常用理论模式之一。健康信念模式主要包括三部分内容:个人感知、修正因素、行为的可能性(图 10-2)。

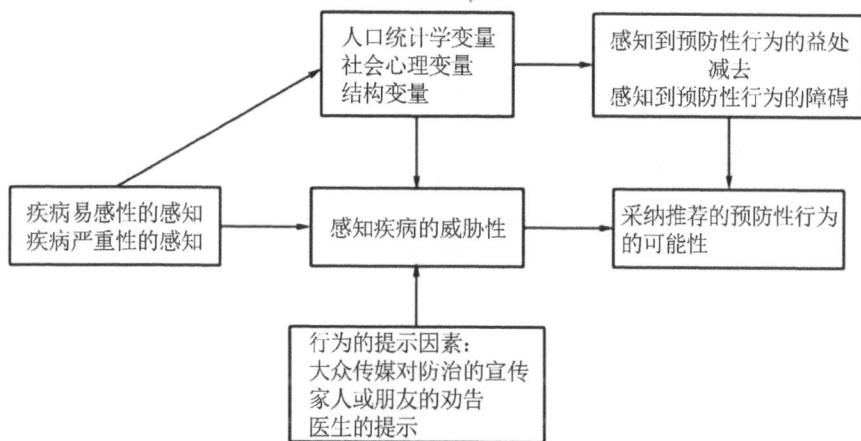

图 10-2　健康信念模式

(1)个人感知:包括对特定疾病易感性、严重性和威胁性的认识。个体对疾病的易感性和严重程度的认识共同决定了个体对疾病威胁性的感知,当个体相信有严重后果时,才会感到该疾病对自己的威胁,进而才有可能采取健康行为。个体对疾病威胁性评价越高,采取健康行为的可能性就越大。

(2)修正因素:指影响和修正个体对疾病感知的因素。包括人口统计学变量,如年龄、性别、民族等;社会心理变量,如个性、社会阶层、同伴间的影响等;结构变量,如个体所具有的疾病和健康知识、此前对疾病的了解等;修正因素还包括行为的提示因素,即健康行为产生的诱发因素,如媒体对疾病防治的宣传、家人或朋友的劝告、医师的警示等。修正因素越多,个体采纳健康行为的可能性就越大。

(3)行为的可能性:个体是否采纳预防性健康行为,取决于感知到行为的益处是否大于行为的障碍。其理论的中心是个体信念影响个体的行为。一个人如果认为某一疾病的易感性及严重程度高,预防措施的效果好,采取预防性措施的障碍少,则其健康信念强,易采取医护人员所建议的预防性措施。

3.健康促进模式产生的背景与主要观点

健康促进模式由美国护理学者娜勒·潘德(Nolar J Pender)于1982 年提出,并分别于1996 年和 2002 年进行了修订。该模式提出了影响个人进行健康促进活动的生物-心理-社会因素,强调了认知因素在调节健康行为中的作用。模式中包含三大要素:个人特征和经验、对行为的认知和情感及行为结果(图 10-3)。

(1)个人特征和经验:包括先前相关行为和个人因素。先前相关行为是指通过感知的自我效能、益处、障碍及与该活动相关的情感来影响后续的行为;而个人因素则分为生理、心理和社会文化三个方面,如年龄、性别、种族、文化程度、自我激励、对健康的定义等。

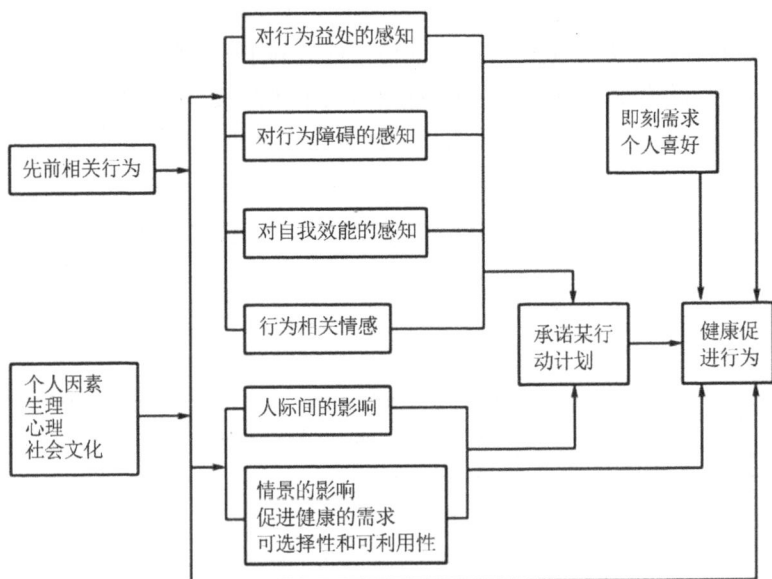

图 10-3 　健康促进模式

（2）对行为的认知和情感：在该模式中，这部分是最主要的行为促成因素，由对行为益处的认知、对行为障碍的认知、对自我效能的认知、行动相关情感、人际间的影响及情景的影响共同组成，包括了个人、社区和社会在健康促进中的地位和影响方式，这些因素可以由护理活动来修正，从而影响健康促进行为。

（3）行为结果：包含了行动计划的承诺、即刻需求和个人喜好、健康促进行为。整个健康促进模式的最终目标是使个体形成健康促进行为，并整合为健康促进生活方式。

4.跨理论模式产生的背景与主要观点

跨理论模式（TTM）是由美国心理学教授普洛查斯卡（Prochaska）于 20 世纪 80 年代初，在整合了若干行为干预理论的基本原则和方法的基础上提出的。跨理论模式是一个有目的的行为改变的模式，它把重点集中在行为改变方面的个体决策能力，而非社会的、生物学的影响力。它是在综合多种理论的基础上，形成的一个系统地研究个体行为改变的方法。该理论模式提出，个体的行为变化是一个连续的过程而非单一的事件，人们在真正做到行为改变之前，是朝向一系列动态循环变化的阶段变化过程发展。对所处不同阶段的个体应采取不同的行为转换策略，促使其向行动和保持阶段转换。该理论模式试图去解释行为变化是如何发生的，而不仅仅是为什么会发生。它描述了人们如何改变一个不良行为和获得一个积极行为的过程。

跨理论模式的内容架构分为 4 个部分：变化阶段、变化过程、自我效能和决策平衡。跨理论模式的 4 个组成部分结合了 3 个维度的变化，即变化阶段、变化过程和变化水平。通过变化阶段反映了人们在何时产生行为改变，通过变化过程体现了人们的行为改变过程，通过贯穿于变化阶段和变化过程中的自我效能和决策平衡反映影响人们行为改变的因素，这些因素体现了不同的变化水平。

（1）变化阶段：是跨理论模式的核心，指的是行为发生的时间，各行为变化阶段的划分参考了行为改变的时间性、动机和恒心层面。跨理论模式把人的行为改变过程分为 5 个主要行为变化阶段，揭示了被其他行为改变理论所忽略的关键环节。这 5 个行为变化阶段是前意向阶段、意向阶段、准备阶段、行动阶段和保持阶段。这些变化阶段反映了个体行为变化的意图,不同个体可能会以不同的变化率通过各个阶段向前变化,也可能会退回,并且可能会选择在行为变化统一体的不同变化点重新进入,通过这些阶段的运动可以被看作循环往复的。

(2)变化过程:包括内隐性与外显性的活动,是个人为修正其行为所运用的认知、情感、行为和人际之间的策略和技巧,既为问题行为者提供了改变行为的重要策略,也提供了群体健康行为产生的干预方法和策略。了解变化过程是促使问题行为者成功进行行为变化的关键,是了解个体处在哪个行为变化阶段,然后运用恰当的策略或变化过程来促进其行为转变。

(3)自我效能:跨理论模式中运用的自我效能结构,整合了班杜拉的自我效能感理论和施夫曼(Shiffman)的对行为改变的故态复萌阶段与保持阶段的应对模型。环境性诱因与自信心是自我效能中两个重要的伴随结构。其中,自信心代表了在特定情景下人们拥有的信心使其能应对高危险而不是回退到不健康行为或者高危险习惯中。环境性诱因反映在中等困难情形下参与一个特定行为的欲望强度。环境性诱因和自信心在变化阶段中的作用是相反的。环境性的自信心在预测个体进入准备阶段和行动阶段的能力上胜过其他人口统计学变量。环境性诱因始终是预测行为的故态复萌和退回到早期变化阶段的最好变量。

(4)决策平衡:描述了个体行为改变发生与否的原因及其重要性,它是跨理论模型的决策部分。跨理论模型通过经验测试,逐渐形成了决策平衡的稳定结构:即正面因素和负面因素,也称为行为改变的知觉益处和知觉障碍,这是跨理论模式中两个重要的中间结果变量。知觉益处是行为改变的积极方面,或者是行为改变的益处和理由(行为改变的原因);知觉障碍是行为改变的消极方面,或者是行为改变的障碍(不发生改变的原因)。一般来说,个体决定从一个阶段发展到下一个阶段的行为变化是建立在对采取健康行为的知觉益处和知觉障碍权衡的基础之上。在行为变化阶段的早期,对健康行为的知觉益处较低,并且随着行为变化阶段的发展而增长,知觉障碍在行为变化的早期则较高,并且随着阶段的发展而降低。

(二)理论与模式的应用

1.理性行动理论及计划行为理论的应用

理性行动理论主要用于分析态度如何有意识地影响个体行为,关注基于认知信息的态度形成过程,其基本假设认为人是理性的,在做出某一行为前将综合各种信息来考虑自身行为的意义和后果。例如,某糖尿病患者如果认为她的丈夫或孩子希望她进行体育锻炼,而她又有遵从他们意愿的动机,使她坚信体育锻炼对控制自身的病情有积极的效果,她就会早点儿起床,每天从繁忙的日程安排中抽出时间锻炼。

计划行为理论不仅可以用来解释和预测行为,还可以用来干预行为。在应用计划行为理论的研究中发现,行为态度、主观规范和知觉行为控制对行为意向的预测率保持在 $40\%\sim50\%$,行为意向和知觉行为控制对健康行为改变的贡献率为 $20\%\sim40\%$。该理论已经在饮食、锻炼、吸烟、饮酒等健康相关行为的研究中得到了广泛的应用,并成功地预测了佩戴汽车安全带、定期体检和自我检查乳腺等健康行为的发生。

2.健康信念模式的应用

该模式最初用于解释人们的预防保健行为,特别是分析哪些因素影响慢性病患者的遵医行为,后被广泛应用于各种健康相关行为的改变上,如饮食控制、个人卫生行为、乳腺癌及宫颈癌的常规检查等领域。此模式考虑了个体的认知水平和影响个体认知的内外因素,也考虑了传媒和医护工作者对个体的影响。社区护士的目标和职责是使个体对自身及所患的慢性病有正确的和充分的认识,促进慢性病患者实施健康行为。

3.健康促进模式的应用

这个模式可以用来解释生活方式或探究特定的健康促进行为,并对健康促进行为的决定因素提出实证的支持。健康促进生活方式包含的健康行为有两种:一种是健康保护行为,其目的是消除或降低疾病发生的概率如交通事故的预防、环境污染的控制等;另一种是健康促进行为,其目的是积极地增加个体健康、自我实现和自我满足,以促使个体趋于正向且适度的安适状态。健康促进行为包括规律运动、休闲活动、休息、适当营养、压力管理、负起健康责任、发展适当的社会支持系统及达到自我实现等。

4.跨理论模式的应用

跨理论模式改变了传统的一次性行为事件的干预模式,为分阶段的干预模式,根据行为改变者的需求提供有针对性的行为干预策略和方法。该模式应用于慢性病管理领域主要包括两个方面:一方面,用于改变人们的不良行为如戒烟、戒酒、戒除药物滥用、控制体重、减少饮食中的高脂肪的摄入量等;另一方面,用于帮助人们培养有益健康的行为如定期锻炼身体、合理膳食、压力管理等。

行为改变理论存在广泛的适用领域,在解释和预测行为方面有非常重要的指导作用。但是,每种理论都只是从某一角度来阐明行为改变的规律,不可能解决行为干预的所有问题,在行为预测和预防干预上均存在一定的不足和局限。现在越来越多的研究已经尝试将两种或者多种理论结合,并开始逐步应用于行为改变上。如有研究提出,综合运用健康信念模式和理性行动理论解释结核病筛检行为。因此,在进行行为干预时应先分析可能影响目标行为的因素,找出能更好解释这一行为的一种或几种理论模型,从而在这些理论模型的指导原则下进行行为干预,以取得更有效的干预结果。此外,各种行为是受社会、文化、经济等诸多因素影响的,理论在实践中应用时,需要充分考虑到各种影响因素的差异,制定出适合我国或当地情况的理论框架。

(韩翠华)

第十二节　社区慢性病患者的自我管理

慢性病自我管理是指患者学会管理自身所患疾病必需的一些技能之后,在卫生专业人员的支持下,承担一些管理慢性病的医疗和预防性保健活动。慢性病自我管理的主要内容:①所患疾病的医疗和行为管理,如按时服药、加强锻炼、就诊、改变不良饮食习惯等;②角色管理即患者应维持日常的角色,像正常人一样,要承担一些任务,如工作、做家务并进行一定的社会交往等;③情绪的管理,即控制自己的情绪等心理方面的护理。有效的自我管理能够使慢性病患者积极主动地参与到自己的健康管理中,借助互动式的帮助使参与者成功地树立管理自我健康和保持主动及充满意义的生活能力的信心,在卫生保健专业人员的协助下,依靠自己解决慢性病给日常生活带来的各种躯体和情绪方面的问题,从而改善患者的生活质量和提高他们独立生活能力,以达到促进人群健康的目的。

一、社区慢性病患者的自我管理过程

在自我管理过程中,护士的责任是进行患者自我管理的指导,并监督患者自我管理过程中,对疾病的系统观察、反应的处理和疗效评价等。另外,护理人员还应研究激发患者自我管理的动机和积极性。自我管理方法的实施者是患者,所涉及的有关知识和技能需要护士进行讲授、训练和反复强化。

(一)评估阶段

1.健康体检

定期健康体检可以全面了解各器官功能,为早期健康行为干预提供科学依据。体检的次数和项目根据个人的身体状况和医疗条件决定。自我管理要求慢性病患者通过阅读体检报告知道自己哪项检查正常,哪项检查处于边缘状态,哪项检查不正常,通过与社区卫生服务人员沟通,了解自己的患病情况,目前存在的危险因素有哪些等。此外,应指导慢性病患者对自身所患疾病的自我监测方法,如糖尿病患者的自测血糖、高血压患者自我监测血压等,以提高患者对自我健康管理的信心。

2.健康危险因素

评估自身存在哪些慢性病危险因素,包括不健康的生活习惯、环境因素、精神心理因素和个体固有因素等。

(二)制订计划阶段

1.制订计划的方法

社区护士应指导慢性病患者通过健康评估,了解自己的身体状况,根据其严重程度,明确哪些问题是最先需要解决的,哪些问题是最容易解决的,哪些问题是需要观察的。然后按照主次的优先次序进行排序。如果护士发现患者对自己的能力持怀疑态度,应指导其将最容易解决的问题放在前面,通过对问题的解决过程来提高自我管理的信心;如果发现其自我管理能力较强,就将最迫切需要解决的问题放在首位。然后,可将健康问题分类,如营养、运动、心理等,找出生活中需要改变的不利于健康的行为,根据掌握的预防保健知识,结合个人的饮食习惯、生活方式和健康意愿,制订出适合患者的健康计划。

2.制订计划的原则

(1)切合实际的原则:在制订计划时,社区护士要指导患者结合自身情况,制订出通过努力可以实现的目标,避免制订脱离实际、无法做到的计划。如让每天吸一盒烟的患者突然完全戒烟,多数人很难做到,其戒烟计划应该是每天吸烟量逐渐减少,直到彻底戒除。

(2)循序渐进的原则:改变多年的不良生活习惯不是一蹴而就的。如果平时不喜欢运动的患者,应逐渐增加运动量,以达到应有的主动运动标准。

(3)持之以恒的原则:开始自我管理慢性病时会遇到一些困难,社区护士应帮助患者认识到,为了改善其健康状况,实施健康计划是贯穿一生的行为,只有坚持下去形成习惯,才能达到促进健康和提高生活质量的目的。

(4)相互支持的原则:社区护士指导慢性病患者的家庭成员,在患者改变不良生活习惯的过程中,应及时给予支持和鼓励,切忌责怪抱怨。对正在戒烟的患者不能责备"你怎么还吸烟",而应鼓励患者"你这阶段吸烟量减少了,下一步的计划一定能顺利完成"。有了家庭的支持和帮助,自我管理计划才能圆满完成。

（三）实施阶段

1.社区动员

与街道有关领导、社区卫生服务中心领导面谈及会议讨论，以获得社区领导、社区卫生部门的参与和支持。可聘请有关专家分别对社区卫生干部和社区医务工作者培训有关"慢性病自我管理"的内容。使他们对这部分工作内容深入了解，并能积极参与和支持患者的自我管理活动。动员活动包括人际之间的口头宣传，社区居委卫生干部对慢性病患者的动员，以及发放慢性病自我管理宣传单等。

2.开展培训和授课

对社区慢性病患者进行慢性病自我管理知识和技能的培训和指导，授课内容包括学习如何进行慢性病自我管理，指导慢性病患者完成自我管理的任务，照顾好自己所患的疾病（按时服药、加强锻炼、就诊、改变饮食习惯）；完成自己的日常活动（做家务、工作、社会交往等）；管理自己因患病所致的情绪变化等。

（四）效果评价阶段

自我管理是一个漫长的过程，社区护士应指导慢性病患者通过写日记的方式，把自己日常生活中已经改变的行为，有待改变的行为分别记录下来，以督促自己按计划完成。每次查体后进行小结，重新修订其自我管理计划。对目前的自我管理效果评价。国内外研究将效果评价分成患者疾病控制和医疗服务利用两大方面，评价因疾病不同往往采用其中一种或多种指标。

1.患者疾病控制的评价指标

包括临床和实验室评价（如糖化血红蛋白，肺功能测定等）、自觉症状评价（如疼痛、气短等）、自我功能评价（如健康评估和日常活动能力评估等）、心理状态评价（如抑郁、焦虑、生活质量中有关心理方面的内容）、生活质量和行为评价（如锻炼、饮食、预防措施等）。

2.医疗服务利用的评价指标

主要指是否减少卫生资源的利用，如患者急诊就诊次数减少、住院时间缩短、住院次数减少等。

3.患者生活质量的评价指标

健康调查简表，广泛用于评价慢性病患者与健康相关的生活质量改善情况，包括总分和9个项目分，分别是躯体功能、身体状况、躯体疼痛、总体健康、生命活力、社会功能、情绪状况、心理健康和自述健康状况。总分越高表明健康状况越好。SF-36用于评定与多种慢性疾病相关的生活质量，具备较好的信度及效度。大量研究表明，慢性病患者由于病症对躯体和心理的长期影响，与健康相关的生活质量受到相应影响和降低，加之活动减少、心理抑郁、治疗和控制疾病等诸多生活限制等，加重患者日常生活的负担和内容，扰乱患者的生活秩序。

二、社区慢性病患者疾病自我监测与就医指导

慢性病的治疗是一个长期、连续和动态的过程。为了提高慢性病患者的自我管理能力，社区护士应指导他们主动与医务人员配合做好自身所患疾病的监测，合理安排日常生活，并依病情变化及时就诊。

（一）慢性病患者的疾病自我监测

1.用药的监测

慢性病患者通常需要长期服用某些药物，社区护士应指导患者将用药的时间、药名、剂量、效

果等情况记录下来。因为患者即使是严格"遵医嘱服药",由于长期服药后体内产生的耐药性或抗药性各自差异很大,如果患者能够通过自己长期而细心的监测,把服药的情况提供给医务人员,就能达到安全用药和提高疗效的目的。

2.临床表现和体检结果的监测

指导患者监测慢性病的临床表现,如糖尿病的"三多一少"、全身乏力、低血糖症状等。因为许多慢性病的体征都会在生理的各方面得到表现,它是医师对症治疗的重要依据。在家庭环境中,患者自己可以监测的生理项目,如心率、体温、排便与排尿等。有些项目需要通过医院的技术与设备才能获得监测结果,如定期到医院做心电图,肝功能、血常规、尿常规等检查。这些资料积累起来,就是非常详细的有依据的病史,正确地向医师提供病情变化对医师的诊断和治疗有很大帮助。

3.生活方式的监测

指导患者每天记录饮食量、营养量、工作量、活动量等。对一些反常气候造成的身体不舒服,也应予以记录在案。饮食起居、生活方式往往是反映疾病的一面镜子。患者通过对生活内容的监测,可以及时判断自己的身体状况和病情,以便医师采取相应的治疗措施。

(二)慢性病患者的就医指导

1.慢性病患者就诊时的注意事项

(1)要备用一份当地各大医院相关科室、专家门诊时间表、预约挂号电话及相关网上信息等,以了解各大医院专家出诊的时间,有目的性地进行咨询、电话预约及网上预约等。

(2)慢性病患者一般病情比较稳定,可以自主选择就诊时间,避开门诊上午以及每周一、二的高峰时间,可选择周三下午的时间看病;而且没有必要非得选择专家门诊,除非病情出现大的变化。

(3)既然慢性病患者初诊已在大医院诊断明确,可以选择社区医院继续诊治、检查、复查,带上在大医院专家诊治的病历。

(4)在平日诊疗过程中,向医师汇报自己的健康情况,如疾病的诊断、药物剂量、效果、饮食习惯等,使医师加深了对自己病因、病情的了解,还能得到他们及时、正确的指导和帮助。

2.慢性患者急诊就医指征

慢性病在某些因素的影响下,可以出现一些急诊指征,护士指导患者一旦发现应及时去医院急诊就医。

(1)糖尿病患者:当患者发生感染、手术、心肌梗死、脑血管意外(脑卒中)、暴饮暴食、中断或突减胰岛素等降糖药治疗时,均可诱发病情危重的酮症酸中毒,需要及时抢救。指导患者认识酮症酸中毒的特征:①软弱无力,精神极差、表情淡漠、嗜睡;②病情突然加重,多饮、多尿;③原来食欲较好,突然食欲下降,并有轻度恶心、呕吐;④患者出现高热;⑤少数患者腹痛剧烈,酷似急腹症。

(2)高血压患者:患者在情绪波动、酒后、饱餐、劳累、寒冷刺激等影响下,可能会出现高血压危象,需要及时抢救。指导患者认识高血压危象的特征:①明显头晕,剧烈头痛;②鼻出血、视物模糊;③短暂意识不清;④一侧肢体麻木,活动障碍;⑤语言混乱;⑥恶心、呕吐等。

(3)冠心病患者:指导患者认识下列冠心病危急情况的特征。①睡眠中突然呼吸困难;②不能平卧,坐起症状稍缓解;③喘息伴咳嗽;④咳泡沫样痰或粉红色泡沫样痰(左心衰竭);⑤持续性胸前区绞痛、压榨感,伴呼吸困难、出冷汗、脉律不齐(急性心肌梗死)等。当出现上述症状之一时,及时去医院急诊就医。

(4)慢性肾炎患者:指导患者认识下列慢性肾炎危急情况的特征。①头痛剧烈,血压明显升高;②水肿加重,尤其是全身水肿明显,伴呼吸困难,多为心力衰竭;③患者高烧,呼吸急促;④消化道症状加重,频繁恶心、呕吐、厌食、呃逆;⑤尿量显著减少,每天尿量 400 mL 以下;⑥皮肤出现瘀斑、鼻出血、牙龈出血等;⑦精神极差,神志蒙眬或不清。当出现上述症状之一时,及时去医院急诊就医。

(5)慢性阻塞性肺疾病患者:指导患者认识下列慢性阻塞性肺疾病危急情况的特征。①发热;②咳嗽加剧,咳脓样痰;③气促加重;④下肢水肿;⑤精神极差、嗜睡等。当出现上述症状时,及时去医院急诊就医。

三、社区慢性病患者的用药指导

社区护士在指导慢性病患者进行服药自我管理时,重点要帮助患者理解服药的种类越多其不良反应和危险性越大,患者切记按医嘱服药,不能擅自服药。服药时要记住自己服用药物的名称,包括商品名称和化学名称,了解服用药物的机制和不良反应,正确进行自我服药的管理。

(一)慢性病患者服药特点

慢性病患者往往服用多种药物,而且服药的时间较长,所以容易产生药物的不良反应及药物中毒等不良反应,因而患者难以坚持连续服药,或忘服、漏服及不能按要求时间服药等现象。此外,由于药物种类复杂,含有同种成分的药物较多,如果自行购买药物服用,不注意药物成分,很有可能导致重复用药,使累加用药量增大,这样会产生更大的不良反应,严重时甚至会威胁患者的生命。总之,社区护士要评估慢性病患者服药存在的问题,帮助患者认识这些问题,以提高患者用药的依从性和安全性。

(二)慢性病患者服药的注意事项

1.服药与饮水

任何口服药物无论是片剂、胶囊、丸剂等,都要溶解于水中才易于吸收产生药效。特别是长期卧床的患者和老年人,应指导在服药时和服药后多饮水(不少于 100 mL),以防止药物在胃内形成高浓度药液而刺激胃黏膜。有的患者行动不便,服药干吞或喝水很少,如入睡前或深夜采用这种方法服药就更危险,因为药物会黏附在食管壁上或滞留在食管的生理狭窄处,而食管内的黏液可使药物部分溶解,导致药物在某一局部的浓度过高,有些药物在高浓度时对黏膜有很大的刺激和腐蚀作用。慢性病患者常用的药物,如阿司匹林、维生素 C、碳酸氢钠等,如黏附于食管壁的时间过长,轻者刺激黏膜,重者可导致局部溃疡。

2.抗酸药物与某些药物的相互作用

胃酸分泌过多者常服用的抗酸类药物,如复方氢氧化铝片、碳酸氢钠等,不能与氨基糖苷类抗生素、四环素族、多酶片、乳酶生、泼尼松、地高辛、普萘洛尔(心得安)、维生素 C、地西泮(安定)、铁剂等合用,因为合用后有的可使药物疗效降低甚至丧失药效,有的会增强药物的毒性作用。

3.服药间隔

服药时间间隔不合理也会对疗效产生不良影响,要做到延长药效,保证药物在体内维持时间的连续性和有效的血药浓度,必须注意合理的用药间隔时间。尤其是抗生素类药物,如口服每天 3 次或 4 次,应安排为全天 24 小时均匀分开,以 8 小时给药 1 次为例,可将用药时间定在早 7 时,下午 3 时及晚上 11 时(或睡前)。

4.口服药物与食物的关系

一般服用西药不用忌口,但有的食物中的某些成分能与药物发生反应,会影响药物的吸收和利用,应给予指导。如补充钙剂时不宜同时吃菠菜,因菠菜中含有大量草酸,后者与钙剂结合成草酸钙影响钙的吸收,而使药物疗效降低。更不能单纯依赖药物,忽视生活调节。

四、社区慢性病患者的运动指导

生命在于运动。规律的运动可增强心肺功能,抑制血栓的形成,促进骨骼的健康,加快脂肪代谢,缓解紧张、焦虑和抑郁等不良情绪,以及增强机体的抵抗力。国内外多项研究表明,积极的运动对健康具有诸多益处,包括减少过早死亡的危险,降低各类慢性病的患病风险,如心血管疾病、脑卒中、2 型糖尿病、高血压、癌症(如结肠癌、乳腺癌)、骨质疏松和关节炎、肥胖、抑郁等。因此,加强体育锻炼,提高人群健康水平,也是慢性病患者自我健康管理的重要内容。

(一)慢性病患者运动的种类及特点

慢性病患者运动锻炼选择有氧运动,主要分为三种类型,其一是侧重于身体柔软性的运动锻炼,身体柔软性是指关节和肌肉在正常活动领域内灵活运动的能力。这种运动锻炼常见的有体操、舞蹈、太极拳、五禽戏等。其二是侧重于增强肌力的运动锻炼,如果坚持锻炼,低下的肌力能逐渐恢复。常见的运动锻炼有举杠铃、仰卧起坐、腰背肌练习等。其三是增强机体耐力的运动锻炼,这种锻炼可通过增加肺活量,来维持活动的能力。常见的运动锻炼有慢跑、快步行走、骑车、游泳等。

(二)慢性病患者的运动指导

1.选择适合慢性病患者的运动项目

社区护士应指导慢性病患者依据自己的年龄、身体状况、爱好、经济文化背景等选择适宜的有氧运动项目,如步行、慢跑、爬楼梯、骑自行车、游泳、健身操、打太极拳、跳交谊舞、扭秧歌等。下面介绍几种常见的运动项目。

(1)步行:步行是一种既简便易行又非常有效的有氧运动。步行可在上下班或工作之余进行,步行的动作柔和,不易受伤,非常适合慢性病患者,一般速度应控制在 80~100 m/min。

(2)慢跑:有运动基础者,可以参加慢跑锻炼。一般慢跑的速度为 100 m/min 比较适宜,锻炼时步幅要小,要放松,尽量采用使全身肌肉及皮下组织放松的方式跑步,不主张做紧张剧烈的快跑。运动时间在 30 分钟以上,跑步和走路可以交替进行。

(3)爬楼梯:每天爬楼梯不但能增强心肺功能,而且能增强肌肉与关节的力量,还能提高髋、膝、踝关节的灵活性。这是由于爬楼梯时加强了心肌的收缩,加快了血液循环,促进了身体的新陈代谢。另外,静脉血液回流的加快,可以有效防止心肌疲劳和静脉曲张。以正常的速度爬楼梯,其热量消耗是静坐的10 多倍,比散步多 3 倍,因此,爬楼梯也是值得推荐的运动方式。

(4)太极拳:是一种合乎生理规律轻松柔和的健身运动。练习太极拳除全身各个肌肉群和关节需要活动外,还要配合均匀的呼吸,以及横膈运动。在打太极拳时还要求尽量做到心静,精力集中,这样可对中枢神经系统起到积极的放松作用,同时由于有些动作比较复杂,需要有良好的支配和平衡能力,从而提高了大脑和神经的调节功能。慢性病患者可依据自身的具体情况选择拳术动作的快慢和重心的高低。

2.慢性病患者参加体育锻炼应掌握的原则

(1)在参加体育锻炼前,要进行体格检查,以了解身体发育和健康情况,尤其是心血管系统和呼吸系统功能状况和疾病的组织器官情况。

(2)在制订体育锻炼计划时,要根据自己的年龄、性别、身体健康状况、兴趣爱好、体格检查结果、锻炼基础及气候条件等选择运动的种类,适当安排运动方式和运动量,有条件时请专业人员帮助设计。

(3)必须遵守循序渐进的原则,体育锻炼的运动量要由小到大,动作由易到难,使身体逐渐适应。运动量应在自己的承受能力之内,运动结束后,有轻松爽快的感觉。如果突然做大运动量的活动,容易损害患者的身体功能,甚至加重病情。

(4)坚持锻炼,持之以恒。长期坚持,规律进行,建立良好的锻炼习惯,才能使疗效逐渐积累,以恢复和提高自理能力。

(5)慢性病患者应当按照运动处方锻炼或在医务人员的监督指导下进行锻炼;在锻炼时要特别注意自身疾病征象的变化,发现不良反应,应立即停止运动并及时咨询医务人员改变锻炼方法或调整运动量;还要接受定期检查,以了解和评定治疗效果。

3.慢性病患者运动锻炼的要求

(1)自由选择有氧运动,有效而简便易行的运动方式有步行、慢跑、爬楼梯、骑自行车、打太极拳等。身体活动量的调整应循序渐进,逐渐增加活动量,如每两周增加一定的活动量。定期检查身体,以观察锻炼的效果或是否有不良影响。

(2)运动场地要平坦,运动环境中要保持一定的空气对流,一般选择在空气新鲜的室外。避免在过冷或过热环境中运动,注意补充水分。一般选择在进餐后 30~60 分钟进行运动,避开饥饿或饱餐后的运动。

(3)运动前热身,做 5~10 分钟的准备活动。运动结束时至少有 5 分钟的放松运动,做舒展动作如散步等。在运动时要注意穿松颈、宽袖、宽身和棉织物等有利于散热的衣裤,选择适合于步行、慢跑的运动鞋。

(4)运动持续时间可自 10 分钟开始,逐步延长至 30~40 分钟。运动频率和时间为每周至少 150 分钟,如 1 周运动 5 天,每次 30 分钟。运动强度为 110~130 步/分,心率 110~130 次/分。运动过程中如果身体感到不适,应立即停止运动。参与某项运动时,遵守该项运动的基本规则,掌握运动的基本技术,如出现运动损伤时,及时处理。

五、社区慢性病患者的饮食指导

合理的膳食和营养是预防和治疗慢性病的重要手段之一。社区护士应指导慢性病患者科学地调配饮食,帮助他们依个人的疾病情况、饮食习惯、经济状况等制订合理的膳食计划。

(一)甲状腺病患者的饮食指导

1.甲状腺功能亢进患者的饮食指导

(1)高热量和高蛋白饮食:结合临床治疗需要和患者进食情况而定,一般总热量约为 12 550 kJ/d,蛋白质供给量为 1.5~2.0 g/(kg·d)。

(2)少食多餐、饮食搭配合理:注意补充 B 族维生素和维生素 C,钾、镁、钙等矿物质;适当控制高纤维素食物,尤其腹泻时。补充充足的水分,每天饮水量 2 500 mL 左右。忌暴饮暴食,忌烟酒、咖啡、浓茶、辛辣食物等。

（3）禁食含碘高的食物：禁食海带、紫菜、海鱼、海蜇皮、海参、虾等海产品。对于含碘食盐，由于碘在空气中或受热后极易挥发，故只需将碘盐放在空气中或稍加热即可食用。

2.甲状腺功能低下患者的饮食指导

（1）补充适量碘：食用碘盐，国内一般采用每 2～10 kg 盐加 1 g 碘化钾的浓度用以防治甲状腺肿大，使发病率明显下降，适用于地方性甲状腺肿流行区。此外，对生育妇女更要注意碘盐的补充，防止因母体缺碘而导致子代患克汀病。

（2）供给足量蛋白质：保证充足的蛋白质摄入量，才能维持机体蛋白质平衡，氨基酸是组成蛋白质的基本成分，甲状腺功能低下的患者消化吸收功能下降，酶活力下降，故应补充必需氨基酸，供给足量蛋白质，改善病情。

（3）膳食调配合理：选用适量海带、紫菜，可用碘盐、碘酱油。炒菜时要注意，碘盐不宜放入沸油中，以免碘挥发而影响碘摄入。蛋白质补充可选用蛋类、乳类、肉类、鱼类；优质植物蛋白，如各种豆制品等。摄入新鲜蔬菜及水果补充维生素。有贫血者应摄入富含铁的饮食、补充维生素 B_{12}，如动物肝脏、瘦肉、绿色蔬菜等，必要时还要供给叶酸等。

（4）限制和忌选食物：甲状腺功能低下患者常伴有高脂血症，故应限制脂肪摄入。每天脂肪供给量占总热量 20% 左右，并限制富含胆固醇的饮食，如动物内脏、鱼子、蛋黄、肥肉等。忌食生甲状腺肿物质，如卷心菜、白菜、油菜、木薯、核桃等。

（二）痛风患者的饮食指导

1.限制嘌呤类食物的摄取

禁用高嘌呤食物，每 100 g 食物含嘌呤 100～1 000 mg 的高嘌呤食物有肝、肾、心、脑、胰等动物内脏；肉馅、肉汤；鲤鱼、鲭鱼、鱼卵、小虾、蚝、沙丁鱼等；限用含嘌呤中等量的食物，每 100 g 食物含嘌呤90～100 mg中等量嘌呤的食物有牛肉、猪肉、绵羊肉、菠菜、豌豆、蘑菇、扁豆、芦笋、花生、豆制品等。

2.鼓励摄入碱性食物

增加碱性食品摄取，可以降低血清尿酸的浓度，甚至使尿液呈碱性，从而增加尿酸在尿中的可溶性，促进尿酸的排出。应鼓励患者多摄入蔬菜和水果等碱性食物，既能促进排出尿酸又能供给丰富的维生素和无机盐，以利于痛风的恢复。

3.避免烟酒及刺激性食物

乙醇可刺激嘌呤合成增加，升高血清和尿液中的尿酸水平。辣椒、咖喱、胡椒、芥末、生姜等食品调料，浓茶、咖啡等饮料均能兴奋自主神经，诱使痛风急性发作，应尽量避免应用。

4.摄入充足水分，保持足够尿量

如患者心肺功能正常，应维持尿量每天 2 000 mL 左右，以促进尿酸排泄。伴肾结石者最好能达到每天尿量 3 000 mL，痛风性肾病致肾功能不全时应适当控制水分。因此，一般患者每天液体摄入总量应达2 000～3 000 mL。液体应以普通开水、茶水、矿泉水、汽水和果汁为宜。

（三）慢性肾脏病患者的饮食指导

1.控制蛋白质的摄入

慢性肾脏病应根据肾功能减退程度决定蛋白质的摄入量及性质。肾功能正常时，蛋白质一般不宜超过 1 g/(kg·d)；轻度肾功能减退，蛋白质 0.8 g/(kg·d)；中重度肾功能减退，蛋白质摄入严格限制[0.4～0.6 g/(kg·d)]。在低蛋白饮食中约 50% 蛋白质应为优质蛋白，如鸡蛋、牛奶、鱼及精肉。低蛋白饮食时，可适当增加糖的摄入，以满足机体能量需要。低蛋白饮食是慢性肾脏病治疗的重要手段,低蛋白饮食可以改变慢性肾脏病的病程,延缓慢性肾脏病的进展速度,减少并发症。

2.限制盐和脂肪的摄入

摄入盐过多会使血压增高,而高血压是慢性肾脏病及肾功能不全进展的主要原因。有高血压或水肿的患者应限制盐的摄入,建议低于 3 g/d,特别注意食物中含盐的调味品,少食盐腌食品及各类咸菜。高脂血症是促进肾脏病变加重的独立危险因素,慢性肾脏病易出现脂质代谢紊乱,因此应限制脂肪摄入,尤其应限制含有大量饱和脂肪酸的肥肉、脑、蛋黄等。

3.适当补充维生素及叶酸

补充维生素尤其是 B 族维生素、维生素 C 及叶酸等,每天饮食中摄入足够的新鲜蔬菜和水果等。

(四)骨质疏松症患者的饮食指导

1.补充钙质

指导患者从膳食中补充钙,每天摄取钙不少于 850 mg,以满足机体骨骼中钙的正常代谢。含钙丰富的食物有牛奶、酸奶及其他奶制品,饮用牛奶不但钙含量丰富、吸收率高,而且还可提供蛋白质、磷等营养成分,是一种良好的补钙方法。牛奶最好饮用脱脂奶或低脂肪奶,因为饮食中热量和脂肪过量会干扰钙的吸收。其次,排骨、脆骨、豆类、虾米、芝麻酱、海藻类、深绿色蔬菜也是钙的良好来源。

2.饮食结构合理

应荤素搭配、低盐为准。蛋白质是组成骨基质的原料,可增加钙的吸收和贮存,应摄入足够的蛋白质如肉、蛋、乳及豆类等。多食碱性食物,如蔬菜、水果,保持人体弱碱性环境可预防和控制骨质疏松症。不吸烟、不饮酒,少饮咖啡、浓茶,不随意用药,均可避免影响机体对钙的吸收。

3.补充维生素 D

维生素 D 能促进食物中钙磷的吸收,促进骨骼的钙化。含维生素 D 较高的食物有鱼肝油、海鱼、动物肝脏、蛋黄、奶油等。

六、社区慢性病患者压力应对的指导

由于社会竞争的日趋激烈,生活节奏的不断加快,人们受到的心理、社会因素的挑战也明显增加,各种类型压力在慢性病的发生、发展及控制过程中具有重要的影响。压力一方面引起慢性病患者的心理痛苦,另一方面通过影响神经内分泌的调节和免疫系统的功能等,使机体产生器官结构改变和功能障碍。社区护士应帮助慢性病患者认识压力并有效应对压力,以维护和促进其心理健康。

(一)慢性病患者常见的压力源种类

一切使机体产生压力反应的因素均称为压力源,包括生理、心理、环境和社会文化因素等多方面。慢性病患者常见的压力源有三类,其一是与生活环境改变相关的压力源,如患病打乱了家庭正常的生活节奏、患病不得不改变的饮食习惯等;其二是与医护行为相关的压力源,如不清楚治疗的目的和效果而对预后的担心、侵入性操作带来的恐惧以及对医务人员过高的期待等;其三是与疾病相关的压力源,如长期用药、需要经常监测病情、医疗费用使家庭支出增加、不清楚疾病的预后、疾病致自我概念变化与紊乱等。

（二）压力对慢性病患者的影响

1.生理影响

由于压力源的影响,慢性病患者机体产生一系列的生理变化,肾上腺释放大量的肾上腺素进入血液,表现为心跳加快、血压升高、呼吸加快、血糖增加、胃肠蠕动减慢、肌张力增加、敏感性增强等。如机体持久或重复地面临压力源,又不能很好地适应,导致器官功能更加紊乱,机体抵抗力进一步下降,加重原有疾病或产生新的不适或疾病。

2.心理影响

压力对心理的影响,由于个体的遗传、个性特征、年龄、文化、健康和情绪的不同,其对压力产生的心理反应和应对也不同,大致可分为两类:有的患者具有坚定的意志品质能够面对现实,采取适当对策,改变对压力的认识,稳定自己的情绪,从而较快适应患者角色,并积极配合治疗。而有的患者出现消极的心理反应,表现为焦虑、震惊、否认、怀疑、依赖、自卑、孤独、羞辱、恐惧、愤怒等,常采取无效的应付行动。由于神经-体液调节的作用,生理反应必然影响到情绪,而人的情绪又影响生理反应,生理反应所引起的躯体症状,反过来又加重情绪的恶化,两者互为因果并形成恶性循环,导致疾病更加复杂。

（三）帮助慢性病患者正确应对压力的指导策略

应对是人们持续地通过意识和行为的努力去应付某些来自内部和/或外部的、超过了个人原有储备能力的特殊需求的过程,是处理问题或缓解由问题带来的情绪反应的过程。当人们面对某种压力时,总要采用各种方式来缓解自身的压力感。社区护士要首先评估慢性病患者所承受压力的程度、持续时间、过去所承受压力的经验及可以得到的社会支持等,协助其找出具体的压力源,然后指导其采取有效的应对措施。

1.协助适应患者角色

社区护士不仅自身做到也要指导其家属对患者表现出接纳、尊重、关心和爱护。患者通常容易对自身所患疾病有很多顾虑和担忧、害怕和不安,或将疾病看得过于严重,看不到希望。社区护士要向患者详细介绍病情,要设法了解患者的真实感受,倾听他们的诉说,并给予适当的解释、诱导和安慰。通过心理疏导,启发患者接受现实,找出对自己有利的方面,劝导患者以积极的态度和行为面对疾病,还可以介绍成功战胜疾病的真实案例,以促进其积极主动地进行自我健康管理。当患者理解并积极去做时,其焦虑程度会减轻、自信心也会逐渐提升,并由依赖向独立转变。同时,还应鼓励患者自立,对过度安于"患者角色"者,社区护士要启发其对生活与工作的兴趣,逐渐放松保护,使患者感受到医务人员及家人对他的信任和鼓励。

2.协助患者保持良好的自我形象

慢性病患者经常处于不舒适的状态,其穿着、饮食、活动等受到一定限制,由于疾病影响不能自我照料时,更会使患者感到失去自我而自卑。社区护士应尊重患者,主动真诚地与患者交谈,了解他们的需求,帮助患者改善自我形象。如协助患者保持整洁的外表,适当照顾患者原来的生活习惯和爱好,使患者身心得到一定的满足,从而使患者获得某种自尊和自信。

3.尊重患者的选择

慢性病患者在患病过程中,总会面临各种问题和困境,在不断应对各种压力因素的活动中,每个人都有自己的经验和教训。当患者再次面临疾病所带来的压力时,他们仍然会针对自己的身心状态和环境条件做出选择。社区护士有责任评估患者采取措施的有效性,并尊重患者的选择。还应帮助患者认识到人生中的压力是不可避免的,促使患者坚定而自信地采取行动,在成功地应对压力的过程中积累经验,进而增强自身的压力管理能力。

4.指导患者采用积极的应对方式

患者所采取的措施有积极和消极两种,乐观、积极面对、寻求支持、依赖自我等都是积极的应对方式,而逃避、听天由命、掩饰等都是消极的应对方式。研究表明,积极的应对方式更有利于身心健康。因此,社区护士应指导和帮助患者充分认识自身的状况,提供治疗、护理、疾病预后等方面的相关信息,增强患者的自我控制感。同时,帮助患者保持乐观的心态,采取积极的应对方式,以获得更大的应对有效性。

(韩翠华)

参 考 文 献

[1] 王庆秀.内科临床诊疗及护理技术[M].天津:天津科学技术出版社,2020.

[2] 黄俊蕾,赵娜,李丽沙.新编实用临床与护理[M].青岛:中国海洋大学出版社,2019.

[3] 吴雯婷.实用临床护理技术与护理管理[M].北京:中国纺织出版社,2021.

[4] 任潇勤.临床实用护理技术与常见病护理[M].昆明:云南科技出版社,2020.

[5] 徐宁.实用临床护理常规[M].长春:吉林科学技术出版社,2019.

[6] 董和桂.现代护理技术与实践[M].成都:四川科学技术出版社,2020.

[7] 王婷,王美灵,董红岩,等.实用临床护理技术与护理管理[M].北京:科学技术文献出版社,2020.

[8] 张铁晶.现代临床护理常规[M].汕头:汕头大学出版社,2019.

[9] 刘伶俐,雷振华.常见传染病临床护理路径[M].北京:阳光出版社,2021.

[10] 叶丹.临床护理常用技术与规范[M].上海:上海交通大学出版社,2020.

[11] 周英,赵静,孙欣.实用临床护理[M].长春:吉林科学技术出版社,2019.

[12] 孙艳华.外科护理研究与实践[M].天津:天津科学技术出版社,2020.

[13] 蒋红,顾妙娟,赵琦.临床实用护理技术操作规范[M].上海:上海科学技术出版社,2019.

[14] 鹿风云.实用外科常见病护理指导[M].哈尔滨:黑龙江科学技术出版社,2020.

[15] 张俊英.精编临床常见疾病护理[M].青岛:中国海洋大学出版社,2021.

[16] 张风英.实用临床护理指南[M].长春:吉林科学技术出版社,2019.

[17] 姜鑫.现代临床常见疾病诊疗与护理[M].北京:中国纺织出版社,2021.

[18] 孟凌春,刘琴.基础护理技术[M].广州:世界图书出版广东有限公司,2020.

[19] 周晓丹.现代临床护理与护理管理[M].北京:科学技术文献出版社,2021.

[20] 魏燕.实用临床护理实践[M].长春:吉林科学技术出版社,2019.

[21] 洪梅.临床护理操作与护理管理[M].哈尔滨:黑龙江科学技术出版社,2021.

[22] 刘玉春,牛晓琳,何兴莉.临床护理技术及管理[M].北京:华龄出版社,2020.

[23] 林晓燕.儿科临床护理实践[M].天津:天津科学技术出版社,2019.

[24] 于红,刘英,徐惠丽,等.临床护理技术与专科实践[M].成都:四川科学技术出版社,2021.

[25] 刘敏,刘树森.外科护理技术[M].上海:上海科学技术出版社,2020.

［26］陈春丽,任俊翠.临床护理常规［M］.南昌:江西科学技术出版社,2019.

［27］张海芝.实用常见疾病临床护理［M］.北京:科学技术文献出版社,2021.

［28］赵静.新编临床护理基础与操作［M］.开封:河南大学出版社,2021.

［29］迟琨.新编临床护理学理论与操作实践［M］.长春:吉林科学技术出版社,2019.

［30］白彦红.实用临床护理规范［M］.长春:吉林科学技术出版社,2019.

［31］徐明明.现代护理管理与临床护理实践［M］.北京:科学技术文献出版社,2021.

［32］张鸿敏.现代临床护理实践［M］.长春:吉林科学技术出版社,2019.

［33］姜琳琳,靳晶.社区护理［M］.武汉:华中科技大学出版社,2020.

［34］窦立清.实用临床护理技术［M］.长春:吉林科学技术出版社,2019.

［35］高正春.社区护理［M］.武汉:华中科技大学出版社,2020.

［36］李伟,张小伟.老年社区护理服务项目指标体系构建研究［J］.中国卫生统计,2019,36(4):514-517.

［37］党芳萍,李惠菊,田金徽,等.我国脑卒中偏瘫患者康复护理研究的可视化分析［J］.中国康复医学杂志,2019,34(5):584-587.

［38］王庆.早期护理干预在小儿病毒性脑炎治疗中的效果观察［J］.护理研究,2020,34(23):4309-4310.

［39］肖萍,彭小琼,邓丽君,等.骨科护理质量敏感指标在专科护理持续质量改进的应用［J］.护理学杂志,2020,35(9):54-56.

［40］刘杨,岳同云.原发性肝癌行射频消融治疗围术期优质护理效果分析［J］.中国全科医学,2021,24(S02):206-207.